JN234855

腹部CT診断
120ステップ

健康科学大学学長 **荒木　力** 著

中外医学社

序—改訂にあたって

　「腹部 CT 診断 100 ステップ」の初版が 1990 年である．この十余年の間に CT 診断も大きく変化してきた．まず CT 装置．ヘリカル CT があたりまえになり，マルチスライス（多列検出器型）CT も普及してきた．山梨医大附属病院の CT も 2 台がマルチスライス，1 台がヘリカルである．これらには，時間分解能がよい（撮像時間が短い）ことと，長軸方向の撮像データが連続しているという特徴がある．画像マトリクスは従来と同じ 512×512 であるから基本的な空間分解能に差はないはずであるが，高速であるために容易に薄いスライスで広い範囲を撮像することができ，体動による画像の劣化を抑制できるため躯幹部における空間分解能も実際には向上している．時間分解能がよいために簡単に多時相のダイナミック CT が施行でき，患者のスループットが向上した．MPR 画像や三次元画像もルーチン化している．

　そして何よりも画像診断における役割が変わってきた．CT が最も情報量の多い画像診断であることに異論はないであろう．しかし，かつては「CT は時間がかかる」「CT は混んでいてすぐできない」ために，必要なときに撮影できないことも少なくなかった．しかし今や CT は単純 X 線撮影や超音波とならんで，時にはこれらに先んじて行う検査であり，いつでも可能な検査でなければならなくなってきた．急性疾患における役割も大きい．

　さらに疾患概念や分類の変化．肝における AH（腺腫様過形成），NRH（結節性再生性過形成）など多様な結節群，膵や胆道における IPMT（管内乳頭状粘液産性腫瘍），膵炎診断における CT の役割 etc.

　これらを踏まえて，新しく「腹部 CT 診断 120 ステップ」として発刊することにした．日常診療に役立てば幸いである．

　　　2001 年 12 月　北岳，間の岳，農鳥岳が一夜のうちに真っ白になった朝に

荒木　力

序

　本書はCTを中心にした腹部画像診断を解説したものです．診断は画像診断だけで成されるものではありませんし，画像診断がCTだけで足りるものでもありません．しかし，CTや超音波に代表される非浸襲的診断法の進歩と普及により，診断能力が飛躍的に向上したことは万人の認めるところです．

　画像診断学に入る道は様々です．X線検査から入る場合，CTから入る場合，超音波から入る場合，あるいは病理学から入る場合もあります．画像診断学を専門としている人でも，得意の分野も不得意の分野もあります．しかし，患者の立場に立てば，「何でもよいから，できるだけ苦しくない，痛くない方法で，早く診断して，治してほしい」と考えるはずです．

　ここでは，CTを中心として診断を進め，CTの弱点を他の診断法(特に超音波，シンチグラフィ)で補うという流れで進めています．その理由は次の4つのCTの属性によります．

① CTは現在広く普及し，容易に撮影することができる．
② 画像として客観性が高く，独善的診断，すなわち応用の効かない診断学に陥りにくい．
③ 患者の体格によらず，ある程度の診断レベルが保証される画像を得ることができる．
④ 機能的診断や"透視"(real-time display)能力に欠ける．

　CTの長所と短所(できれば他の診断法の長所と短所)を理解して，患者の為になる診断学を身につける一助となれば幸いです．

　画像診断学の基礎は，CTや超音波やシンチグラムの理論を熟知することではなく，解剖学と病理学にあります．また画像診断学を修得するには，より多くの症例に出会うことが必要条件です．このため，より多くの画像を提示しようと，中外医学社の小川孝志，山口由紀子両氏には，多大な迷惑をおかけすることとなってしまいました．幸いにも，両氏の努力により，多くの画像とシェーマを掲載することができました．改めて御礼申し上げます．

　また助言，ご指導下さった山梨医科大学放射線科，放射線部および各診療科諸氏，症例を提供して頂いた東大病院，聖マリアンナ医大病院，諏訪中央病院，朝霞台中央病院，飯富病院の皆様に厚く御礼申し上げます．

1990年3月

著　者

目　次

1. 腹部 CT 読影のための基本レクチャー

STEP 1	CT 値	2
STEP 2	造影法	5
STEP 3	嚢胞と充実性腫瘤	10
STEP 4	脂肪組織	14
STEP 5	ヘリカル CT とマルチスライス CT 三次元表示	17

2. 肝・胆・膵・脾

STEP 6	肝の解剖 I　表面の裂溝	26
STEP 7	肝の解剖 II　門脈と肝静脈	28
STEP 8	肝の解剖 III　Couinaud の区域分類	30
STEP 9	肝の解剖 IV　各区域	31
STEP 10	partial volume phenomenon	34
STEP 11	肝海綿状血管腫	36
STEP 12	肝細胞癌の特徴 肝細胞癌の CT 診断	40
STEP 13	肝腫瘤の dynamic CT による鑑別	46
STEP 14	肝細胞癌の門脈・肝静脈腫瘍栓	49
STEP 15	動門脈短絡	52
STEP 16〜17	肝癌のリンパ節転移 portacaval space	54
STEP 18	肝硬変結節 Lipiodol CT, CTA, CTAP	57
STEP 19	肝硬変に伴う良性結節と肝細胞癌	61
STEP 20	FNH, NRH	64

STEP 21	FNHと肝線腫	66
STEP 22〜23	肝外科手術後	73
	胆道シンチグラフィ	
STEP 24	胆管性嚢胞腺腫および癌	77
	肝嚢胞性腫瘍	
	Echinococcosis	
STEP 25	肝膿瘍	80
STEP 26	脂肪を含む肝腫瘤	83
STEP 27〜28	脂肪肝	86
	ヘモクロマトーシス	
STEP 29〜31	不均一な脂肪肝	90
	肝片葉低濃度像	
	放射線肝障害	
STEP 32〜33	日本住血吸虫症	95
	肝の不規則なびまん性高濃度陰影	
STEP 34〜36	肝硬変	98
	脾　腫	
	門脈圧亢進症	
STEP 37	脾腫瘍	105
STEP 38〜39	脾嚢胞性病変	108
	後腹膜リンパ節	
STEP 40	胆道の解剖	112
STEP 41〜44	胆管拡張	113
	胆管結石	
	肝内胆管結石と肝石灰巣	
	CTと胆嚢結石	
STEP 45	肝外胆管癌	117
STEP 46〜47	肝内胆管細胞癌	120
	限局性肝内胆管拡張	
STEP 48	カロリー病	124
STEP 49〜50	胆嚢癌	127
	胆嚢の血管・リンパ管	
STEP 51	胆嚢壁肥厚	131
STEP 52〜53	正常膵のCT像	137
	膵癌のCT所見	

STEP 54	膵癌	142
STEP 55〜56	膵島腫瘍	145
	膵島ホルモンとAPUDoma	
STEP 57	膵漿液性嚢胞腺腫	149
STEP 58	膵嚢胞性腫瘍	151
STEP 59	膵管内乳頭状粘液産生腫瘍（IPMT）	155
STEP 60	脾動脈瘤，脾静脈瘤	158
STEP 61〜62	後腹膜腔	160
	急性膵炎	
STEP 63	急性膵炎CT像	167
STEP 64	膵脂肪置換	171

3. 腹膜腔

STEP 65	大網ケーキ	174
STEP 66	腹膜腔と網嚢	177
STEP 67	complicated ascites	181
STEP 68〜69	腹腔リンパ節	183
	胃癌とリンパ節転移	
STEP 70〜71	腫瘍の他臓器浸潤	188
	胃壁の厚さ	
STEP 72	平滑筋腫瘍	192
STEP 73	消化管悪性リンパ腫	195
STEP 74	腸間膜	198
STEP 75	虫垂炎とCT	202
STEP 76	腸重積	205
STEP 77	中腸回転異常	209
STEP 78	尿膜管	212
STEP 79	横隔膜の構造とヘルニア	215
STEP 80	腹膜外腔気腫	219

4. 腎臓・副腎・後腹膜

| STEP 81〜82 | 腎細胞癌 | 226 |
| | 腎癌のCT | |

STEP 83	腎癌の転移	232
STEP 84	腎細胞癌と血管芽細胞腫	235
STEP 85	血液透析と嚢胞と腫瘍	237
STEP 86	高濃度腎嚢胞	239
STEP 87	腎血管筋脂肪腫	241
STEP 88	腎盂腫瘍	244
STEP 89	腎腫瘤の石灰化	247
STEP 90〜91	腎の石灰化	249
	腎・尿管結石とCT	
STEP 92	腎梗塞	252
STEP 93	腎盂扁平上皮癌と腎盂腺癌	254
STEP 94〜95	腎周囲腔	256
	腎血腫：血腫の濃度	
STEP 96	腎の動静脈短絡と腎門部血管拡張	260
STEP 97〜98	腎の嚢胞性病変	263
	腎盂尿管重複と水腎症	
STEP 99	多嚢胞腎	268
STEP 100	副腎皮質機能亢進症	271
STEP 101	副腎嚢胞	275
STEP 102	褐色細胞腫と副腎髄質シンチグラフィ	277
STEP 103〜104	機能亢進を伴わない副腎腫瘤	280
	副腎石灰化	
STEP 105〜106	retrocrural space	283
	神経線維腫症	
STEP 107〜108	下大静脈の発生	288
	腎の発生	
STEP 109〜111	下大静脈閉塞部位と原因	296
	下大静脈閉塞と側副血行路	
	Budd-Chiari症候群	
STEP 112	下大静脈腫瘍	299
STEP 113〜114	腹部大動脈瘤	301
	大動脈解離	
STEP 115	上腸間膜動脈塞栓症	307
STEP 116	大動脈瘤周囲線維症・大動脈周囲線維症	310

5. 小児

STEP 117	神経芽腫	314
STEP 118	Wilms 腫瘍	317
STEP 119	小児肝癌	319
STEP 120	腎の悪性リンパ腫・白血病	323

卒業試験 ———————————————————325

索　引 ———————————————————335

各 STEP には★印で読影の難易度を表示した．
★，★★，★★★，★★★★の4段階
★は基本問題，★の数が多いほど難問となる．

腹部CT読影のための基本レクチャー

1

STEP 1　CT値

1）HU

　CT（computed tomography）はデジタル画像である．ある厚さを持った人体の横断断層面を多数（通常は512×512＝262,144個）の小立体に分け，多方向からX線を照射して個々の小立体のX線減弱係数（X-ray attenuation coefficient, μ）をコンピュータで算出する（図1）．この小立体をボクセル（voxel*）とよぶ．強度I_0のX線が単位長さの物質Mを通過したあとで強度Iに減弱（吸収や散乱などによる）したとする．このときの$\ln(I_0/I)=\mu$を物質MのX線減弱係数という．X線は基本的に物質の電子によって減弱されるので，μはボクセルの電子密度，したがって比重（密度＝density）を反映することになる．密度が高いボクセルほどμは高い．このμは純粋な物理量であって画像に応用するには適さない．そこで水のμすなわちμ_wに対するボクセルμの相対値がCT画像のために定義された．**CT値**（CT number）である．CT値は次式で表され，その単位を**ハウンスフィールド単位（HU: Hounsfield unit）**という．

　　CT値（HU）＝$1000\times(\mu-\mu_w)/\mu_w$

　ボクセルのX線減弱係数がμ，水のX線減弱係数がμ_wである．この定義から水のCT

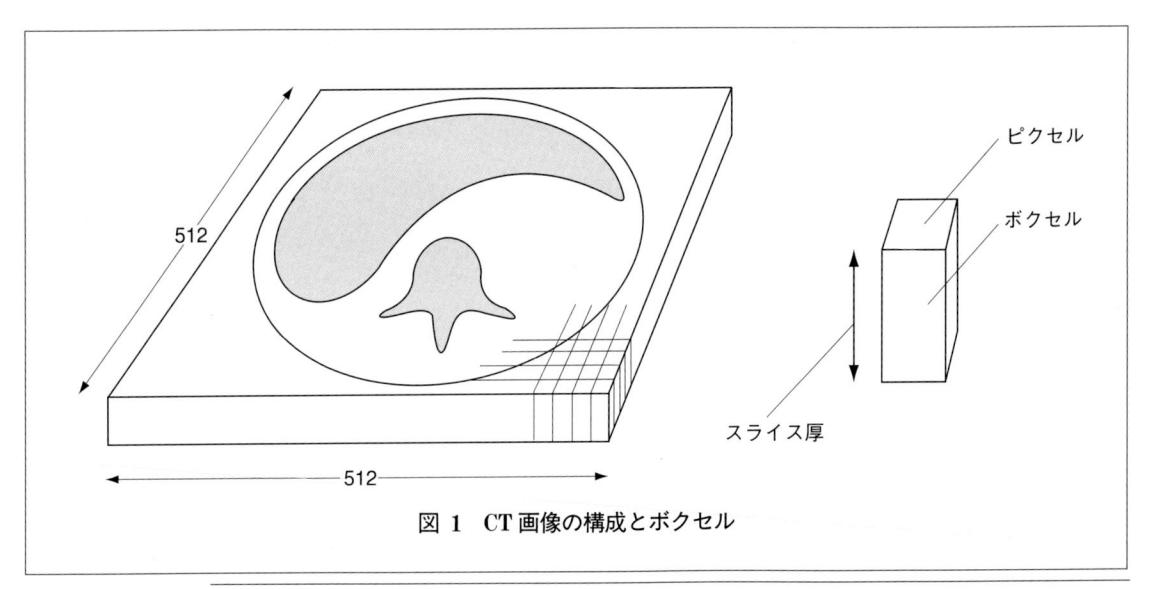

図1　CT画像の構成とボクセル

＊voxel, pixel: picture element（2次元における画素）→ pixel → volume pixel（3次元における画素）→ voxelと派生した用語である．

値は0 HU，全くX線を減弱しない（$\mu=0$）ボクセルのCT値が-1000 HUとなる．真空状態がこれにあたるが，空気などの気体もほぼ-1000 HUと考えてよい．脂肪組織は-30〜-130 HU程度，軟部組織は10〜100 HU程度であり，骨皮質や強い石灰巣は1000 HU以上となる（図2）．ただし，CT値はあくまで相対値であり，様々な装置側の条件で変化するし，人体各組織のCT値にも個人差があるので，絶対値にあまりこだわらないほうがよい．CT値が高いほど白く，低いほど黒く表示される．CT値が高いことを，減弱値が高い（高減弱 high attenuation），吸収値が高い（高吸収 high absorption）あるいは高濃度（high density），逆を減弱値が低い（低減弱 low attenuation），吸収値が低い（低吸収 low absorption）あるいは低濃度（low density）という．

2）WW，WL

CT画像は，各ボクセルをそのCT値に従って十数段階のグレイスケールの濃淡で表したものである．このグレイスケールで表す範囲を**ウィンドウ幅**（**WW**: window width），その中心のCT値を**ウィンドウレベル**（**WL**: window level）という．WW/WL:

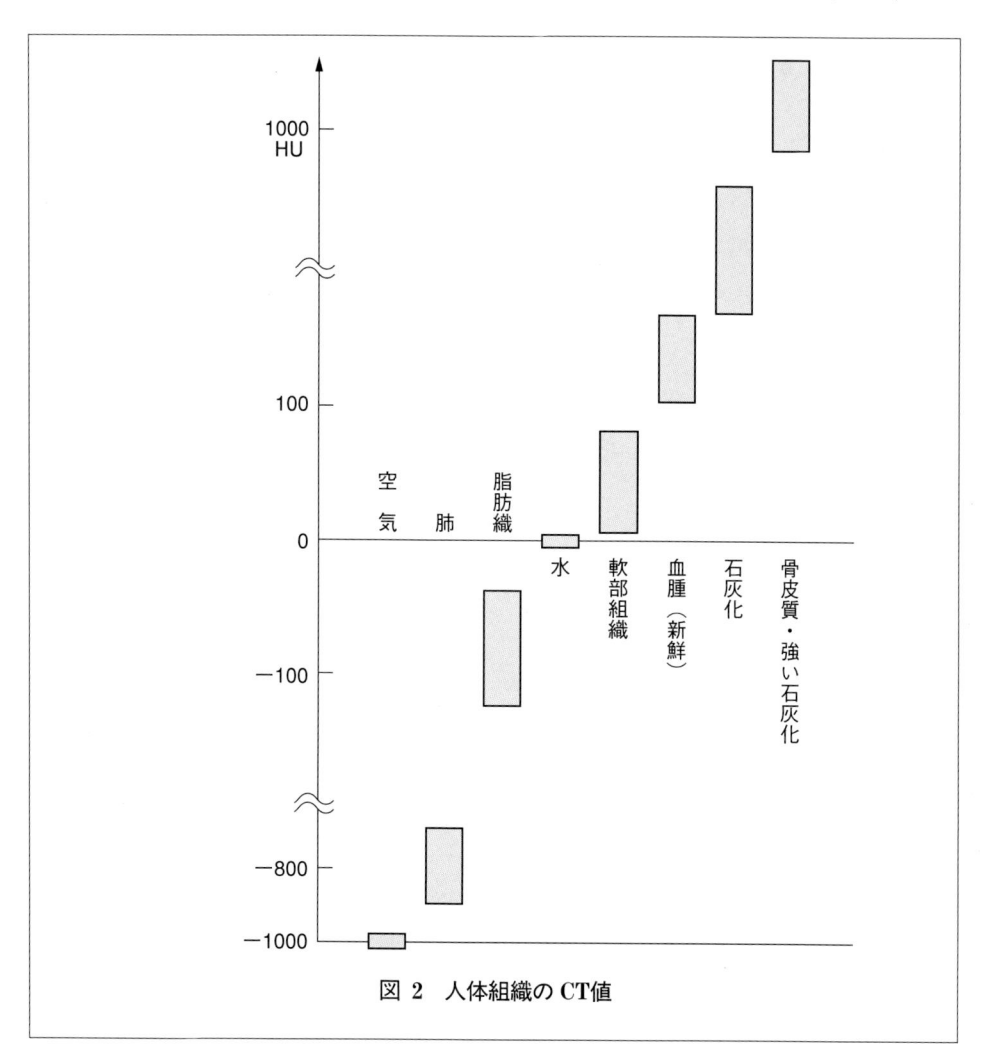

図2 人体組織のCT値

300 HU/10 HU に設定すれば，160 HU 以上のボクセルは全て白，-140 HU 以下のボクセルは全て黒になり，この間の CT 値を持つボクセルが十数段階の濃淡で表されることになる．WW を広くすればコントラストのつかない画像になり，WW を狭くすると WL 近くの限られた範囲のコントラストは高いが白と黒の中に埋没してしまう組織が多くなる．WW と WL の設定によっては病変が描出されないので注意が必要である（ステップ 4 図 4；15 頁）．脂肪組織とその乱れ（dirty fat）を観察するには **fat window**，空気（ガス）を確認するには **air window** に設定する必要がある（220 頁）．

3）voxel size

ボクセル（voxel）の大きさは，スライス厚とマトリクス（matrix；ボクセル数）と撮像野（**FOV**，field of view）によって決まる．マトリクスを 512×512，**FOV** を 30 cm × 30 cm とすれば各ボクセルの撮像面における正方形（これをピクセル pixel* という）は $(300\,\text{mm}/512)^2 = 0.586\,\text{mm} \times 0.586\,\text{mm}$ である．これにスライス厚（例えば 5 mm）を乗じるとボクセルの体積となる．つまり，最近の CT 画像は，人体を 0.6 mm × 0.6 mm × 5 mm 程度のボクセルに分解して，各ボクセルにその CT 値を割り当てたデジタル画像なのである．さらに，マルチスライス CT ではスライス厚を薄くして，3 方向のボクセル径をほぼ同じ（**等方性ボクセル**とよぶ）にして撮像することもできる．各ボクセルの CT 値を表示させることも容易である（ステップ 4 図 5；16 頁）．ただし，個々のボクセルの CT 値には確率的な誤差が避けられないため，組織の信頼できる CT 値（といっても相対値であるが）を得るには一般に 9 ボクセル以上の平均値を必要とする．つまり，数個のボクセルが-50 HU を示しただけでは，その組織が脂肪であるとはいえない．

ポイント 1　CT 画像は 512×512 個のボクセルから構成され，各ボクセルは固有の CT 値を持つ．

STEP 2 ★★ 造影法 contrast enhancement

　CT 診断において造影 CT（contrast enhanced CT）といえば，経静脈用造影剤を点滴静注直後あるいは静注しながらスキャンしたものを指す．組織間コントラストが上昇することが多く，血管（血管性病変）を区別しやすいため好んで利用される．しかし**造影 CT における CT 値上昇（造影増強効果）と，血管造影でいう "vascularity" とは異なる**ことに注意すべきである．

　経静脈用造影剤としては，水溶性非イオン性尿路排泄性ヨード造影剤が一般的に使用される．この他，胆道との交通をみる目的で胆道排泄性ヨード造影剤を投与することがある．また，腸管を区別する目的で造影剤を経口投与することが多い．

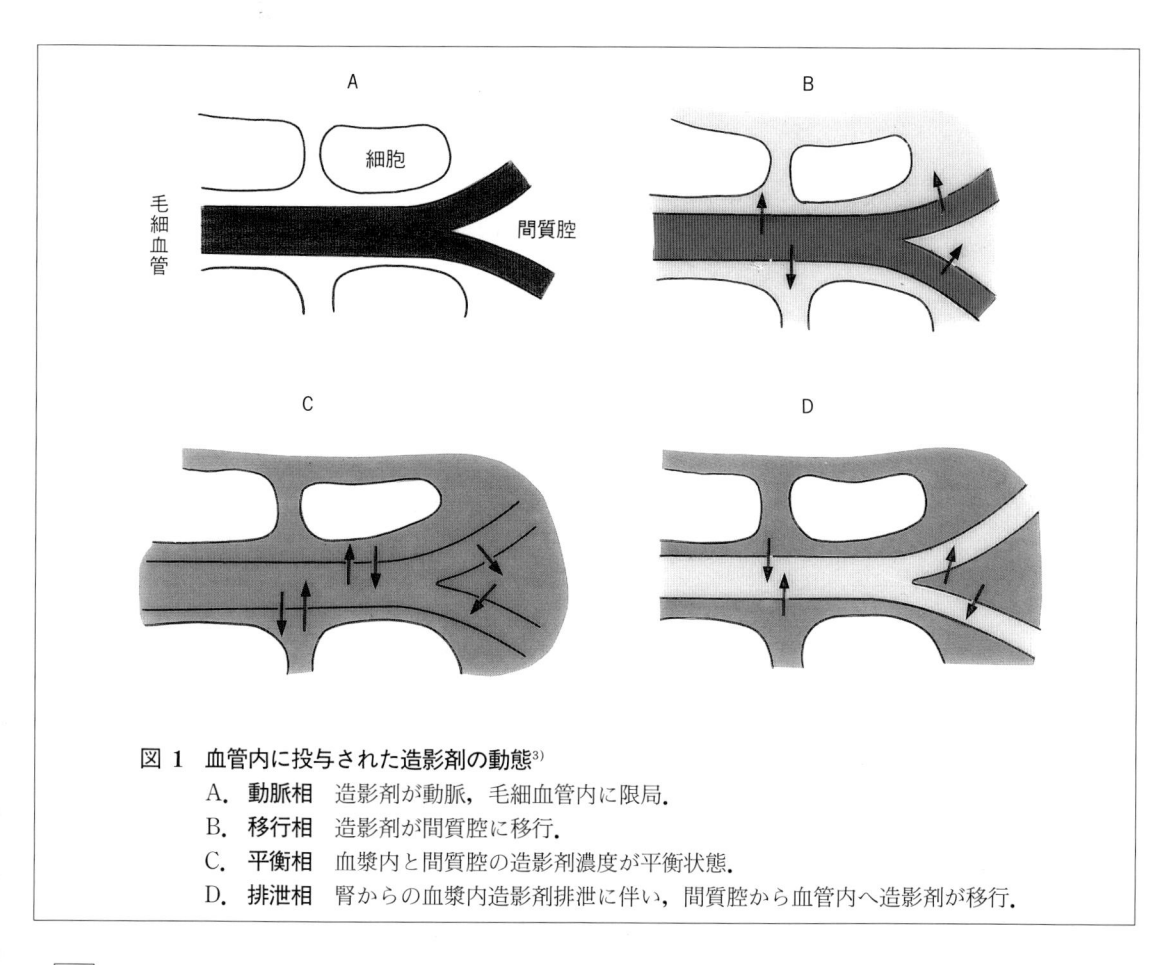

図1　血管内に投与された造影剤の動態[3]
　A．**動脈相**　造影剤が動脈，毛細血管内に限局．
　B．**移行相**　造影剤が間質腔に移行．
　C．**平衡相**　血漿内と間質腔の造影剤濃度が平衡状態．
　D．**排泄相**　腎からの血漿内造影剤排泄に伴い，間質腔から血管内へ造影剤が移行．

A. 血管内に注入された造影剤の行方

　　CTで静注用造影剤として使用される造影剤は，**中枢神経組織以外**では血管内（血漿）と組織間質液との間を，ほぼ自由に，その濃度勾配に従って移行し，しかも細胞内には入らない．したがって，血管内に注入された造影剤は，速やかに毛細血管から間質液へと移行し（図1-B），血管内濃度と平衡に達する（図1-C）．いったん平衡に達してのち（**平衡相以後**）は，腎からの排泄により，逆に間質液→血漿という緩やかな平衡勾配を生ずることとなる（図1-D）．したがって，**平衡に達してのちの造影増強効果（contrast enhancement）**は，その組織の細胞外液量（血漿量＋間質液量）に比例することになる．すなわち，**平衡相以降は細胞成分が多い組織ほど造影効果は低い**．細胞成分の多い腫瘍が一般に細胞外液の多い正常組織より造影後低濃度になるのは，このためである．

　　一方，血管撮影における"vascularity"を反映する像をCTで得るには，造影剤が血管，特に動脈・毛細血管内に留まっている相（図1-A，**動脈相**）をとらえなければならないことになる．また肝では，正常組織が，その血流の大部分を門脈から受けているのに対し，肝細胞癌は，ほぼ100％肝動脈から栄養されていることも，血管撮影のvascularityとCTにおける増強効果が一致しない原因となっている．

> **ポイント 2-1**　造影剤は<u>中枢神経組織以外</u>では自由に血管外へ漏出する

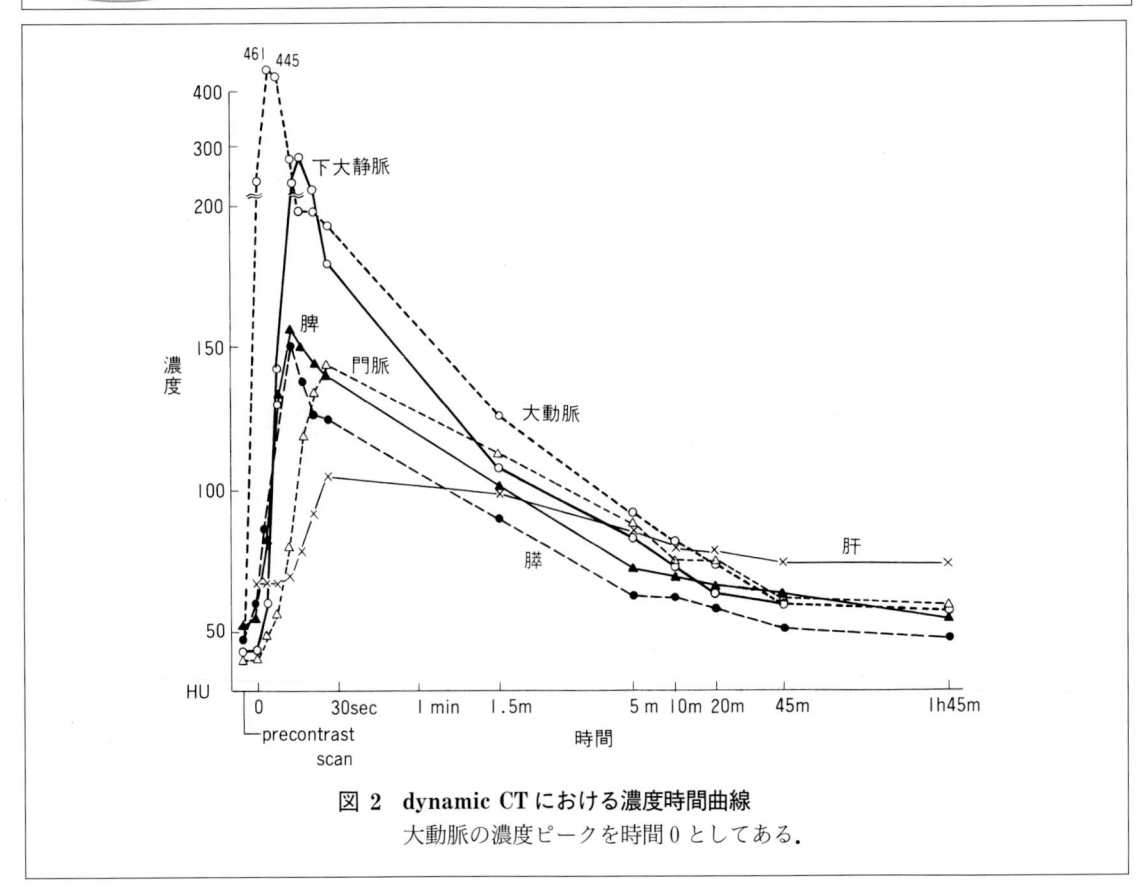

図2　dynamic CTにおける濃度時間曲線
大動脈の濃度ピークを時間0としてある．

B. dynamic CT

　　血管内に注入された造影剤が間質液と平衡に達する前の状態を画像化しようと生まれたのが dynamic CT である[1]．造影剤 40〜100 ml を急速（10〜20 秒間）に静注し，腹部では造影剤が腹部大動脈に達する時間を考慮して，同じスライスレベルを 10 秒後から 2〜3 秒間隔でスキャンすると，各臓器や病変の血行動態を画像化することができる（single level dynamic CT）．特にこのようなプログラムの備わっていない CT 装置でも，動脈相だけでもスキャンしておくと充分情報が得られる．図 2 は各臓器の dynamic CT における濃度変化をプロットしたもので，大動脈濃度のピークから少し遅れて各臓器のピークを迎えることがわかる．しかし肝だけは例外で門脈のピークに少し遅れて，なだらかな山を形成し，肝実質の造影効果が主に門脈によることを示している．また図 3 は各臓器の濃度ピークの大動脈からの時間的遅れを示している．このようにして，「動脈相」*をスキャンすることにより，臓器や病変の血流状態，血管造影でいう vascularity を横断面で，しかもコントラストを増幅して画像化することが可能となったわけである．

　　しかし，この方法では 1 回の造影剤注入で一断面の情報しか得られないため，小病変を対象とする場合には断面に入っていないこともある．そこで動脈相の間にすばやくスキャン台を動かし，多くの断面の動脈相を得る方法を **incremental dynamicCT** という．さらに，ヘリカル CT やマルチスライス CT といった時間分解能の高い装置の普及により，臓器全体の**多（時）相 dynamic CT** が可能である．例えば，肝においては，肝全体の早期動脈相，後期動脈相，門脈相，実質層，平衡相，遅延相などを撮影できる．そし

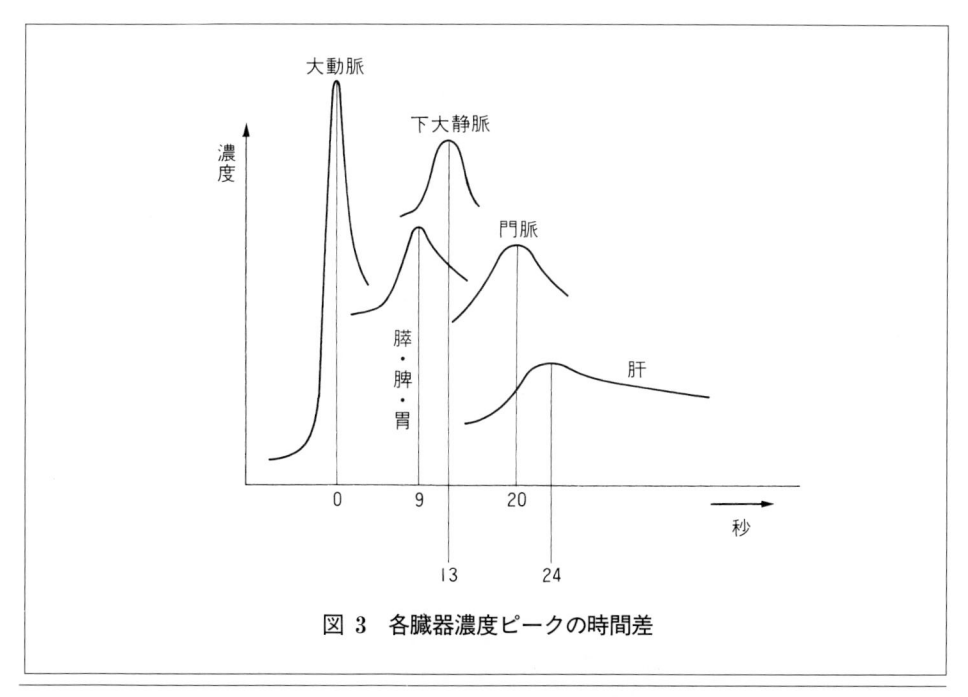

図 3　各臓器濃度ピークの時間差

* dynamic CT でいう動脈相とは，毛細管相をも含む広い意味である．動脈優位相（artery-dominant phase）ともいわれる．

て，重要なことは dynamic CT の動脈相が組織の **vascularity** を，平衡相が細胞密度を反映しているということである．

> **ポイント 2-2** dynamic CT の動脈相が組織の **vascularity** を，平衡相が細胞密度を反映する．

C. CTA，CTAP

両方とも血管造影時に施行される方法で，侵襲的ではあるがより強いコントラストが得られる（58頁）．

1) CTA: 目的とする動脈に挿入されたカテーテルから水溶性造影剤を注入して dynamic CT を施行することを CTA（CT during arteriography）という．肝腫瘍や膵腫瘍に用いられることが多い．

2) CTAP: 上腸間膜動脈あるいは脾動脈内に挿入したカテーテルから水溶性造影剤を注入して，腸管や脾を経由した造影剤が門脈および肝実質を灌流する時点で CT を撮影する方法を CTAP（CT during arterial portography 動脈性門脈造影下 CT）という．肝病変の門脈支配を正確に描出する唯一の方法である．

D. Lipiodol CT

血管造影時に，肝動脈（固有肝動脈以遠）に油性造影剤（Lipiodol）を注入し，数週間後に撮影する CT である．動脈支配の腫瘤に油性造影剤が長期間にわたって集積するため，きわめて鋭敏な hypervascular tumor の描出法である（58頁）．

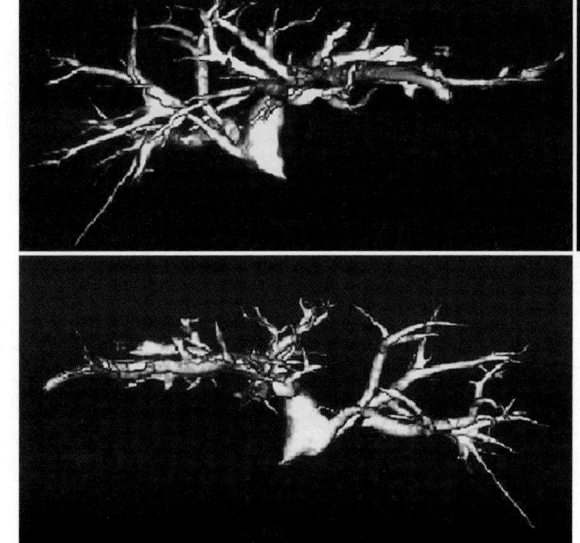

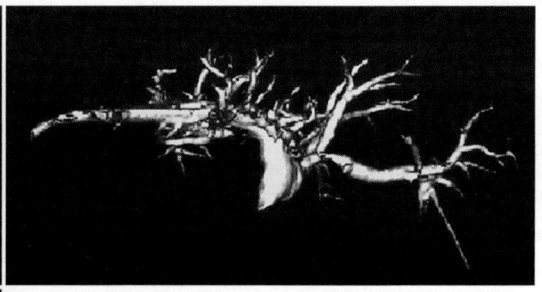

図4 CT cholangiography の 3D 表示（volume rendering）
A. 正面像, B. LAO 45度, C. LPO 45度. 総胆管癌.

A	B
C	

E. 胆道排泄性造影剤

肝細胞に取り込まれた後に胆道に排泄される造影剤（ビリグラフィンなど）投与後にCTを撮影することがある．この種の造影剤は造影CTに広く利用されている腎尿路排泄性造影剤に比べて副作用が多いため，ルーチンに利用される方法ではないが，肝病変と胆道との交通の有無（ステップ48図4; 125頁）の証明や術前（特に腹腔鏡下胆道手術前）の胆管の状態を把握するためなどに利用される（ステップ5図6; 21頁）．特に胆道だけを強調した画像を **CT cholangiography** とよぶ（図4）．

F. 経口造影剤

一般に，ガストログラフィンが利用される．そのままでは濃すぎて偽像の原因となるので，希釈して投与する．50〜100倍希釈が濃度としては望ましい．しかし消化管内でも希釈されるので30倍程度の希釈液を経口投与する．十二指腸の造影を目的とする場合は約200 mlの希釈液を投与し，5分ほど右側臥位としたのちスキャンするとよい．腸管全体を造影するには，約3時間，1時間，30分および直前に100〜200 mlずつ投与するとよい．消化管は腹部の診断に当たって最も病変と紛らわしい構造物である．積極的に経口造影剤を投与する姿勢が大切である．

ポイント 2-3　腸管を経口造影剤で区別する

文献　1) Araki T, et al: Dynamic CT densitometry of hepatic tumors. AJR 135: 1037, 1980.

STEP 3 ★★

囊胞と充実性腫瘤 cystic vs solid mass

　CT, MRIや超音波により，多くの腫瘤性病変が容易に検出されるようになった．診断を下す第一歩は，これが囊胞性か充実性かを見極めることである．しかし実際には，典型的な囊胞と充実性腫瘤との間には多くの中間型があり，また，CT, MRI所見と超音波所見とが一見"矛盾"することもある．ここでは腫瘤を**典型囊胞型**，**囊胞類似型**および**充実型**に分け，診断を進めていくことにする．

A. 典型囊胞型 pure cystic（図1A, 2）

　囊胞　cystとは，壁の一様に薄い腫瘤で，内部が液体（稀に気体）のものを指す．ヨーヨーの内部に水を充満させたものを考えればよい．超音波では，

①形は球形あるいは，それに近く，壁は円滑で一様に薄い．
②内部エコーはないか，きわめて少ない．
③後壁エコーの増強

の3点を満たす場合，典型囊胞型といえる．

　CTでは，

ⓐ超音波の①と同じ．
ⓑ内容の濃度が一様で水と同じか，それに近い（−5〜15 HU）．
ⓒ内容の濃度が，造影剤血管内投与後も変化しない（造影増強効果がない）．

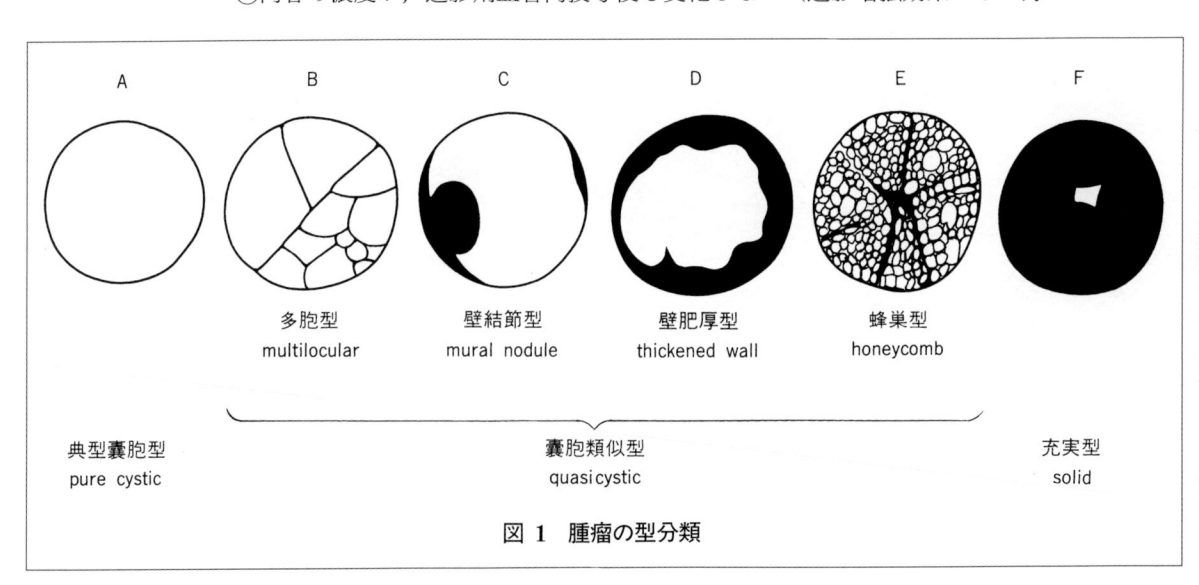

A	B	C	D	E	F
	多胞型 multilocular	壁結節型 mural nodule	壁肥厚型 thickened wall	蜂巣型 honeycomb	
典型囊胞型 pure cystic		囊胞類似型 quasicystic			充実型 solid

図1　腫瘤の型分類

の3点を満たす場合，典型嚢胞型といえる．実際には，ⓐとⓑを満足させれば嚢胞と考えてよい．

CTと超音波の結果は必ずしも一致しない．例えば，胆嚢造影後の胆嚢は，CTでは造影剤のため内部はきわめて高濃度となるが，超音波では典型嚢胞型を示す．

B. 充実型 solid（図1F，3）

次に充実性腫瘤 solid mass を考えてみよう．肉団子を思いうかべればよい．

超音波では，
①壁は判然としない．
②内部エコーを有し，その程度は一般に不均一である．
という特徴がある．

CTでは，
ⓐ壁は判然としない．
ⓑ内部濃度は水よりかなり高く（>15 HU），一般に不均一である．
ⓒ造影CTでは，単純CTに比べ濃度が高い（造影増強効果がある）．
という特徴がある．

C. 嚢胞類似型 quasicystic

これら典型的嚢胞と充実型腫瘍の間にはさまざまな形態（中間型）が存在する．この中間型をまとめて嚢胞類似型 quasicystic と呼ぶことにし，4つの亜型に分ける．

1. 多胞型 multilocular（図1B，4）

嚢胞の内部が隔壁により多数の隔室に分かれている．

2. 壁結節型 mural nodule（図1C，5）

嚢胞壁の一部が結節状に肥厚するか，内腔へ突出する充実部が存在する．

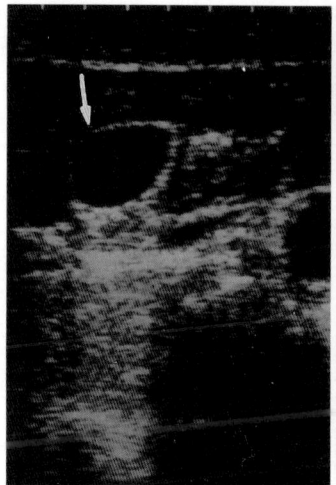

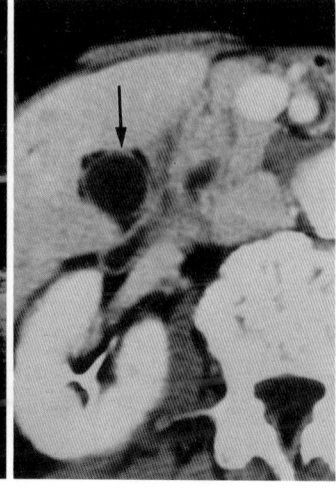

A. 超音波像　　B. CT像
図2　典型嚢胞型を示す胆嚢

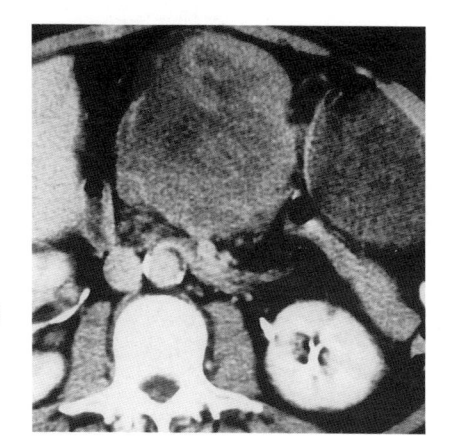

図3　充実型腫瘤
胃癌
造影CT

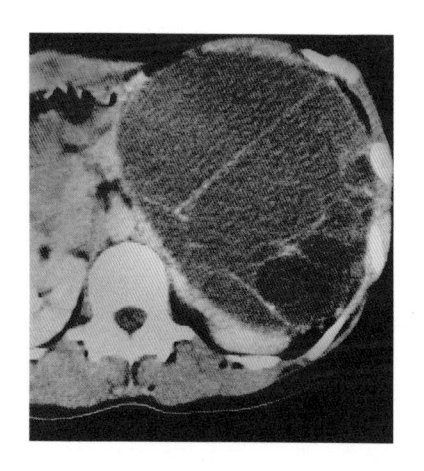

図4　多胞型腫瘍
膵粘液性嚢胞腺腫造影CT

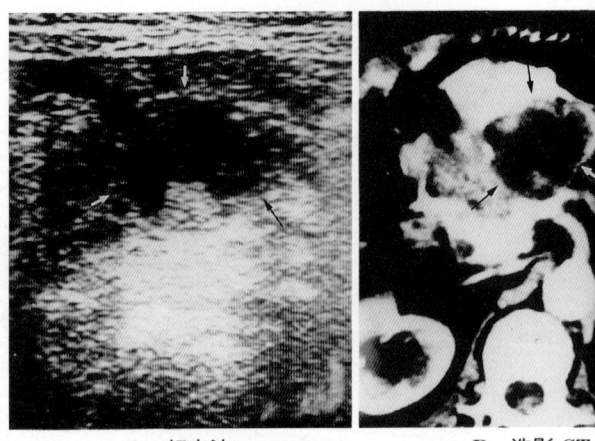

A. 超音波　　　　　　　B. 造影 CT
図 5　壁結節型腫瘤　膵粘液性嚢胞腺腫

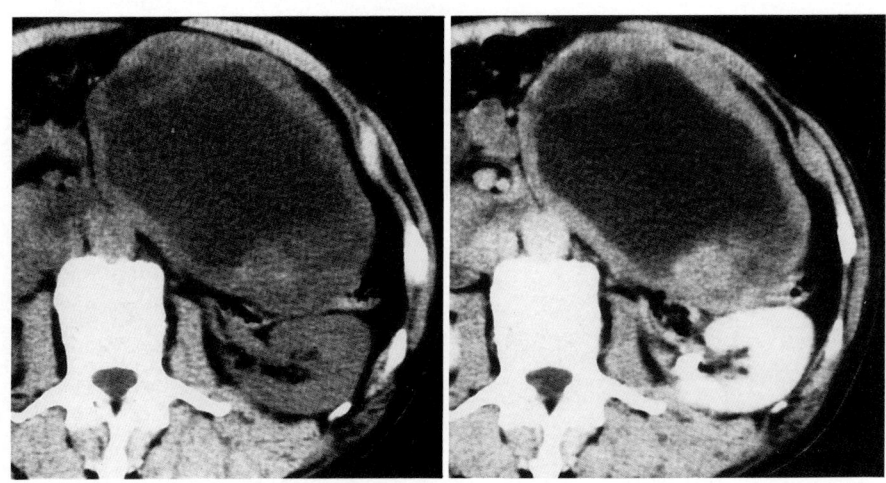

A. 単純 CT　　　　　　　B. 造影 CT
図 6　壁肥厚型腫瘤　胃平滑筋肉腫（中心部壊死）

3. **壁肥厚型　thickened wall**（図1D, 6）　嚢胞壁が厚い（鉛筆で書いたようでない）．一般に内面は不整である．
4. **蜂巣型　honeycomb**（図1E, 7）　直径数 mm 以下の嚢胞成分が蜂巣状に集簇する．個々の嚢胞成分は CT や超音波の解像力以下の大きさのため，一般に超音波では高エコー（隔壁からのエコーのため）に，CT では水と充実腫瘤の中間の濃度（内容液と隔壁の平均）となる．また蜂巣の大きさにより多胞型を示す部分もありうる．

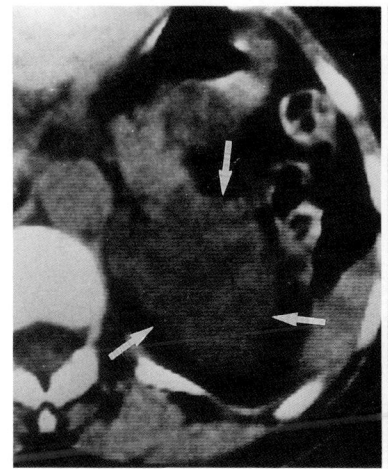

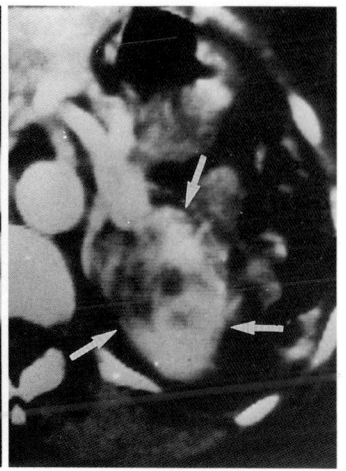

A．単純 CT　　　　　　B．dynamic CT 動脈相
（一見囊胞様）　　　　　　（濃染を認める）

図 7　蜂巣型腫瘤　膵漿液性囊胞腺腫

　肝膵腎におけるこれらの腫瘤型と主な病変との関係を表に示す．
　一般に，囊胞類似型腫瘤にみられる内部構造は CT より超音波で鮮明である．特に血液供給の少ない陳旧性血腫，リンパ管腫などでは超音波ではじめて隔壁の存在が明らかとなることが多い．

表　腫瘤型と病変

	肝	膵	腎	共通
典型囊胞型	単純囊胞 胆管囊胞 多囊胞症	偽囊胞，貯留囊胞 真性囊胞 多囊胞症	単純囊胞 傍腎盂囊胞 多囊胞症	血腫
多胞型	囊胞腺腫（癌） エキノコッカス	粘液性囊胞腺腫（癌）	多胞性囊腫 エキノコッカス	血腫 膿瘍
壁結節型	囊胞腺腫（癌）	粘液性囊胞腺腫（癌）	囊胞性腎細胞癌	
壁肥厚型	転移性肝癌（中心壊死）	偽囊胞 島腫瘍（中心壊死） SCT†	腎細胞癌（中心壊死）	
蜂巣型	血管腫**	漿液性囊胞腺腫**	多囊胞症（小児型）	
充実型	肝細胞癌**，胆管細胞癌*etc	膵腺癌* 島腫瘍**	腎細胞癌** 腎盂癌*	

*動脈相淡染　　**動脈相濃染　　†solid & cystic tumor

ポイント 3　まず腫瘤を典型囊胞型，囊胞類似型，充実型に分類する

STEP 4 脂肪組織

　X線CTの大きな特徴の1つとして，コントラスト分解能がきわめて高いことがあげられる．脂肪組織は特異な濃度（-30〜-130 HU）として表示され，他の組織と明瞭に区別される．超音波でも脂肪は一般に高エコーに描出され，脂肪の存在を予測させるが，CTほど特異性は高くない．脂肪組織に関しては，次の3点に特に注意を払う必要がある．
① **脂肪を含む腫瘍**は限られており，CT像と存在部位から組織診断が可能である（表，図1, 2）．また，奇形腫には脂肪以外に嚢胞や石灰成分を認めることが多い．

表　脂肪を含む腫瘍の好発部位

腫瘍	好発部位
脂肪腫	体壁，四肢，後腹膜，**大網，腸間膜**，腸管
脂肪肉腫*	後腹膜，四肢
奇形腫	**卵巣，後腹膜**，縦隔
血管筋脂肪腫	**腎**，横紋筋，肝
骨髄脂肪腫	**副腎**，仙骨前部，縦隔
腫瘍の脂肪変性	肝細胞癌など

*脂肪肉腫は一般に脂肪濃度を示さず，他の軟部腫瘍と区別し難いが，分化型脂肪肉腫では脂肪濃度を示すことがある．

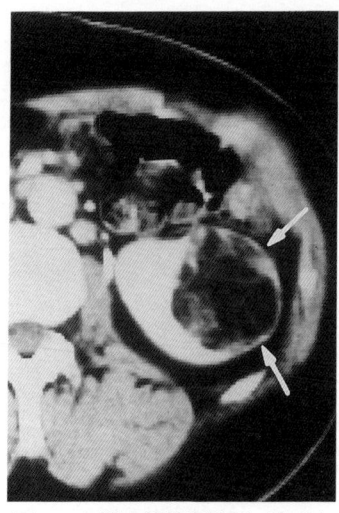

図1　左腎血管筋脂肪腫（矢印）　　図2　右副腎骨髄脂肪腫

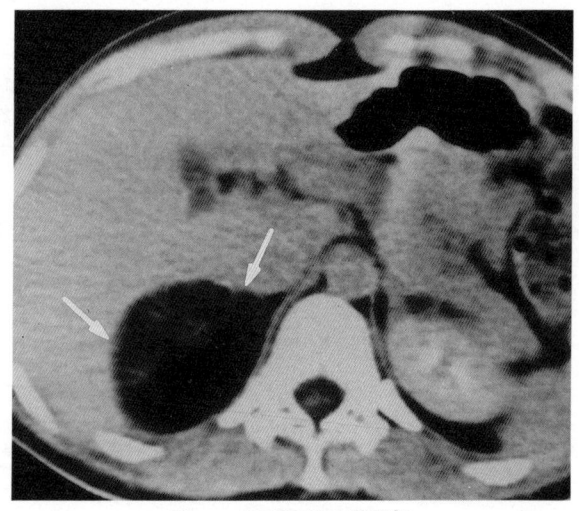

②正常な脂肪組織（後腹膜，腸間膜，皮下）の"乱れ"（水，軟部組織濃度陰影の浸潤）は，浮腫，出血，炎症，腫瘍浸潤，線維化などによるもので，非特異的ではあるが，病変の波及を鋭敏に描出したものである（**dirty fat sign**，図3）．

③ウィンドウレベルを下げ，ウィンドウ幅を広げると，脂肪を画像的に区別しやすい（図4）．

図3 腸間膜脂肪の"乱れ"
下行結腸憩室炎による．下行結腸（c）周囲の脂肪層に不規則な軟部陰影が浸潤している．

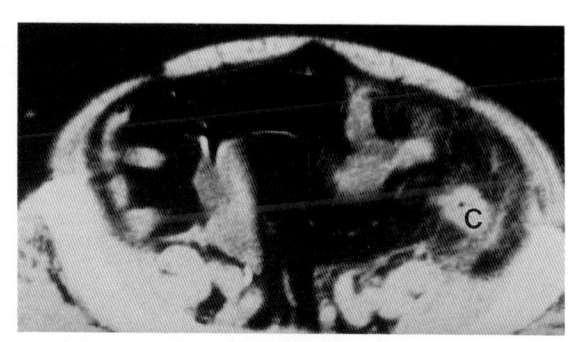

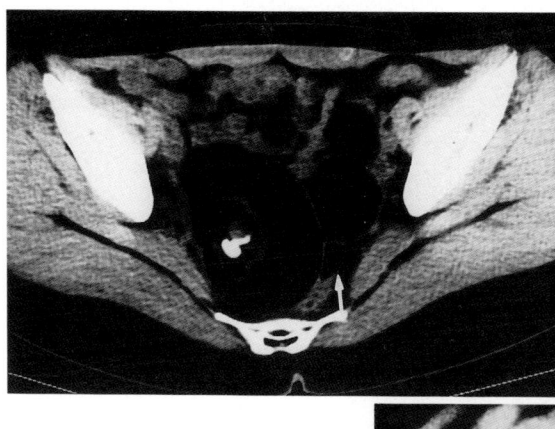

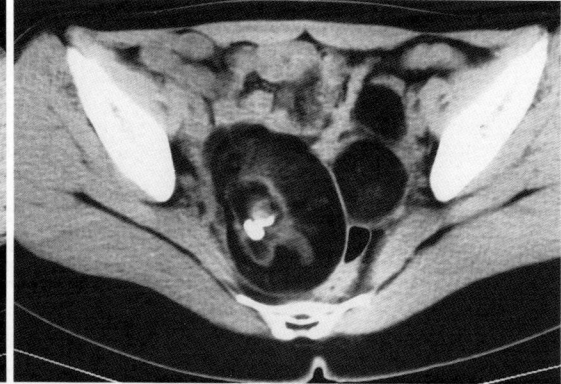

A	B	
	C	D

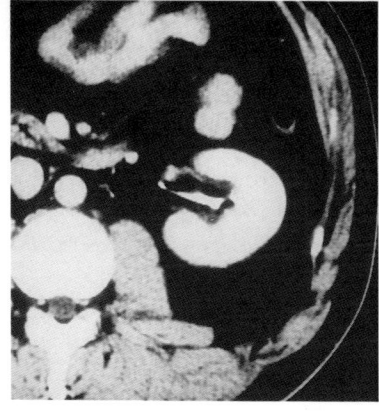

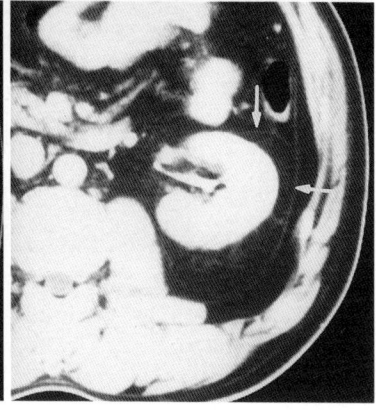

図4 ウィンドウ幅（WW）とウィンドウレベル（WL）を変えることによる画像の変化

A．通常の条件（WL: 40 HU，WW: 200 HU）では，奇形腫内の脂肪と直腸（矢印）内のガスは区別しにくい．
B．条件を変える（WL: 20，WW: 300）ことにより，区別が容易となる．また脂肪内部の細かい軟部陰影（毛髪）も認めうる．
C．WL: 40 HU，WW: 200 HU．腎周囲は無構造である．
D．WL: −30，WW: 350．正常な腎筋膜（矢印）を認める．

またCT値に頼るだけでなく，脂肪組織の濃度基準をすべてのスライスに存在する皮下脂肪に求め，これと比較する習慣をつける必要がある．小さい病変の場合には部分容積現象（35頁）を避けるために薄いスライス厚で撮像し，病変部のボクセル毎のCT値を画面に表示させると良い（図5）．

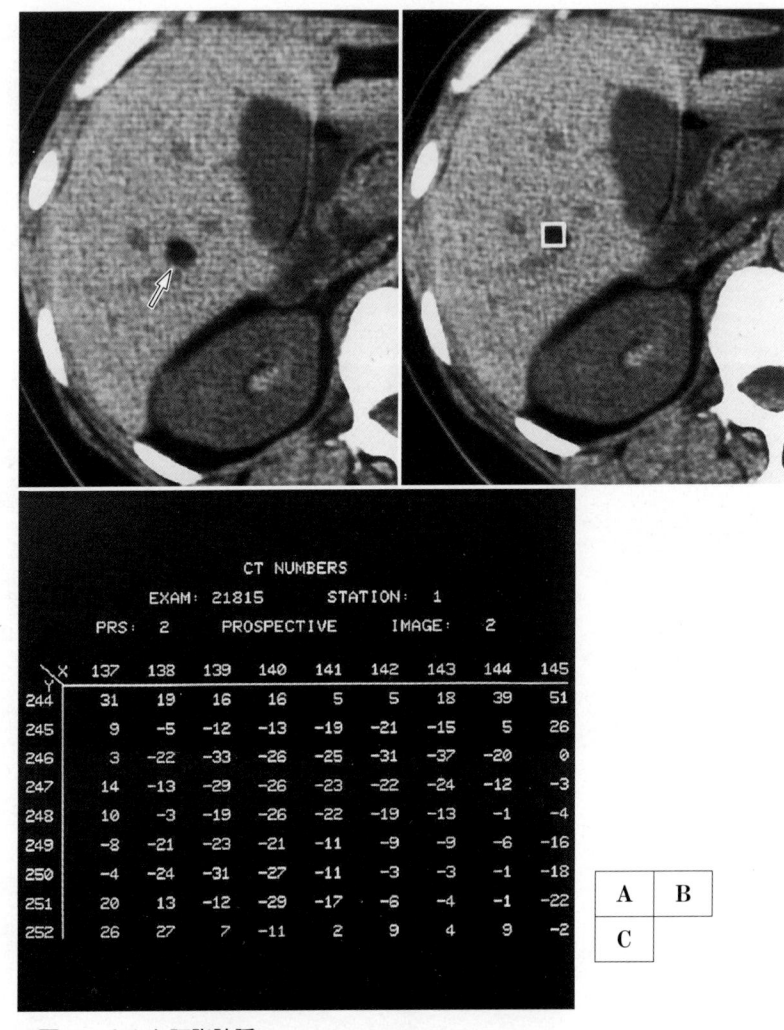

図5　小さな肝脂肪腫
　　A．単純CT，B．ROI（関心領域）の設定，
　　C．画面に表示された各ボクセルのCT値．

> **ポイント 4** 脂肪は健康の敵，CTの味方．腫瘤内脂肪と，脂肪組織の乱れに気をつけよ

STEP 5 ヘリカルCT，マルチスライスCT，画像表示

1）ヘリカルCT（helical CT）

1972年に初舞台を踏んだX線CTは高速化の道を進んだが，基本的に静止した患者の周囲を管球が回転してスキャンする方式であった．これに対し長軸方向に移動している患者をスキャンするのがヘリカルCTである．後述する多列検出器型ヘリカルCTの登場により，単列検出器型ヘリカルCTとよばれることもある．

i）ヘリカルCTの原理

ヘリカルCTを一言でいえば，「体軸を中心にらせん状にスキャンするCT」である．とはいっても，X線を放射する管球（X線管球）がわざわざらせん状に患者の周囲を移動するわけではない．X線管球は同じ軌道を連続回転しているだけで，その間に被写体（患者）を載せたテーブルが一定の速度で患者の頭足（体軸）方向に移動するために，結果として患者をらせん状（helical, spiral）にスキャンすることになるのである（図1）[1]．このためには従来のCTに加えて，次のような新しい技術が必要となる．

a）連続回転型管球：従来型CTでは，管球が1回転してある断層面（スライス）をスキャンし，次のスライスでは管球が同じ軌道を逆回転してスキャンするか，一度逆回転して元の位置の戻ったあと，一回前のスライスと同様に順回転してスキャンする．基本的に連続して回転することはできない．これは，管球には高電圧電力を供給するための長いケーブルが必要で，連続回転すると，このケーブルが絡まってしまうからである．これを解決したのがスリップリング slip-ring 方式とよばれる技術で，電車のパンタグラフと架線による集電方式と考えれば理解しやすい．

b）連続移動型テーブル：X線管球が患者に対して相対的にらせん軌道を描くために

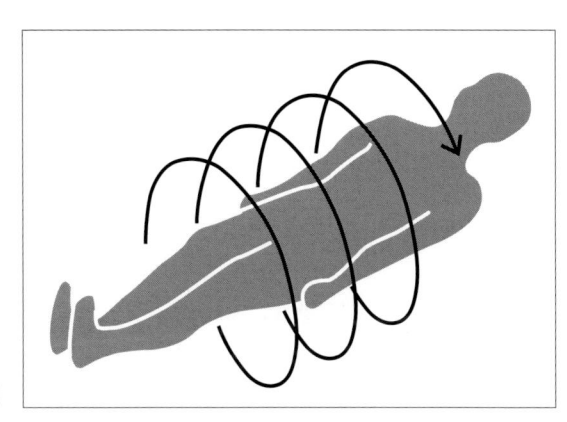

図1 ヘリカルCTの概念図

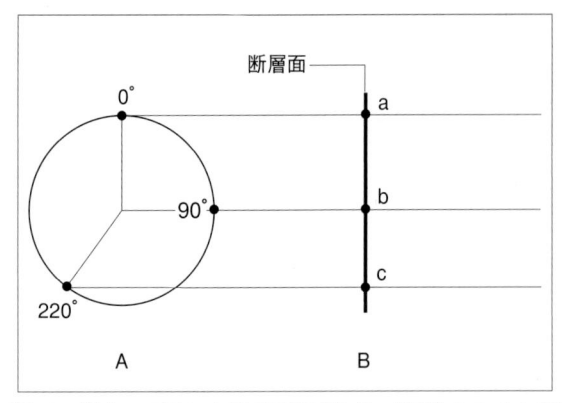

図2 従来のCTにおける正面（患者の頭側）からみた撮像時の管球の軌跡（A）と側面からみた軌跡（B）．全ての投影は断層面内にある．

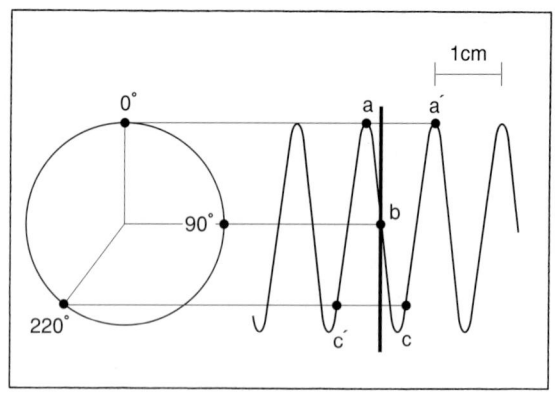

図3 ヘリカルCTにおける正面からみた管球の軌跡（A）と側面からみた軌跡（B）．管球回転速度（360度/1秒），テーブル移動速度（1 cm/1秒）の場合．b以外の投影は断層面外にあり，近くのデータ（a，a'やc，c'）から補間される．

は，管球の連続回転とともに患者（を載せるテーブル）が連続的に患者の長軸（頭足）方向に移動することが必要である．

　c）補間再構成アルゴリズム：CTにおいては多方向からのX線投影データが必要であり，一般的には患者の周囲をX線管球が回転して360度方向からの投影データを得ている．従来型のＣＴにおいては，スキャン時には患者（テーブル）は静止しており，目的とする断層面内において360度方向からの投影データが得られ，それだけでそのスライスの画像を算出できる（図2）．これに対し，ヘリカルスキャンでは管球が360度回転する間に，患者の移動に伴って断層面がずれてくる（図3）．すなわち，すべての角度からの投影データが，これから画像を構成しようとする断層面のものとは限らない．360度の投影データのうち，このスライスだけに特有な投影データは厳密にいえば一つ（1度分）しかない．他の角度については，断層面に最も近い同じ角度（180あるいは360度差の）の二つの投影データから補間データを算出することになる（図3）．このようにして得られた投影データから特定の断層面の画像が構成されることになる[2]．管球が一回転する間に動くテーブルの距離のスライス厚に対する比を**ヘリカルピッチ** helical pitch という．ヘリカルピッチが大きくなると，目的とする断層面から遠く離れた投影データから補間データを算出することになり（図4），不正確，不鮮明で歪んだ画像となる．ヘリカルピッチが1程度であれば問題のない画像が得られる．

　ii）臨床応用における特徴

　ヘリカルスキャンの臨床上の特徴は，a）時間分解能の向上と，b）データの3次元的連続性に集約される．

　a）時間分解能の向上：ヘリカルスキャンでは患者が移動しながら連続的にデータを収集するために，時間分解能が高い．スライス幅1cmで，管球が1秒間に1回転，テー

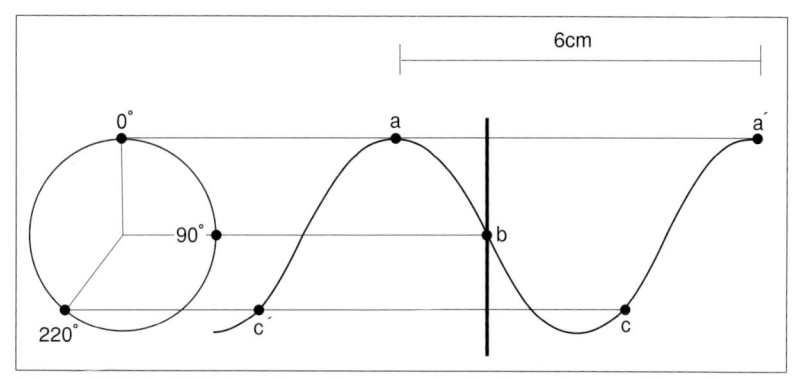

図4 管球回転速度 (360度/1秒), テーブル移動速度 (6 cm/1秒) の場合の管球の軌跡. 正面 (A) と側面 (B).
全く離れた断層面のデータを使うことになる.

ブルが1秒間に1cm移動すると, 頭尾方向30 cmの範囲の撮像が30秒で終了することになる. これを従来の方法で1枚ずつ, 1 cm幅のスライスを1秒スキャンで30枚撮像すると, テーブル移動時間を含めて60〜90秒を必要とする. このような時間分解能の向上は, (1)小児, 老人, 重篤な患者においても, より短時間に体動によるアーチファクトの少ない画像が得られる, (2) dynamic CT をさらに効率良く施行することが可能となり, また容易に3相 (例えば動脈相, 門脈相, 平衡相) のデータがより明瞭に得られる, (3)より少ない量の造影剤で強い造影効果が得られるといった利点を生むことになる.

　b) データの3次元的連続性: 従来のCTでは目的とする断層面を構成する投影データは, 他の断層面を構成するデータとは独立したものである. 従来のCTに固執した断層像を構成するためには前述したようなデータ補間を必要とするが, ヘリカルスキャンが断層面を特定せず, 患者の頭尾 (体軸) 方向にも連続した, すなわち3次元的に連続したデータを有していることを利用すると, その特徴をより生かした画像を提供することになる.

2) マルチスライスCT　multislice CT

　多列検出器型CT　multidetector-row CT ともよばれる. 患者の長軸方向に複数列の検出器を配置し, 同時に複数のスライスをヘリカルスキャンするCTで, 単列検出器型ヘリカルCTよりさらに時間分解能と長軸方向の空間分解能に優れる. 単純に計算しても時間分解能は検出器の列数に比例して向上するから4列の場合には4倍となる. 1回転0.5秒の装置では1スライスあたりの撮像時間は0.125秒である. 2.5秒で20スライス撮像できることになる. このため薄いスライスで撮像することが現実的となり, ボクセルサイズが3方向ほぼ同サイズでの撮像も可能となる. これは**等方性ボクセル** (isotropic voxel) とよばれ, 3方向の空間分解能が同じとなり, MPR (後述) や3次元表示がどちらの方向から見ても遜色ない画像となる.

3) 画像表示

　CTは (軸位) 横断像を基本とする. さらにヘリカルCTとマルチスライスCTの特徴

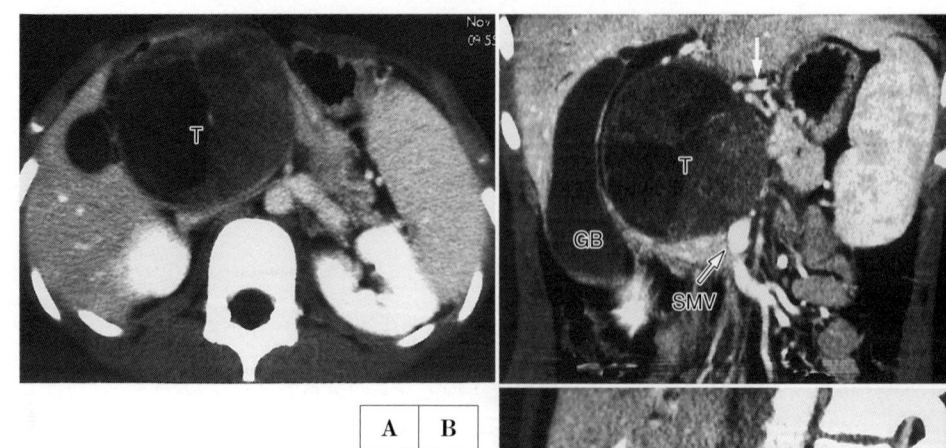

図5 **MPRの有用性**
横断像(A)では腫瘤の正確な位置を把握しにくい．MPR冠状断(C)と矢状断(D)により，腫瘤が上腸間膜動静脈(SMAV)を下方，腹腔動脈とその分枝（矢印）を上方に圧排していることがわかる．肝や胆嚢(GB)との関係も把握しやすい．膵のsolid and cystic tumor．

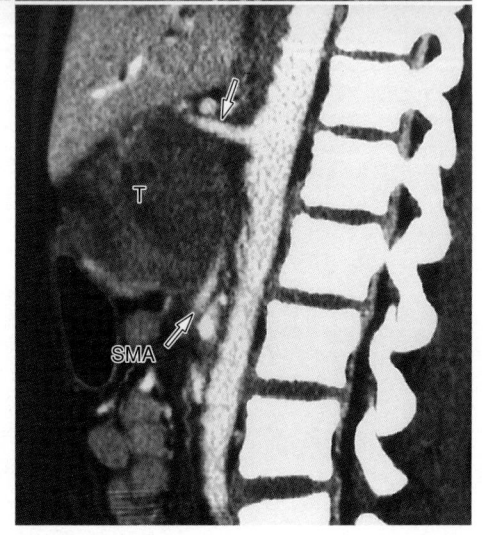

である時間分解能と長軸方向の空間分解能の向上により，下記のような表示法が日常的に利用されている．

　a）paging：ディスプレイ装置(workstationなど)上で，パラパラ漫画ふうに，次々と位置の順に（例えば頭側から尾側へ）画像を表示させながら観察して行く方法である．画像を数限りなく再構成可能なマルチスライスCTでは，この方法により必要な部位を選択し，必要な画像を再表示，再構成，プリントさせるのが一般的な診断法である．

　b）MPR (multiplanar reformation)：多層再構成法．多数の連続する横断像から矢状断像や冠状断（前額断）像などを再構成する方法．長軸方向の空間分解能の向上に伴い有用性が高まった．特に病変と解剖構造の上下の位置関係の把握（図5）や上下方向に長い構造（大動脈，胆管など）の表示に適している（ステップ113～114図5；304頁）．

　c）MIP (maximum intensity projection)：ある方向から見た場合に，奥行き方向に重なるボクセルの中で最も高濃度（高信号）のボクセルだけで，重なるボクセル全体を代表させる方法である．CT cholangiography，CT angiographyやMRCP（MR胆管膵撮影），MRA（MR血管撮影）のように濃度の高い部分（血管内腔，胆管内腔）と他を識別表示するのに適している．画像処理は簡単だが，奥行きの情報を欠くため血管や

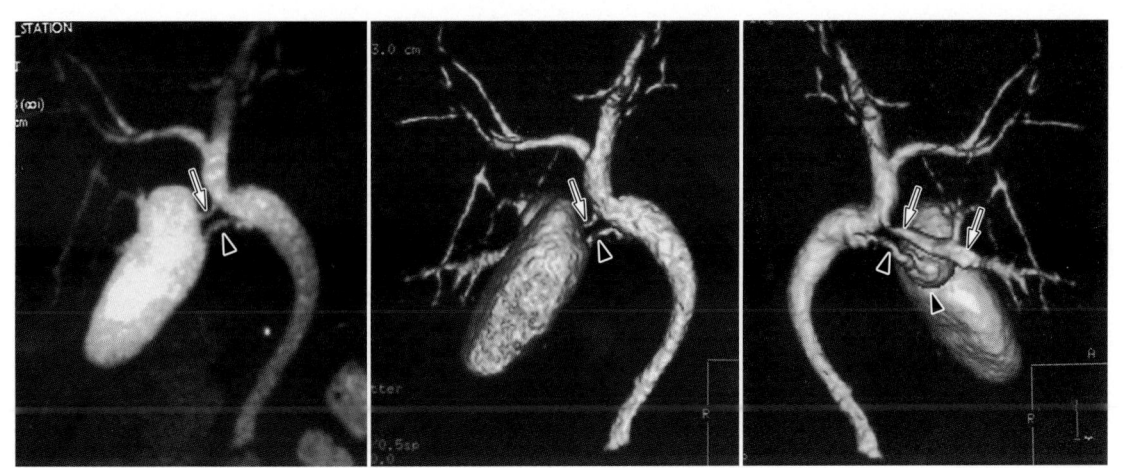

図6 CT cholangiography による胆管破格の描出
A．MIP．B，C．volume rendering による3D表示正面像と背面像．
肝内胆管後区域枝（矢印）が胆嚢管（矢頭）合流部直上で総肝管に直接流入している．Aでは胆嚢管，胆嚢との前後関係がわからない（ステップ5参照）．

| A | B | C |

胆管が交差すると前後関係がわからなくなる（図6）．異なる方向からの表示を必要とする．

d）3次元表示（3D display）

　光学的技術を駆使して実空間に3次元像を形成するホログラムや視覚特性を利用して視覚空間に3次元像を形成する立体撮影（立体視）が真の3次元表示である．CTなどの画像診断において3次元表示と称しているのは，2次平面に3次元のように見える像を表示する方法で，本来は疑似3次元表示，あるいは2.5次元表示として区別されるものである[3]．疑似3次元表示は，画像診断以前に絵画や設計図ではあまりにも一般的な方法で，誰でもが風景画などで経験していることである．すなわち，ある方向からの光を想定して対象物に陰影をつける方法（shading）と遠近法（透視図法）(perspective)の組み合わせで，細かい技術を除けばこの二つが疑似3次元表示法の全てである．

　3次元データは，複数の2次元データセット（例えば複数の上下に連続するCT像）から，あるいは直接（例えば3次元MRI撮像法）収集される．ヘリカルCTの場合は長軸方向にもデータが連続しているので3次元データともいえる．人体の3次元画像データは膨大で，これをそのまま3次元表示しようとしても，コンピュータに負担がかかるだけで，必要な事項を表示したことにはならない．膨大なデータから目的とする構造（臓器，病変，血管など）を抽出して明瞭に描出しなければならない．この抽出法は，大きく **surface rendering** と **volume rendering** に分かれる[4]．surface rendering は，SSD (shaded surface display) ともよばれ，目的とする構造の表面のデータだけを取り出して処理する方法で，データ数が限定されるためにコンピュータへの負担は少なく，短時間で3次元像が得られるという利点がある反面，内部構造の情報が欠落する，表面に歪みが生じやすいといった欠点がある．このため内部構造を問題としない場合や，動きを

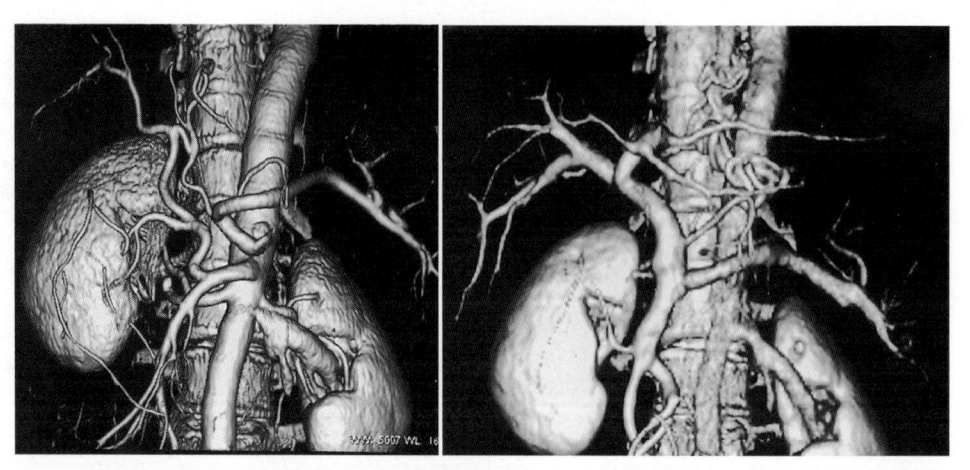

図7 dynamic CT から作製した血管の3D表示（volume rendering）
A．動脈相．総肝動脈が上腸間膜動脈から分岐している．
B．門脈相．食道静脈瘤を認める．

| A | B |

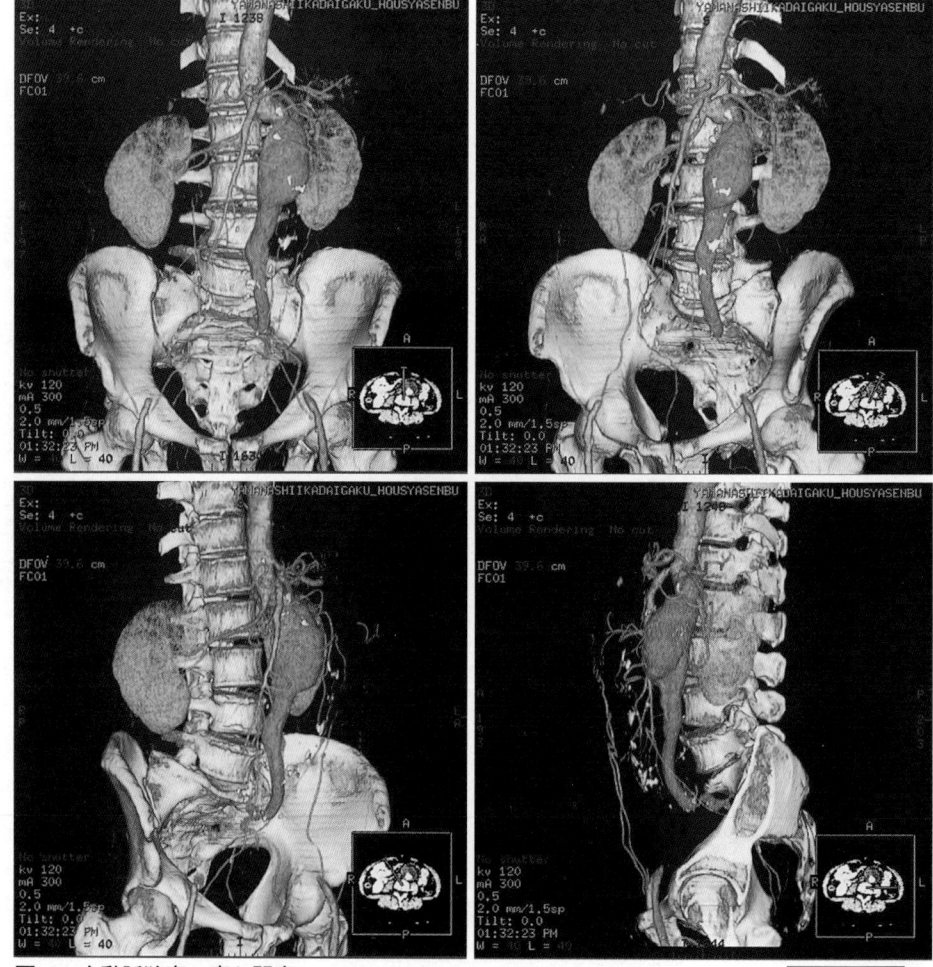

図8 大動脈狭窄，瘤と閉塞
　　狭窄，瘤と主要分枝との関係や腹壁の側副路を介して両側大腿動脈が造影されることが多方向から見ることにより明らかになる．A．正面，B．左前，C．右前，D．左側面から見た3次元表示．

| A | B |
| C | D |

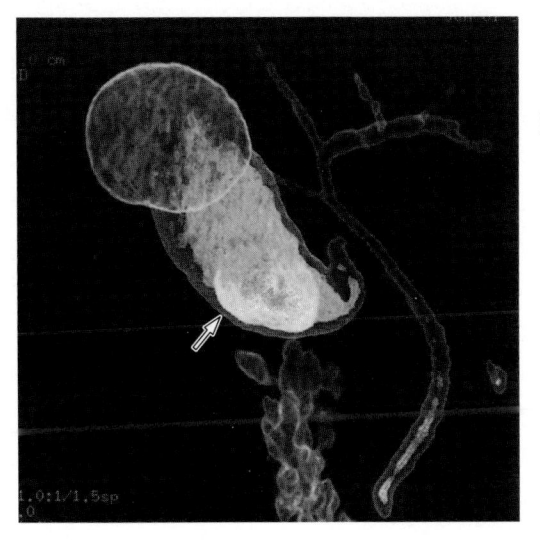

図 9 透明度を与えることによる"透視図"
　　　胆嚢内に結石(矢印),胆嚢と総胆管内に debris を認める.

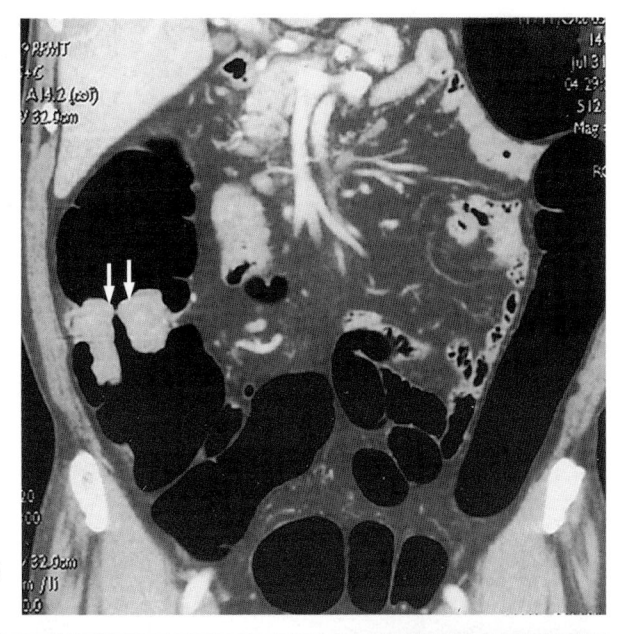

図 10 内視鏡的表示(B, C)による上行結腸癌
　　　A．MPR 冠状断,
　　　B．口側,
　　　C．肛側からの内視鏡的表示.

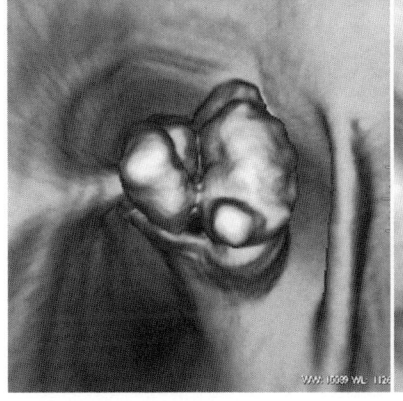

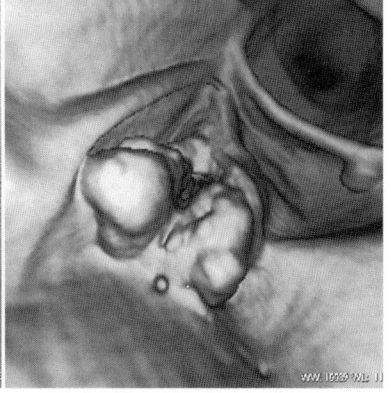

A	
B	C

1．腹部 CT 読影のための基本レクチャー　23

解析する場合などに用いられることが多い（例えば陸上競技における走法の分析）．volume rendering は，全ての3次元画像データを利用するため，内部情報を含み，正確性も高いが，コンピュータへの負担は大きく，時間がかかる．コンピュータ（workstation）の性能が高まった最近の画像診断では，volume rendering が一般的である．

このようにして得られた3次元像に，ある方向からの投影（平行光線が一般的）を想定して陰影をつけ，さらに視点を一定の距離とした（実際に見る場合を想定して，例えば1m離れたところから見たのと同じような）遠近法（同じ大きさでも遠くのものを小さく，近くのものを大きく）を使って立体的に表示する（図6,7）．さまざまな方向から見ることが可能である（図8）．また，濃度に従った透明度を与えることにより透視図のような画像も得られる（図9）．さらに **ray sum 法**（総和投影法）によって消化管の二重造影のような画像にすることもできる（ステップ71図9C；191頁）．また，特殊な方法に，**CT 内視鏡**，**virtual endoscopy**（仮想内視鏡）などと呼ばれる内視鏡的3次元表示法（図10）がある[5,6]．これは視点を管腔内部に置いて管腔構造（気管支，消化管，膀胱，血管など）の内面を，表示する方法である．視点を管腔内で自由に移動させ，リアルタイムで内視鏡で見たような内面像を表示する方法は，ちょうど鳥が内部を飛行して見ているようなので，**cruising-eye view**，**fly-through** とよばれている．

> **ポイント 5** 大量の画像データから，必須データを明解に表示するのがプロ（画像診断医）

文献
1) 荒木　力，他：ヘリカルCTの原理と臨床応用における特徴．画像診断 16: 1319, 1996.
2) 片田和広：ヘリカルスキャンCT―その原理と特徴．画像医学 12: 127, 1993.
3) 周藤安造：三次元画像処理技術の歴史．臨放 41: 1159-1165, 1996.
4) 鈴木直樹：三次元画像処理技術の基礎．臨放 41: 1166-1177, 1996.
5) Rubin GD, et al: Perspective volume rendering of CT and MR imaging: applications for endoscopic imaging. Radiology 199: 321-330, 1996.
6) 林　宏光，他：血管性病変の virtual CT endoscopy "cruising eye view" の開発ならびに臨床応用．日医放誌 46: 135-136, 1996.

2

肝・胆・膵・脾

STEP 6 肝の解剖　I　表面の裂溝

　肝の診断においては，区域解剖が大切である．それは，外科手術を前提として画像診断をする必要があるからである．肝外科手術としては，①亜区域切除 subsegmentectomy，②区域切除 segmentectomy，③葉切除 lobectomy，④拡大右葉切除または三区域切除 extended right lobectomy or trisegmentectomy を基本とすることを理解して肝解剖，特に横断解剖に親しもう（図1）．

　肝の解剖は表面の裂溝および内部の血管系から成る．肝の前上面は無構造であるが，下背面（内臓面）には次の構造を認める（図2）．

①**肝門** porta hepatis：左葉内側区と尾状葉の間隙で，門脈，肝動脈，胆管の出入口．

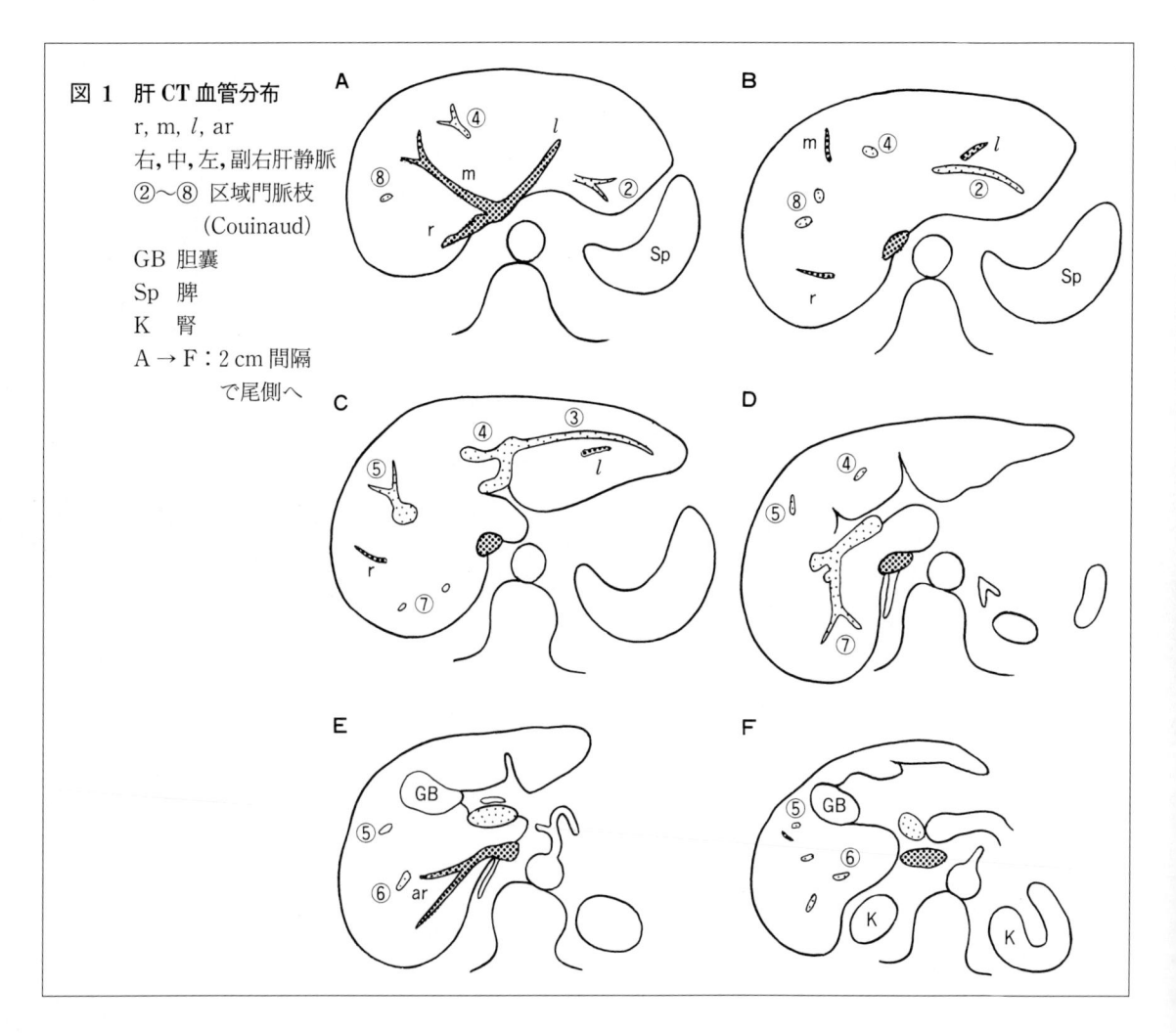

図1　肝CT血管分布
r, m, l, ar
右, 中, 左, 副右肝静脈
②〜⑧ 区域門脈枝
　　　（Couinaud）
GB 胆囊
Sp 脾
K 腎
A→F：2 cm間隔
　　で尾側へ

図 2　肝内臓面の裂溝
C　尾状葉　　　M　左葉内側区（方形葉）
L　左葉外側区　A　右葉前区
P　右葉後区　　G　胆　嚢
rHV　右肝静脈　V　下大静脈
①　肝　門　　　②　肝円索裂
③　静脈索裂　　④　Cantlie 線

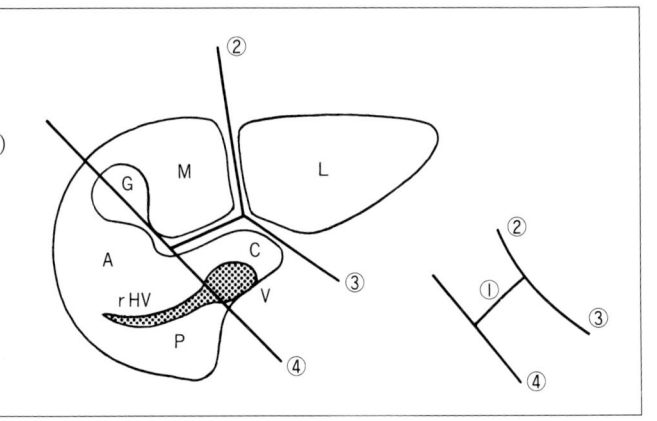

②**肝円索裂**　fissure for ligamentum teres（FLT）：肝円索（胎生期の臍静脈）およびこの頭側に張る肝鎌状間膜および門脈左主枝を擁し，外側区と内側区を境する．

③**静脈索裂**　fissure for ligamentum venosum（FLV）：胎生期の静脈管の走っていた間隙で尾状葉と外側区の境界となる．

④**下大静脈溝**と**胆囊窩**（床）
この2つを結ぶ線をCantlie線とよび，（外科的）左葉と右葉の境界となる．
これらの裂溝は，CTのスライス面に対しやや斜めにH字型に配置されており，覚えやすい．

ポイント 6　H型裂溝でまず肝を分割する

STEP 7　肝の解剖　II　門脈と肝静脈

肝の血管系の基本構造は，各（亜）区域の中央を門脈が，各（亜）区域間を肝静脈が走行することである（図1,2）．

①**肝静脈**　大きく左・中・右の3本を基本とする．左肝静脈本幹は，左葉外側区の中央〔外側後亜区（S2）と外側前亜区（S3）の間〕を走り両亜区からの血流を集め，さらに外側区と内側区の間を走り内側区からの分枝と合流する．この内側枝は下大静脈流入部近くで合流することがあり，この場合，左肝静脈が2本あるようにみえる．

中肝静脈本幹は，内側区と右葉前区の間を走り，両区の血液を集める．したがってCantlie線とほぼ同一面にある．

右肝静脈本幹は，右葉の中央を貫き，これを前区と後区に分割する．

②**門　脈**　門脈本幹はまず左・右葉主枝に分かれる．左葉枝は肝円索裂に入り，まず左方へ外側後亜区域枝を分岐，さらに腹側に伸びて左右に外側前亜区域枝と内側区域枝に分かれる．ここはいわばT字路で，胎生期には臍静脈と交通していたところである．このため**臍点　umbilical point（U点）**とよばれる．

右葉枝はまず前区域枝と後区域枝に分かれる（図3）．前区域枝は右上方に直進するが，そのまま伸びるのが前上亜区域枝，前下方に分岐するのが前下亜区域枝である．

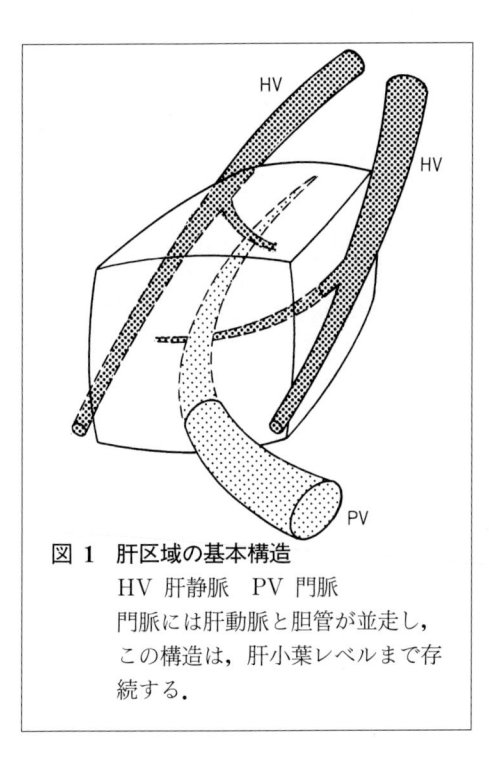

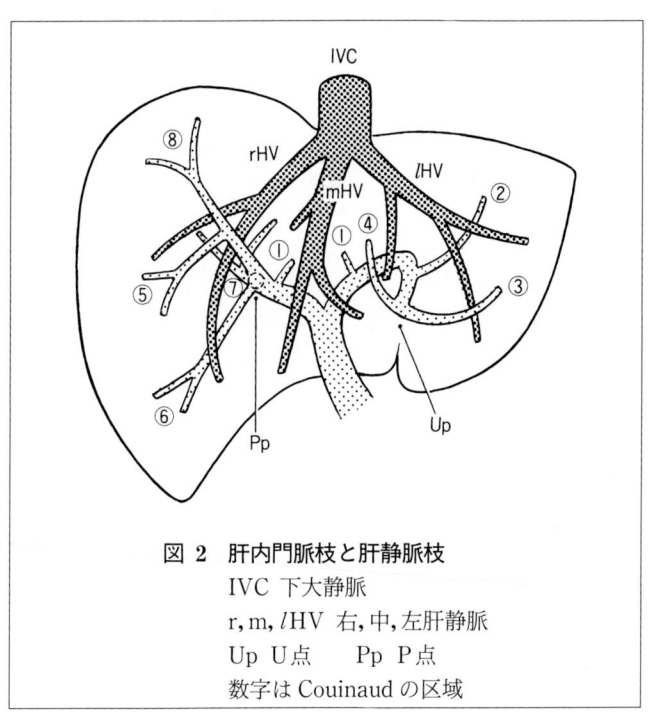

図1　肝区域の基本構造
HV　肝静脈　PV　門脈
門脈には肝動脈と胆管が並走し，この構造は，肝小葉レベルまで存続する．

図2　肝内門脈枝と肝静脈枝
IVC　下大静脈
r, m, lHV　右, 中, 左肝静脈
Up　U点　　Pp　P点
数字はCouinaudの区域

図 3　肝右葉の門脈枝(右側面像)
　　　後区域枝がまっすぐ背側に走行する
　　　ことに注意．数字は Couinaud の区域．

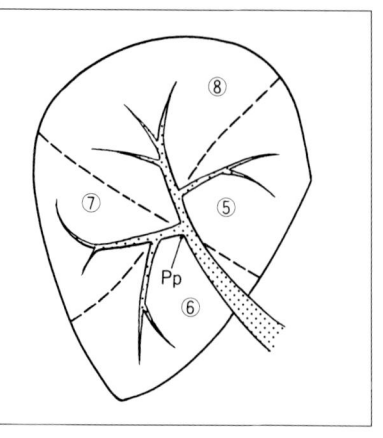

　　後区域枝は背側へ CT スライス面と平行に走る．このため CT でよく認められる．また後区域枝分岐部は血管造影上 on-end に認められ，P 点と呼ばれる．後区域枝のうちそのまま背側に続くのが後上亜区域枝，右下方へ分岐するのが後下亜区域枝である．
③**肝動脈**　肝外では肝動脈には破格が多いが，肝内では門脈と並走する．
④**胆　管**　胆管も門脈と並走する．時に（約 5％）右葉後区域枝が左葉主枝（左肝管）に合流することがある．この場合外側区と後区のみが左肝管結石で肝内胆管拡張や実質萎縮を示すことになる．また後区域枝が総肝管に直接合流することもある（ステップ 5 図 6，21 頁）．

ポイント 7　肝（亜）区域の中心を門脈，境界を肝静脈が走る

STEP 8 ★ 肝の解剖 III Couinaud の区域分類

Couinaud[1]は肝内臓面からみて，尾状葉を中心に反時計回りに各(亜)区域に番号をつけた（図）．そして内臓面から全く見えない前上亜区を区域 8 とした*．肺の区域番号に似て覚えやすく CT 断面にも適し，臨床的にもよく使われている．従来の PNA の解剖名との関係を表に示す．

図 Couinaud の区域分類

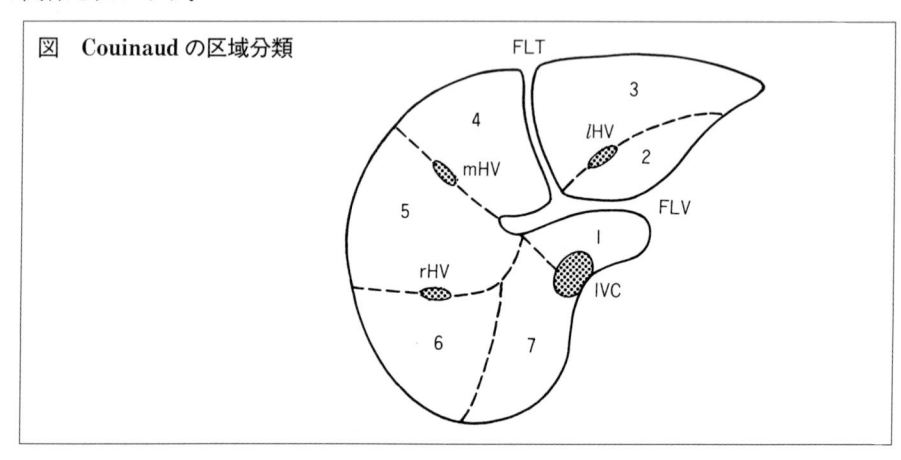

表

Couinaud 区域番号		PNA を基本とした従来の呼称	
1	尾状葉	尾状葉	
2	外側後亜区	} 外側区	} 左葉
3	外側前亜区		
4	内側区	内側区（方形葉）	
5	前下亜区	} 前区	} 右葉
8	前上亜区		
6	後下亜区	} 後区	
7	後上亜区		

> **ポイント 8** Couinaud の区域は，下からみて反時計回りに番号がついている

文献　1) Couinaud C: Pour une segmentation hépatique exacte et une technique anatomique doerésection réglée de foie. La Presse Medicale 74: 2849, 1966.

*原文では区域番号はローマ数字であるが，ここではみにくいのでアラビア数字とした．
C. Couinaud はフランスの外科医．

STEP 9 ★★　肝の解剖　IV 各区域

S 1: 尾状葉　caudate lobe（図 1）

　腹側に門脈を擁する肝門を隔てて内側区（S 4）と，その左に静脈索裂を隔てて外側区と対向する．左側の半球面は網嚢内側部上陥凹（179 頁）に突出している．網嚢内側部上陥凹に腹水がたまると CT 上数字の 7 型を呈する（seven sign[1]，図 2）．尾状葉の左下方への突出部を乳様突起という．この尾側は網嚢の出入口（Winslow 孔）である．尾状葉の右背側には下大静脈がある．尾状葉のうち，この下大静脈の腹側にある部分が尾状突起で，尾状葉下面の浅い溝で乳様突起と分かれる．尾状葉の血管支配は他区域と異なる．

図 1　尾状葉の横断解剖
（数字は区域）

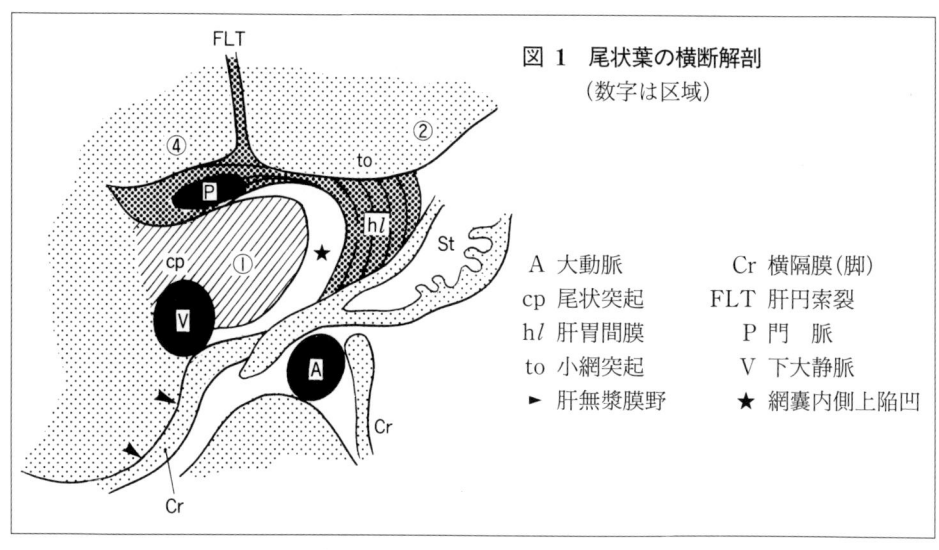

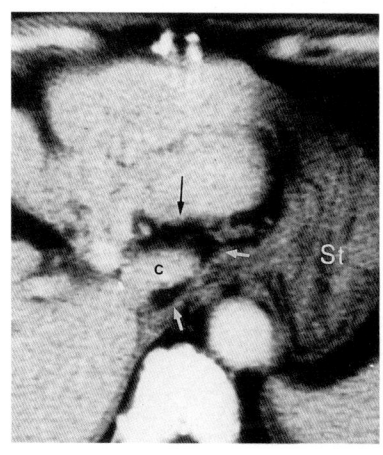

A　大動脈　　　　Cr　横隔膜（脚）
cp　尾状突起　　　FLT　肝円索裂
hl　肝胃間膜　　　P　門　脈
to　小網突起　　　V　下大静脈
►　肝無漿膜野　　★　網嚢内側上陥凹

図 2　尾状葉（C）を囲む 7 字型の腹水
（網嚢内側上陥凹，矢印）．St 胃

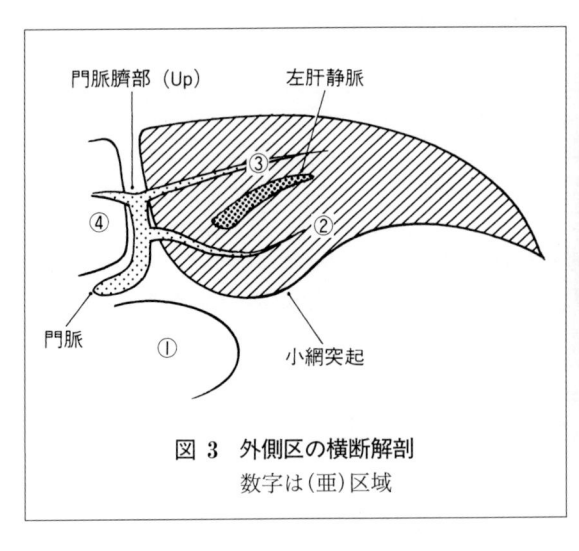

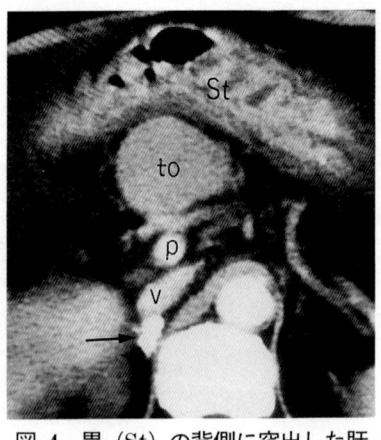

図3 外側区の横断解剖
数字は(亜)区域

図4 胃(St)の背側に突出した肝外側区小網突起(to)
図2の2cm尾側のスライスで右副腎の石灰化を認める(矢印). P 門脈, V 下大静脈

すなわち肝動脈, 門脈は左右両葉枝あるいは本幹から入り込み, 肝静脈は独自に下大静脈に抜ける経路を有する. このため血行動態的に特殊な位置を占めるといえる(300頁).

S2: 左葉外側後亜区 ┐
S3: 左葉外側前亜区 ┘ 左葉外側区(図3)

　左葉外側区は, 右は肝円索裂を隔てて内側区と右背面は静脈索裂を隔てて尾状葉と対向する. 右背面は時に突出していて腫瘤状にみえることがある(図4). 肝胃間膜(小網)の付着部で小網突起とも呼ばれる. 外側区の中央を左肝静脈が貫き, その背側, 腹側をそれぞれ, 外側後亜区(S2), 外側前亜区(S3)とする. S3がS2を背負う形となり, S2が外側区の頭背部を占める. S2とS3を外科的に分離摘出することはないから, この境界にこだわる意義は少い. 外側区は時に左方へ伸展し, 脾や胃の背側に回りこむ. 胃体部を背側から圧排する腫瘤(胃透視で)が肝癌や肝嚢胞のことも珍しくない.

S4: 左葉内側区

　左は肝円索裂を隔てて外側区(S2+3)と, 背面は肝門を隔てて尾状葉(S1)と対向する. 右はCantlie線で右葉と境される. 胆嚢床と中肝静脈をこの境界の目安とする. 内側区はたいへん小さい場合があり, 脂肪や腸管が入りこんでくるので注意が必要である.

S5: 右葉前下亜区
S6: 右葉後下亜区
S7: 右葉後上亜区
S8: 右葉前上亜区

　肝右葉表面には, 溝や裂が皆無で外観から各(亜)区を区別できない. 前区と後区は, 右肝静脈で区別する. しかし上下の亜区は, その中央を走る門脈を肝門部から追跡しておよその範囲を決めるにとどまる. ここで注意すべきことは, ①S8は高い部位にあり横隔膜直下の大部分を占める, ②S7の門脈枝は通常背側へ水平に向かう, したがってS7

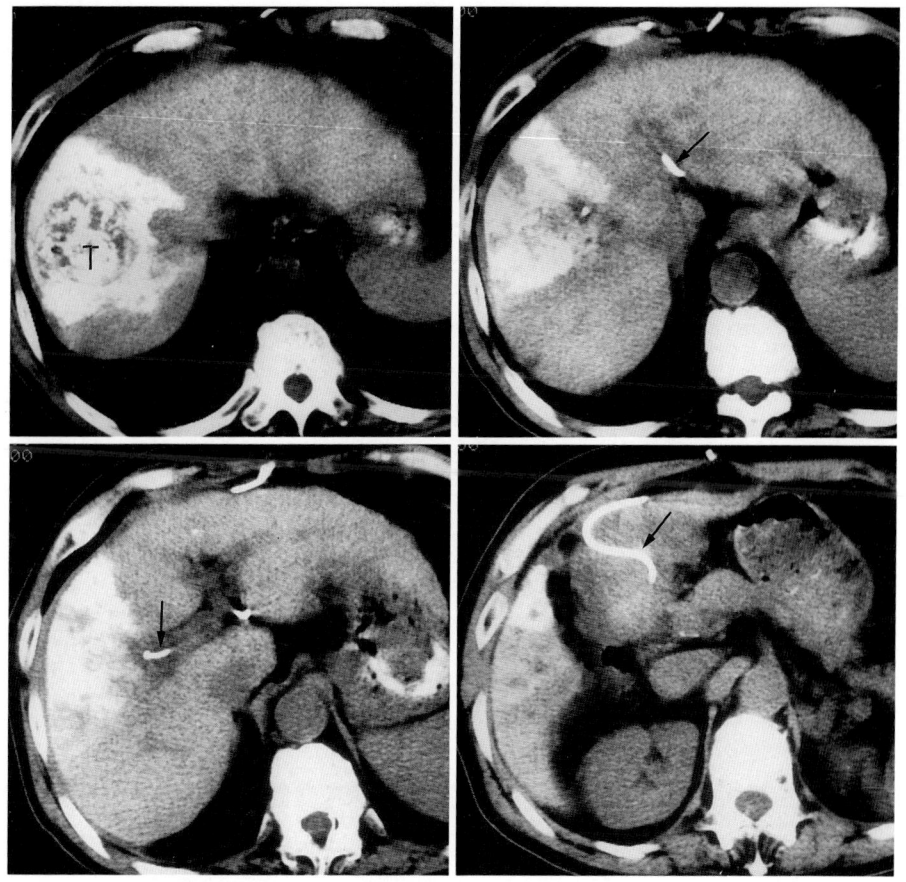

図5　肝右葉前区（S5+8）の位置
右肝動脈前区域枝内カテーテル（矢印）からリピオドールを注入したため
S5+8が高濃度である．数字は区域を示す．T　肝細胞癌．

は肝門の真後ろにある，③肝の最下部はS6である，という点である（図5）．右肝静脈は，前外尾側から後内頭側の下大静脈へ走行しており，前区と後区の関係は，肺の上中葉と下葉の関係に似ている．肺の上葉が肝のS8，中葉がS5，肺の下葉上区（S6）が肝のS7，肺の低区（S7〜10）が肝のS6に当たる（ステップ7図3；29頁）．

ポイント　9　右葉の上下亜区の境界を示す構造はない

文献　1）Raval B, et al: CT diagnosis of fluid in lesser sac mimicking thrombosis of inferior vena cava. JCAT 9: 956, 1985.

★ STEP 10

RT　55歳女性　右側腹部腫瘤

CT 読影 ▶ Resident A：一見嚢胞のようだが肝との境界（図1A）および腎との境界（図1C）は不鮮明で，嚢胞性腫瘍を疑う．

　　　　　Resident B：それなら膿瘍でもよいのではないか？　肝膿瘍ではないか？

　　　　　学生 C：腎から出たものだと思う．下大静脈が肝腫瘤により前に押されるのは変だ．

　　　　　Resident B：肝の後区から出たものなら下大静脈は前方へ押されてもよいはずだ．

診断 ▶ 右腎嚢胞

診断根拠 ▶ ・肝および腎との境界が不鮮明なのは，**partial volume phenomenon** のためである．

　　　　　・確かに肝部の下大静脈が肝右葉後区の腫瘍により前方へ偏位することはあるが，この例のように完全に後腹膜に入ってしまった腎上部の下大静脈まで偏位するのはやはり後腹膜病変によるものである．それに十二指腸下行脚（矢印）も前方へ偏位している．

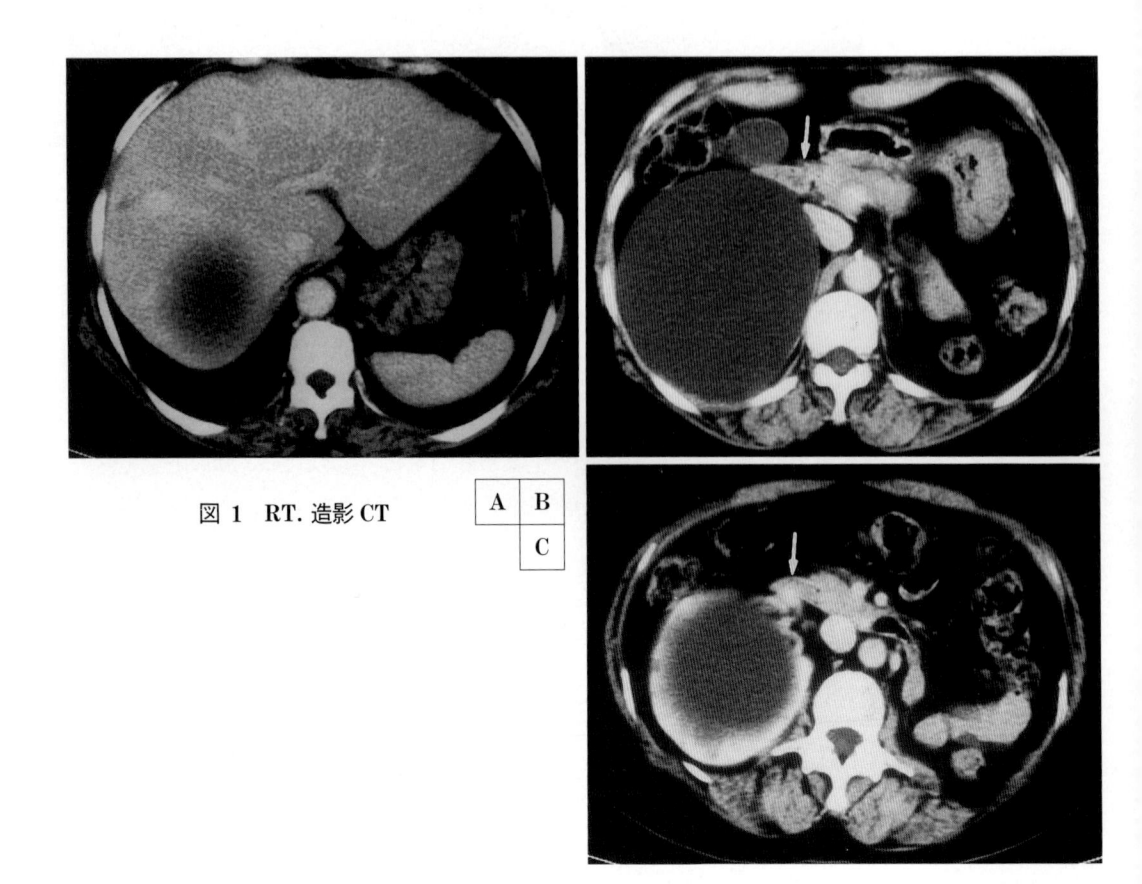

図 1　RT. 造影 CT

A	B
C	

コメント　partial volume phenomenon（部分容積現象）

　X線CTにおける画像は，各voxelのX線減弱度に従った濃度を単位として構成される（2頁）．しかし，各voxelが，同一物質のみで構成されるとは限らない．2つ以上の物質が1つのvoxelの部分を占めるとすれば，そのvoxelのCT値は，各物質の容積荷重平均となる．図2で，斜線部分の病変の正しいCT値を示すのは，Dの場合のみである．voxelの大きさは，およそ1 mm×1 mm×スライス厚である．横方向（ピクセル径方向）は，一般に問題とならないが，スライス厚は大きく（例えば10 mm），特に上下の関係でpartial volume phenomenonに注意する必要がある．

　球形構造物の赤道付近の横断面では辺縁が鮮明なのに，極付近では不鮮明となるのもこの現象のためである．

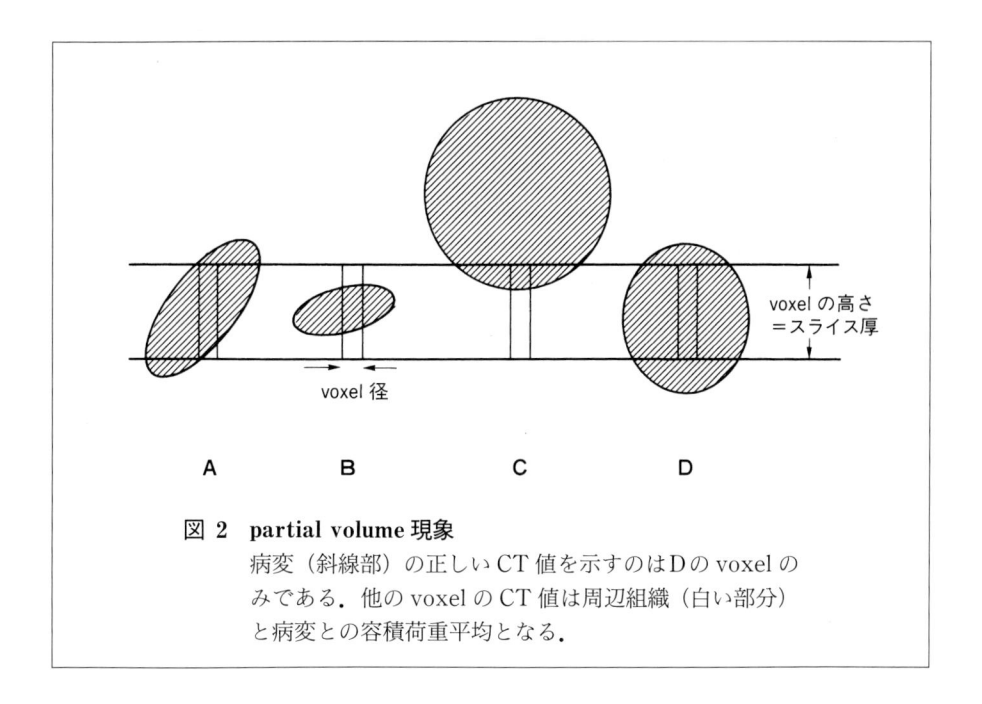

図2　partial volume 現象
病変（斜線部）の正しいCT値を示すのはDのvoxelのみである．他のvoxelのCT値は周辺組織（白い部分）と病変との容積荷重平均となる．

ポイント　10　partial volume 現象に注意する

STEP 11

HH　45歳女性

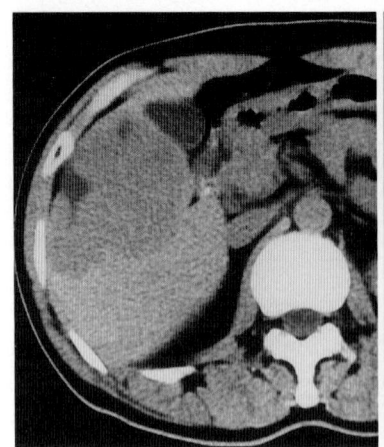

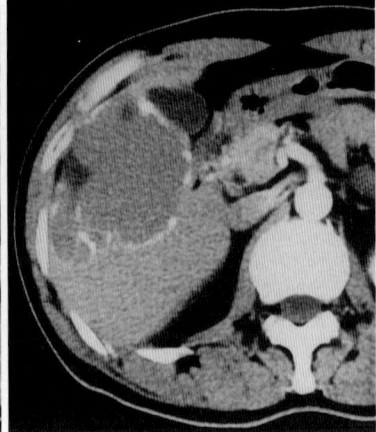

A．単純 CT　　　B．dynamic CT 動脈相　　　C．Bの5分後の CT

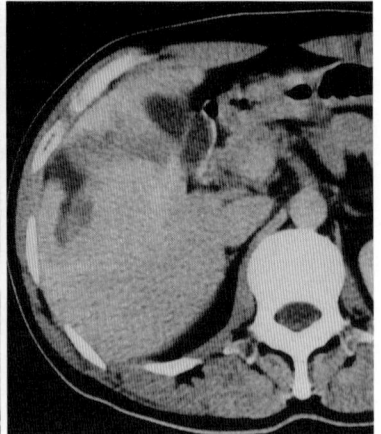

図 1　HH．

CT 所見▶①単純 CT：肝右葉前区に直径約 7 cm の低濃度腫瘤がある．辺縁は明瞭で内部の濃度は血液とほぼ同じであるが，一部はさらに低濃度である．
②dynamic CT 動脈相：腫瘤の辺縁が濃染する．
③造影 CT：腫瘤の大部分は肝実質と同様に造影効果を示す．しかし，造影効果はまだ全体に広がっていない．

診断▶肝海綿状血管腫

コメント　肝海綿状血管腫　cavernous hemangioma of the liver

　海綿状血管腫は肝に発生する腫瘍の中で最も多く，また中年以後の女性に多い．内皮細胞に囲まれた大小さまざまな内腔に分かれ，血液を貯めている．このため血液の大変多い腫瘍であるが，内部における血流はきわめて緩徐である．単純 CT では，ほぼ血液と同濃度の均一な腫瘤を形成している．**dynamic CT 動脈相で一部（多くは周辺部）が濃染し，緩徐に造影剤が全体に行きわたる**という特徴的な像を示す[1,2]．こうなると周囲の肝実質と区別がつかなくなる．大きな腫瘍では全体が染まるまでに 20 分以上を必要とする．また，腫瘍の一部が単純 CT で一段と低濃度のことがある．これは血液中の線維成分の沈着によるもので，造影後も低濃度のまま残る．dynamic CT でこのような特徴的所見が得られれば診断上問題はない．しかし小腫瘍（図 2）の場合は，dynamic CT が困難なことも少なくない．小さい海綿状血管腫の多くは，幸いにも均一高エコーで周囲の低エコー帯を欠くという比較的特異な超音波像を形成し，診断は困難ではない（図 3 A，B）．しかし小さな海綿状血管腫がすべてこのような像を呈するわけではない（図 3 C）．ま

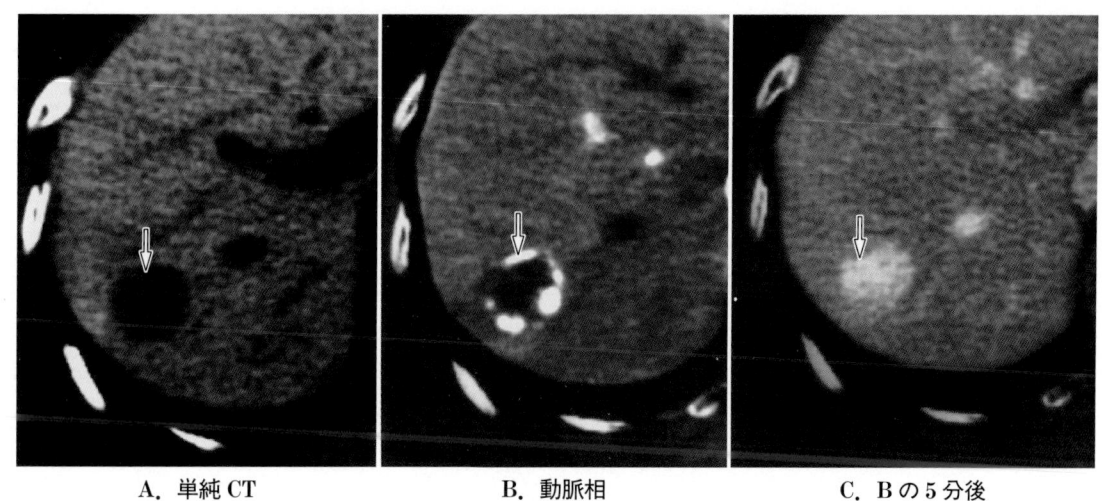

A. 単純CT　　　　　　　B. 動脈相　　　　　　　C. Bの5分後

図2　小さな海綿状血管腫のdynamic CT（典型像）

A. 直径28 mm　　　　　B. 直径9 mm　　　　　C. 直径20 mm

図3　小さな海綿状血管腫の超音波像

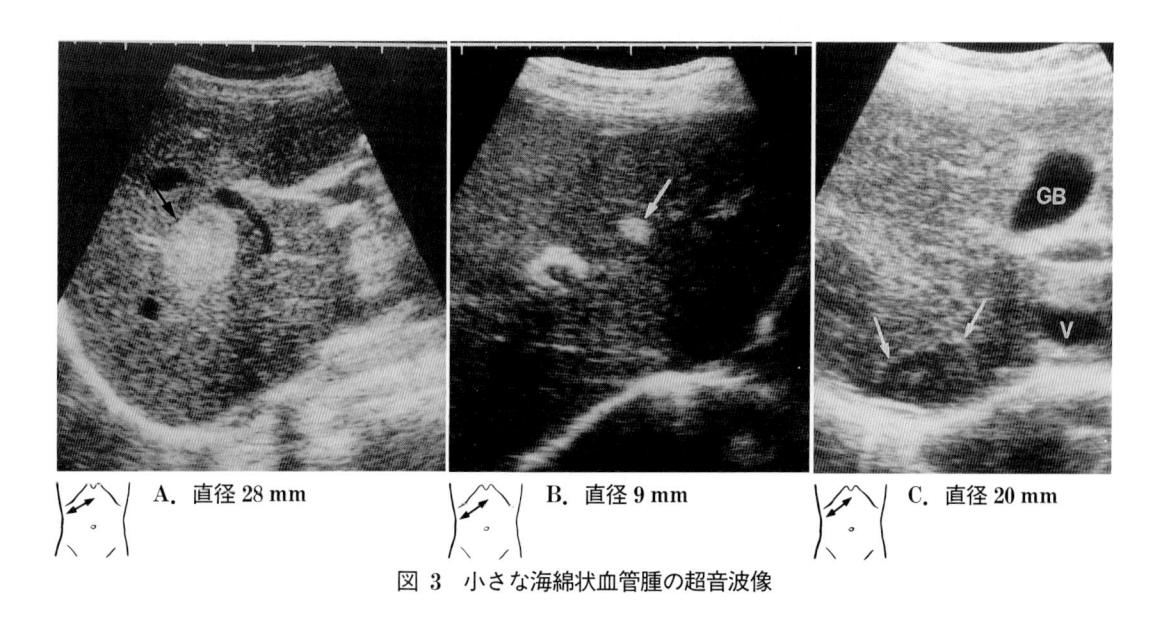

図4　肝海綿状血管腫（矢印）のMRI
T2強調像で著明な高信号を示す．

た，大きくなると高エコー部と低エコー部が混合し特異性を欠く．CTと超音波を組み合わせれば，肝海綿状血管腫の90％以上は確診可能である．またMRIによる鑑別も有効である[3]．すなわち，T2強調像で強い高信号を示す（図4）．

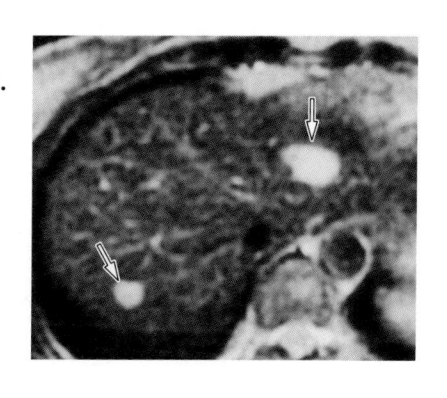

> **ポイント** 11　肝海綿状血管腫は dynamic CT で特異的に診断される．小さい場合は超音波・MRI が有効

■ その他の肝血管性腫瘍 ■

血管内皮腫　hemangioendothelioma は乳幼児期に見られる良性腫瘍で，基本的には海綿状血管腫と同じである（321 頁）．

上皮様血管内皮腫　epithelioid hemangioendothelioma は肝のみならず，肺，骨や軟部組織にも見られる稀な腫瘍で，肺の血管内細気管支肺胞腫瘍(IVBAT: intravascular bronchioloalveolar tumor) と同じと考えられている．10 歳代以上（中年以降に多い）に発見され，6：4 で女性に多い．良性腫瘍に近い経過をとるものから増大し転移する悪性のものまで多様であるが，悪性度を病理学的に判定するのは困難である．転移する割合は 27～45％，5 年生存率は 43～55％と報告されている[4,5]．肝に多発する低濃度腫瘤を認め，成長すると肝の辺縁部で癒合する特徴を有する（図 5）．基質が線維性のため，辺縁部が陥凹したり部分的に平衡相以降濃染することはあるが，海綿状血管腫のように均一な造影効果は示さない．

血管肉腫　angiosarcoma は血管（類洞）内皮由来の稀な悪性腫瘍（つまり悪性血管内皮腫）で，多くはトロトラスト，砒素，塩化ビニール，放射線暴露の晩発障害として，あるいはヘモクロマトーシスや神経線維腫症例に発生する．50～60 歳代の男性に多い（4：1）．また，腹腔内出血を約 1/4 に認める．画像的に海綿状血管腫と区別できない例もあるが，浸潤傾向，腫瘍内・腹腔出血，門脈・肝静脈腫瘍栓，大きな動静脈（門脈）短絡，平衡相以降の不均一な染まり，転移を疑う病変の存在，多発腫瘤など[6,7]非典型的な"血管腫"を見た場合には，血管肉腫を疑い，既往歴や職業歴に注意する必要がある．

| A | B | C |

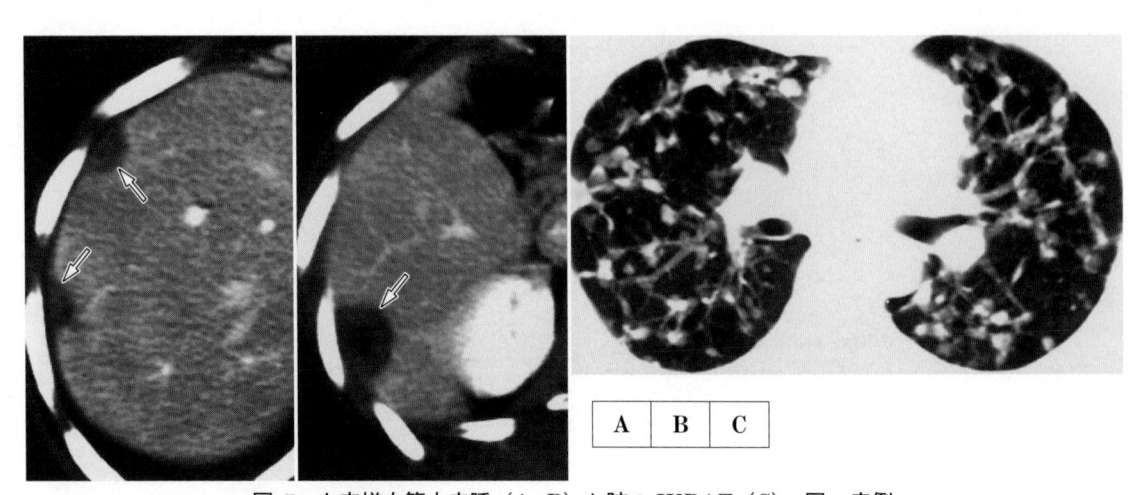

図 5　上皮様血管内皮腫（A，B）と肺の IVBAT（C）．同一症例．

文献　1) Itai Y, et al: Computed tomography of cavernous hemangioma of the liver. Radiology 137: 149, 1980.
2) Barnett PH, et al: Computed tomography in the diagnosis of cavernous hemangioma of the liver. AJR 134: 439, 1980.
3) Ohtomo K, et al: Hepatocellular carcinoma and cavernous hemangioma: differentiation with MR imaging. Efficacy of T 2 values at 0.35 and 1.5 T. Radiology 168: 621, 1988.
4) Lauffer JM, et al: Epithelioid hemangioendothelioma of the liver. A rare hepatic tumor. Cancer 78: 2318, 1996.
5) Makhlouf HR, et al: Epithelioid hemangioendothelioma of the liver: a clinicopathologic study of 137 cases. Cancer 85: 562, 1999.
6) Rademaker J, et al: Hepatic hemangiosarcoma: imaging findings and differential diagnosis. Europ Radiol 10: 129, 2000.
7) Peterson MS, et al: Hepatic angiosarcoma: findings on multiphasic contrast-enhanced helical CT do not mimic hepatic hemangioma. AJR 175: 165, 2000.

STEP 12

NH　55歳男性　肝硬変

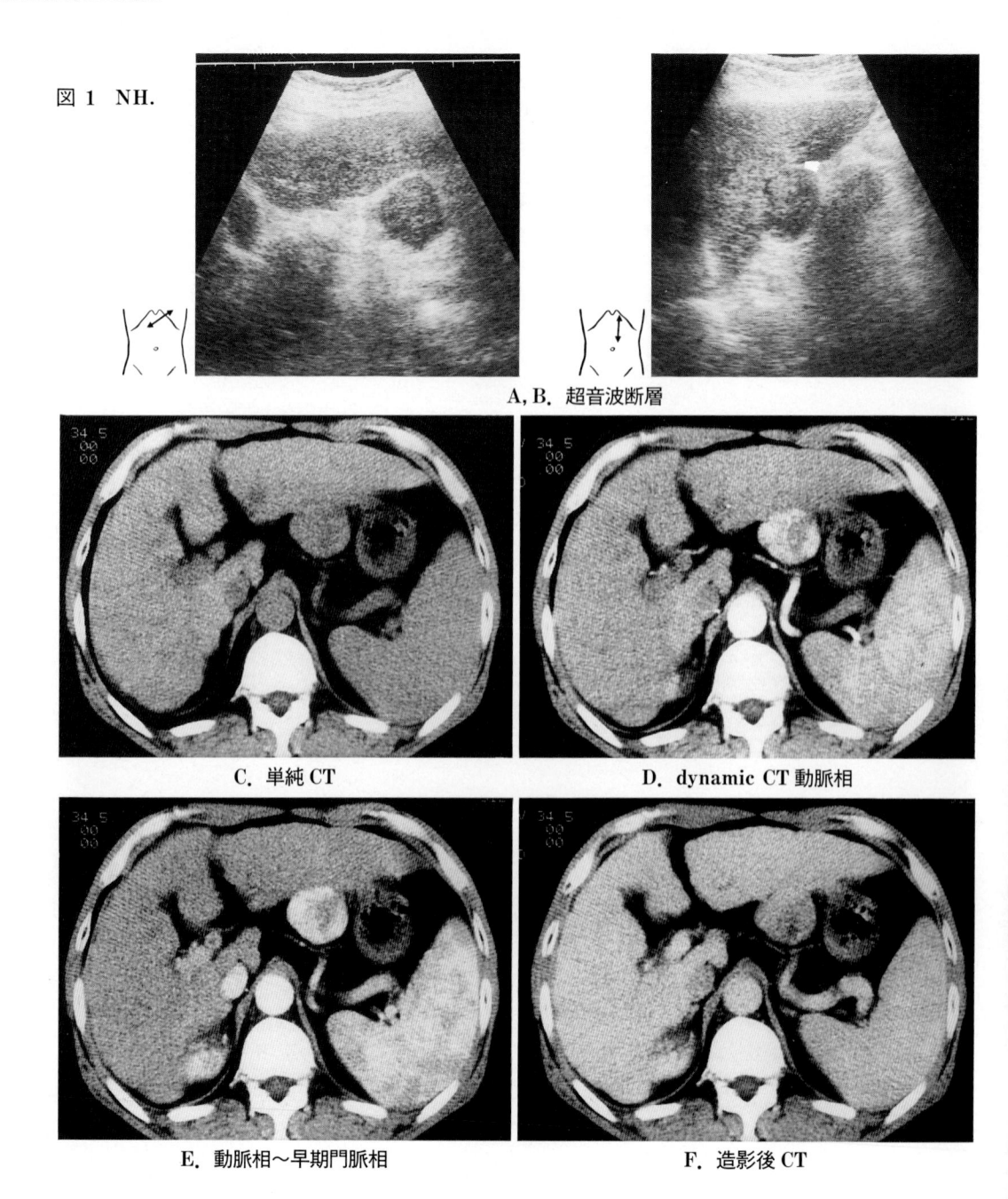

図1　NH.

A, B. 超音波断層

C. 単純CT

D. dynamic CT 動脈相

E. 動脈相〜早期門脈相

F. 造影後CT

超音波所見▶①肥大した肝左葉外側後亜区（S2）から背側下方に突出する肝外発育性の肝腫瘤（直径35 mm）を認める．辺縁は整で内部は肝実質に比べ等ないし低エコーである．

CT所見▶①肝の表面は不整で脾腫があり，肝硬変を示す．
②肝左葉外側後亜区から突出する腫瘤を認める．造影前（図1C），造影後（図1F）は肝実質より少し低濃度だが，dynamic CT 動脈相（図1D, E）では中心部を除き均一に濃染する．

診　　断▶肝細胞癌（結節型）

コメント　肝細胞癌の特徴

　肝細胞癌の形態は多様であり，それゆえ多くの肉眼分類が提唱されているが，実際にどの型に分類すべきか迷うことも少なくない．しかし，これが肝癌の画像診断の基本となることはいうまでもない．

　種々の肉眼分類の中で，基本となってきたのは Eggel のものである[2]．彼は肝癌を① die knotige Form, ② die massive Form, ③ die diffuse Form, の3型に，主として周囲肝実質との関係と大きさに注目して分類した．

　それぞれ一般に，**結節型　nodular，塊状型　massive，びまん型　diffuse** と訳されている．すなわち，結節型は周囲肝実質との境界が鮮明な結節状を呈するもの，塊状型は一葉全体，もしくはその大部分を占め，不規則に周囲肝実質に浸潤移行するもの，そしてびまん型は，結合織に囲まれた無数の小腫瘍結節が肝全体に浸潤して，肉眼上肝硬変との区別が困難なものである．彼の分類によれば，結節型64.6％，塊状型23％，びまん型12.4％であった．また，Ewing[3]は，これらを臨床と結びつけ，結節型は肝硬変を高頻度に合併すること，塊状型は発育が早く，軟化，囊胞化，破裂しやすいこと，またびまん型は合併する肝硬変が末期萎縮型で，臨床的には肝硬変と変わらないとしている．基本的に結節型は膨張成長，塊状型の辺縁とびまん型は浸潤成長を主とする．

　しかし実際の症例では，この3型に当てはまらないものも少なくない．例えば一区域に限局するものであっても辺縁は不明瞭で，浸潤成長を示すものがある．

　中島ら[4]は，さらに血管造影所見などとの関係をも考慮して8型に分類している．すなわちびまん型を狭義の**びまん型**と**細結節散布型**の2型に，塊状型を**融合塊状型**と**単塊状型**の2型に，そして結節型を**被包型，多結節型，結節塊状型**，および**寡結節硬変型**の4型に分類している（図2）．また転移癌では，びまん型，細結節散布型，および被包型をとることは一般に少ないとしている．この中で，被包型[5]は他の型に比べ，Hb抗原，AFP陽性率が低く（18.7％）組織学的にも比較的分化しており，厚い被膜は緩徐な膨張性発育によるものと考えられ，また，門脈への浸潤も少なく悪性度の低い肝細胞癌と考えられ，臨床的に重要である．画像診断上も，超音波，CT，血管造影において，このような被包型肝癌を認める．ただし，ここでいう被膜とは**偽被膜　pseudocapsule** のことで，圧排変性した肝実質である．したがって，膨張成長を主とする結節型の多くはこの偽被膜を有するわけだが，その厚さにより画像診断や肉眼的に容易に確認できるとは限らない．偽被膜には比較的太い門脈系と思われる静脈が多く，dynamic CT でも遅い相で濃染する傾向がある．また結節型肝細胞癌の一般的な特徴として分葉化，隔壁の存在がある．これは全体として膨張成長する腫瘍の一部が浸潤発育し，偽被膜の一部を破り，その外でまた膨張成長し偽被膜を形成するというパターンを繰り返すためと考えられる．したがって，**隔壁と偽被膜とは基本的に同じものである**．このような分葉化，隔壁の存在するものを**モザイクパターン**とよぶ．肝細胞癌に比較的特徴的な所見である．

> **ポイント** 12-1　肝細胞癌は大きく結節型，塊状型，びまん型に分かれる

コメント　肝細胞癌のCT診断

　一般に肝細胞癌は，他の多くの肝腫瘍と同様に単純CTでも造影CTでも肝実質に比べやや濃度が低い．**結節型**は，dynamic CT動脈相で比較的均一に濃染する（図1）．偽被膜は単純CTで低濃度輪状に認められ，門脈相以後の遅い相によく造影効果を示す（図3）．

　一般に大きな**塊状型**では，中心壊死や出血によると思われる低濃度領域を含むことが多く，造影効果も結節型に比べ不均一で，造影効果の弱いこともある（図4）．造影前には一葉を置換するような巨大な腫瘍にみえても，比較的大きな腫瘤が隣接している場合（結節塊状型）や，大きな一つの腫瘤である場合（単塊状型，図4），内部の構造は不規則であるが，一つ一つの腫瘤をはっきり分離できない場合（融合塊状型，図5）などを区別できることも少なくない．

　Eggelのいう狭義の**びまん型**肝細胞癌の診断は困難であるが，細結節散布型では診断可能である（図6）．また門脈や肝静脈浸潤も多く，これが診断の糸口になることも多い．また置換型成長を繰り返し一葉を完全に元の形のまま肝細胞癌が占拠する場合，定義に従えば塊状型であろうが，片葉性のびまん型ともいえる（図7）．すべての肝細胞癌がすんなりと型に分類されるとは限らない．

　CTでは前述した肝細胞癌の発育様式に基づく形態的特徴が以下のごとく現れる．
①内部構造の多様化→均一な内部濃度から低濃度部の存在および造影効果の不均一化．

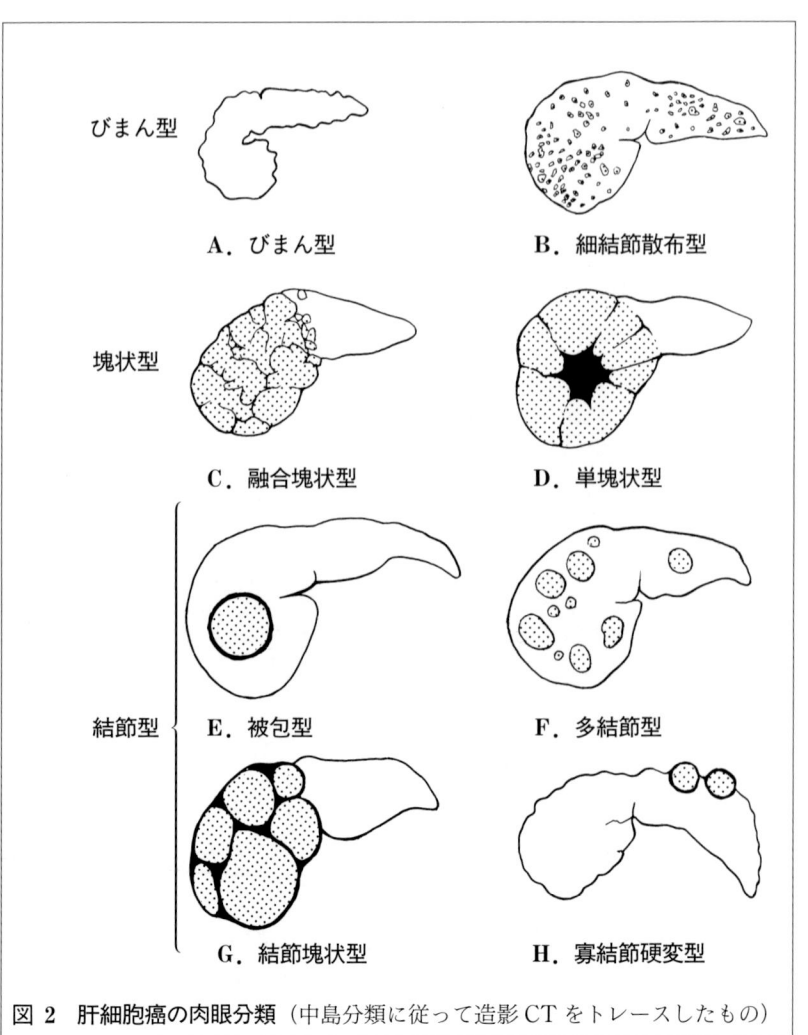

図2　肝細胞癌の肉眼分類（中島分類に従って造影CTをトレースしたもの）

- びまん型
  - A．びまん型
  - B．細結節散布型
- 塊状型
  - C．融合塊状型
  - D．単塊状型
- 結節型
  - E．被包型
  - F．多結節型
  - G．結節塊状型
  - H．寡結節硬変型

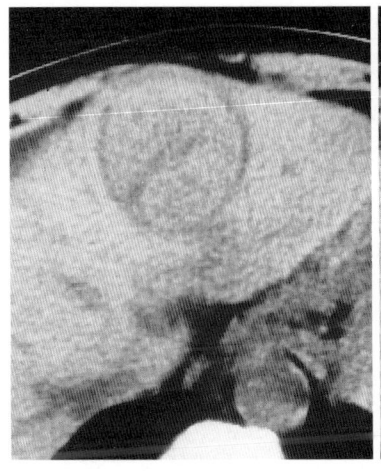

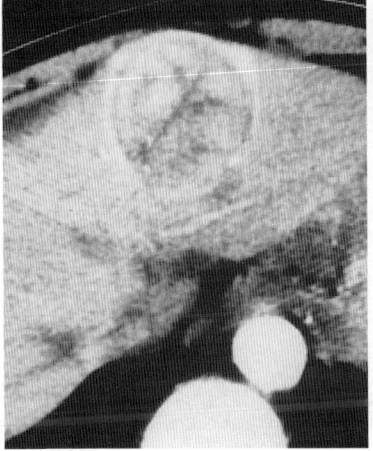

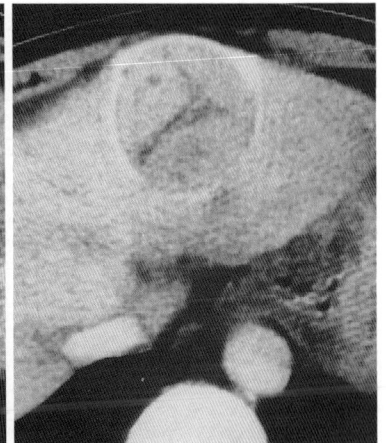

図3 被包型肝細胞癌
A．単純CT　偽被膜が低濃度輪を形成
B．動脈相　腫瘍内部が濃染
C．後期門脈相　偽被膜が濃染，腫瘍内部の造影効果は低下
D．平衡相　腫瘍内部は低濃度となるが，偽被膜の造影効果は維持される

②偽被膜形成→単純CTにおける低濃度帯，およびその門脈相以後におけるdelayed enhancement．
③分葉化→モザイク状

一般にCTでは，超音波に比べ，これらの所見の検出率は低いとされるが，逆のこともある（図8）．

また，これら形態上の特徴と並ぶ鑑別のポイントは，約90％の肝細胞癌は**hypervascular**であるという事実で，これがdynamic CTにおける動脈〜毛細管相の比較的均一な濃染像となって現れる．これは，濃染を欠如するか，周囲のみ濃染する消化器系癌の肝転移巣や胆管細胞癌，および周辺から濃染が次第に中心に広がっていく海綿状血管腫と対照的である．

単純CTで肝実質とisodenseなもの，造影後CTでisodenseなものが，それぞれ全肝細胞癌の約5％を

図4　塊状型肝細胞癌のdynamic CT動脈相
不均一な濃染と異常に太い血管を腫瘍内に認めるが，造影効果の弱い部分も多い．

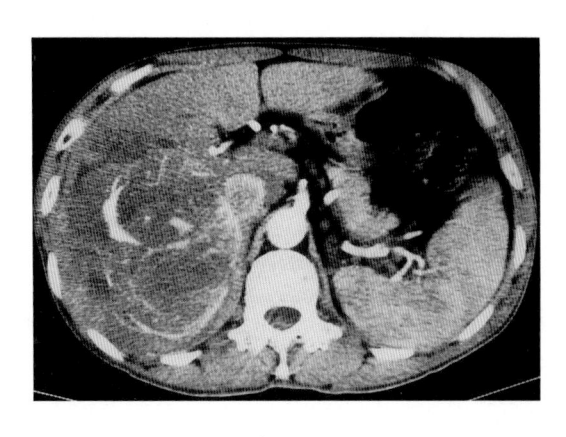

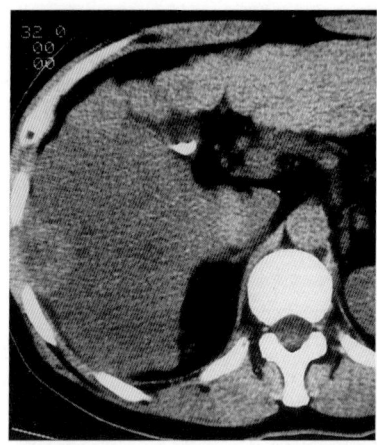

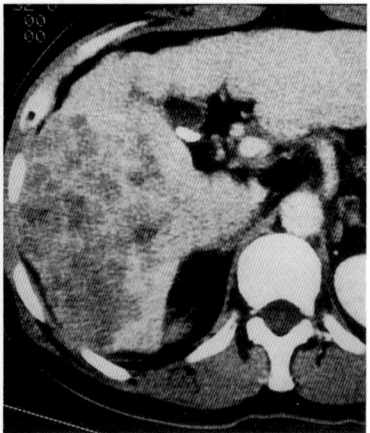

A. 単純CT　　　　　　　B. 造影CT
図5　肝細胞癌（融合塊状型）

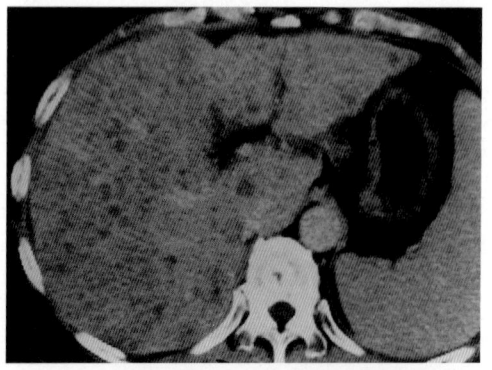

図6　細結節散布型肝細胞癌の造影CT

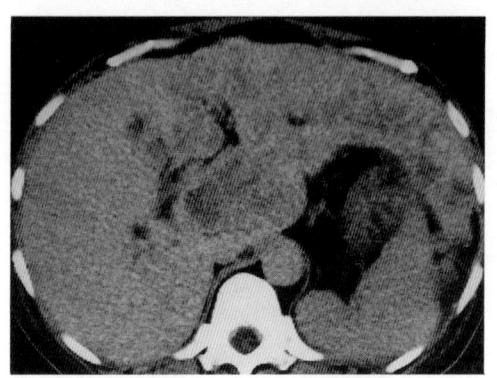

図7　置換型成長を示す肝細胞癌
　　　肝左葉と尾状葉を腫瘍が占拠

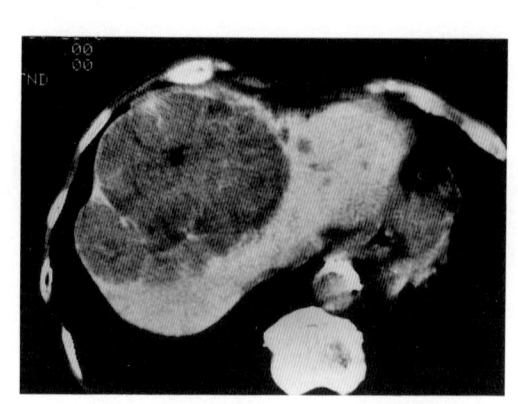

図8　モザイクパターンの肝細胞癌

占める．これらは，dynamic CT[6]）によりうまく描出されることもある（図9）．単純および造影CTでの主腫瘍検出限界は，だいたい10 mmϕと考えられ，これ以下では，よほどコントラストが大きい場合を除いて信頼性に欠ける．多発する肝細胞癌の肝内転移巣は数mmϕでも検出可能である（図10）．コントラストを強くする方法として，lipiodol CT[7,8]）がある．これは，血管造影時にlipiodolを動注し，CTスキャンを2〜3週後に施行するもので，これだと10 mmϕ以下の肝細胞癌でも検出可能である（図11）．また経上腸間膜動脈的に門脈系を造影して，逆に肝実質の濃度をあげることにより，検出能力を高める方法もある（CTAP）[9]）．

> **ポイント　12-2**　肝細胞癌のCT診断には最低造影前後のスキャンが必要．
> 　　　　　　　　できればdynamic CTが欲しい

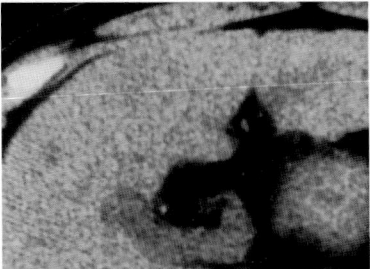

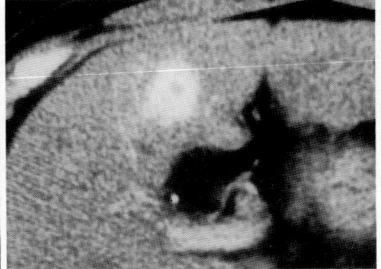

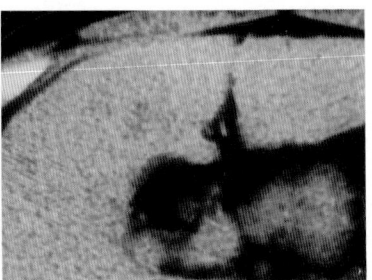

A. 単純CT　　　　　　　B. dynamic CT 動脈相　　　　　C. 平衡相

図9　A, Cでは検出しにくいが，Bでは容易に検出され，その多血性も示される

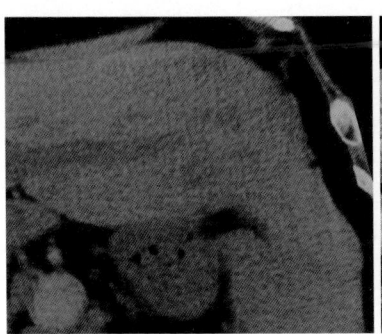

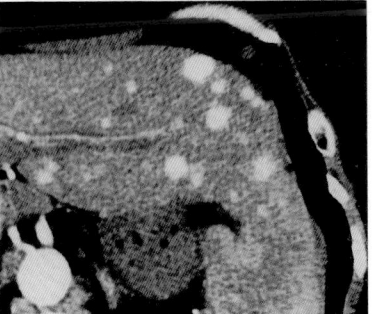

A. 単純CT　　　　　　　B. 動脈相（数mmの腫瘍）

図10　肝細胞癌肝内転移のdynamic CT

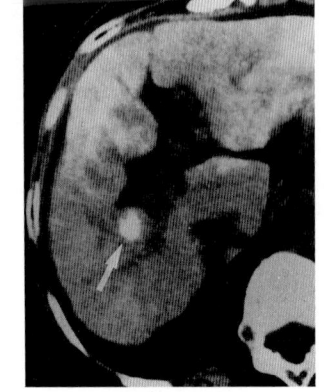

図11　リピオドールCTによる小肝細胞癌（矢印）の検出

文献
1) Edmondson HA, Steiner PE : Primary carcinoma of the liver. A study of 100 cases among 48900 necropsies. Cancer 7 : 462, 1954.
2) Eggel H : Über das primäre Karzinom der Leber. Beitr Z Pathol Anat Allg Pathol 30 : 506, 1901.
3) Ewing J : "Neoplastic diseases" 2 nd ed, 1919, Saunders, Philadelphia.
4) 中島敏郎，他：原発性肝癌に関する研究．第1報　原発性肝細胞癌の新しい肉眼分類．肝臓 15 : 279, 1974.
5) Okuda K, et al : Clinicopathologic features of encapsulated hepatocellular carcinoma. A study of 26 cases. Cancer 40 : 1240, 1977.
6) Araki T, et al : Dynamic CT densitometry of hepatic tumors. AJR 135 : 1037, 1980.
7) Ohishi H, et al : Hepatocellular carcinoma detected by iodized oil ; use of anticancer agents. Radiology 154 : 25, 1985.
8) Yumoto Y, et al : Hepatocellular carcinoma detected by iodized oil. Radiology 154 : 19, 1985.
9) Matsui O, et al : dynamic sequential computed tomography during arterial portography in the detection of hepatic neoplasms. Radiology 146 : 721, 1983.

STEP 13

CC　60歳男性

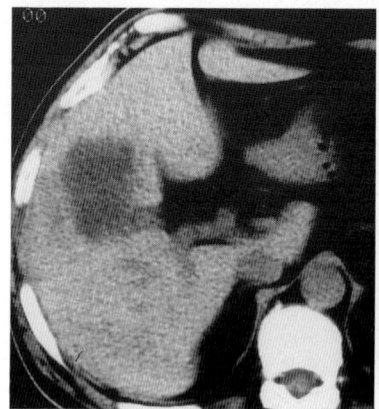

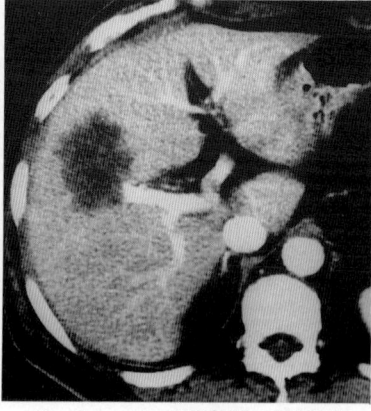

A．単純CT　　　B．dynamic CT 動脈〜門脈相　　　C．平衡相（5分後）

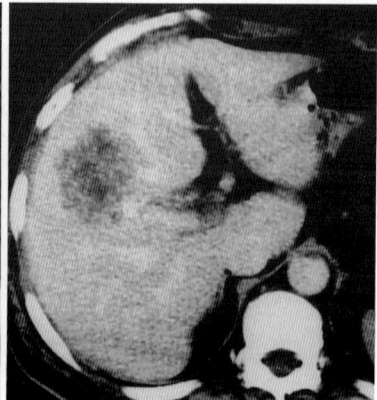

図1　CC．

CT所見▶①単純CT（図1A）で肝右葉前区に5×6 cmの低濃度腫瘤を認める．
②dynamic CTの動脈〜門脈相（図1B）で造影効果はほとんど認められない．
③平衡相（図1C）では，腫瘤内部が不均一な造影効果を示す．

診断▶乏血性肝腫瘍．胆管細胞癌，転移性肝癌などが考えられるが断定し難い．

確定診断▶外科手術により胆管細胞癌と診断された．

コメント　肝腫瘤のdynamic CTによる鑑別

　CTや超音波断層の発達により，肝腫瘍性病変の検出率は著しく向上した．細かい石灰巣を有する腫瘤（図2）は，消化管や卵巣からの粘液性腺癌からの転移に多く，また嚢胞類似型腫瘤は，膿瘍，嚢胞腺癌などに多い（13頁）．またモザイク状腫瘤は肝細胞癌に多い（43頁）というような単純あるいは造影CTにおける特徴が認められ，鑑別診断に有効な所見といえる．もちろん肝硬変のない肝に多数の同じくらいの大きさの充実性腫瘤をみれば誰でもまず転移性肝癌と考えるだろう（図3）．しかし肝腫瘍性病変の多くは，このような特徴を欠いており，造影前でも後でも正常肝実質に比べ低濃度である．そこで腫瘤内の血行動態を把握して鑑別診断能を向上させようとしたのが，dynamic CTである[1]．造影前，造影剤（40〜100 ml）急速静注後15〜30秒の動脈相，1分後，および2分以後の平衡相（5頁）を比較して，4型に分類された[1]．

Ⅰ型　動脈相で濃染し，2分後も肝実質より高濃度を維持する．
Ⅱ型　動脈相で濃染するが，2分後は肝実質より低濃度となる．
Ⅲ型　肝実質との濃度差がほとんど変わらない．

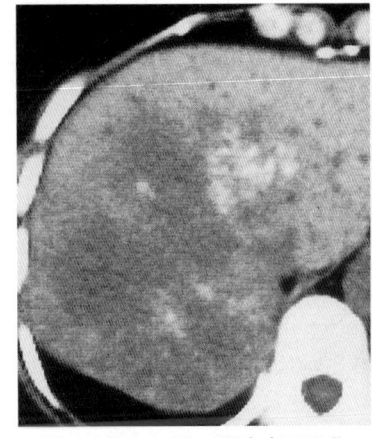

図2 細かい淡い腫瘍内石灰化（psammoma body）．結腸癌転移の単純CT

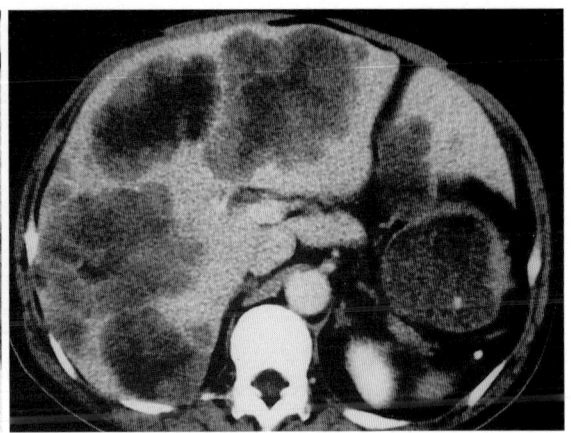

図3 転移性肝癌（胃癌）造影CT

IV型 造影増強効果が肝実質より弱く，肝実質との濃度差が増加する．

ここで重要なことは，dynamic CT の動脈相における増強効果が血管造影でいう vascularity とよく一致することであり，また海綿状血管腫と肝細胞癌は異った型に属することである．

さらにⅠ・Ⅱ型における時間的濃度変化に加え，動脈相で濃染する部位を考慮して分類したのが図4である．

a．**亜型** 全体がほぼ一様に濃染するもので，小さい低濃度巣は無視する．
b．**亜型** 周辺部濃染
c．**亜型** 中心濃染型

海綿状血管腫ではⅠb型，すなわち早期に周辺部が濃染し長く維持するものが多いが，小さいものでは全体が一度に染まったり（Ⅱa），中心が点状にまず染まるものがある．いずれも漸次全体に染まりが広がり，2分以上持続する．肝細胞癌のうち結節型のほとんどはⅡa型である．塊状型や結節型でも中心壊死の多いものでは，Ⅱbとなる．腎細胞癌などの hypervascular 腫瘍の転移も同様にⅡa，Ⅱbとなる．Ⅲ型は基本的にはⅡと同じだが，動脈血が少なめのもので，血管造影で大量の造影剤を注入すると，毛細管相で染まりのみられるような腫瘍である．

転移性腫瘍は基本的に原発腫瘍の性質を持っている．結腸癌からの転移ではⅡb，Ⅲ，Ⅳ（図5）が，胃癌，膵腺癌，食道癌ではⅣが多い．また間質，特に線維成分の多い腫瘍（膵癌，胆管癌，乳癌など）ではⅣ型を示すが，遅い相でじわっと染まってきて，時には肝と等濃度となることもある．単純と造影後CTのみの場合には血管腫と紛らわしい．細胞成分

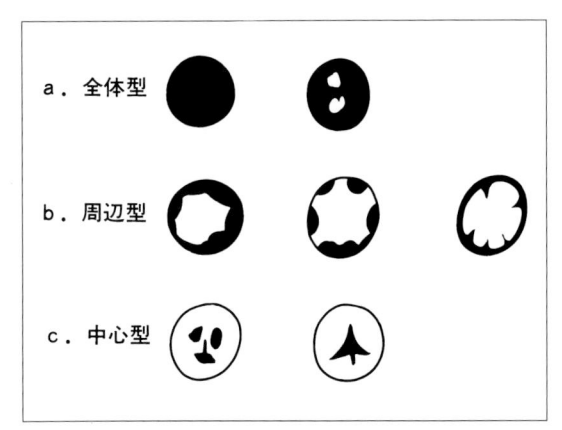

図4 dynamic CT 動脈相における濃染部位による3亜型
a．全体型
b．周辺型
c．中心型

図5 dynamic CT 動脈相における結腸癌肝転移巣（IIb型）
　A．単純CT
　B．後期動脈相

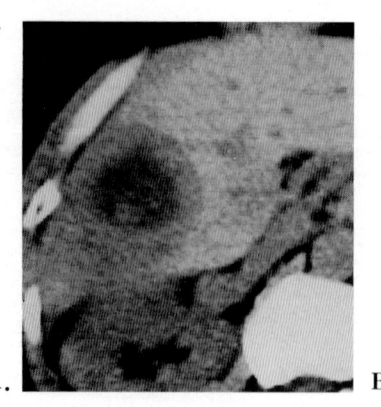

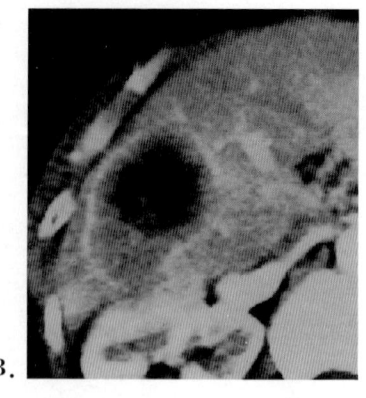

図6 血管は多いが間質の少ない組織（A）と，血管は少ないが間質の多い組織（B）の"染まり方"

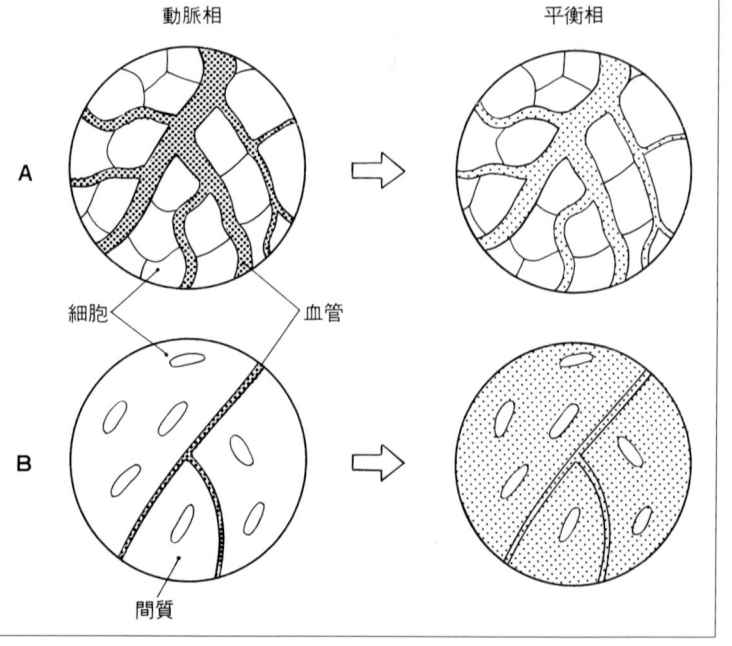

の多い組織・腫瘍（例えば肝細胞癌）は動脈相では濃染しても，造影剤は細胞内に入れないため，平衡相に達したのちは，かえって濃度は低下する（図6）．逆に動脈血供給は少ないが間質の多い組織・腫瘍は，動脈相では濃度上昇がほとんどないが，平衡相では造影剤が間質に溜り，相対的によく"染まる"ことになる（図1，6）．

> **ポイント 13** dynamic CT では動脈相と平衡相が大切

文献　1) Araki T, et al: Dynamic CT densitometry of hepatic tumors. AJR 135: 1037, 1980.
　　　2) Araki T: Diagnosis of liver tumors by dynamic computed tomography. CRC Critical Reviews in Diagnost Imaging 19: 47, 1983.

STEP 14

TT　61歳

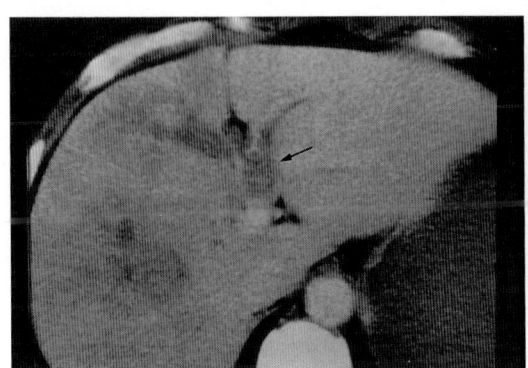

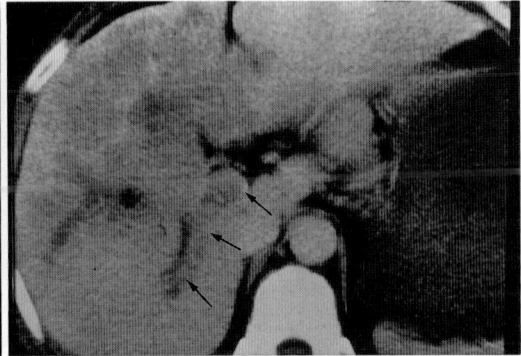

図1　TT．造影CT

CT所見▶①肝右葉から内側区にかけて辺縁不明瞭な低濃度腫瘤を認める．
②両葉の門脈1次，2次分枝に腫瘍浸潤と考えられる低濃度病変があり（矢印），これと平行した，さらに濃度の低い肝内胆管拡張を認める．
診断▶肝細胞癌および門脈内腫瘍栓

コメント　肝細胞癌の門脈・肝静脈腫瘍栓　tumor thrombus of hepatocellular carcinoma

　門脈内の腫瘍栓は胃癌などでも認められる[1]が，やはり肝細胞癌に圧倒的に多い．肝静脈に広範な腫瘍栓を形成するとBudd-Chiari症候群を示す．腫瘍栓というが，本質は門脈（肝静脈）浸潤による血管内腫瘍発育である．びまん型肝細胞癌では血管内腫瘍栓が唯一のCTあるいは超音波所見となることが多いので注意が必要である．単純CTでは実質よりやや低濃度で正常血管と区別し難いこともあるが，造影CTでは正常な血管の造影効果を欠く低濃度部として明瞭に示される（図1〜3）．超音波では血管内のエコーが多くなり容易に診断される．小さい腫瘍栓の検出能力も高い（図4）．
　門脈1次分枝が腫瘍栓で閉塞すると片葉全体が低濃度となることがある[2]．またdynamic CT動脈相で非癌部も含め門脈閉塞部以下の葉あるいは区域が強く染まることがある[3]．門脈血途絶に対する肝動脈の代償性拡張を示していると考えられる．いずれも片葉内の非腫瘍部を腫瘍部と間違えやすいので注意が必要である．

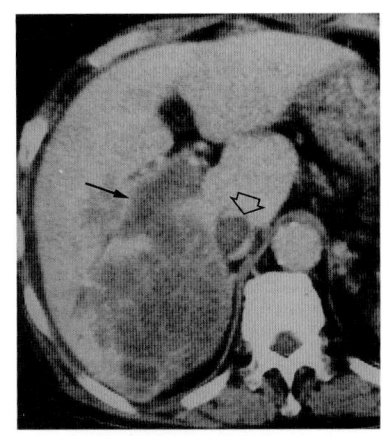

図2　肝細胞癌の下大静脈（⇧）および門脈右枝内（↑）進展（腫瘍栓）の造影CT

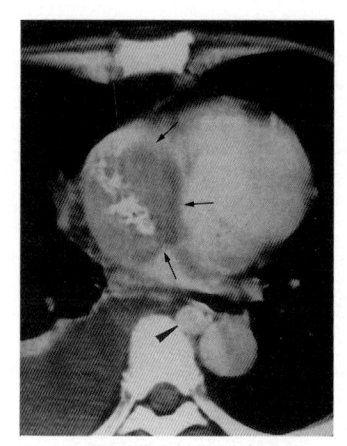

図3 肝細胞癌の右房内進展
（矢印）
腫瘍栓内にリピオドールの集積がある。半奇静脈（矢頭）の拡張をみる．

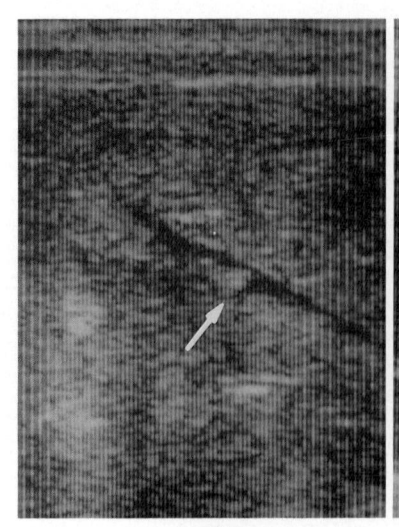

A．中肝静脈内　　B．門脈右枝内
図4 肝細胞癌による小腫瘍栓の超音波像

> **ポイント 14** 肝細胞癌では門脈，肝静脈の patency に注意する

　血管内には稀に非腫瘍性の血栓が生じる．原因としては，さまざまな疾患があげられる[4]が，その半数では原因不明である[5]．肝細胞癌や AFP（α-fetoprotein）産生胃癌のような hypervascular な腫瘍の腫瘍栓は dynamic CT の動脈相で濃染する．hypovascular な腫瘍栓でも造影前後の CT 値を比較すれば濃度上昇が見られるのに対し，単なる血栓は造影後に濃度上昇を示さない．また，新しい血栓や出血性腫瘍栓の場合には単純 CT において明らかな高濃度となる（図5）．

表　門脈栓の原因

1	特発性血栓
2	腫瘍栓（肝細胞癌，胃癌，胆管癌，膵癌など）
3	血栓　a）肝実質病変：肝硬変，肝線維症，日本住血吸虫症
	b）医原性：臍静脈カテーテル留置，PTP，TIPS，肝移植，胆道手術，静脈瘤塞栓硬化術，脾摘術
	c）血液骨髄疾患：真性多血症，血小板増加症，蛋白質 C，S 欠損症，抗トロンビンIII欠損症，骨髄線維症など
	d）消化管炎症性病変：膿瘍，潰瘍性大腸炎，Crohn 病，虫垂炎など
	e）外傷
	f）膵炎
	g）脱水，敗血症

図5 出血性腫瘍栓（AFP産生胃癌）による門脈内高濃度像（矢印）．単純CT

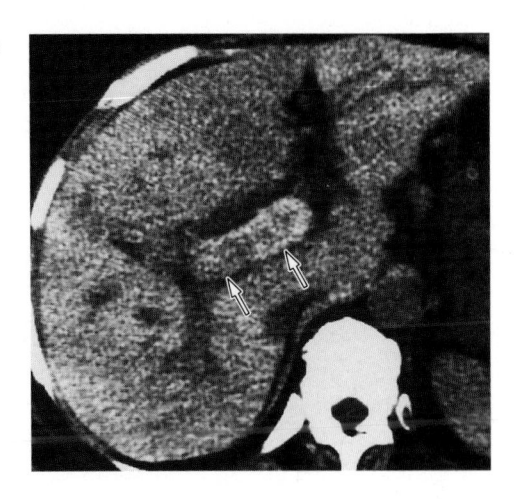

文献
1) Araki T, et al: Portal venous tumor thrombosis of gastric adenocarcinoma. Radiology 174: 811, 1990.
2) Inamoto K, et al: CT of hepatoma: Effects of portal vein obstruction. AJR 136: 349, 1981.
3) Itai Y, et al: Transient hepatic attenuation difference of lobar or segmental distribution detected by dynamic computed tomography. Radiology 144: 835, 1982.
4) Aldrete JS, et al: Portal vein thrombosis resulting in portal hypertension in adults. Am J Gastroenterol 65: 236, 1976
5) Brinberg DE, et al: Portal vein thrombosis in Crohn's disease. Gastrointest Radiol 16: 245, 1991

STEP 15　PF　61歳男性

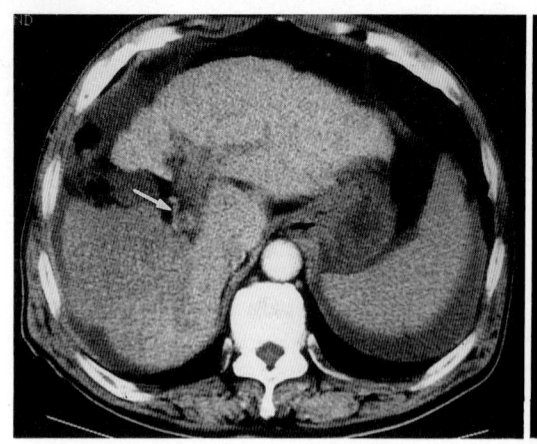

A. 最初の1枚で，大動脈に造影剤が至り，肝動脈（矢印）が少し染まりかけた相

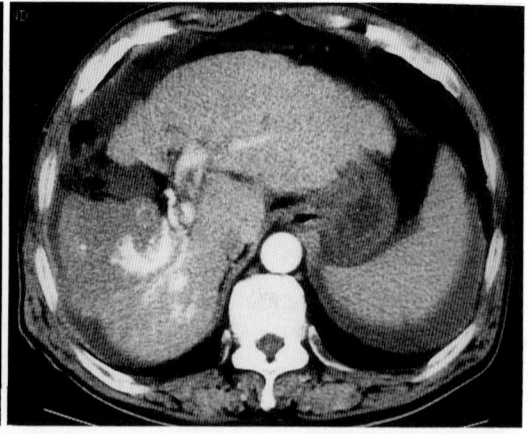

B. Aの2秒後

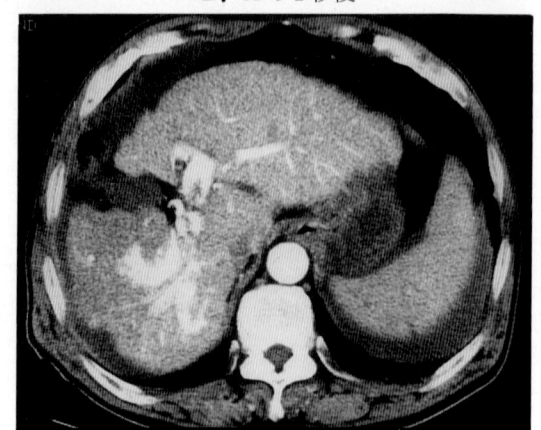

図1　PF. dynamic CT

C. さらに4秒後

CT所見▶①腹水と脾腫を認める．
　　　　②肝表面不整で外側区が大きい．右葉は萎縮し，胆嚢が右へ偏位している．
　　　　③右葉前区域の濃度が低い．
　　　　④dynamic CT動脈相（図1 B，C）では肝動脈とともに門脈が造影されている．この相ではまだ脾が充分に造影されておらず，脾から流れた造影剤ではなく，動門脈短絡である．
　　　　⑤門脈内に造影欠損を認める．
　診断▶①腹水を伴う肝硬変
　　　　②門脈腫瘍栓，動門脈瘻を伴う肝細胞癌

図 2　腹腔動脈造影
　　A　左右肝動脈
　　P　門脈
　　C　カテーテル
　　CV　左胃静脈

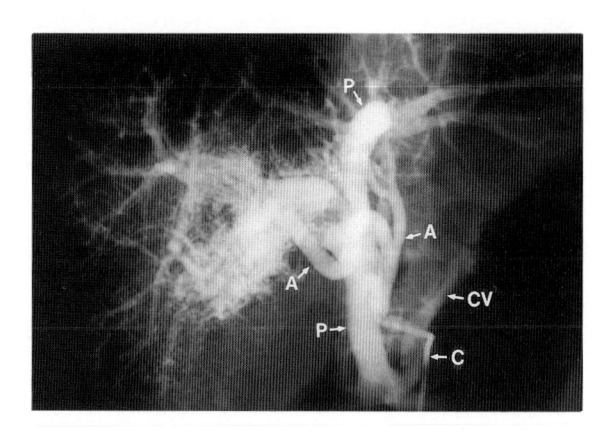

　動門脈瘻は血管造影（図2）でも確かめられた．なお本症例のように動門脈瘻が大きいと血液が逃げてしまうため肝癌自体が濃染しないことがあり，注意が必要である．

コメント　動門脈短絡　arterio-portal shunt

　動門脈短絡は，肝細胞癌に特異的でもないし，また必ずしも悪性腫瘍を示すとは限らないが，肝細胞癌の門脈浸潤に伴って認められることが多い[1]．dynamic CT を施行すると**脾静脈が染まる前に肝門部以降の門脈が濃染する**ことから診断される[2]．しかし小さな短絡は血管造影を施行しないと検出できないこともある．

ポイント　15　動門脈短絡は dynamic CT で

文献　1) Itai Y, et al: Dynamic CT features of arterioportal shunts in hepatocellular carcinoma. AJR 146: 723, 1986.
　　　2) Nakayama T, et al: Arterioportal shunts on dynamic tomography. AJR 140: 953, 1983.

STEP 16〜17 ★★

HL　51歳男性　AFP 4310

肝左葉に 5 cmφ の肝腫瘍を認める．

図 1　HL．造影 CT
　　C　腹腔動脈
　　H　（総）肝動脈
　　P　門脈および上腸間脈静脈
　　V　下大静脈

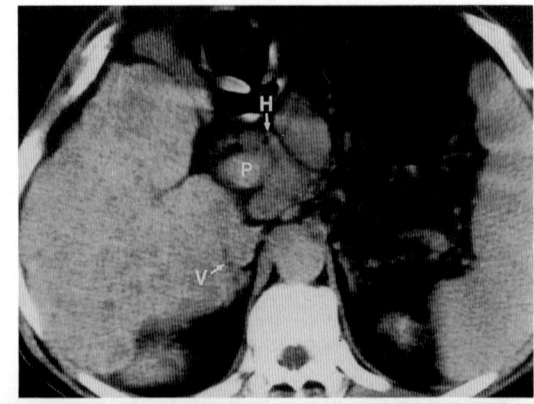

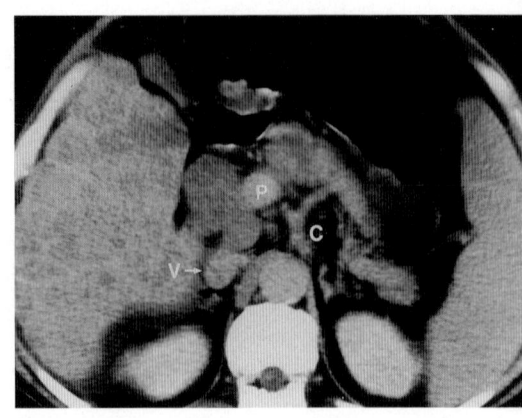

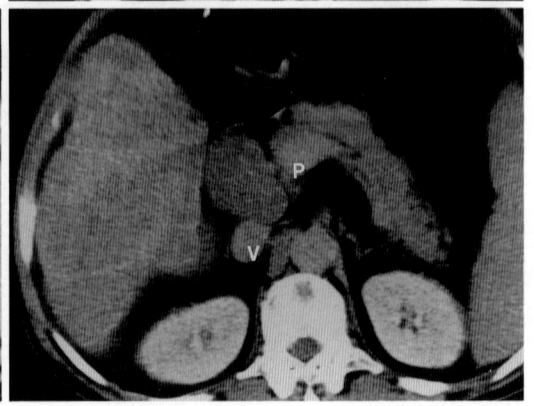

CT 所見▶ ①門脈（P）周囲および門脈と下大静脈（V）の間（portacaval space）のリンパ節（#12），およびこれに続く膵頭背側のリンパ節（#13），総肝動脈腹側のリンパ節（#8）の腫大を認める．
②肝内には多数の辺縁不鮮明な低濃度巣を認める．

診断▶ ・腹腔内リンパ節転移（#12, 8, 13）
　　　　・肝内転移（肝細胞癌）

コメント　肝癌のリンパ節転移

　剖検によると，肝細胞癌および胆管細胞癌のリンパ節転移はそれぞれ 34.9％，52.5％ に認められる[1]．また別の剖検報告[2]によれば，肝細胞癌の 56％ に血行転移が，26.7％ にリンパ節転移が確認された．胆道癌に

比べれば，確かに肝細胞癌のリンパ節転移は少ない．癌細胞自体の性質とともに肝細胞癌の多くが肝硬変を合併しており，このためリンパ流が阻害されていることも関係あろう．実際，肝硬変合併肝細胞癌例と非合併例とを比べると，リンパ節転移は後者に多い[3]．このように，剖検では約30％にリンパ節転移を認めるが，実際にCTで検出される腹部リンパ節転移は肝細胞癌症例の6.3％にすぎない[4]．もちろん剖検例は末期症例であり，また転移リンパ節が必ずしもCTで確認されるほど腫大しているとは限らないから，単純に比較はできない．剖検で明らかに腫大した腹部リンパ節は肝癌症例の約10％であり[5]，これと比べるとCTの検出能力は高いといえる．

肝のリンパ経路は複雑であるが，臨床的には2系統に分かれる[4]．

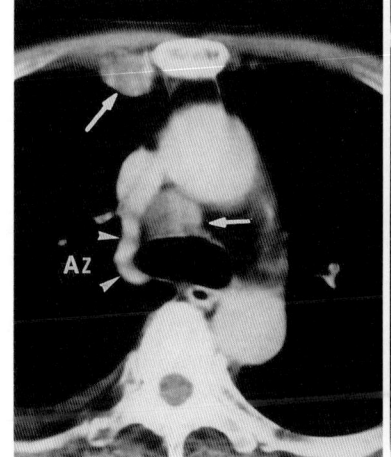

A．気管前リンパ節および傍胸骨リンパ節（矢印）

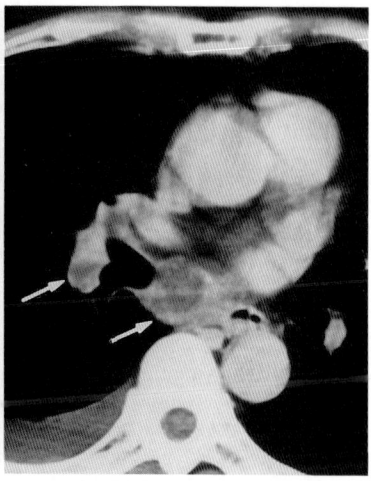

B．気管分岐下および右肺門リンパ節（矢印）

図2 肝細胞癌の縦隔リンパ節転移（Az 奇静脈弓）

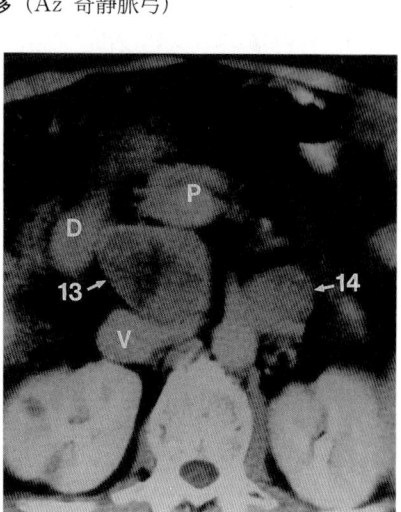

図3 肝細胞癌の腹腔リンパ節転移
後膵頭リンパ節（#13）と上腸間膜動脈根部リンパ節（#14）
P 門脈　D 十二指腸
V 下大静脈

①**上行路**：肝上面より下大静脈や食道に沿って上行し，縦隔のリンパ節に連絡する経路（図2）．
②**下行路**：肝内臓面から肝門に集まり，肝十二指腸（胃）間膜を下行する経路．

②の中には肝外側区から左胃動脈リンパ節（#7）に向かう経路などもあるが，#12リンパ節から後膵頭リンパ節（#13），下腸間膜動脈リンパ節（#14）を経て（図3），あるいは，#12から総肝動脈リンパ節（#8），腹腔動脈リンパ節（#9）を経て（図4）傍大動脈リンパ節（#16）に向かう2経路が主流と考えられる[4]（図5）．転移リンパ節は，その原発巣によらず造影CTでは血管より低濃度となる．大きなリンパ節が必ずしも悪性とはいえないが，**短径15 mm以上を陽性としてまず間違いない**[4]．

ポイント　16　肝腫瘍のリンパ節転移
#⑫→⑬→⑭→⑯，#⑫→⑧→⑨→⑯および縦隔リンパ節

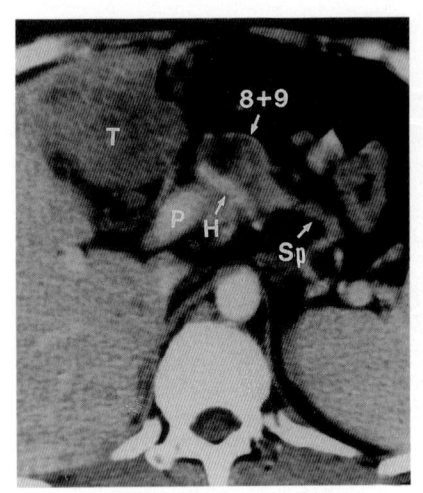

図 4 肝細胞癌の腹腔リンパ節転移
総肝動脈リンパ節(#8)と腹腔動脈リンパ節(#9)の複合
T 肝細胞癌　　P 門脈
H 総肝動脈　　Sp 脾動脈

図 5 肝胆道系悪性腫瘍リンパ節転移の主な経路
⑦左胃動脈幹リンパ節
⑧総肝動脈幹リンパ節
⑨腹腔動脈周囲リンパ節
⑫肝十二指腸間膜内リンパ節
⑬膵後部リンパ節
⑭腸間膜根部リンパ節
⑯大動脈周囲リンパ節

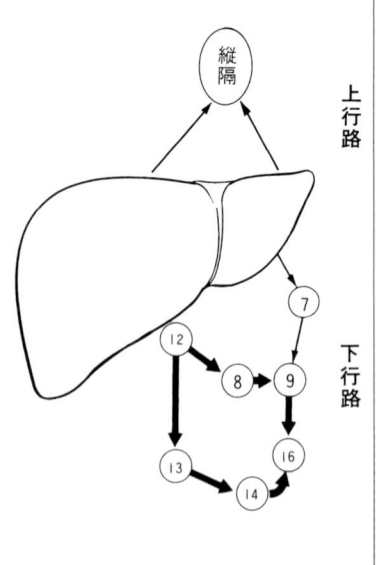

コメント　portacaval space（門脈下大静脈腔）

　門脈と下大静脈の間隙を指す．ここには肝尾状葉（尾状突起および乳頭突起），portacaval node，異所性右肝動脈，後上膵十二指腸動脈，胆嚢管があり，最下部は **Winslow** 孔で網嚢と **Morrison** 溝を連絡する．portacaval node は，#12 肝十二指腸間膜リンパ節のうちの 12 p* に相当する．ここのリンパ節は正常でも比較的大きく横に長い．Zirinsky らによれば[6]，正常リンパ節の CT 上の前後径は 0.8±0.25 cm，左右径 1.9±0.66 cm である．実際上は短径 1.5 cm 以上を異常としてよいであろう．

ポイント 17　portacaval space には 12 p リンパ節

文献
1) 荒木嘉隆, 他: 原発性肝癌―日本人肝癌の臨床統計的研究. 日本臨牀 32: 2231, 1974.
2) Nakashima T, et al: Pathology of hepatocellular carcinoma in Japan: 232 consecutive cases autopsied in ten years. Cancer 51: 863, 1983.
3) 奥平雅彦, 他: 肝癌の病理. "肝胆膵疾患研究の進歩第1輯"市田文弘編, 1982, p 191, 国際医書出版.
4) Araki T, et al: Hepatocellular carcinoma: metastatic abdominal lymph nodes identified by computed tomography. Gastr Radiol 13: 247, 1988.
5) 川畑清春: 原発性肝癌の病理形態学的研究―著明なリンパ節転移を示した肝細胞癌を中心に―. 肝臓 21: 203, 1980.
6) Zirinsky K, et al: The portacaval space: CT with MR correlation. Radiology 156: 453, 1985.

* #12 リンパ節のうち門脈側を 12 p，肝動脈側を 12 a，胆管側を 12 b，肝門部を 12 h と呼ぶ．

STEP 18

RN　65歳男性　肝硬変（HCV抗体陽性）

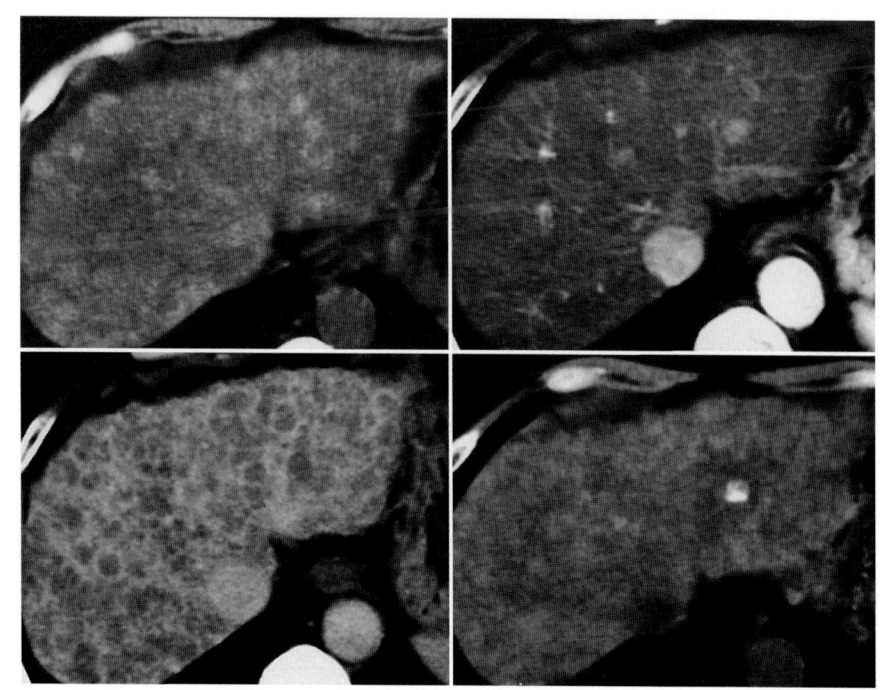

図1　RN．A．単純CT　B．dynamic CT動脈相
C．平衡相　D．Lipiodol CT

A	B
C	D

CT所見▶単純CT（図1 A）では，少量の腹水を認め，肝表面の凹凸が強く，内部にやや高濃度の多数の小結節がみられる．これらはいずれもdynamic CT平衡相（図1 C）でやや低濃度で辺縁はより明瞭になるが，肝左葉の一つの結節だけがdynamic CT動脈相（図1 B）とLipiodol CTで濃染する．

診断▶肝硬変に伴う多数の再生結節［RN（regenerative nodule）］と肝左葉の肝細胞癌［HCC（hepatocellular carcinoma）］．

コメント　肝硬変結節と血流支配

ウィルス性（B，C型）肝硬変では多数の結節を認める．そのほとんどは再生結節（RN）であるが，その一部は腺腫様過形成［AH（adenomatous hyperplasia）］，異型腺腫様過形成［AAH（atypical AH）］，早期肝細胞癌，そして古典的な進行肝細胞癌に脱分化してゆく[1]．早期肝細胞癌のほとんどは病理学的に高分化肝細胞癌であり，進行肝細胞癌は中ないし低分化肝細胞癌である．これらは脱分化にしたがって，

Kupffer細胞が減少し肝細胞としての機能も低下してゆく．また，RNやAHが門脈からほとんどの血液を供給されている（門脈支配）のに対し，AAHや高分化肝細胞癌では次第に動脈による血液供給（動脈支配）が多くなり，進行肝細胞癌ではほぼ100%動脈支配となる[2]．したがって，肝硬変にともなう結節性病変に対してはdynamic CTやLipiodol CTあるいはCTAやCTAP（後述）により血流支配を検索することが重要となる．何らかの方法で動脈支配が確認された肝硬変結節はクロ（HCC）と考えるべきである．

> **ポイント 18-1　動脈支配の肝硬変結節はクロ（HCC）**

コメント　Lipiodol CT, CTA, CTAP

Lipiodol CT（リピオドールCT）：血管造影時に，肝動脈（固有肝動脈以遠）に油性造影剤であるLipiodolを注入し，数週間後に撮影するCT[3]．動脈からの血液量が多い腫瘤に油性造影剤が長期間にわたって集積するため，きわめて鋭敏なhypervascular tumor（HCCがその典型）描出法で，HCC診断のgold standardとなることもある[4]．集積した油性造影剤は少量でもきわめて肝実質とのコントラストが高く，小病変の検出に威力があり（図2），手術適応を決定するHCCの肝内転移や娘結節の診断には不可欠といえる．欠点は侵襲的であることと，結果がわかるのが数週後（油性造影剤動注後しばらくは肝実質も濃染している），まれに偽陽性（図3）[5]，偽陰性が存在するという点にある．偽陽性例としてはHCC以外の多血性腫瘤（例えば血管腫），結節性再生性過形成（NRH）やRNの一部，動門脈短絡など，偽陰性としては動脈支配が弱かったり，壊死部が大きいHCCや動注時の技術的エラーなどがあげられる．

CTA：CTA（CT during arteriography 動脈造影下CT）は，血管造影時に動脈（肝の場合には肝動脈枝）内に挿入したカテーテルから5倍程度に希釈した水溶性造影剤を注入してCTを撮影する方

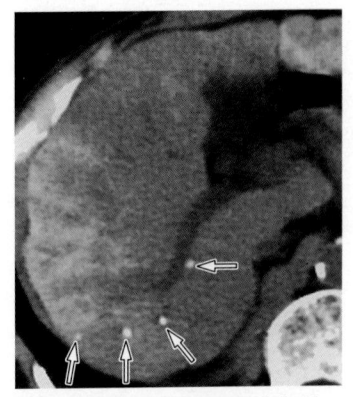

図2　HCCの小さな肝内転移（矢印）のLipiodol CT.

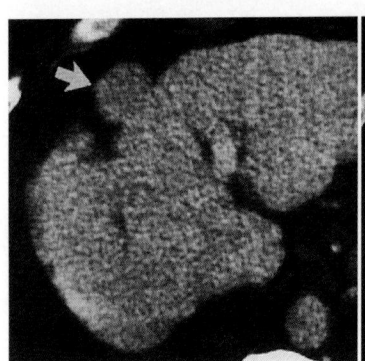

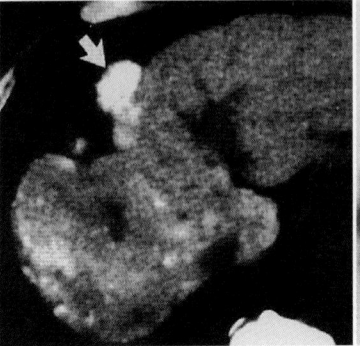

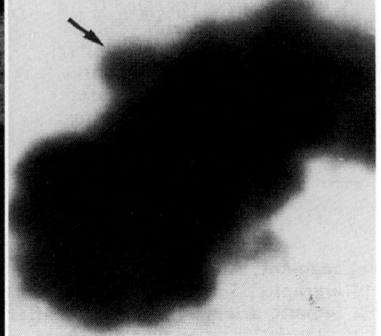

図3　再生結節（病理診断）（矢印）に集積したLipiodol（71歳男性）．
　　A．単純CT，B．Lipiodol CT，C．肝シンチグラム（SPECT）．
　　Kupffer細胞に取り込まれる^{99m}Tc-phytateも集積している．

法である．dynamic CT よりさらにコントラストの高い画像が得られ，病変に対する動脈支配の多少や血行動態を敏感に描出する（図 4 E）．

CTAP：CTAP（CT during arterial portography 動脈性門脈造影下 CT）[6)]は，血管造影時に上腸間膜動脈あるいは脾動脈内に挿入したカテーテルから 2 倍程度に希釈した水溶性造影剤を注入して，腸管や脾を経由した造影剤が門脈および肝実質を灌流する時点で（造影剤注入 30 秒後から）CT を撮影する方法である（図 4 F）．病変に対する門脈支配を正確に描出する唯一の方法である．dynamic CT を多時相で撮影すると門脈相や肝実質相を捉えることは可能であるが，肝動脈からの造影剤と門脈からの造影剤を分離すること，すなわち門脈支配を正確に描出することは難しい．図 4 を見てみよう．肝 S 8 の HCC 内部の単純 CT（図 4 A）でより低信号の部分は動脈相（図 4 B），門脈相（図 4 C），平衡相（図 4 D），CTA（図 4 E）のいずれでも造影効果を示さず，壊死部である．CTAP（図 4 F）では HCC 全体が全く造影効果を示さず，門脈相で認められる造影効果は動脈からの造影剤の残りである．

また，CTA と CTAP を組み合わせることにより病変の正確な血管支配，そして肝細胞性腫瘍の分化度を推定することが可能となる．図 5 を見てみよう．CTA（図 5 A）では腫瘍の左（向かって右）の部分が濃染しているが右は全く造影効果を示さない．逆に CTAP（図 5 B）では右側が肝実質よりは弱いが造影

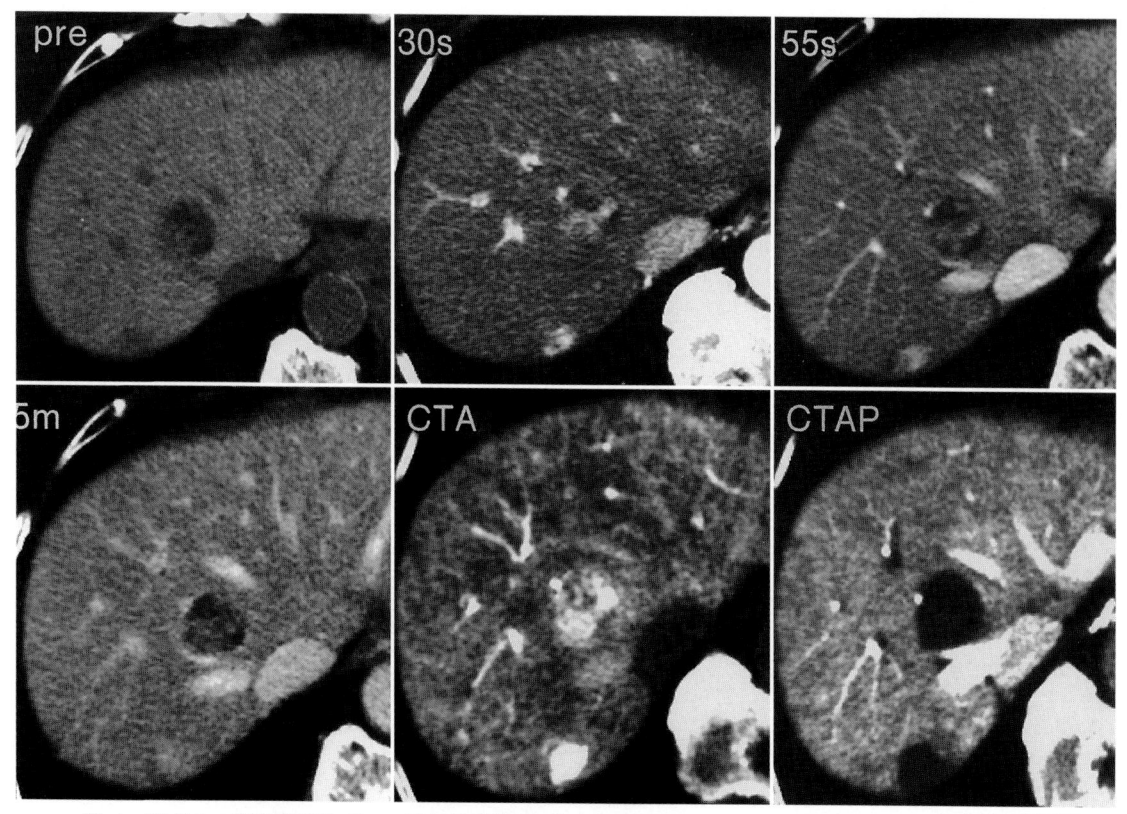

図 4 肝 S 8 の肝細胞癌と S 7 の海綿状血管腫（83 歳女性）
　　A．単純 CT．B〜D．dynamic CT，動脈相（B），門脈相（C），平衡相（D）．E．CTA．F．CTAP．

A	B	C
D	E	F

2．肝・胆・膵・脾　59

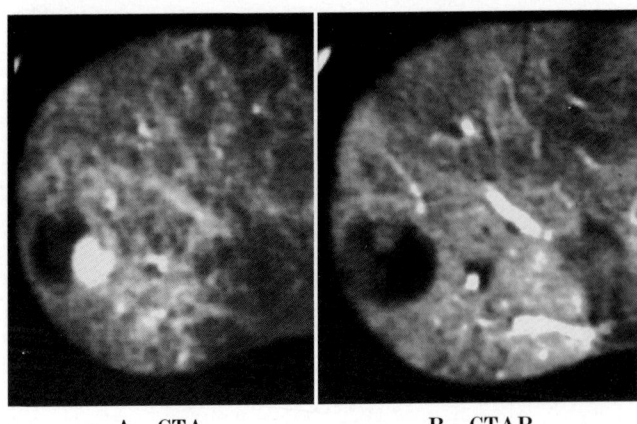

A. CTA　　　　B. CTAP
図5　高分化と中・低分化肝細胞癌（65歳女性）

効果を示し，左側は全く造影されない．手術標本の病理では右側が高分化型肝細胞癌（Edmondson I），左側は中・低分化型肝細胞癌（Edmondson II, III）であった．

CTAPによる造影欠損自体は非特異的で，門脈からの血流がないか低い病変（進行肝細胞癌，胆管癌，囊胞，血管腫，転移性肝癌など）ならどれでも同様な所見を示す．また，門脈本幹以外から類洞が灌流される正常肝実質部も造影欠損となることに注意が必要である．このような偽病変は胆囊静脈が流入する胆囊床近く[7]，右胃静脈や傍臍静脈の一つであるSappey静脈が直接流入することがあるS4に多い[8,9]．

> **ポイント** 18-2　肝腫瘤の門脈血流はCTAPで

文献
1) Takayama T, et al: Malignant transformation of adenomatous hyperplasia to hepatocellular carcinoma. Lancet 336, 1150, 1990.
2) Matsui O, et al: Benign and malignant nodules in cirrhotic livers: distinction base on blood supply. Radiology 178: 493, 1991.
3) Ohishi H, et al: Hepatocellular carcinoma detected by iodized oil: use of anticancer agent. Radiology 154: 25, 1985.
4) Choi BI, et al: Detection of hypervascular hepatocellular carcinomas: value of triphasic helical CT compared with iodized-oil CT. AJR 168: 219, 1997.
5) Fujimoto, et al: Exophyting regenerating nodule of the liver: misleading appearance on iodized-oil CT. JCAT 15: 495, 1991.
6) Matsui O, et al: Dynamic sequential computed tomography during arterial portography in the detection of hepatic neoplasms. Radiology 146: 721, 1983.
7) 栃尾人司，他：超音波ドップラ法で見た胆囊床周囲肝実質の血流動態．画像診断 21: 26, 2001．
8) 小林聡，他：右胃静脈（pancreatico-pyloro-duodenal vein）環流域．画像診断 21: 18, 2001．
9) 吉川淳，他：Sappey's vein環流域．画像診断 21: 36, 2001．

STEP 19 ★★

FS 66歳男性

肝硬変（HCV抗体陽性）．超音波で肝S4に15 mmφの低エコー結節を指摘された．

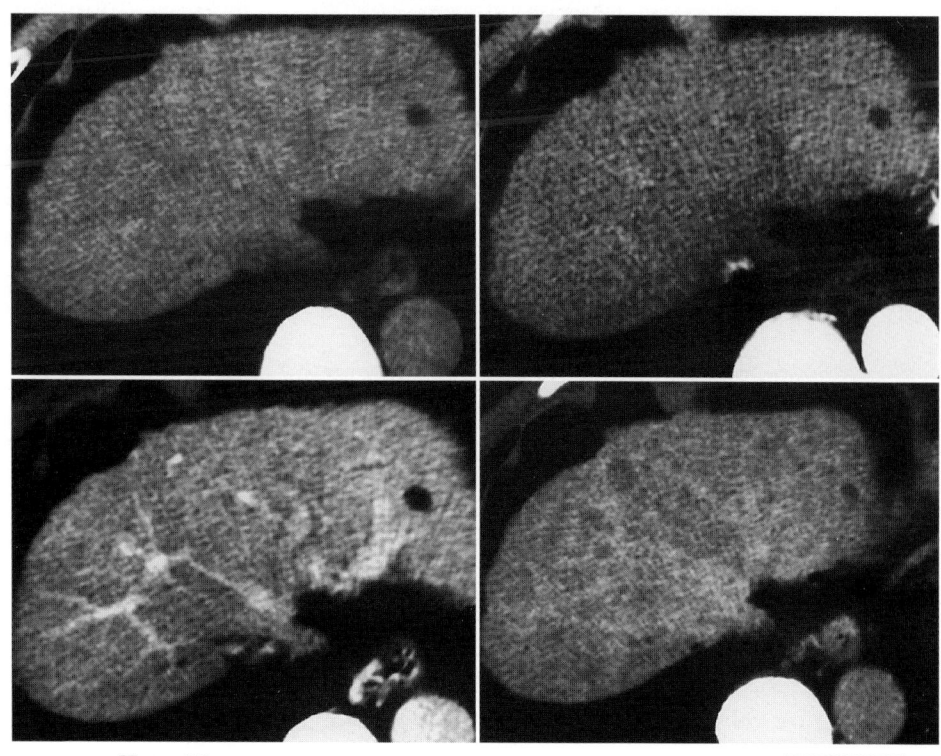

図1 FS.
A．単純CT　B．dynamic CT動脈相
C．門脈相　D．平衡相．

A	B
C	D

CT所見▶ 単純CT（図1 A）では，肝外側区に8 mmφの囊胞を認める．肝表面の凹凸が強く肝硬変を示している．単純CT，dynamic CT動脈相（図1 B），門脈相（図1 C）のいずれにもはっきりした結節病変は描出されていない．平衡相（図1 C）で，S4に周囲肝実質よりやや低濃度な15 mmφの病変が認められる．その他にも肝内に同様の小病変が多数認められる．

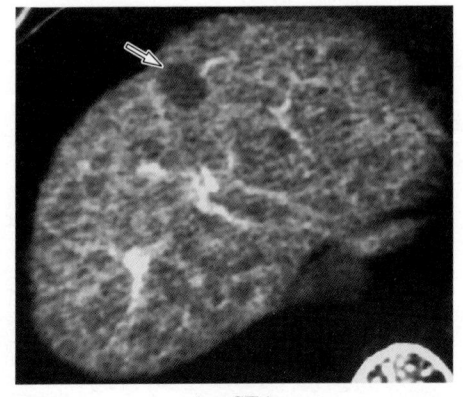

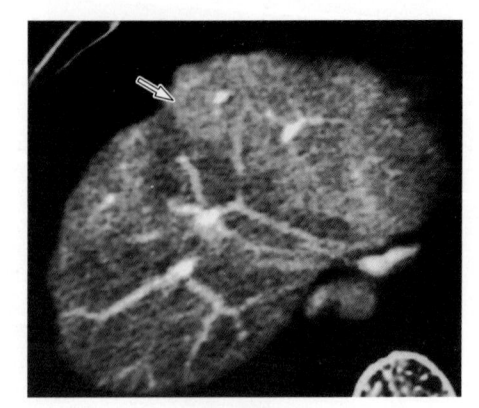

A. CTA　　　　　　　　　　B. CTAP

図2 FS.

Q1：結節病変の診断確定のためにCTA（図2A）とCTAP（図2B）を施行した．診断は？

CTA，CTAP所見：CTAでは結節に造影効果が認められず，周囲肝実質より明らかに低濃度である．CTAPでは周囲肝実質と同様の造影効果を示している．

A1：腺腫様過形成（adenomatous hyperplasia，AH）

最終診断▶ 生検が施行され，病理診断は腺腫様過形成であった．何年も前の症例で念のため生検が施行されたが，現在ではこれだけの画像診断結果が得られれば生検は必要ないであろう．

コメント　肝硬変に伴う良性結節と肝細胞癌

　肝硬変に伴うRN（再生結節），AHをはじめとする肝細胞性良性結節と肝細胞癌（HCC）との鑑別は日常的に遭遇する問題である．良性結節を示す画像所見として次の4点があげられる．

1) 動脈支配を示す所見がない：dynamic CT動脈相，CTA，Lipiodol CTなどで造影効果を認めない．
2) MRIのT2強調像で周囲肝実質より明らかに低信号である[1]（図3）．
3) 結節内のKupffer細胞の活動性が周囲肝実質に劣らない．シンチグラフィにおいて^{99m}Tc-phytate（ステップ18図3C；58頁），あるいはMRIにおいてSPIO（superparamagnetic iron oxide 超常磁性酸化鉄）粒子が周囲肝実質と同様に集積する．
4) 結節内の肝細胞の活動性が周囲肝実質に劣らない．MRIにおいて肝細胞胆道系造影剤が周囲肝実質と同様に集積する．

　^{99m}Tc-phytate，SPIO，肝細胞胆道系造影剤のいずれも周囲肝実質よりは少ないものの高・中分化型肝細胞癌に集積することが多い．また，AHの全てが2) 3) 4) の所見を示すわけでもない．病理診断との相関や結節病変の活動性を反映するという点から，これらの中でも1) が最も大切である．RN，AH，AAH（異型腺腫様過形成），早期肝細胞癌（eHCC），古典的肝細胞癌（aHCC）のCTAならびにCTAP所見を表にまとめておく．ただし，古典的肝細胞癌以外は互いに移行型が存在し，病理学的にも画像診断上も容

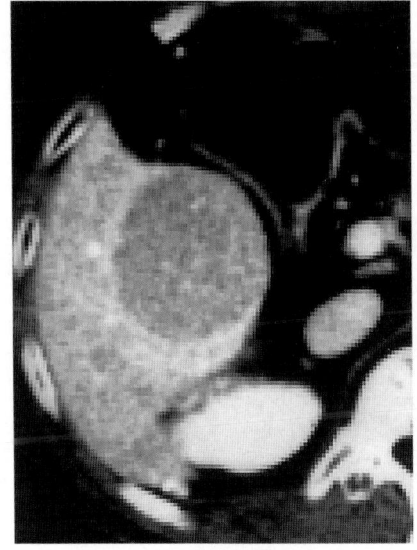

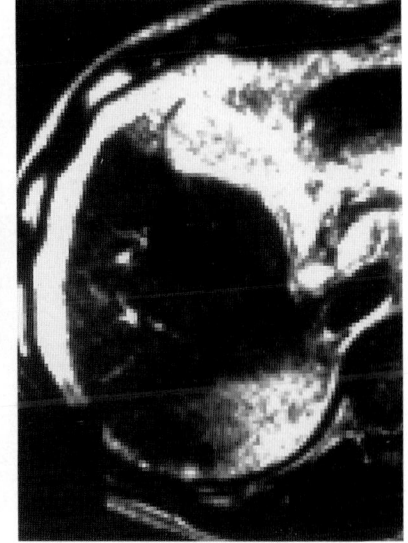

| A．造影 CT | B．T 2 強調像． |

図 3 腺腫様過形成．

表 肝細胞性結節の CTA, CTAP

	RN	AH	AAH	eHCC	aHCC
CTA	→↓	→(↓)	↓(→)	↓(→)	↑
CTAP	→	→(↑,↓)	↑→↓	↓(→)	↓

＊周囲肝実質と比較して，高↑，等→，低↓濃度．（ ）内の頻度は低い．

易に区別できるとは限らない．RN〜eHCC では細胞密度の上昇に比べ動脈血の供給が相対的に低いため，CTA では低濃度になりやすい．いずれにしても，動脈支配が肝実質より高いのは古典的肝細胞癌であり，動脈支配が描出された結節を積極的に治療すればよいと考えられる[2]．

ポイント 19　AH は門脈血支配

文献
1) Matsui O, et al: Adenomatous hyperplastic nodules in the cirrhotic liver; differentiation from hepatocellular carcinoma with MR imaging. Radiology 173: 123, 1989.
2) 前田哲雄，他：慢性肝疾患に合併する境界病変の画像診断．画像診断．21: 72, 2001．

STEP 20 ★★★★

HK　32歳女性　慢性アルコール性肝障害．HBs抗原，HCV抗体，AFP陰性．

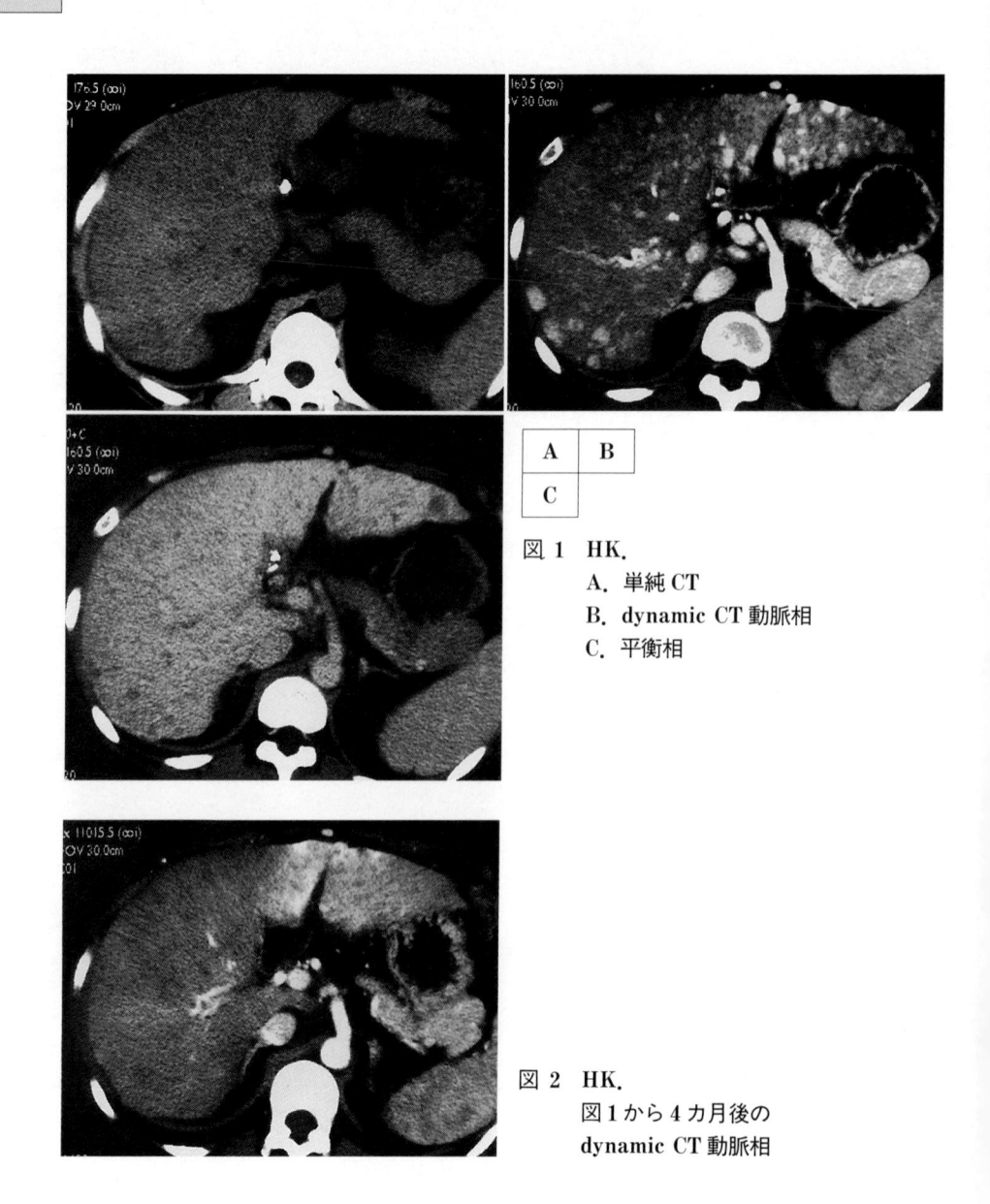

A	B
C	

図1　HK．
A．単純CT
B．dynamic CT動脈相
C．平衡相

図2　HK．
図1から4カ月後の
dynamic CT動脈相

CT所見▶ 単純CTでは肝内の濃度が不均一であるが，腫瘤性病変を指摘できない．胆嚢内に結石がある．dynamic CT動脈相では濃染する多数の結節を認める．平衡相ではこれらの結節は肝実質よりやや低濃度である．

診断▶ ？

Q1▶ 図2はアルコール摂取を控えて4カ月後のdynamic CT動脈相（図1Bと同断層面）で

ある．診断は？

　図1からは，AFP陰性ではあるが多発性の肝細胞癌を否定できない．低分化の肝細胞癌はAFP陰性のことが少なくない．慢性アルコール性肝障害に見られる過形成結節は肝細胞癌と同様に動脈支配のことがあるので，アルコール摂取を控えて経過観察としたわけである．4カ月後のdynamic CT動脈相では肝左葉にびまん性に淡い造影増強効果を示す部分があるが，結節の濃染は見られない．

コメント& A1　非硬変肝の過形成結節（hyperplastic nodule of non-cirrhotic liver）

　慢性アルコール性肝障害や特発性門脈圧亢進症など（表）の肝に多数の過形成結節が発生することが知られている[1~4]が，腫瘍マーカーは陰性で肝機能異常も軽度である．これらには核の異型性を伴わない肝細胞の過形成で被膜を欠くが，瘢痕様の線維組織と細胆管の増生を伴い動脈支配優位のFNH（focal nodular hyperplasia 限局性結節性過形成）様結節と，これらを欠く門脈支配優位のNRH様結節の2種類が知られている．しかしながら症例HKに見るように，同じ結節でも短期間に血流支配が大きく変化する．またNRH自体も動脈支配優位のものから門脈支配優位のものまでさまざまな血流支配が知られており，両者はNRHの異なった相を見ているともいえる．特に動脈支配の結節では，画像診断のみから肝細胞癌と区別することが困難な例も少なくない．腫瘍マーカーや肝炎ウィルス陰性で表のような基礎疾患のある場合には，まず過形成結節と考えて良いであろう（小病変が多発することが多く，例え肝細胞癌としても積極的な治療は期待できない）．

表　NRHを発生しやすい病態

1) 慢性アルコール性肝障害
2) 特発性門脈圧亢進症
3) Budd-Chiari症候群
4) 自己免疫疾患（SLE，Felty症候群など）
5) 副腎皮質ホルモン，経口避妊薬
6) うっ血性心不全
7) 糖尿病，血液疾患

ポイント 20　過形成結節には動脈支配のものがある．

NRH：NRH（nodular regenerative hypertrophy　結節性再生性過形成）は末梢門脈域に形成される肝細胞の過形成で，線維の増生による被膜を有しない．個々の病変は小さく3mmϕ程度で比較的均一である．稀に大きな結節を形成する場合があり，広義のNRHあるいはnodular transformationとよばれる．このような比較的大きな結節や複数の過形成病変が集簇すると画像診断で問題となる．超音波におけるechogenicity，CT，CTA，CTAPにおける血流支配，MRI（T1，T2強調像）の信号強度のいずれをとっても一定の傾向になく[4]，経時的にも変化する．

文献
1) 加村毅，他：慢性アルコール性肝障害に伴う過形成変化．画像診断　21：52．2001．
2) 前谷洋爾，他：Budd-Chiari症候群に伴う過形成変化．画像診断　21：56．2001．
3) 瀧川政和，他：特発性門脈圧亢進症に伴う結節性病変．画像診断　21：59．2001．
4) 山田有則，他：結節性再生性過形成．画像診断　21：65．2001．

STEP 21

SS 40歳女性

超音波による検診で肝に腫瘤を指摘された．AFP，HBs 抗原，HCV 抗体いずれも陰性．

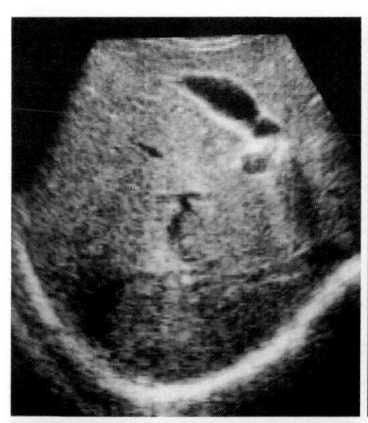

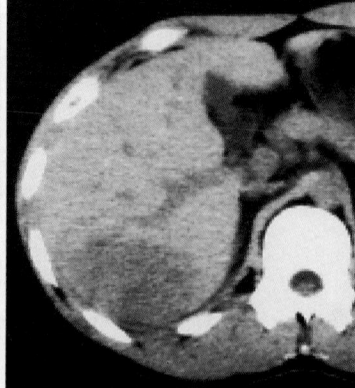

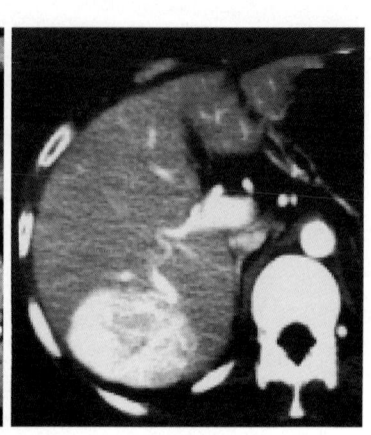

A	B	C
D		

図1 SS．
A．超音波
B．単純 CT
C．dynamic CT 動脈相
D．平衡相

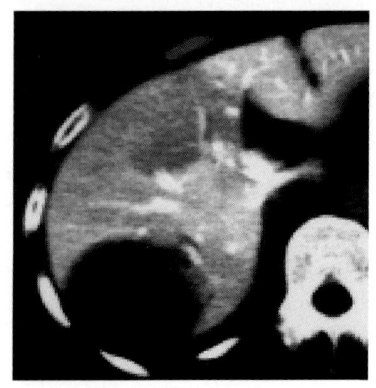

図2 SS．CTAP．

超音波所見▶ 肝 S7 に辺縁不明瞭な実質性腫瘤を認める．

CT 所見▶ 腫瘤は単純 CT でやや低濃度，dynamic CT 動脈相でほぼ均一に濃染するが，中央に低濃度の部分が残っている．平衡相では肝実質と等濃度で全く病変を指摘できない．

CTAP も施行されたが，門脈からの血流は全く認められなかった（図2）．

① 超音波や単純 CT で辺縁が不明瞭である．
② 内部は均一である．
③ 動脈相でほぼ全体が濃染するが中央に造影欠損部がある．
④ 平衡相では肝実質と同様の均一な造影効果を示す．
⑤ 被膜を認めない．
⑥ AFP，HBs 抗原，HVC 抗体いずれも陰性である．

これらのことから次のように診断した．

診断▶ 限局性結節性過形成

コメント　FNHと肝腺腫

1）限局性結節性過形成　focal nodular hyperplasia（FNH）

　何歳でも認められるが女性に多く（80〜95％），40〜50歳台に多い．80％以上の症例では無症候で，特に基礎疾患はない．肝細胞，細胆管，Kupffer細胞および血管の局所的な増殖で，中心部に太い栄養動脈を擁する線維組織（中心瘢痕 central scarと呼ばれる）がある．ここから豊富な血管が放射状に病変を灌流し，血液は周辺部から周囲肝組織に流出する．このため，dynamic CT，MRIなどの動脈相で均一に濃染し，血管造影では車輻[*1]（wheelspork）状血管パターンを示す．血管に沿って中心瘢痕から放射状に線維性隔壁（CTで見えるのは1割程度）が伸び分葉化していることもある（図3）．被膜は存在しない．壊死，出血，脂肪変性，石灰化はきわめて稀で，中心瘢痕を除けば内部は均一である．

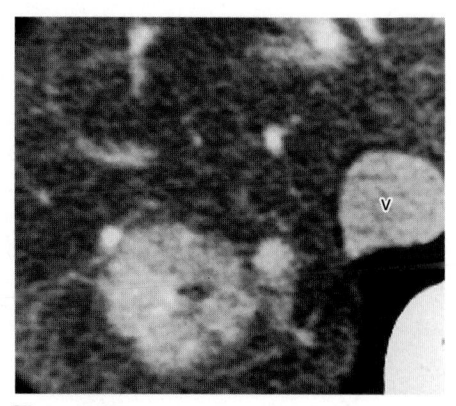

図3　FNH．
dynamic CT後期動脈〜門脈相．低濃度の中心瘢痕と周辺部の分葉化が見られる．v　下大静脈．

　FNHは単純CTで正常部よりやや低濃度か等濃度，MRIのT1強調像で等ないしやや低信号，T2強調像で等ないしやや高信号（図4A，5B）である．組織学的にはほぼ全例に中心瘢痕を認めるが，単純CTで低濃度（図4B），MRIの**T2強調像で高信号**（血管，浮腫，細胆管のため：図4A）として描出されるのはそれぞれ20〜30％，80％である．ほとんどの症例は動脈相で均一に濃染し，門脈相以降はほぼ全体が等濃度（信号）となる[1,2]．被膜は存在しないが，病変から流出した血液（造影剤）や圧排された血管によって門脈相以降に被膜様造影効果を認めることがある．**中心瘢痕は動脈相で血管が多ければ濃染する**[3]が（図4C），少ないと低濃度（信号）である（図1C，図3）．線維成分が多い場合には平衡相以降遅れて造影効果を示す（図1D）が，10〜20分後の遅延相を撮影しないと低濃度の場合も多い（図4D）．

　内部のKupffer細胞を反映して，FNHは**コロイドシンチグラフィで光子**（図4E），あるいは**MRIでのSPIOの集積を示す**（図5C）が，正常部と同等以上の集積がなければ良性（FNHも含めて）とは断定できない．肝細胞癌にも多少の集積は認められるからである．以上のような特徴的な所見がない場合には画像だけから他の多血性腫瘍と鑑別するのは難しい．

2）肝腺腫　hepatic adenoma

　経口避妊薬服用者と糖原病（I，III型稀にIV型）に多く，ヘモクロマトーシスに合併することも知られているが，特に基礎疾患がない例も少なくない．全体としては女性に多いが，糖原病患者の中では男性にやや多い．被膜を有する肝細胞の腫瘍性増殖で，**腫瘍内に出血，壊死，脂肪変性，ペリオーシス**[*2]が多く，

[*1] 車輻（しゃや）：スポークのこと．車軸は左右の車輪をつなぐ棒であるから車軸状と呼ぶのは誤り．

[*2] ペリオーシス peliosis hepatis：類洞と交通のある肝実質内の囊胞構造（図4C）．形態はさまざまであるが動脈相で濃染するので腫瘍との鑑別に注意が必要である．

A	B
C	D
E	

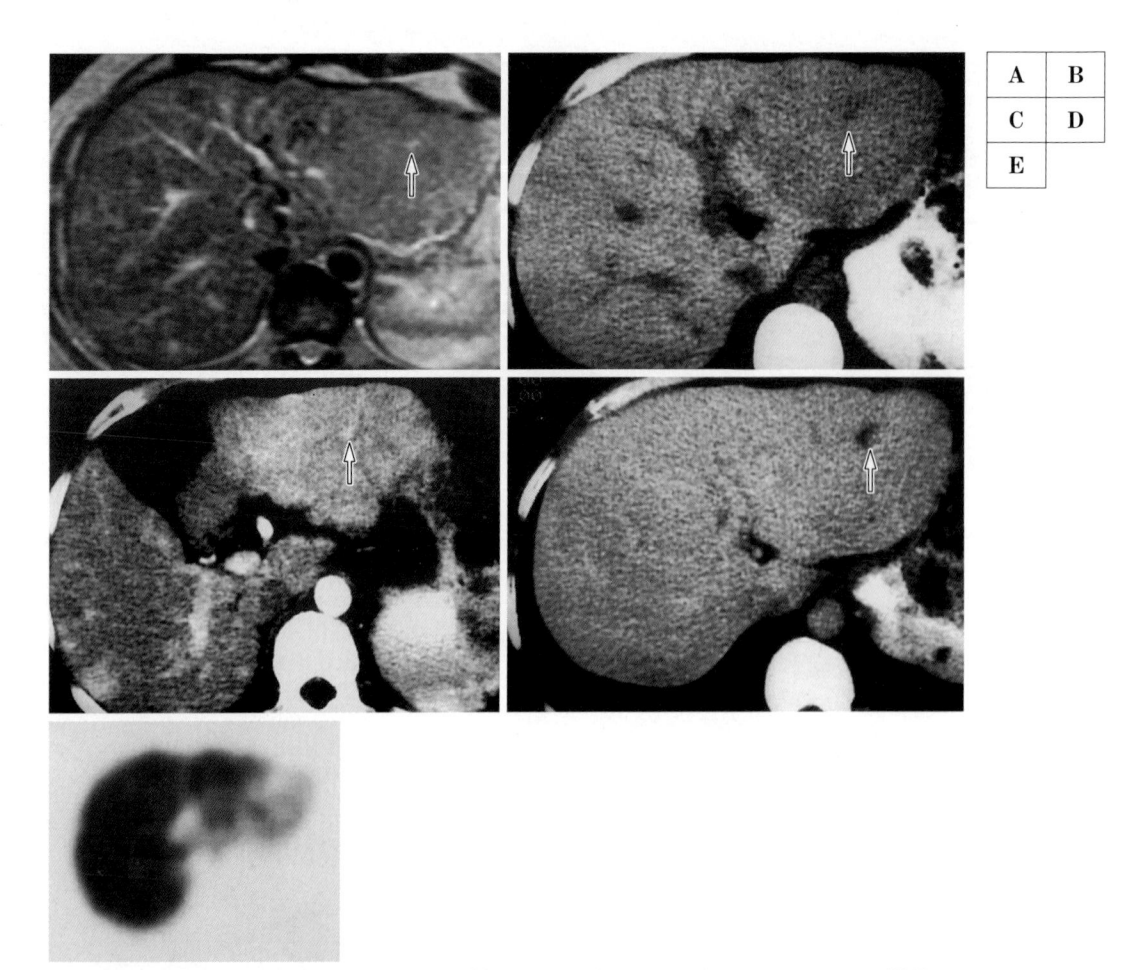

図4 FNH．A．MRI（T2強調SE像）．中心瘢痕（矢印）が高信号である．B．単純CT．C．dynamic CT動脈相．肝右葉の不均一な濃染はペリオーシス[*2]によるもの．D．平衡相．E．99mTechnetium phytateによるシンチグラム．不均一な集積を認める．

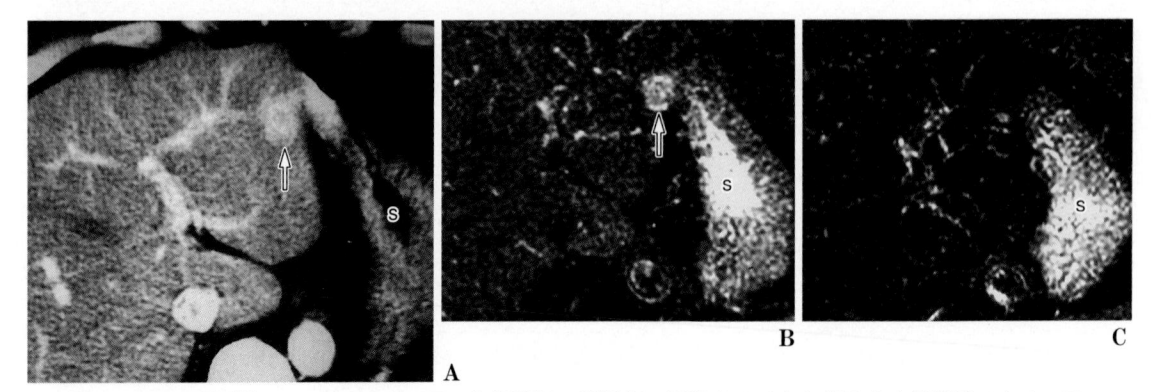

図5 FNH（矢印）．A．dynamic CT．後期動脈～門脈相で濃染するが中心部はやや低濃度である．B．MRI（T2強調EPI）でFNHは高信号である．C．SPIO投与後．中心瘢痕を除いてSPIO集積により全体が低信号となる．s: 胃

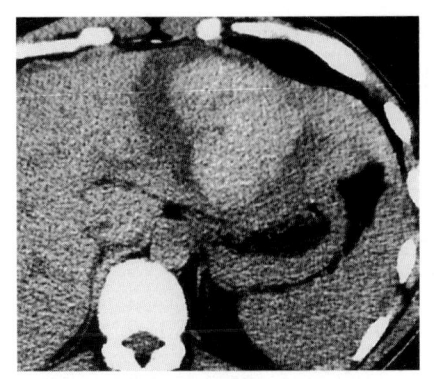

図6 肝腺腫内出血
単純CTで血腫が高濃度に描出されている．

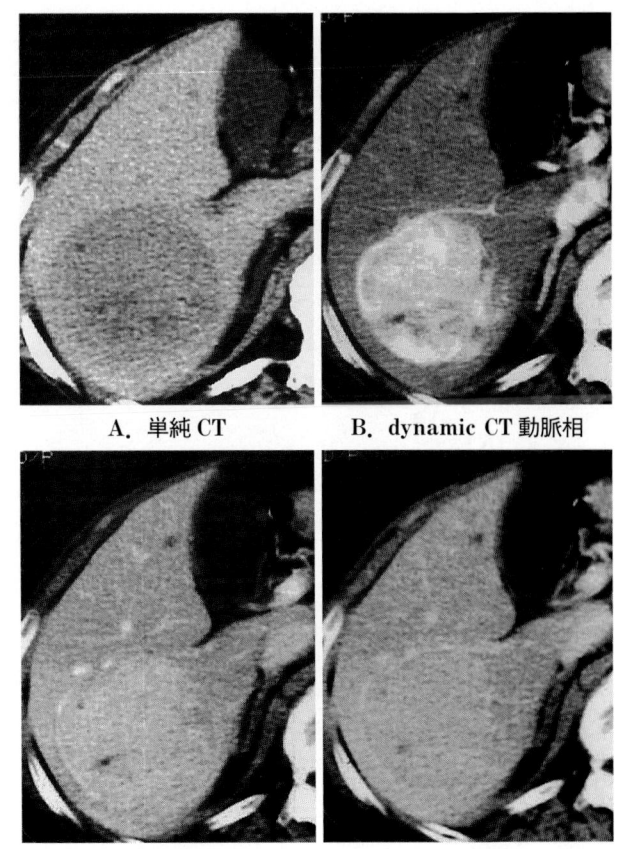

A．単純CT　　B．dynamic CT 動脈相

C．門脈相　　D．平衡相
図7 肝腺腫．C, Dでは被膜が認められる．

内部は不均一である[4]．特に急性出血の頻度が高く，大事に至る恐れがあり臨床的に重要である(図6)．単純CTでは低濃度，T2強調像ではやや高信号のことが多いがT1強調像では一定しない．60〜80%はhypervascularで動脈相で濃染する（図7）．平衡相以降は低ないし等濃度（信号）になり，被膜による輪状の造影効果を認めることもある．コロイドシンチグラフィで光子，あるいはMRIでのSPIOの集積は見られない．基礎疾患がない場合には結節型の肝細胞癌との区別は困難である（図7）．

> **ポイント** 21　FNHでは中心瘢痕を探せ

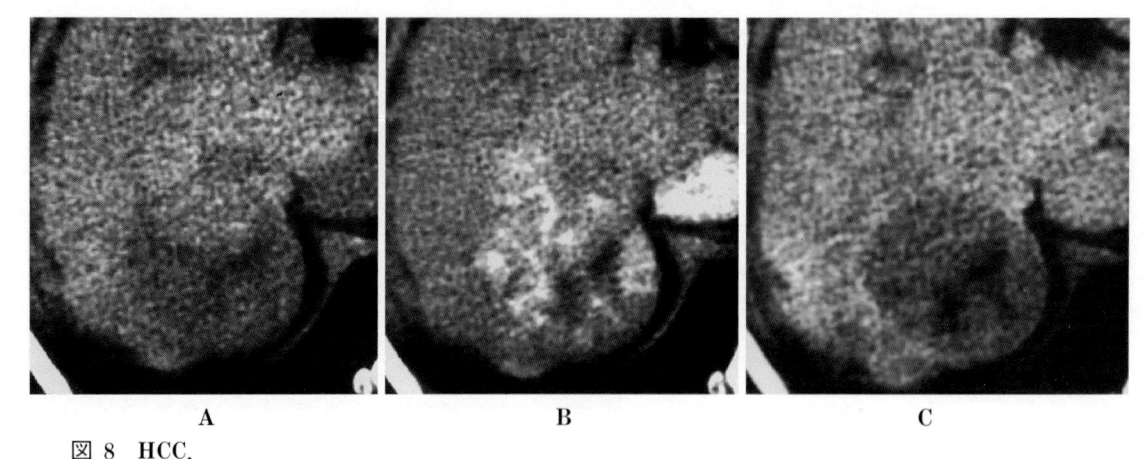

図8 HCC.
中心瘢痕は，単純CT（A）で低濃度で，動脈相（B），平衡相（C）のいずれでも造影効果を示さない（avascular scar）．

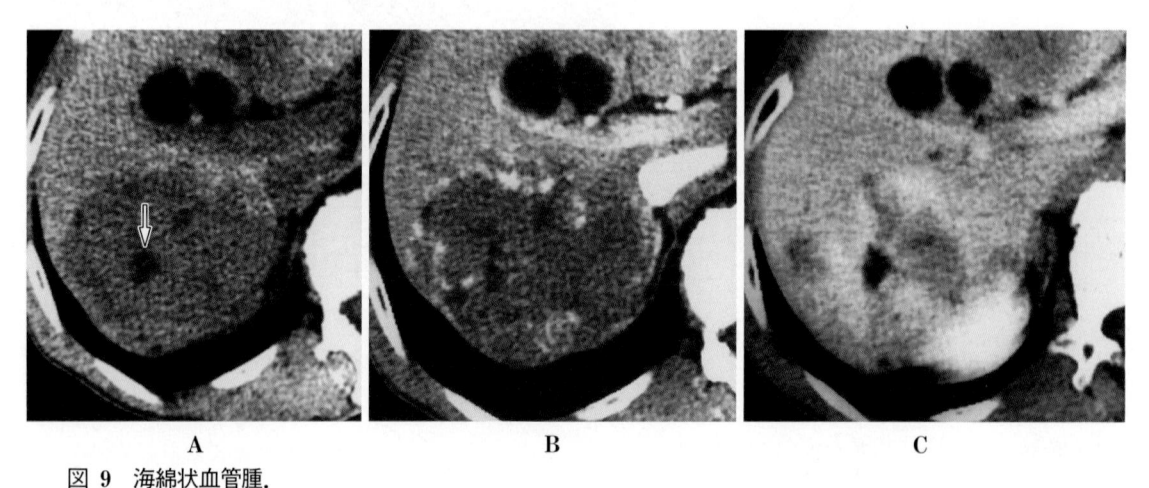

図9 海綿状血管腫.
中心瘢痕（矢印）は，単純CT（A）で低濃度で，動脈相（B），平衡相（C）のいずれでも造影効果を示さない（avascular scar）．

中心瘢痕（central scar）：中心瘢痕自体は決してFNHに特有な所見ではない．CTでは次の3種類に分けると理解しやすい．多くの腫瘍（HCC，転移性肝癌など）に見られる中心壊死や血腫，海綿状血管腫に特有なフィブリンの析出したゼラチン状線維物質のような1）血流の全くないもの（avascular scar），2）血管性のもの（vascular scar），およびHCC，肝芽腫，fibrolamellar HCCなどに見られる，3）線維性のもの（fibrous scar）がある．1）は全く造影効果を示さず（図8,9），2）は動脈相で強く濃染し，3）は平衡相以降造影効果が強くなることもあるので遅い相（例えば造影剤静注後10〜20分の遅延相；図10 C）まで撮像する必要がある．FNHに存在するのは2）と3）の組み合わせであるが，画像上は1）のように見えることもある．fibrolamellar HCC（flHCC）の中心瘢痕は硬い線維性で石灰化することも多い（図10）[5]．flHCCは本邦では特に稀であるが中心瘢痕と放射状隔壁を有しFNHに似た肉眼構造を示す．しか

| A | B |
| C | D |

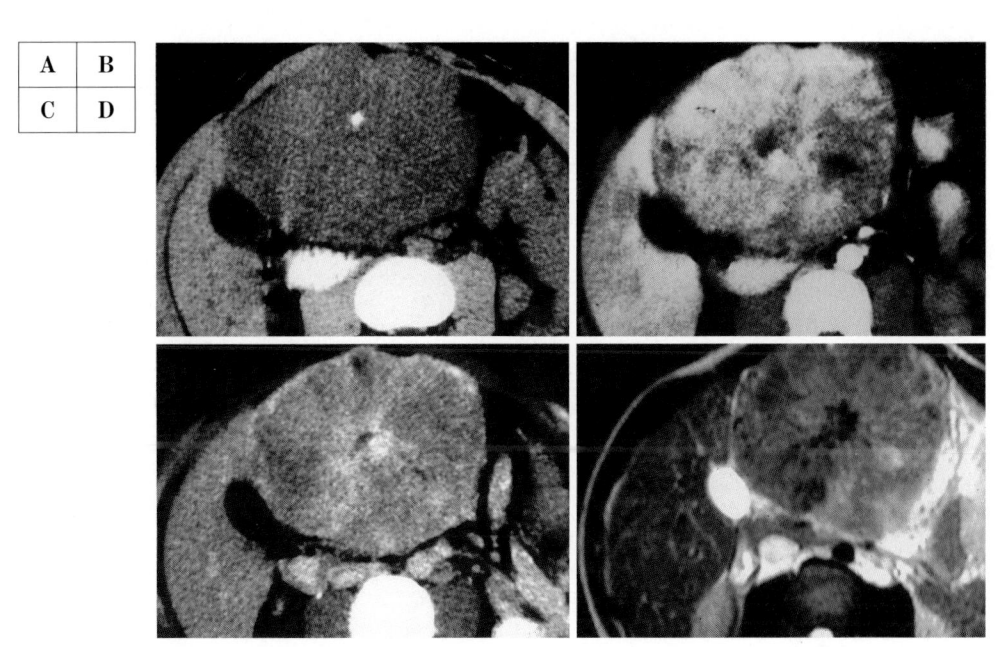

図10 fibrolamellar HCC.
単純CT（A）で中央に石灰化を認める．動脈相（B）では全体が不均一に濃染するが中心瘢痕は低濃度で，遅延相（C）で一部を除いて造影効果が強く，MRIのT2強調像（D）で低信号である（fibrous scar）．

し，前述したようにFNHの中心瘢痕がT2強調像で高信号（図4A）なのに対し，flHCCでは低信号（図10D）で重要な鑑別点となる[5]．

NRH，RN，AH，FNH，肝腺腫の鑑別：ステップ18〜21に登場したNRH（結節性再生性過形成），RN（再生結節），AH（腺腫様過形成），FNH（限局性結節性過形成），hepatic adenoma（肝腺腫）の鑑別点を表にまとめた．ステップ19,20の表（63頁，65頁）とともに参考にしてほしい．

表 NRH, RN, AH, FNH, 肝腺腫の比較

	臨床像 合併症	病理	肝(コロイド)シンチグラム陽性像	超音波	単純CT↓造影CT	動脈性濃染 (dynamic CT/動脈造影)	その他
NRH	・特発性門亢症(50%) ・慢性アルコール症 ・Budd-Chiari ・自己免疫疾患 ・男≒女 ・肝硬変(−)	・肝細胞増殖 ・門脈枝圧迫 ・多数結節 ・線維化(−) ・被膜(−) ・Kupffer細胞(+) ・出血巣多い.	(+) 60%	等〜高エコー	低濃度 等濃度 ↓ 低濃度 等濃度	(+) 40%	
RN	・肝硬変 ・男>女	・肝硬変による再生結節 ・Kupffer細胞(+) ・出血巣は稀	(+)	等〜低エコー	低,等 ↓ 低,等	(−) 時に弱い染まり(+)	
AH	・肝硬変	・核異形や細胞異型のない肝細胞の高密度増殖. ・Kupffer細胞(+) ・被膜(−) ・線維化(−)	(+)	均一低エコー	等 ↓ 等	(−)	CTAPで造影効果⊕ 前癌状態
FNH	無症状 ・男≪女	・被膜(−) ・線維化(−) ・肝組織局所増殖 ・Kupffer細胞(+) ・中心型動脈供給(3/4) ・出血巣は稀	(+) 30〜70%	多様	低・等 ↓ 低・等	(+)≒100%	・中心低濃度部に動脈⊕(50%) ・胆道造影剤集積(1/4)
adenoma	・経口避妊薬服用(3/4) ・糖原病 ・男≪女	・被膜を有する肝細胞増殖 ・易出血性 ・Kupffer細胞(−)	(−)	多様	多様	(+)60〜80%	・被包型肝細胞癌に酷似

文献
1) Carlson SK, et al: CT of focal nodular hyperplasia of the liver. AJR 174: 705, 2000.
2) Mortele KJ, et al: CT and MR imaging findings in focal nodular hyperplasia of the liver: radiologic-pathologic correlation. AJR 175: 687, 2000.
3) Mathieu D, et al: Hepatic adenomas and focal nodular hyperplasia: dynamic CT study. Radiology 160: 53, 1986.
4) Chung KY, et al: Hepatocellular adenoma: MR imaging features with pathologic correlation. AJR 165: 303, 1995.
5) Ichikawa T, et al: Fibrolamellar hepatocellular carcinoma: imaging and pathologic finfings in 31 cases. Radiology 213: 352, 1999.

STEP 22〜23 ★★

BF　55歳男性

3カ月前，胃癌のため胃亜全摘および肝転移巣摘出術施行．発熱が続いている．総胆管狭窄に対し胆管ドレーンが入っている（図1D, d）．

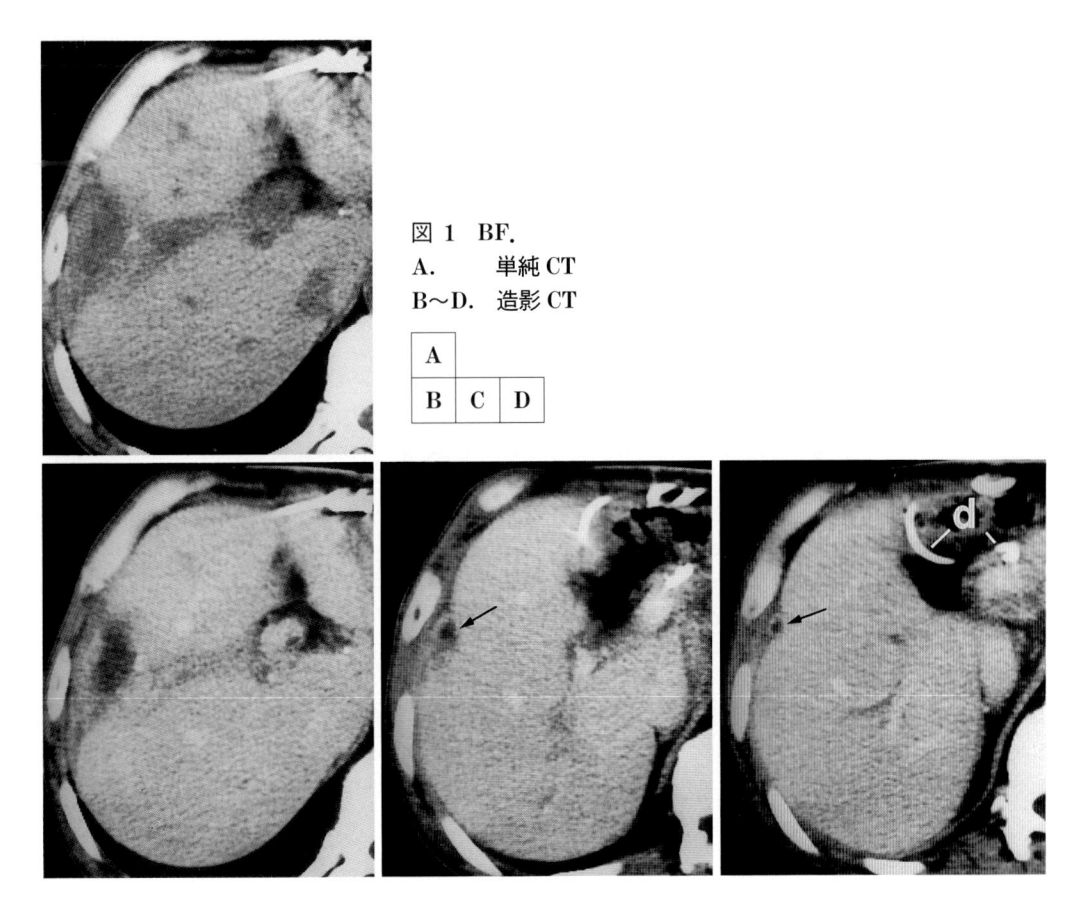

図1　BF．
A.　　単純CT
B〜D.　造影CT

A		
B	C	D

CT所見▶①肝右葉前上区（S8）に単純CTで辺縁不鮮明な低濃度病変を認め，周辺部は造影増強効果を示すが，中央は低濃度のままである．
②肝右葉外側面に沿って瘻孔と思われる管状構造を認める（図1C, D矢印）．
③肝内胆管軽度拡張
CT診断▶術後肝膿瘍あるいは感染性胆汁瘤 biloma および瘻孔形成．

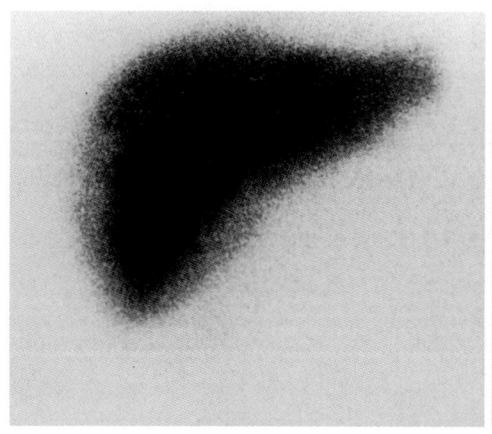

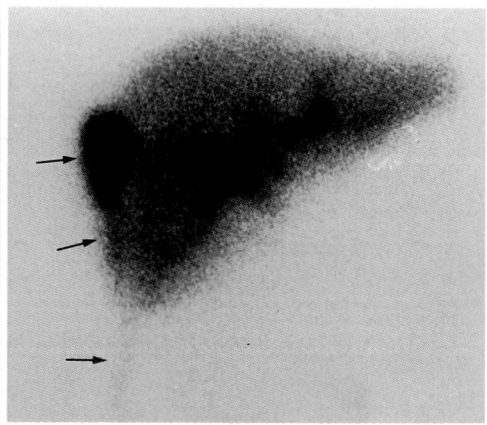

A. 30分像　　　　　　　　　　　　B. 70分像
図2　胆道シンチグラム（胆管ドレーンはとめてある）

胆道シンチグラム
　　所見▶①全体に肝実質からのクリアランスが遅延している．
　　　　　②左右肝管は描出されているが，肝外胆管，腸管への排泄はみられない．
　　　　　③CTでの低濃度病変に相当する部分に遅い相でRIが集積し，さらに瘻孔と思われる
　　　　　　線状のactivityがみられる（図2B矢印）．
　　総合診断▶感染性胆汁瘤および瘻孔形成．

コメント　肝外科手術後のCT

　肝部分摘除術部は一般に縫縮せず，開放しておくことが多い．この部分には通常，浸出液や血液が多かれ少なかれ貯溜し，肉芽組織で覆われ，やがて液体成分は吸収されていく．このためCTでは，低濃度（液体）をやや濃度の高い部分（肉芽組織）が取りまく構造が認められ，後者は造影効果を示すため膿瘍類似の病変となる．正常の修復過程では肉芽部分は薄く一様であり，膿瘍では本症例のように厚い傾向にあるが，感染の有無を区別し難いことが多い．臨床症状の把握が重要である．また術後1カ月前後までは，肉芽組織の造影効果が強く，再発腫瘍あるいは残存腫瘍と区別し難いこともある．

> **ポイント 22**　肝切除部には正常な修復過程としてCTで"膿瘍状"変化をみることがある．

コメント　胆道シンチグラフィ

　血中→肝細胞→胆道→腸管という経路で代謝される放射性医薬品を利用したシンチグラフィを指し，肝胆道シンチグラフィ hepatobiliary scintigraphy ともよばれる．現在使用されている放射線医薬品は，N-pyridoxyl-5-methyltryptphanを^{99m}Tcで標識した^{99m}Tc-PMTである．74〜185 MBqを静注し時間を

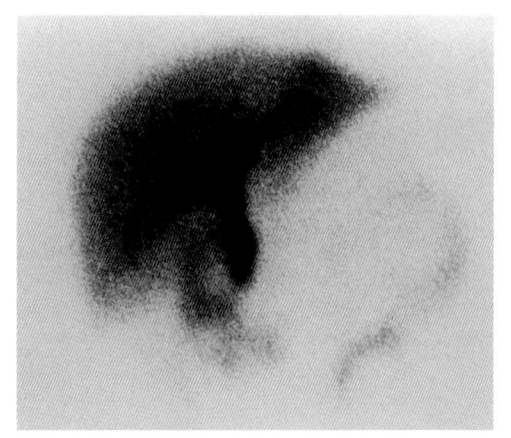

図3 急性胆嚢炎（胆道シンチグラム 40 分像）

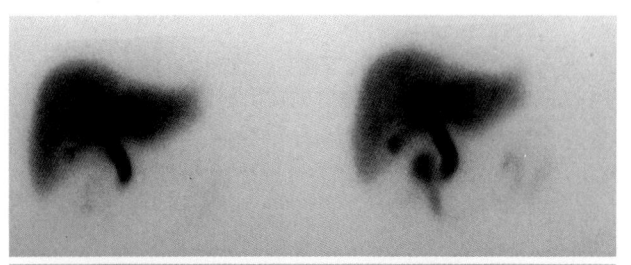

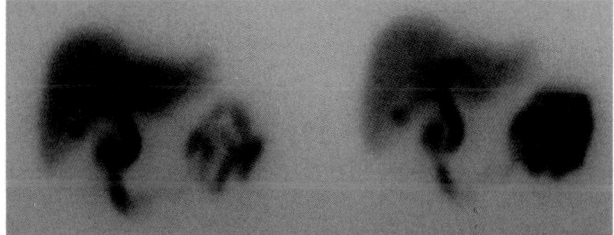

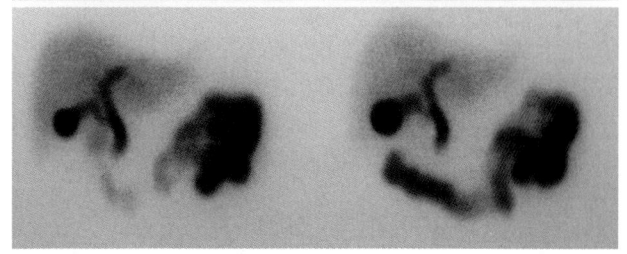

15′	20′
30′	40′
50′	60′

図4 正常胆道シンチグラム
（超音波で胆嚢結石を認めている）

追って撮像する．肝実質は直後から描出が始まり，30分頃から次第に消退していく．胆嚢および腸管は，正常例の大半で30分以内に描出される（図4）．主な適応は次の3点である．

① 病変と胆道との交通の有無をみる（図2）

biloma，胆汁瘻の診断，単純嚢胞と胆管性嚢胞との区別．

② 胆嚢管 patency の診断

急性胆嚢炎では胆嚢管が浮腫により閉塞するため，胆嚢が描出されないとともに，胆管の描出は他に合併症がない限り正常である(図3)．胆嚢病変の診断には超音波が最も有用であるが，胆嚢炎の有無に関しては必ずしも正確でない．胆道シンチグラフィは急性胆嚢炎診断には最も sensitivity の高い診断法である[1]．しかしこの所見は，他の原因（胆嚢癌，リンパ節腫大など）で胆嚢管が閉塞していても区別できないので注意が必要である．超音波検査を補助する形で利用すべきである[2]．

③ 胆管通過状態の診断

一般の閉塞性黄疸の検索においては，その原因や正確な解剖を知ることのできる超音波やCTが優れており，胆道シンチグラフィ*の意義は少ない．有用なのは，胆道吻合術後の通過状態をみる時，胆道ジスキネジーなどの機能的障害の診断，および新生児肝炎と胆道閉鎖症の区別である．

---

* シンチグラフィ：検査法や撮像法を〜グラフィ（-graphy），画像を〜グラム（-gram）あるいは〜グラフ（-graph）という．

図5 総肝管空腸吻合術後の胆道シンチグラム
吻合部に停滞がみられるが，肝からのクリアランスは良好である．

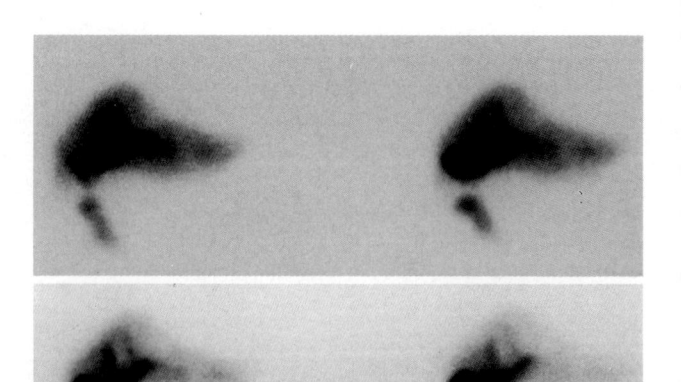

胆管空腸吻合術など術後の胆道シンチグラフィでは，腸管への排出と肝のクリアランスが重要である．ここで注意すべきは次の2点である．
1) 先天性肝内胆管拡張症や肝内結石症の多くは，術後，特に閉塞がなくても胆管は拡張したままである．すなわち肝内胆管へのRI貯溜がある．
2) 吻合部近くにRIが貯溜するのは腸管に一時停滞するためで，必ずしも異常ではない．いずれも肝からのクリアランスがよければ問題ない（図5）．

新生児肝炎と胆道閉鎖症の区別は，後者の外科手術成績のよい生後4カ月のうちに成されなければならない．胆道シンチグラフィで腸管への排泄が認められれば，前者と診断することができる．実際には，放射性医薬品静注後4日間の撮像が必要である．このため半減期の短い（6時間）^{99m}Tcでは診断が困難なことも多い．また新生児肝炎でも腸管の描出を認めるとは限らない[3]．したがって，胆道シンチグラフィで腸管が認められれば新生児肝炎だが，認められない場合はどちらともいえないと解釈すべきである．

ポイント 23 胆道シンチグラフィは，胆汁瘻，急性胆嚢炎，吻合部狭窄の診断に有用

文献
1) Weissmann HS, et al: Rapid and accurate diagnosis of acute cholecystitis with Tc-99 m HIDA cholescintigraphy. AJR 132: 523, 1979.
2) Araki T: Cholecystitis: A comparison of real-time ultrasonography and Technetium-99 m hepatobiliary scintigraphy. Clin Radiology 31: 675, 1980.
3) Majd M, et al: Hepatobiliary scintigraphy with Tc-99 m PIPIDA in the evaluation of neonatal jaundice. Pediatrics 67: 140, 1981.

STEP 24 ★

CA　60歳男性　間欠性黄疸

超音波およびCTにて肝右葉に腫瘤性病変を認めた．胆囊は別のスライスで正常に描出されている．

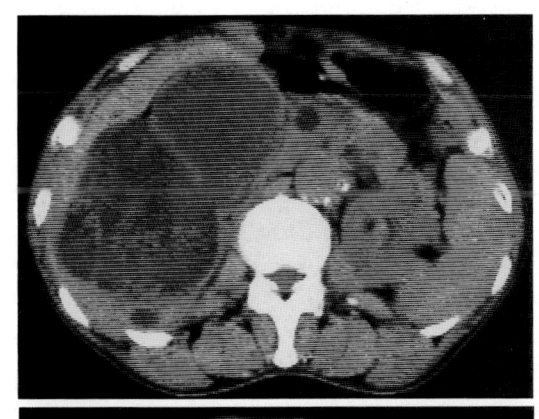

A．単純CT

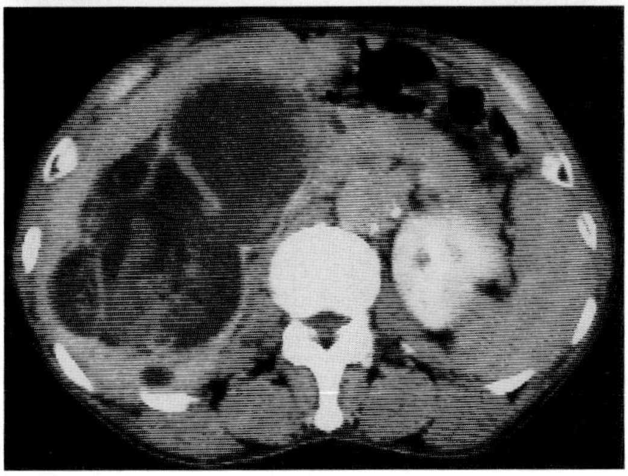

B．造影CT

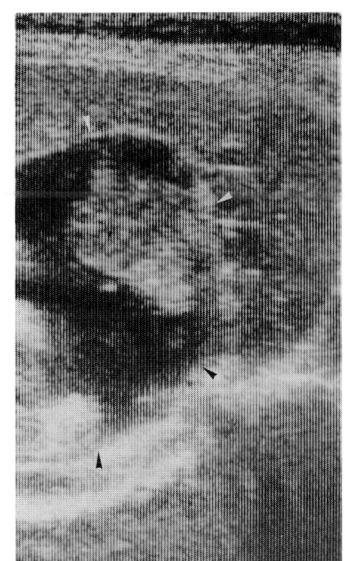

C．超音波断層
（矢頭は腫瘤）

図1　CA．

図1の読影▶・肝右葉の腫瘤は多胞性で，壁および隔壁は部分的に肥厚，あるいは不整である．
　　　　　・囊胞内に乳頭状突出部を認める．
　　　　　・これらの所見はCT（単純・造影）および超音波で認められる．

鑑別診断▶ 本症例は，囊胞類似型腫瘤（ステップ3図1，10頁）のうち多胞型と壁結節型の混合型である．表に肝囊胞類似型腫瘤の鑑別診断を示す．このうち多胞型となりやすいのは，囊胞腺腫〔癌（肝・膵・卵巣）〕と包虫症である．

診断▶ 胆管性囊胞腺癌　biliary cystadenocarcinoma

コメント　胆管性囊胞腺腫および癌

本腫瘍は，膵粘液性囊胞腺腫（癌）と同類の腫瘍である．胆管と膵管の発生学的近似性を考えれば納得

できるであろう．ムチン陽性原形質顆粒を含む立方ないし円柱上皮が内面を覆う囊胞性腫瘍で，ほとんどの症例が多胞性である[1]．上皮の外は，細胞成分の多い基質，さらにその外は血管の多い疎性結合織よりなる．このため，血管造影・造影CTで，壁はよく染まる．ポリープ状，乳頭状の壁結節もよく認められる．膵粘液性囊胞腺腫（癌）と膵管との関係と同様に，本腫瘍も胆管と交通の認められるものと認められないものとがある．前者では，粘稠な粘液が胆管に充満し，黄疸の原因となることがある．一般に，壁不整，大きな乳頭状突起，壁肥厚は，悪性（囊胞腺癌）に認められることが多いが，画像診断で断定することは難しい．ほとんどの囊胞腺癌は，病理学的にみても悪性と良性の部分が混在している．多くは肝内に発生し，肝外胆管発生例は稀である．

ポイント 24-1 胆管囊胞腺腫と膵粘液性囊胞腺腫は兄弟

コメント 肝囊胞性腫瘍

肝には単純囊胞（図2），多囊胞症に伴う囊胞，胆管性囊胞などの非腫瘍性囊胞の他に腫瘍性の"囊胞"が存在する（表）．**多胞性，壁不整**（図3A），**壁肥厚**（図3B），壁結節（図1）などの囊胞類似型腫瘍および**液面形成**をみる（図3C）場合には，腫瘍性"囊胞"を考えるべきである．図4のように多発性囊胞と区別し難い転移性腫瘍もある．細かな内部構造は，CTより超音波でより明瞭となる[2,3]．膿瘍，エキノコッカス症も鑑別すべきものである．

ポイント 24-2 肝の囊胞類似腫瘤——囊胞腺腫，転移と膿瘍

コメント Echinococcosis

Echinococcosis（包虫症）の画像診断所見には混乱がみられる．これは，①2種類の疾患を区別していないこと，②汚染地域以外では遭遇する機会が少ないためであろう．包虫症には，単包虫症と多包虫症とがある．**単包虫症**の囊胞病変は，辺縁鮮明円滑な囊胞で内部に娘囊胞を数えられる程度含んでいる．親囊胞形成早期には娘囊胞は認められないこともある．この場合，画像上は単純囊胞と区別できない．**多包虫症**の

表　囊胞類似型肝腫瘤

1. 原発性腫瘍
    胆管性囊胞腺腫（癌）*
    過誤腫，肝細胞腺腫
2. 転移性腫瘍
    a．囊胞性腫瘍
        囊胞腺癌（膵，卵巣）*
    b．壊死，出血性腫瘍
        平滑筋肉腫，結腸癌，カルチノイド
        黒色腫，子宮内膜癌，卵黄囊腫瘍など
3. 膿瘍
4. 血腫
5. 包虫症*

*多胞型が多い．その他は壁肥厚型が多い．

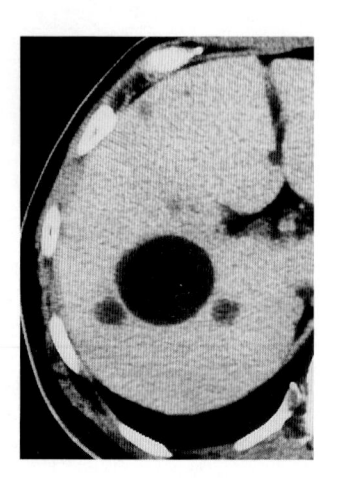

図2　単純肝囊胞
（造影CT）
小さいものは部分容積現象のため，辺縁が少し不明瞭である．

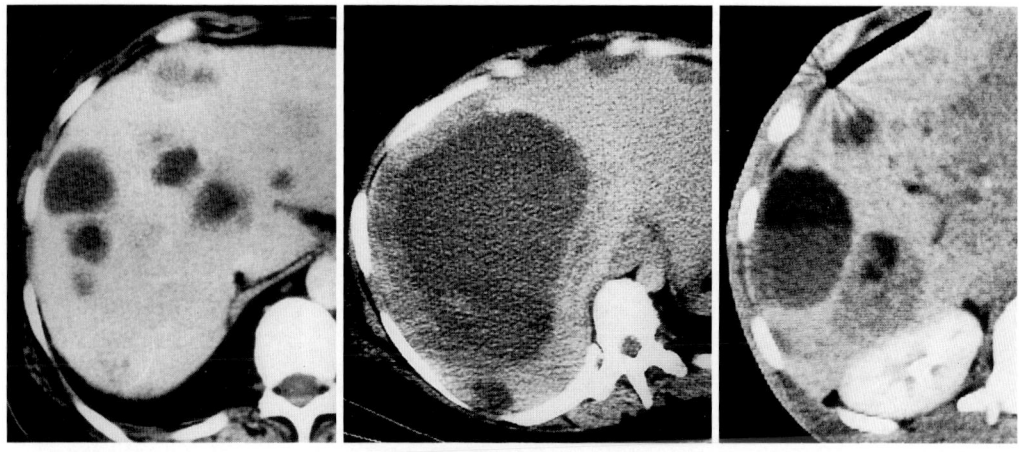

A．壁不整（カルチノイド）　　B．壁肥厚（卵巣卵黄嚢腫瘍）　　C．液面形成（胃平滑筋肉腫）
図3　"囊胞類似型"転移性肝腫瘍（造影CT）

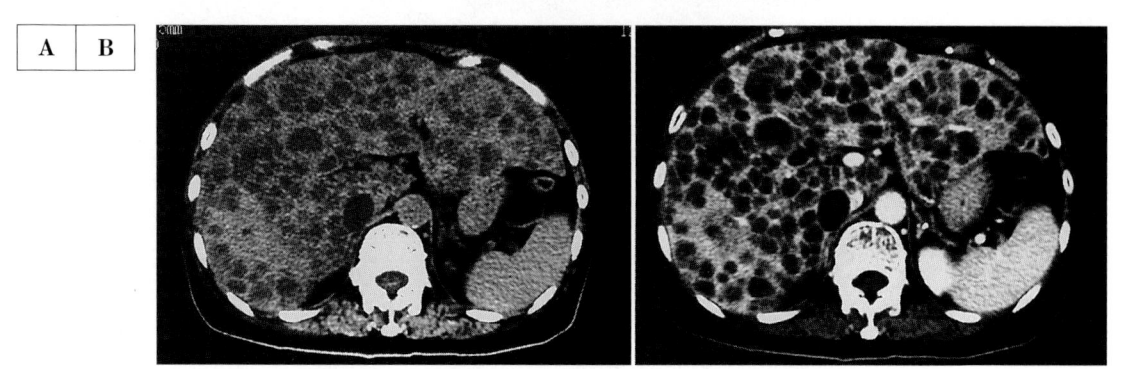

図4　悪性黒色腫の肝転移．多発性嚢胞と紛らわしい．A．単純CT，B．造影CT．

囊胞病変は，数mmϕの無数の小囊胞からなる蜂巣状を呈し，周囲にサボテン状の突起を出している．このため基本的には辺縁不整な蜂巣型囊胞パターン（超音波でechogenic，CTでは水と肝の間の濃度）を示す[4]．しかし中心壊死をおこしやすく，壁肥厚型，壁結節型となることが多い．隔壁型もみられる．またサボテン状突起によるサテライト病変がみられることもある．このため多包虫症は，腫瘍（中心壊死，囊胞腺腫・癌）や膿瘍との鑑別が必要である．特に膿瘍とは病理学的にも酷似することがある．

ポイント　24-3　包虫症には単包虫症と多包虫症がある

文献
1) Ishak KG, et al: Biliary cystadenoma and cystadenocarcinoma. Report of 14 cases and review of the literature. Cancer 38: 322, 1977.
2) Federle MP, et al: Cystic hepatic neoplasms: complementary roles of CT and sonography. AJR 136: 345, 1981.
3) Araki T, et al: Demonstration of septa in cystic lesions: comparison study by computed tomography and ultrasound. Clin Radiol 33: 325, 1982.
4) Didier D, et al: Hepatic alveolar echinococcosis: Correlative US and CT study. Radiology 154: 179, 1985.

STEP 25

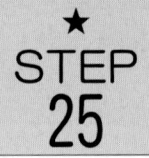

HA　51歳 M　発熱

図1　HA.

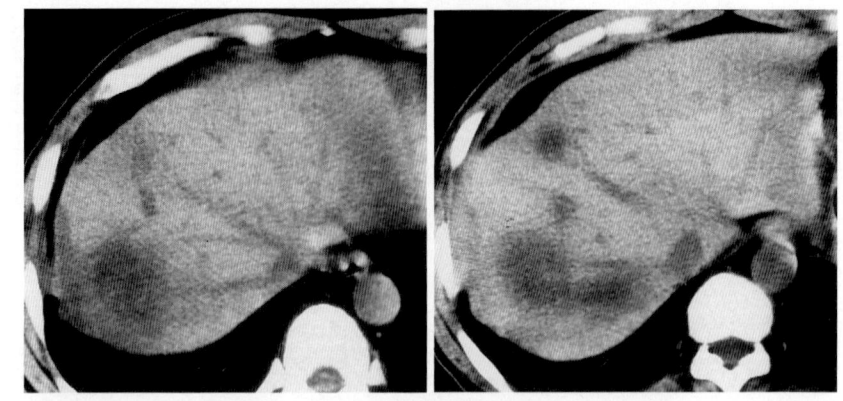

A．単純 CT

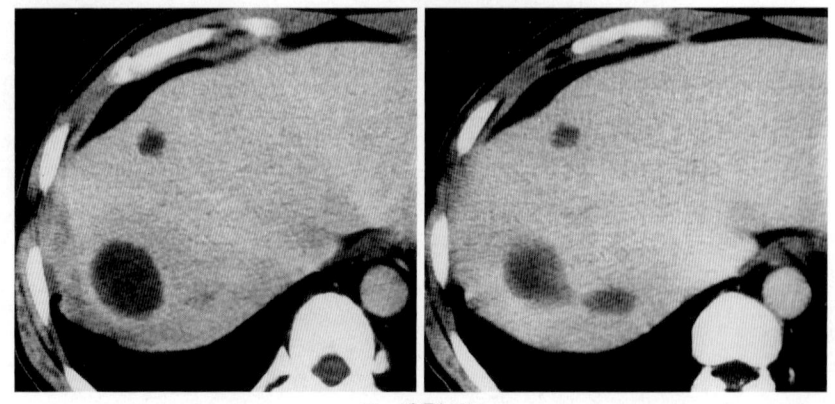

B．造影 CT

CT 所見▶①単純 CT で多数の低濃度病変を認めるが，いずれもその辺縁は不明瞭で，正常部との間に"移行部"が存在する．
　②造影すると正常部と移行部とは同様に，あるいは移行部がより強く増強され，中心部は造影効果を示さない．
　③このため全体として低濃度病変は造影により"小さくなった"ようにみえる．

診断▶多発性肝膿瘍（アメーバ性であった）．

図 2 肝膿瘍の構造
　ⓐ中央壊死組織
　ⓑ周辺炎症・肉芽組織
　ⓒ正常部

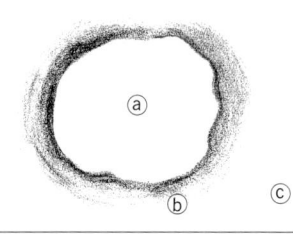

コメント　肝膿瘍

　肝膿瘍は化膿性とアメーバ性に分かれるが，画像上は区別できない．アメーバ性膿瘍は腸管から経門脈性に伝播したものである．化膿性肝膿瘍の伝播経路として，①腹腔化膿巣（虫垂炎，憩室炎など）から**経門脈性**，②胆道感染巣からの**経胆管性**，③敗血症に伴う**経動脈性**，および④外傷，化膿性胆嚢炎，横隔膜化膿瘍などの**直接進展**がある．

　肝膿瘍の構造は，ⓐ中央の壊死部とⓑ周辺の炎症・肉芽組織よりなる（図2）．ⓐには時期により液体あるいはおから様の壊死物質が含まれる．前者は超音波上は無エコー，後者は高エコーとなる．CT 上も後者の方が少し濃度が高いが，いずれも造影効果を示さない．ⓑの炎症・肉芽組織と正常組織との境界は浸潤性で不鮮明，逆に内部の壊死組織との境界は明瞭なことが多い．CT 上よく造影効果を示し，特に血管の多い活動性の時期には dynamic CT 動脈相で雲状に濃染する（図3）．このような2層構造を反映して，**単純CT では辺縁不鮮明な低濃度腫瘤，造影後は**ⓑの部分が正常組織と同様に造影効果を示すため，**比較的辺縁明瞭な"小さくなった"低濃度腫瘤**となる（図1，3，4）．造影 CT のみでは単純嚢胞と見誤りやすい[1]．また**時間的変化が腫瘍に比べ速い**ことも特徴である．腫瘤内にガスを認めるのは膿瘍と腫瘍塞栓術後であるが，前者は稀である．

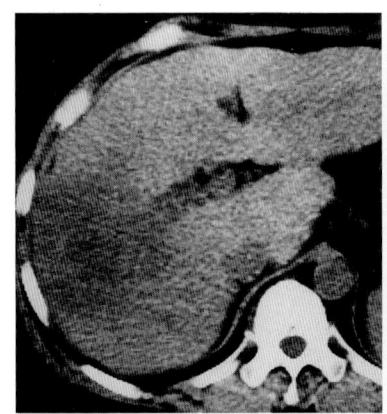

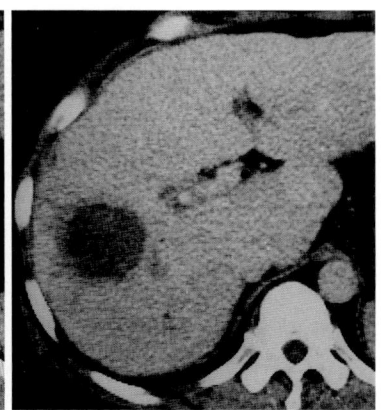

A．単純 CT　　　　　B．動脈相　　　　　C．平衡相
図 3　肝膿瘍．dynamic CT 動脈相（B）で周辺部が濃染する．

図4 肝膿瘍
造影して初めて内部構造が明らかとなる．

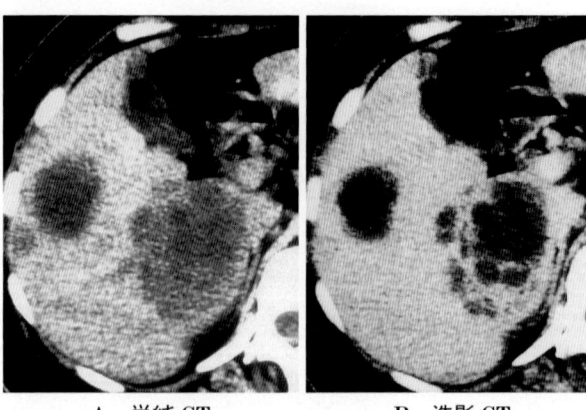

A．単純CT　　B．造影CT

> **ポイント 25** 肝膿瘍は造影CTだけでは囊胞と区別し難いことがある

文献　1) Rubinson HA, et al: Diagnostic imaging of hepatic abscesses: a retrospective analysis. AJR 135: 735, 1980.

STEP 26

LP　48歳男性　肝機能軽度低下

図1　LP．超音波像　横断面

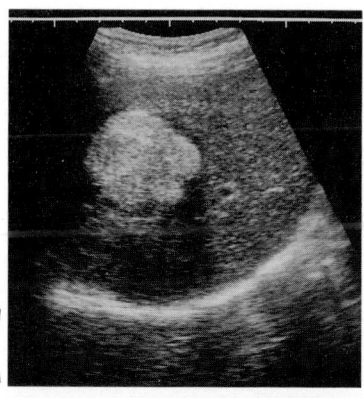

図2　LP．

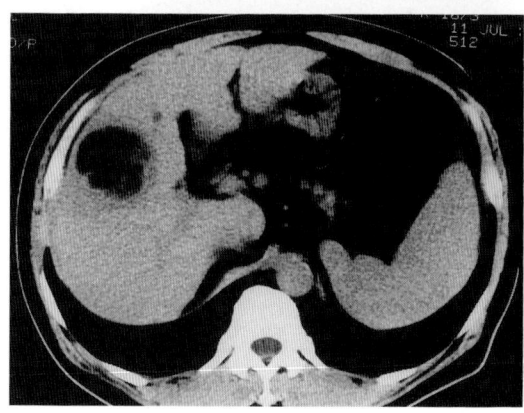

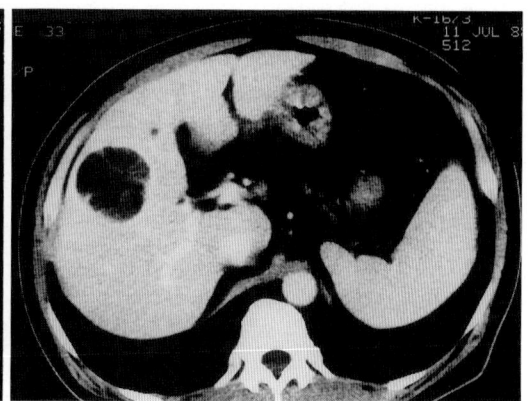

A．単純CT　　　　　　　　　　　B．造影CT

　超音波所見▶①4×4×5cmの均一高エコーの腫瘤を認める．腫瘤は細い隔壁様構造を有し，軽い音響陰影を伴う．
　　　　　　②薄い被膜を思わせる低エコー帯を有する．
　　CT所見▶①肝前下区域(S5)に脂肪濃度*の腫瘤を認め，周囲との境界は明瞭，脂肪以外の部分はみられない．
　　　　　　②造影により内部が分葉化しているのが認められ，被膜様濃染もみられる．
　　　　　　③軽い脾腫がある．
　　CT診断▶脂肪腫あるいは脂肪成分の多い血管筋脂肪腫（過誤腫）．
　　鑑別診断▶肝細胞癌，肝細胞腺腫
生検病理診断▶肝細胞癌 Edmondson Ⅰ型（脂肪変性）

* 皮下脂肪と比較する．CT値は－30〜－40 HUであった．

コメント　脂肪を含む肝腫瘤　fatty masses of the liver

肝細胞は脂肪変性しやすい細胞であるが，脂肪性腫瘍は肝には少ない．しかし脂肪はCTで確認されるから，その診断的価値は高い（ステップ4；14頁）．

① **脂肪性原発腫瘍**　血管筋脂肪腫[1]，脂肪腫[2]（ステップ4図5；16頁），血管脂肪腫（図3）がある．脂肪成分の多い血管（筋）脂肪腫と脂肪腫の区別は困難である．これらの腫瘍は，腎の血管筋脂肪腫を有する者や結節性硬化症に多いとされる．Roberts JLらは，腎血管筋脂肪腫50例のCTを見直して，肝の脂肪性腫瘍を5例に発見しており，そのうち3例は結節性硬化症であった[3]．腎の場合と同様，超音波では高エコーとなる．さらに稀であるが，**奇形腫**や**類表皮腫**もあり，これらはfat-fluid levelを示すことがある．骨髄脂肪腫も報告されている[4]．また間葉性過誤腫が脂肪成分を擁することもある（321頁）．

② **腫瘍細胞の脂肪変性**　肝細胞癌[5]，肝腺腫[6]は肝細胞の性質を有していることもあり，組織学的に脂肪を含むことは多いが，CTで脂肪と確認できるほどCT値が低下することは稀である．脂肪濃度としても，脂肪腫や血管脂肪腫にみるような純粋な脂肪に近く（−80〜−100 HU）なることは少ない．また偽被膜や腫瘍内部の隔壁様構造（図1，2）は肝細胞癌を示唆する．

③ **転移**　悪性奇形腫や脂肪肉腫の肝転移．これらの腫瘍でも通常転移しやすいのは分化の低い部分であるから，脂肪成分を認めることは稀である．

④ **他臓器腫瘍**　右腎上極の血管筋脂肪腫，右副腎の骨髄脂肪腫は肝腫瘍と区別し難いこともある．また右腎上極周囲脂肪が腫瘤様にみえることもある．

⑤ **その他**　不均一脂肪肝（90頁）および肝部分切除部への大網脂肪の陥入や止血のための大網パッキングに気をつける．

ポイント 26　肝の脂肪性腫瘍：脂肪腫，血管筋脂肪腫，および肝細胞癌の変性をまず考える

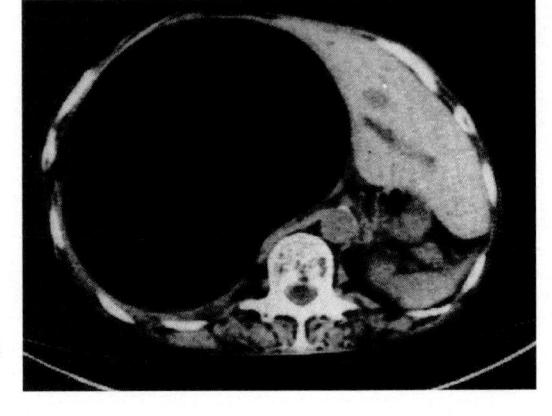

図3　肝右葉をしめる大きな血管脂肪腫．内容はほとんど脂肪である．単純CT

文献
1) Kawarada Y, et al: Angiomyolipoma of the liver. Am J Gastroenterol 78: 434, 1983.
2) Pham DH, et al: Lipoma of the liver. J Canad Ass Radiol 37: 283, 1986.
3) Roberts JL, et al: Lipomatous tumors of the liver: evaluation with CT & US. Radiology 158: 613, 1986.
4) Rubin E, et al: Myelolipoma of the liver. Cancer 54: 2043, 1984.
5) Itai Y, et al: CT and MR imaging of fatty tumors of the liver. JCAT 11: 253, 1987.
6) Mathieu D, et al: Hepatic adenomas and focal nodular hyperplasia: dynamic CT study. Radiology 160: 53, 1986.

STEP 27〜28

FM　33歳男性　軽度肝機能障害

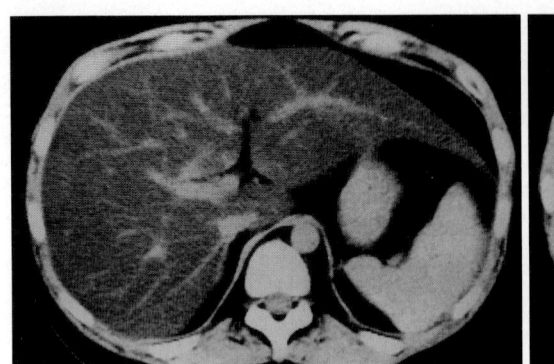

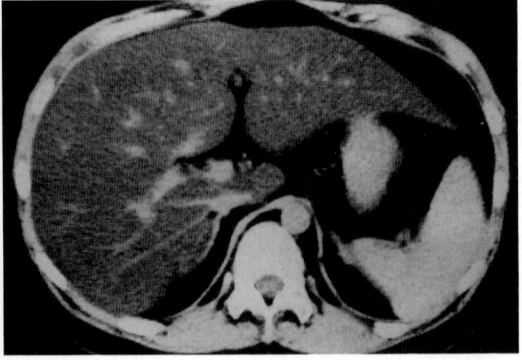

図1　FM. 単純CT

CT所見▶肝の濃度が低下し，肝内の血管内部が相対的に高濃度に描出されている．いわゆる肝実質血管濃度逆転像を認める．

診断▶脂肪肝

コメント　脂肪肝　fatty liver

　正常肝は湿重量当たり3〜5％の脂質を有し，その内訳は，燐脂質（50〜70％），コレステロール（8〜10％），中性脂肪（20％），遊離脂肪酸（20％）である．前二者は膜構成脂質であり，後二者は代謝により変動する．中性脂肪が全湿重量の2％を超えると組織学的に検出可能とされる[1]．肥満，糖尿病，アルコール症による脂肪肝は大脂肪滴として検出され，中性脂肪合成亢進によるもので一般に可逆的変化であり，肝機能異常も軽い．一方，Reye症候群，テトラサイクリン中毒，妊娠脂肪肝は主に中性脂肪分泌分解障害によるもので，肝不全を伴う．最近では，経静脈栄養による脂肪肝が多い．

　正常者の肝実質濃度は，常に血液および脾より高い[2]．したがって，門脈や肝静脈が単純CTで正常と逆に肝実質に対し高濃度な場合，あるいは脾より肝実質濃度が低い場合には，脂肪肝と診断することができる．CT値でいえば正常肝は35〜70 HUの濃度を示すが，絶対値は諸条件により異なるので，各機器における正常値を把握しておく必要がある．脂肪肝における肝実質濃度は，肝細胞内の中性脂肪濃度と比例する[3,4]．中性脂肪合成亢進による脂肪肝は可逆的疾患で，通常食事療法により数カ月で正常に戻りうる．この過程はCTで定量的に追跡することが可能である．

ポイント 27　脂肪肝——肝の濃度を脾，血液と比べる

肝のCT値がびまん性に低下する疾患として脂肪肝があげられるが，逆に均一に上昇するものにヘモクロマトーシスなどがある．

コメント　肝のびまん性高濃度

肝の濃度（CT値）が上昇すると血管とのコントラストが高くなる．異常に高い場合（通常85 HU以上，図2）には，何か原子番号の大きい元素を含む物質や高分子が肝に蓄積している状態を考えるべきである（表）．鉄（原子番号26），金（79），銅（29），沃素（ヨード，53；図2），ガドリニウム（64），トリウム（90），砒素（33），タリウム（81）などである．このうち，鉄イオン（Fe^{2+}, Fe^{3+}）と第2銅イオン（Cu^{2+}），ガドリニウムイオン（Gd^{3+}）は，常磁性体のため磁化率効果によりMRIのT2強調像（特にGRE）にて沈着部位の信号が低下するので，他の原因との鑑別に有用である．トロトラスト症とリピオドール肝については97頁参照．

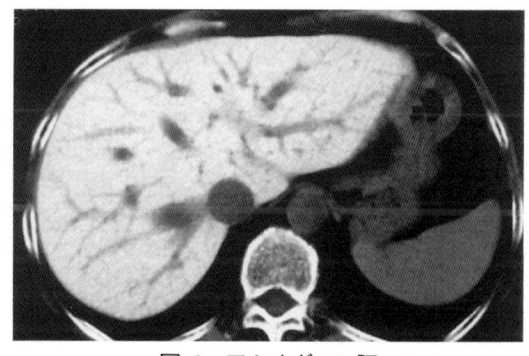

図2　アミオダロン肝

ポイント28　肝のびまん性高濃度は，高原子番号と高分子

　ヘモクロマトーシス hemochromatosis は全身性の鉄沈着症で，特に肝膵に強く器官の機能障害を伴う．肝障害（進行すると肝硬変），糖尿病，皮膚色素沈着を3主徴とする．先天性鉄代謝障害（原因不明の吸収増加と代謝遅延：一次性ヘモクロマトーシス），鉄分摂取過多，溶血性貧血，輸血による．Chapmanらによれば，dual energy法を使えばCTから肝内鉄濃度の測定が可能である[5]．ヘモジデローシス hemosiderosis も同じ鉄沈着症であるが，一般に網内系に限られ局所的で器官の障害を認めないものを指す．CT上は軽度のヘモクロマトーシスと区別しがたい．脂肪肝と同様にCT値で割り切るのは難しいが通常は85 HU以上を異常とする．溶血性貧血や輸血による鉄沈着，すなわち血中のヘモグロビン代謝物質が一次的に増加する場合には，一般に網内系にまず取り込まれる（ヘモジデローシスのほとんどがこの状態）．網内系の処理能を越えると肝，膵，心，腎などの実質細胞にも沈着するようになる．経腸管的に鉄吸収が増加する場合には，一般に網内系への取り込みが抑制され，実質への沈着が早期からみられる．

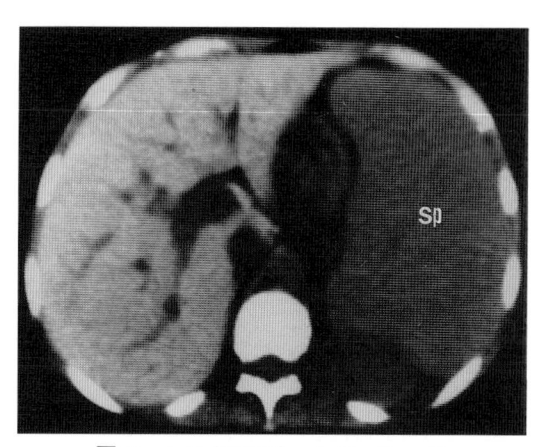

図3　ヘモクロマトーシス．Sp　脾

　脂肪，鉄とMRI：脂肪はT1（縦緩和時間）が短いために，T1強調像で高信号となる．しかし脂肪肝

表　肝のびまん性高濃度の原因

鉄 (Fe)：ヘモジデローシス，ヘモクロマトーシス[5]．
　　　　MRI用造影剤 SPIO (Kupffer細胞に集積する超常磁性酸化鉄粒子)．
金 (Au)：リウマチ様関節炎に対する金コロイド療法[6]．
銅 (Cu)：Wilson病[7], Menke's kinky hair．
ヨード (I)：アミオダロン[8] (amiodarone；37重量%のヨードを含む抗不整脈剤)，
　　　　　リピオドール (Lipiodol；油性ヨード造影剤)．
ガドリニウム (Gd)：MRI用造影剤，特に肝細胞胆道排泄性Gdキレート剤．
トリウム (Th)：トロトラスト (戦前に使われた造影剤)．
高分子：糖原病，急性蛋白質蓄積症など．
その他：砒素 (As)，タリウム (Tl) など (誤飲，自殺)．

や脂肪を含む病変の診断能においては通常のMRIはCTに劣る．これはMRIの定量性が低いことと，T1強調像で高信号を示すのが脂肪に限らないためである．脂肪腫のように脂肪含有量が多い組織ではCTで簡単に診断できるが，MRIでは**脂肪抑制法**を付加しなければならない．しかし，軽度の脂肪肝や肝細胞癌の脂肪変性のように脂肪と水とが混在する病変の診断には逆位相画像を撮影すると良い．関心部位の信号強度が**逆位相画像**で低下すれば，内部に脂肪が存在することを化学的に証明できる．CTよりはるかに確実である．

　鉄沈着 (正しくはフェリチン，ヘモジデリンなどの水酸化鉄蛋白質複合体の沈着) に関しては，MRIのT2強調像 (特にgradient echo法) が敏感で高い診断能を示す．すなわち第二鉄イオン (Fe^{3+}) の磁化率効果により沈着部位の信号が低下しバックグラウンドと同程度になる．CTでは不可能なヘモジデローシスとヘモクロマトーシスの区別も可能である[9]．通常のヘモジデローシスでは鉄沈着は網内系に限られるため肝脾の信号は低下するが，膵は正常である．網内系の鉄許容量が限界に達すると肝膵などの実質にも沈着するようになる (二次性ヘモクロマトーシス)．**一次性 (家族性) ヘモクロマトーシスでは肝膵の信号が低下する (図4) が網内系の鉄取り込み能が低く，脾の信号は低下しないか軽度である**．

図4　ヘモクロマトーシスのT2強調像．
　　肝と膵 (矢印) の信号が低くほぼバックグラウンドと同じである．

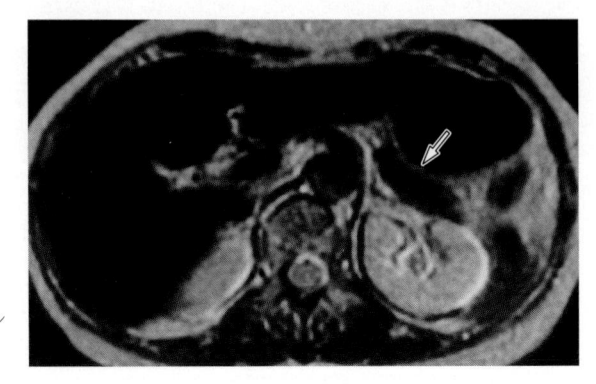

文献 1) Lundquist A, et al: Liver lipid content in alcoholics. Acta Med Scand 194: 501, 1973.
2) Piekarski J, et al: Difference between liver and spleen CT numbers in the normal adult: Its usefulness in predicting the presence of diffuse liver disease. Radiology 137: 727, 1980.
3) Ducommun JC, et al: The relation of liver fat to computed tomography numbers: A preliminary experimental study in rabbits. Radiology 130: 511, 1979.
4) Bydder GM, et al: Accuracy of computed tomography in diagnosis of fatty liver. Br Med J 281: 1042, 1980.
5) Chapman RWG, et al: Computed tomography for determining liver iron content in primary haemochromatosis. Brit Med J 280: 440, 1980.
6) De Maria M, et al: Gold strage in the liver: appearance on CT scans. Radiology 59: 355, 1986.
7) Ko S, et al. Unusual liver MR findings of Wilson's disease in an asymptomatic 2-year-old girl. Abdom Imag 23: 56, 1998.
8) Goldman IS, et al: Increased hepatic density and phospholipidosis due to amiodarone. AJR 144: 541, 1985.
9) Siegelman ES, et al: Parenchymal versus reticuloendothelial iron overload in the liver; Distinction with MR imaging. Radiology 179: 361, 1991.

STEP 29〜31 ★★★

FF　45歳女性　軽度肝機能障害（GOT 80，GPT 75）

超音波検査で肝に腫瘤性病変を指摘された．

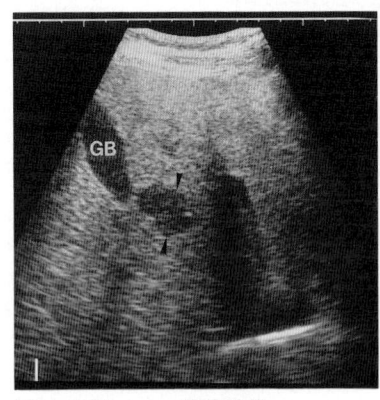

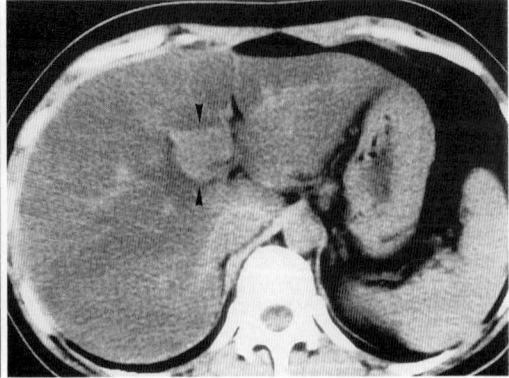

図1　FF．　A．超音波像　　　　　　　　　B．単純CT

超音波所見▶ ①肝近位（プローブに近い方）の内部エコーは細かく強い（bright echo），逆に遠位では少ない（distal attenuation）．脂肪肝を考える．
②胆嚢の左に低エコー腫瘤像を認める．部分的に正常部が残ったと考えられるが，肝細胞癌も否定しにくい．

CT所見▶ ①全体として肝の濃度は脾，門脈より低く脂肪肝である．
②超音波における肝左葉内側区（S4）の低エコー腫瘤に一致して濃度の高い部分を認める（矢頭）．局所的に脂肪肝を逸れた，いわゆる spared area である．

診断▶ 不均一脂肪肝

コメント　不均一な脂肪肝 inhomogenious fatty liver

脂肪肝では必ずしも肝全体が一様に侵されるわけではない．特に脂肪肝の治癒過程においてはこの傾向が強い．CTでみると，このような不均一脂肪肝には，①片葉のみあるいは片葉が強い脂肪肝（**lobar type**，図2），②脂肪浸潤が正常実質内に島状に存在する（**fatty islands in normal ocean**，図3），およびこの逆の③大半が脂肪肝で部分的に正常部が残る（**normal islands in fatty ocean**，図1）の3種（図4）が存在する，またこれらが混合する．

①は，置換型発育により片葉が低濃度となった肝細胞癌，

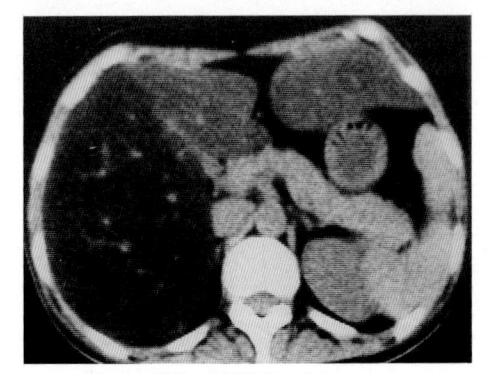

図2　不均一脂肪肝　lobar type

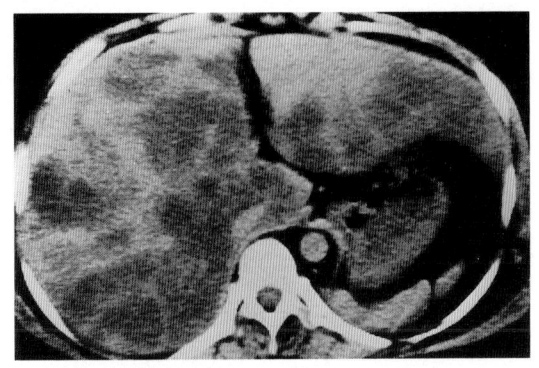

図3 不均一脂肪肝 fatty island in nomal ocean type

および門脈左（右）主枝腫瘍栓（多くは肝細胞癌による）による片葉の低濃度化と区別を必要とする．この型の脂肪肝は右葉に多い．肝右葉は腸からの，左葉は脾からの門脈血流を多く受けることに関係があると考えられる．

②は稀であるが，超音波では脂肪浸潤部が高エコー腫瘤として描出され（図5），CT でも超音波でも腫瘍との区別が困難なことも多い．脂肪肝では一般に時間的変化が速い．

③では正常部が低エコー腫瘤として超音波断層上描出され，肝細胞癌との鑑別が特に重要となる[1]．focal sparing ともよばれる[2]．また正常部は胆囊周囲やS4に存在することが多い．特殊な血行動態に関係すると考えられる[3~5]．

門脈に合流せずに肝を直接灌流する静脈があり，胆囊静脈（胆囊床近傍に分布），Sappey*傍臍静脈（横隔膜や腹壁の静脈を集めて肝鎌状間膜を通り近傍の肝に分布），門脈に合流しない右胃静脈の破格（肝S4背部に流入することが多い）が知られている．後二者は副門脈としても知られる．門脈の血液内容（酸素分圧，ホルモン，血糖など）が異なるために，脂肪肝の程度が異なる．胆囊静脈灌流域は脂肪肝に成り難く（focal sparing）[3]，Sappey傍臍静脈域は逆に成りやすく（focal fatty liver）[5]，破格右胃静脈灌流域にはどちらもみられる[4]．また，副門脈灌流域は循環時間が他の肝実質と異なるために dynamic CT 門脈相，CTAP などで造影欠損を生じることがあり（偽病変 pseudolesion；図6），病変との鑑別が必要である．

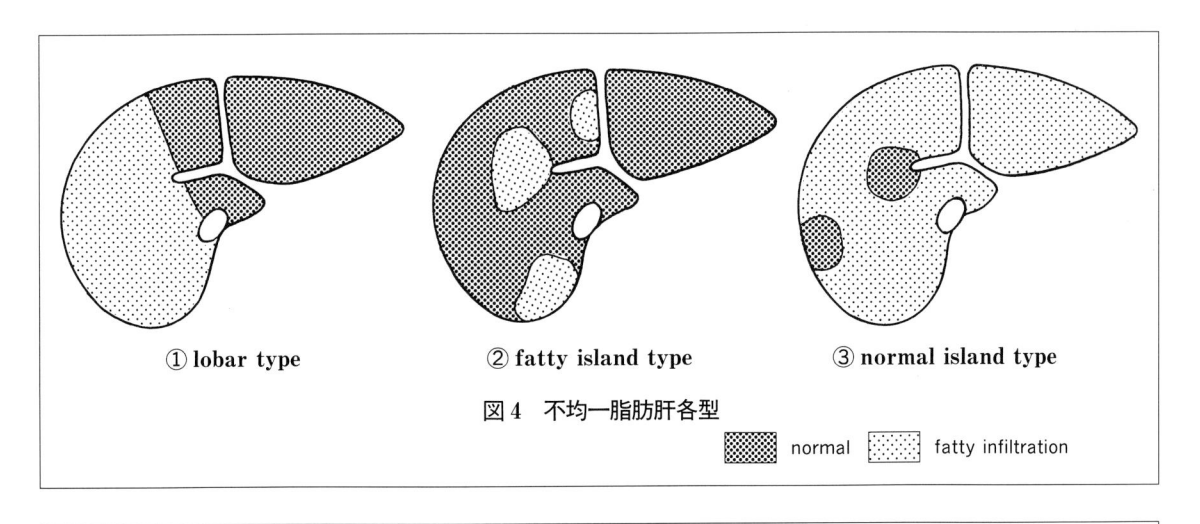

① lobar type　② fatty island type　③ normal island type

図4 不均一脂肪肝各型

normal　　fatty infiltration

ポイント 29 不均一脂肪肝には3つの型がある

* Marie PC Sappey：1810～96．フランスの解剖学者．

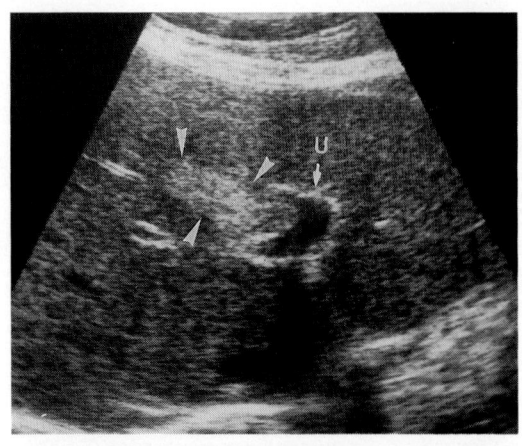

図5 fatty island type 不均一脂肪肝による
　　肝内高エコー腫瘤像（矢頭）
　　U　臍点

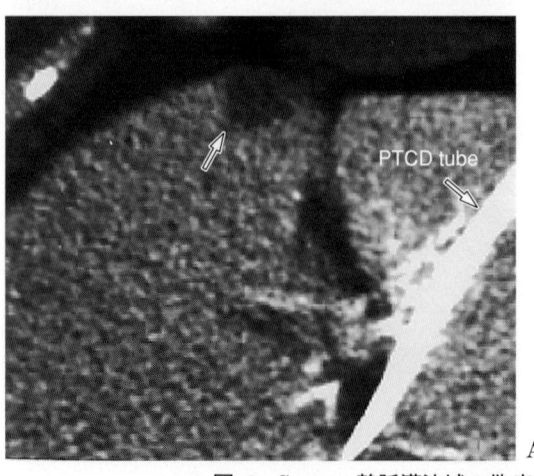

図6 Sappey 静脈灌流域の偽病変
　　門脈相（A）では低濃度だが，平衡相（B）ではほぼ等濃度になる．

コメント　肝片葉低濃度像 lobar attenuation difference

　肝の濃度が，Cantlie 線あるいはその付近を境にして大きく異なる所見[6]．この場合，①片葉型脂肪肝，②置換型肝細胞癌，および③門脈一次分枝の閉塞を考える．いずれも単純 CT で低濃度側が患側である．①では門脈および肝静脈の正常な走行を認める．②ではこれらの血管を認めず dynamic CT 動脈相で不規則な濃染を示す（図6）．③は通常肝細胞癌の門脈内進展によるもので，腫瘍部以外の部分も低灌流のため低濃度化するものである[7]．門脈内腫瘍栓の検出が決め手となる（49頁）．

　また，似たような所見を示すものに放射線肝障害があり，造影後逆に患側が高濃度となることがある．放射線照射野に一致することから診断は容易である．

> **ポイント 30**　肝片葉低濃度は脂肪肝と肝癌

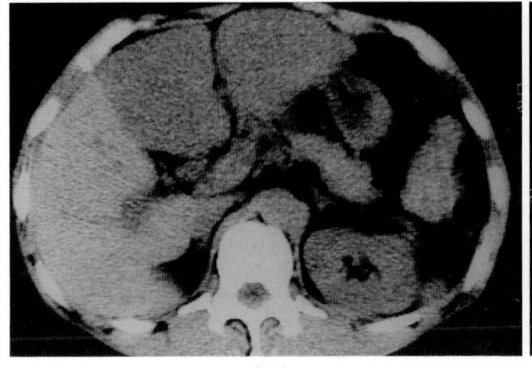

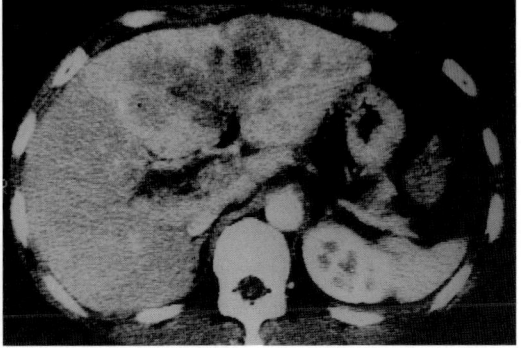

A．単純 CT　　　　　　　　　　　　　B．dynamic CT 動脈相
図 7　肝細胞癌による肝左葉の完全置換
　　　中央の低濃度部を除いて左葉全体が濃染する．

図 8　急性放射線肝障害（単純 CT）
　　　前後二門照射で，照射野に一致
　　　して低濃度となる．

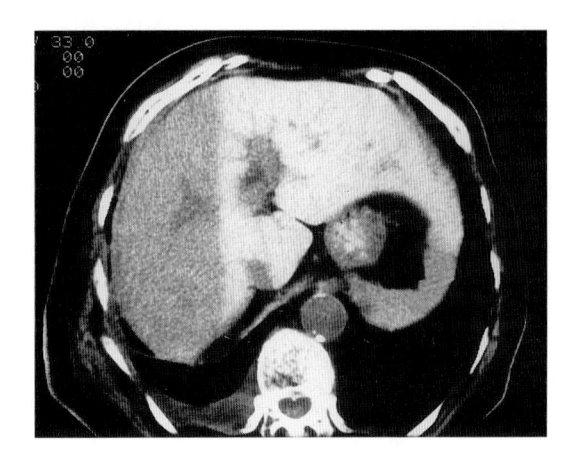

コメント　放射線肝障害

　急性肝障害は放射線照射後 2～6 週から認められ，通常 35 Gy 以上の照射部におこる[8]．障害の程度は照射量が多いほど高度であるが，感受性に個体差があり，12 Gy でも急性障害が報告されている[9]．組織学的には，うっ血，類洞の拡張，出血，肝細胞減少および脂肪変性が認められ，これらは主に肝静脈壁および周囲の広範な線維化の結果とされる[10]．**単純 CT での照射部に一致した低濃度化**[11]（図 7），**および正常部より強い造影効果**[12]はこのような組織学的所見をよく反映している．急性障害は 3～5 カ月で完全に消えるが，なかには慢性障害に進むこともある．**慢性肝障害**は強い血管および胆管の線維化のために実質の萎縮をきたす．

ポイント　31　放射線肝障害は照射野に一致する

文献　1) Scott WW Jr, et al: Irregular fatty infiltration of the liver: Diagnostic dilemmas. AJR 135: 67, 1980.
2) Kissin CM, et al: Focal sparing in fatty infiltration of the liver. Br JRadiol 59: 25, 1986.
3) 栃尾人司, 他: 超音波ドップラ法で見た胆嚢床周囲肝実質の血流動態. 画像診断 21: 26, 2001.
4) 小林　聡, 他: 右胃静脈 (pancreatico-pyloro-duodenal vein) 環流域. 画像診断 21: 18, 2001.
5) 吉川　淳, 他: Sappey's vein 環流域. 画像診断 21: 36, 2001.
6) Nishikawa J, et al: Lobar attenuation difference of the liver on computed tomogrophy. Radiology 141: 725, 1981.
7) Inamoto K, et al: CT of hepatoma: effect of portal vein obstrution. AJR 136: 349, 1981.
8) Ingold J, et al: Radiation hepatitis. AJR 93: 200, 1965.
9) Tefft M, et al: Irradiation of the liver in children: acute effects enhanced by concomitant chemotherapeutic administration. AJR 111: 165, 1971.
10) Reed GB, et al: The human liver after radiation-injury. Am JPathol 45: 597, 1966.
11) Jeffrey RB Jr, et al: CT of radiation induced hepatic injury. AJR 135: 445, 1980.
12) 堀　信一, 他: 上腹部放射線治療後の肝・膵の変化, CT による観察. 日医放会誌 42: 985, 1982.

STEP 32〜33 ★★

SS　63歳女性

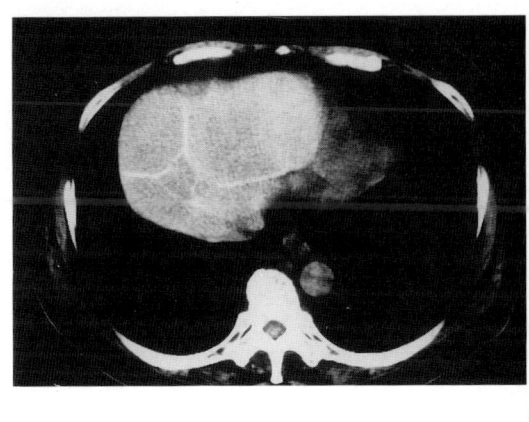

図1　SS. 単純CT

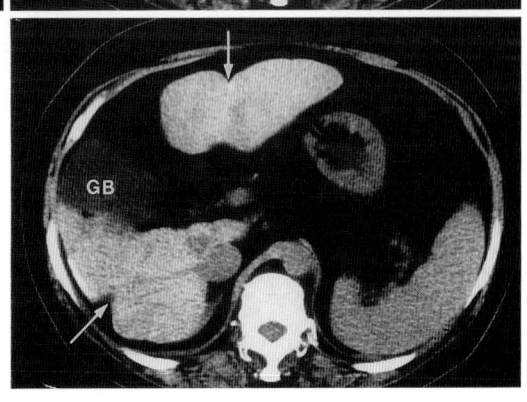

CT所見▶①肝右葉が萎縮し胆嚢（GB）が右に偏位している．
　　　　②肝の被膜様石灰化，隔壁様石灰化，辺縁陥凹像（矢印）を認める．
　　　　③脾腫を認める．
　診断▶慢性日本住血吸虫症

コメント　日本住血吸虫症

　日本住血吸虫症は，甲府盆地，広島県片山地方および筑後川流域に流行した"地方病"である．中間宿主である宮入貝撲滅を進めることにより，わが国では，ここ10数年，新罹病者は認められていない．しかし，本症による慢性肝疾患は，これらの地方においては，大きな医療および社会的問題を提起している．
　さらに宮入貝が絶滅したわけではないことをみれば，決して過去の病気とはいえない．世界に目を転ずれば，中国，台湾，フィリピンをはじめ，いまだに2億人が感染の危険に曝されている．

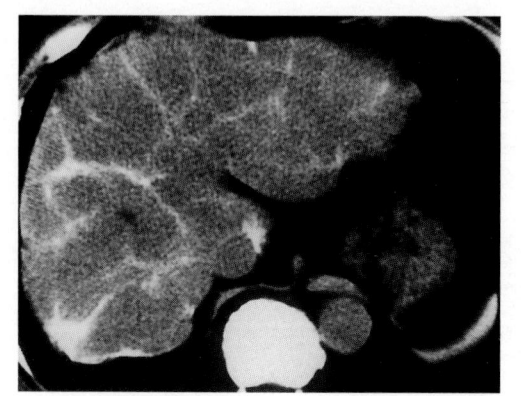

図2 慢性日本住血吸虫症．亀甲パターンの肝内石灰化（単純CT）．

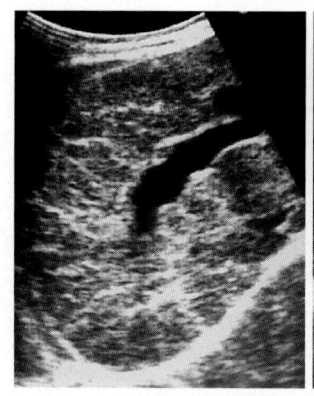

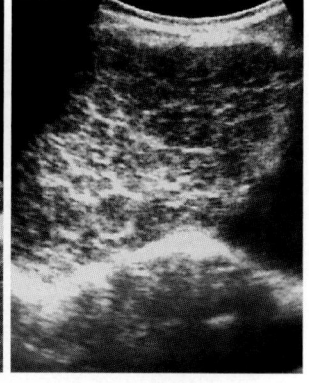

A．肝右葉　　B．肝左葉
図3 慢性日本住血吸虫症
亀甲パターンの超音波像

CT像▶本症に特異的なCT所見は次の3項にまとめられる[1]．
① 被膜様石灰化像 capsular calcification
　肝辺縁の石灰化
② 隔壁様石灰化像 septal calcification
　肝実質内の線状石灰化（図1）．これは進行すると亀甲状パターンを示す（図2）．
③ 辺縁陥凹像 junctional notch
　肝辺縁部の切れ込みで，①と②の接点によくみられる（図1）．これにより，肝は偽葉を形成する（pseudolobation）．肝硬変時にみられる，再生結節による凹凸とは明らかに異なる．このほか，門脈系や腸管壁の石灰化[2]，さらに脾にも肝と同様の石灰化が稀にみられる．また，右葉の萎縮により胆嚢が右背側に位置することも多い．脾腫はほぼ全例に，また門脈側副路，腹水がみられることがあるが，これらは一般の肝硬変症でもみられる所見で，本症に特異的なものではない．肝表面の不整な細かい凹凸は肝硬変の合併を示唆する．
　①〜③の3所見の程度から本症を4階段に分ける（Ⅰ〜Ⅳ，Ⅰは所見なし）と，超音波像（図3）や組織診断における線維化ときれいに相関し，これも肝の線維化を反映したものと考えることができる．

ポイント 32　日住症は線状石灰化と肝変形

このように日本住血吸虫症は特異的なCT像を示すが，さらに不規則なびまん性高濃度陰影を肝に生じるものとして，トロトラスト肝症とリピオドール肝がある．

コメント　肝の不均一なびまん性高濃度陰影

1. トロトラスト症

トロトラスト（二酸化トリウムゾル）は，1930～40年代に使用されたトリウム（Th）を含む血管造影剤である．肝に不規則な高濃度陰影を示し，脾は強く高濃度となり萎縮する．この他，リンパ節にも沈着を認める[3]．Th（トリウム）は半減期の長い*放射性元素で，このため胆管細胞癌や血管肉腫の発生が知られている．腫瘍部には高濃度陰影を欠く（図4）．

2. リピオドール肝

肝腫瘍化学塞栓術や診断のため，肝動脈からリピオドールを注入したあとの状態（図5）．正常部のリピオドールは約1カ月で消退するが，肝細胞癌内には数年は残る．またリンパ造影時に肝に逆流したときや，直接肝内に注入しても同様の所見が得られる．

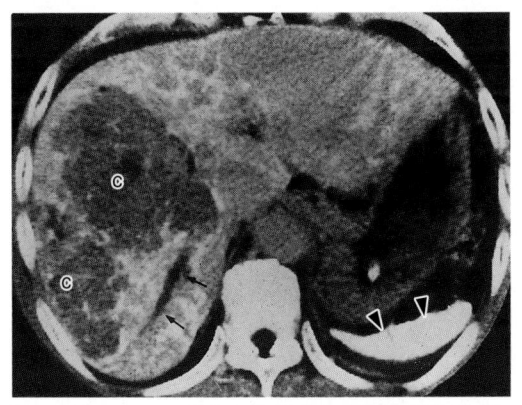

図4　トロトラスト肝から発生した胆管細胞癌(c)．単純CT．矢印は拡張した肝内胆管．脾も強い高濃度を示す（矢頭）．

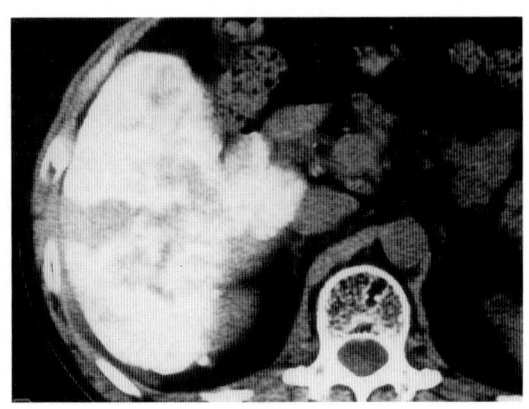

図5　リピオドール肝動脈注入後2週目の単純CT

ポイント　33　肝の不均一なびまん性高濃度はトロトラストとリピオドール

文献
1) Araki T, et al: Hepatic schistosomiasis japonica identified by CT. Radiology 157: 757, 1985.
2) Araki T, et al: Computed tomographic detection of intestinal calcification of schistosomiasis japonica. Gastrointest Radiol 14: 360, 1989.
3) 石田英明: トロトラスト沈着症の映像診断．肝臓 61: 297, 1982.

---

*　^{232}Thの半減期は141億年．

STEP 34〜36

SY　68歳女性

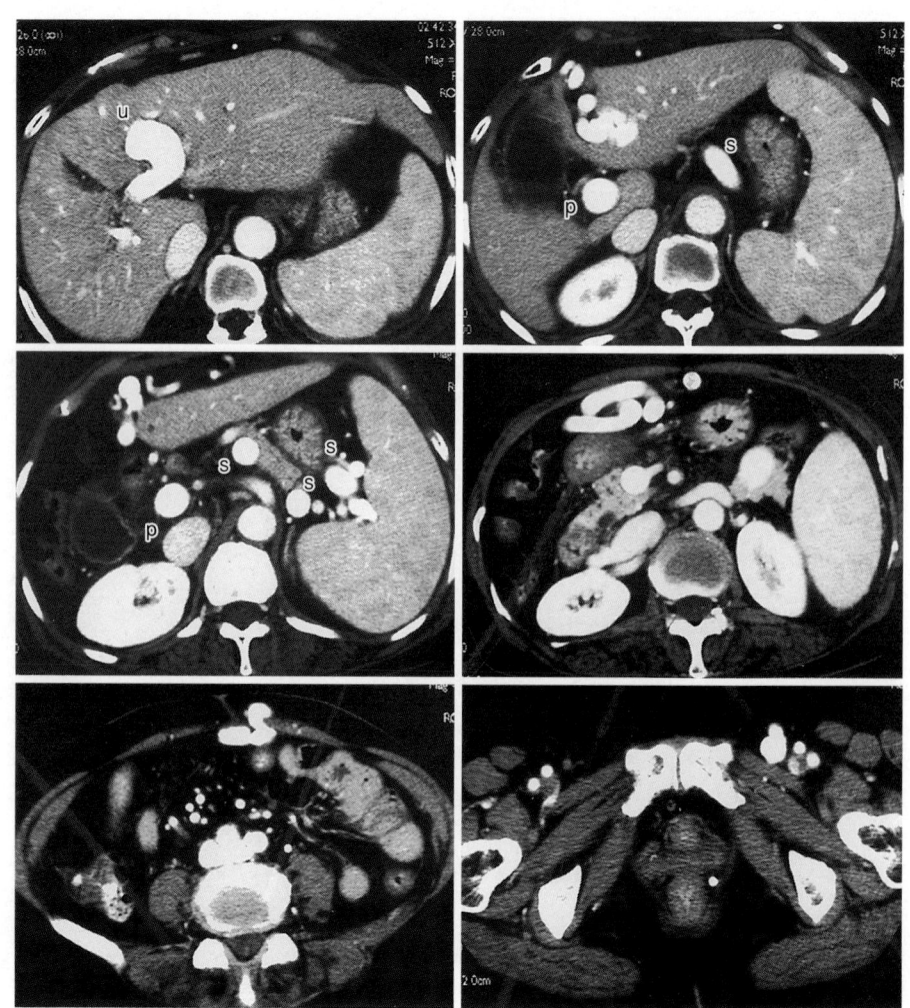

図1　SY．造影 CT．p 門脈，s 脾静脈，u 門脈臍点．

CT 所見▶ 著明な脾腫がある．肝左葉外側区（S 2, 3）が腫大し，脾の外側に達している．脾静脈（s）・門脈本管（p）と左門脈枝が臍点（u）まで著明に拡張している．ここから太い血管（臍静脈）が蛇行して肝の前面を下行し，臍部で皮下脂肪に出る（メドウサの頭 caput medusae*；図1D）．さらに皮下脂肪内を下行して浅腹壁静脈から左大腿静脈に流入する（図1F）．これらの関係は MPR による冠状断で容易に把握される（図2）．

* Medusa：ギリシャ神話に登場する怪物三姉妹（Gorgons）の一人で頭に蛇を巻き付けている．

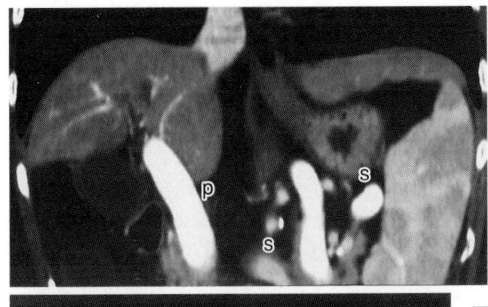

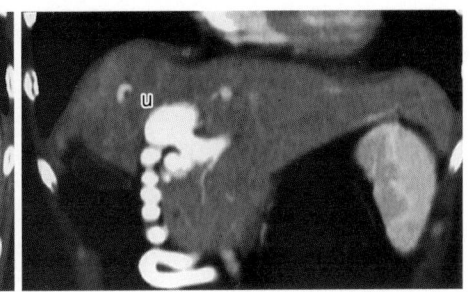

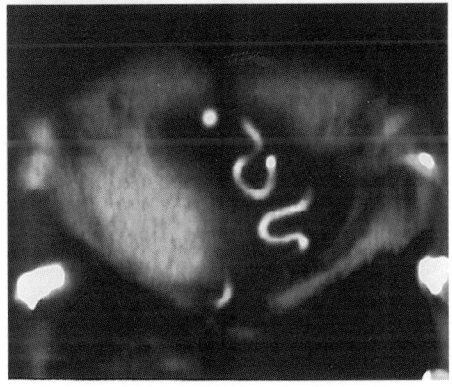

図2 SY．
A．門脈本管（p）
B．蛇行した臍静脈
C．皮下脂肪内の浅腹壁静脈を通るMPR冠状断
s 脾静脈，u 門脈臍点

診断▶肝硬変．門脈圧亢進症，臍静脈系側副血行路．

コメント　肝硬変　liver cirrhosis

肝硬変のCT所見としては，

① 肝右葉の萎縮と外側区の肥大

これとともに尾状葉が肥大し内側区が萎縮することが多い．このため肝右前面に脂肪沈着（大網）や腸管を認めることがある．

② 肝辺縁の凹凸不整

③ 脾腫と門脈側副路

以上3点が重要である．また注意するべき点として

④ 腹水の有無

⑤ 肝細胞癌の有無

がある．

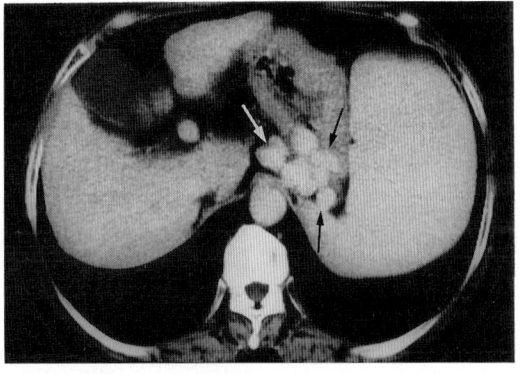

図3　特発性門亢症の脾腫と胃噴門の静脈瘤（矢印）

しかし軽症例ではこれらの所見が目立たないことも多く，慢性肝炎との区別が困難である．また特発性門脈圧亢進症では①，②の所見はみられない（図3）．

ポイント　34　肝硬変——肝癌，腹水，門脈側副路に注意！

コメント　脾腫　splenomegaly

脾内占拠性病変を認めず，脾全体が均一に腫大している場合の鑑別診断を表1に示す．本邦では門脈圧亢進症によるものが最も多く，肝の形態および門脈側副路の描出により他と区別される．

非Hodgkinリンパ腫で図4Aのようにはっきりした脾腫を認めた場合には，腫瘍浸潤によるものと考えてよい．しかしHodgkin病ではこのような場合でもその1/3には腫瘍浸潤はないとされる．またHodgkin，非Hodgkinを問わず，正常大の脾でもその1/3には腫瘍浸潤が認められている[1]．悪性リンパ腫の肝脾浸潤では，このようなびまん性浸潤が大半を占めるが，この他に腫瘍結節を形成することもある（図4B）．他の血液疾患の脾腫も悪性リンパ腫のびまん性浸潤と区別し難い（図5）．

溶血性貧血では胆石を伴うことが多い．成人の脾は100〜250 gの範囲（平均150 g）で12×7×4 cmくらいの大きさであるが個体差が大きい[2]．CTを用いれば脾の体積を正確に測定できるが，個体差が大きいため数字でどこからが脾腫とはいい難い．一般に正常脾下端は肝下端をこえず，前端は中腋下線をこえない．脾は腹膜臓器であるが，腫大して後腹膜の腎を前方に偏位させることもある（図5）．また，小さい**副脾**や**分葉化**はしばしば認められ，側副路や動脈瘤と鑑別を要することがある．CTでも断定できないときは，^{99m}Tc-コロイドによるシンチグラフィが有効である．

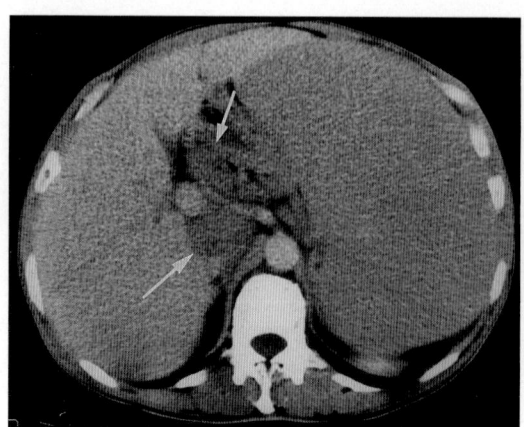

表1　脾腫（びまん性腫大）

1. **門脈圧亢進症**
   肝硬変，肝線維症，特発性，日本住血吸虫症，Budd-Chiari，門脈血栓など
2. **血液疾患**
   白血病，悪性リンパ腫，骨髄線維症（髄外造血），溶血性貧血（球状赤血球症など），マクログロブリン血症，真性多血症など
3. **感染症**
   伝染性単核症など
4. **蓄積病**
   （Gaucher，Nieman-Pick，アミロイドーシスなど）
5. **その他**
   膠原病，Hurlerなど

A．びまん性浸潤による脾腫
肝動脈周囲のリンパ節腫大（矢印）

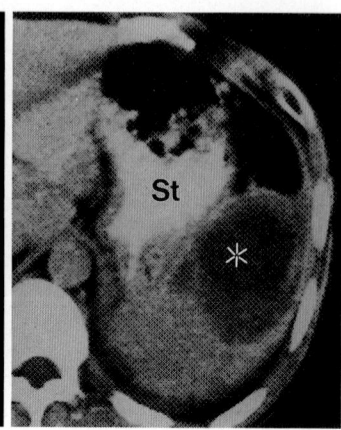

B．悪性リンパ腫の脾内結節（＊）（St　胃）

図4　悪性リンパ腫

ポイント　35　脾腫——まず門亢症と血液疾患

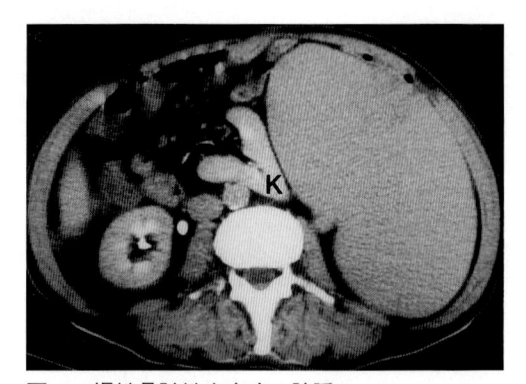

図5 慢性骨髄性白血病の脾腫
左腎(K)が腹側右方へ偏位している．

表2 門脈圧亢進症の血行動態的分類

1. 血流増大性
   動門脈短絡，白血病
2. 閉塞性
   ①肝前性
     門脈脾静脈血栓，門脈形成不全，門脈(脾静脈)閉塞(膵癌など)
   ②肝性
     肝硬変，肝線維症，住血吸虫症
   ③後肝性
     Budd-Chiari，右房圧上昇
3. 特発性

コメント　門脈圧亢進症　portal hypertension

　門脈圧亢進症（PH）の原因は，大きく血流量増大によるものと閉塞によるものに分かれる（表2）．前者は稀なものであるが，脾静脈，上腸間膜静脈，臍静脈など門脈系と動脈との短絡や白血病などでみられる．後者は閉塞部位により，①**肝前性**，②**肝性**，③**肝後性**に分けられる．成人では，肝性がPHの大部分を占め，しかもそのほとんどは肝硬変によるものである．これに対し，小児期には，門脈血栓などの肝前性PHが肝性PHを上回る頻度を示し，また肝性でも，肝線維症の占める割合が大きい．一般に肝前性閉塞では，**向肝性（hepatopetal）**の，その他の閉塞性PHでは**遠肝性（hepatofugal）**側副路が発達する．

A．遠肝性側副血行路

　肝を通過せずに門脈血が体循環静脈系に流れる（porto-systemic shunt）経路は潜在的に多数存在するが，主なものは次のとおりである（図6）．

①食道静脈系　胃冠状静脈あるいは，短胃静脈から食道静脈を経て，奇静脈系に至る側副血行路（図7）．食道静脈瘤を形成し，ここからの出血で初めてPHに気づかれることも多い．

②脾腎静脈系　脾腎間膜内で門脈系と腎静脈系とが吻合する（spontaneous splenorenal shunt，図8）．同様に他の後腹膜静脈（腰静脈，副腎静脈，横隔膜静脈）と吻合することもある．

③下腸間膜静脈系　門脈血は下腸間膜静脈を逆行し，門脈系の上直腸静脈

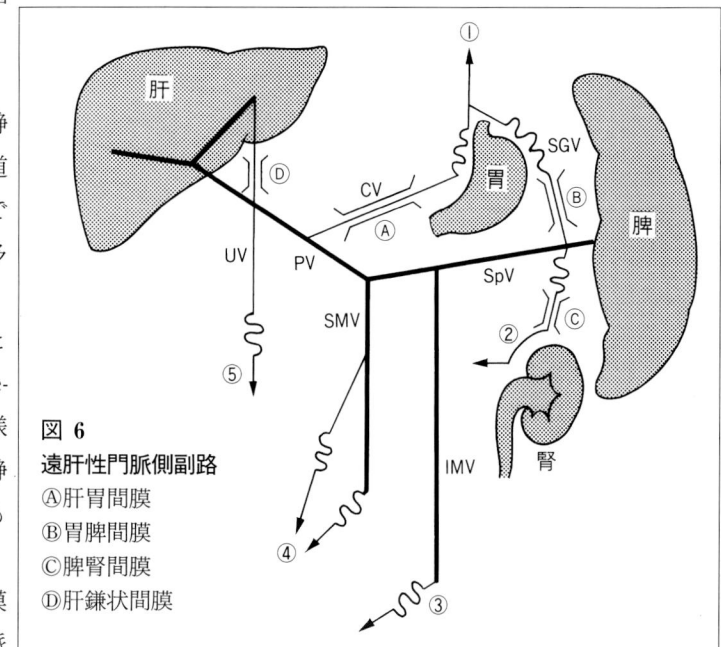

図6
遠肝性門脈側副路
Ⓐ肝胃間膜
Ⓑ胃脾間膜
Ⓒ脾腎間膜
Ⓓ肝鎌状間膜

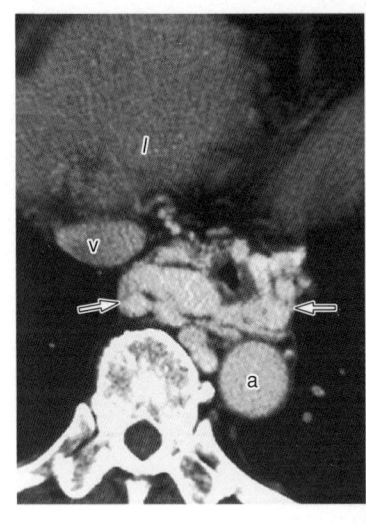

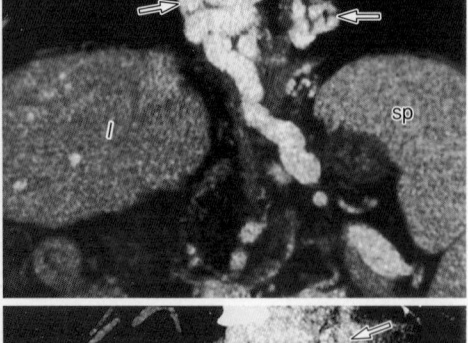

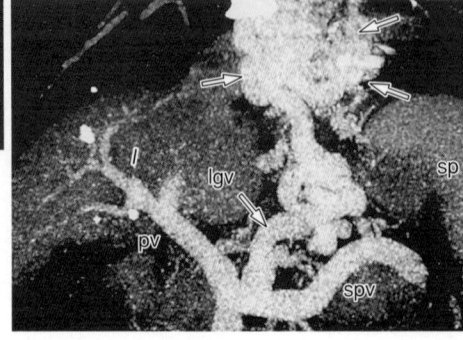

図7 食道静脈瘤（矢印）
　A．造影CT
　B．MPR冠状断
　C．MIP
　a　大動脈
　v　下大静脈
　l　肝
　sp　脾
　spv　脾静脈
　pv　門脈
　lgv　左胃静脈

図8 脾腎短絡路（矢印）
　A，B．造影CT
　C，D．MPR冠状断
　r　左腎静脈
　s　脾
　p　門脈
　Ao　大動脈
　v　下大静脈

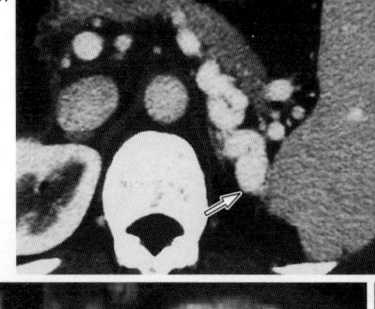

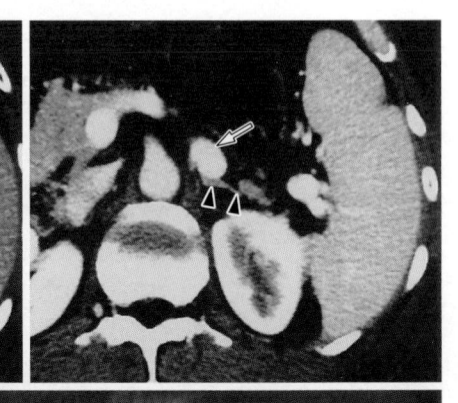

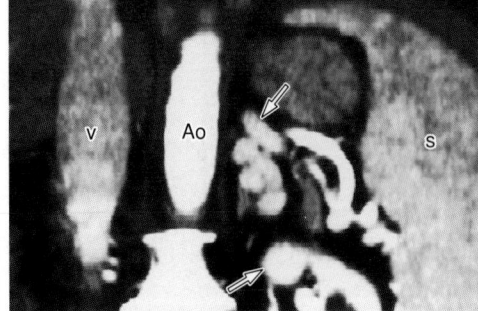

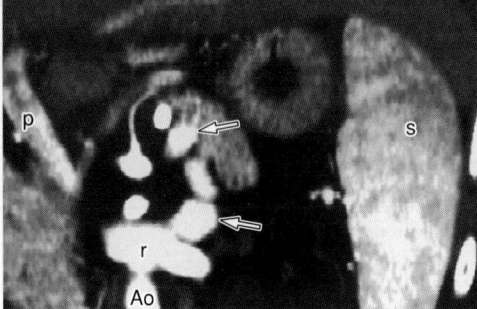

と，体循環系の中，下直腸静脈との吻合を経て，内腸骨静脈から下大静脈へ流れる．
④上腸間膜静脈系　十二指腸静脈の分枝が，後腹膜で体循環系の静脈と吻合する．あるいは上腸間膜静脈の支流が腸間膜や結腸間膜根部で後腹膜静脈と吻合する．
⑤臍静脈系　門脈左枝から再開通した臍静脈，傍臍静脈を経て腹壁の静脈へと門脈血が流れ（図1），臍部に静脈瘤を形成する．これは，caput medusae として知られているものである．

この他，稀に，静脈管が再開通して門脈と下大静脈の直接短絡が形成されることがある．

Q：図8Bの矢頭で示す解剖構造は何か？

B．向肝性側副路（図9）

脾静脈の閉塞に対しては，
①脾静脈→短胃静脈→胃冠状静脈→門脈
②脾静脈→胃大網静脈→上腸間膜静脈→門脈
③②の胃大網静脈の代わりに腸間膜の Barkow 弓状静脈が発達した系

の3つが主な向肝性血行路として働く．また門脈自体の閉塞に対しては，膵頭，十二指腸，総胆管，胆嚢周囲の小静脈が互いに吻合して細かい側副血行路を形成する．その形態から，
④**門脈周囲海綿腫状静脈叢** cavernomatous transformation of the portal vein とよばれる（図10）．

これらの側副路はすべて注意しているとCTでも認められる．なかでも食道胃静脈瘤，脾腎短絡および後腹膜への側副路と臍（傍臍）静脈は，頻度も多くCTでも描出しやすい．また外科手術や血管拡張術を前提とする場合には，種々の血管造影法を必要とするが，大まかな門脈血流動態の把握や，食道静脈瘤硬化術の評価には**経脾門脈シンチグラフィ** splenoporto-scintigraphy が有効である（図11）[3]．

> **ポイント 36**　門亢症では側副路を探す

A：左副腎（271頁）．脾腎短絡路は下横隔膜静脈・左副腎静脈を経て左腎静脈に達することが多い．

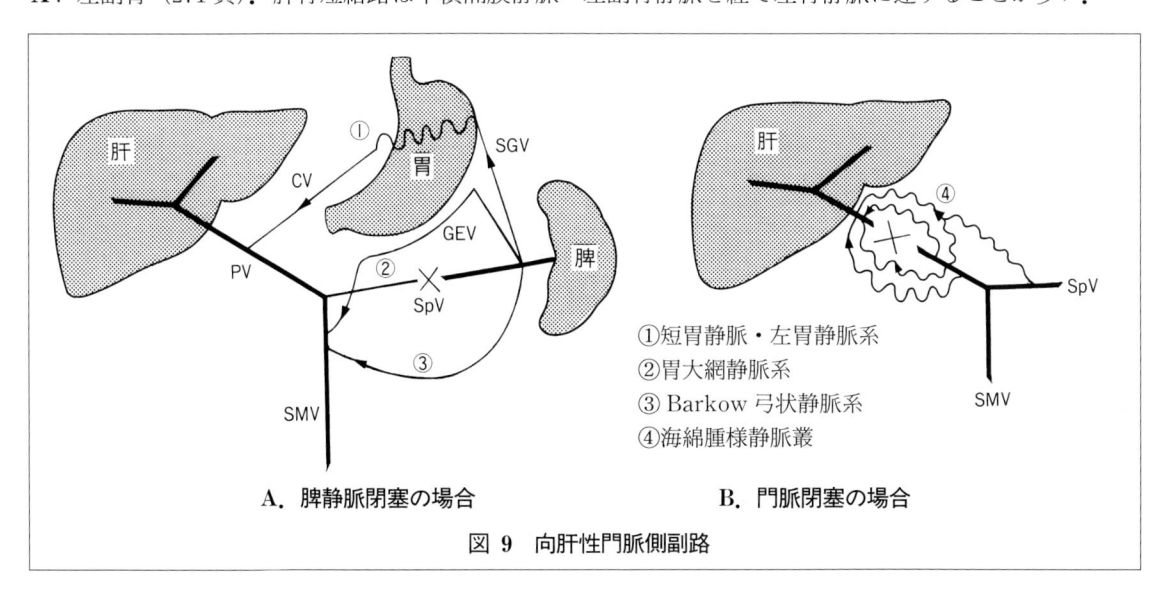

①短胃静脈・左胃静脈系
②胃大網静脈系
③Barkow 弓状静脈系
④海綿腫様静脈叢

A．脾静脈閉塞の場合　　B．門脈閉塞の場合

図9　向肝性門脈側副路

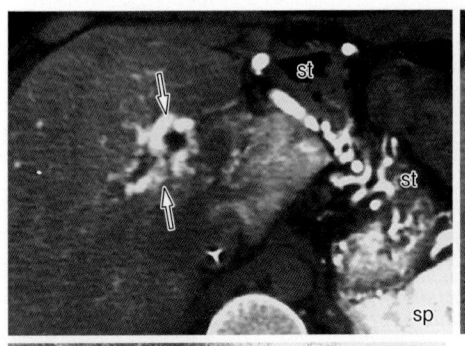

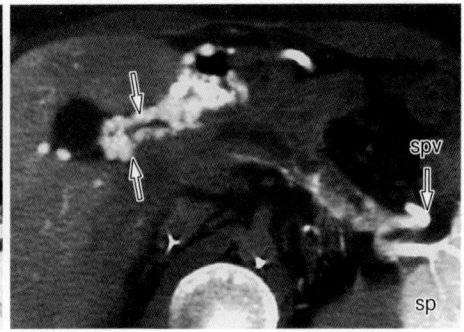

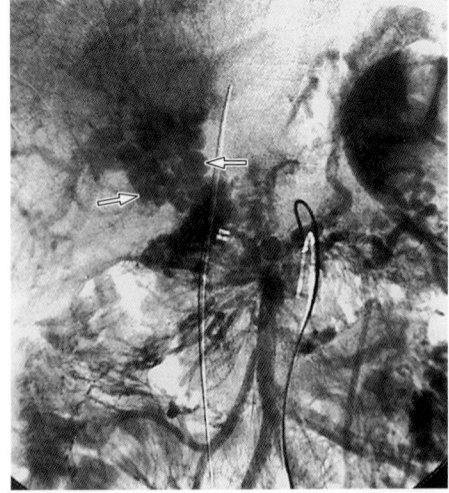

図 10 交通事故による膵損傷，脾静脈・門脈閉塞後
A，B．脾動脈から造影したCTAP．脾(sp)→脾静脈(spv)→胃(st)周囲の側副血行路→門脈周囲海綿腫状静脈叢（矢印）とつながる．
C．上腸間膜動脈造影門脈相

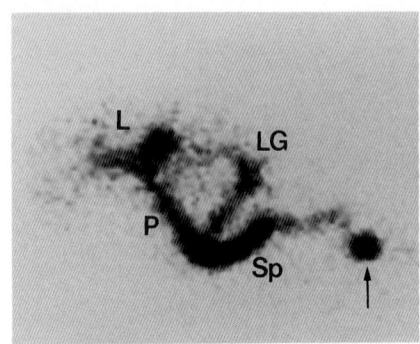

A．拡張した左胃静脈(LG)の描出
脾内穿刺部(↑)から脾静脈(Sp)に流れ，門脈(P)から肝(L)へ向かう血流と，左胃静脈(LG)への血流比がわかる．

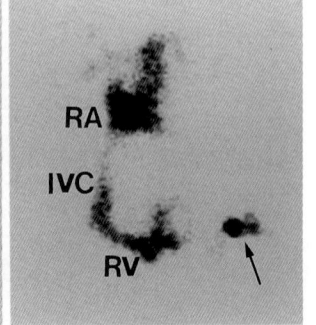

B．脾腎短絡の描出
脾静脈から門脈・肝へは全く流れず，左腎静脈(RV)から下大静脈(IVC)右房(RA)に流れる．

図 11 経脾門脈シンチグラム

文献
1) Verness M, et al: Use of intravenous liposoluble contrast material for the examination of the liver and spleen in lymphoma. JCAT 5: 709, 1981.
2) Gray H: "Anatomy of human body" 28 th ed, 1966, p 772, Lea & Febiger, Philadelphia.
3) 日原敏彦，他：経脾RI門脈造影による食道静脈瘤硬化療法の評価．日医放誌 28: 888, 1988.

STEP 37

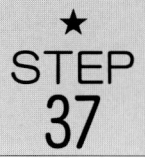

SH　42歳男性

健診の超音波検査で脾に高エコー腫瘤を指摘された．

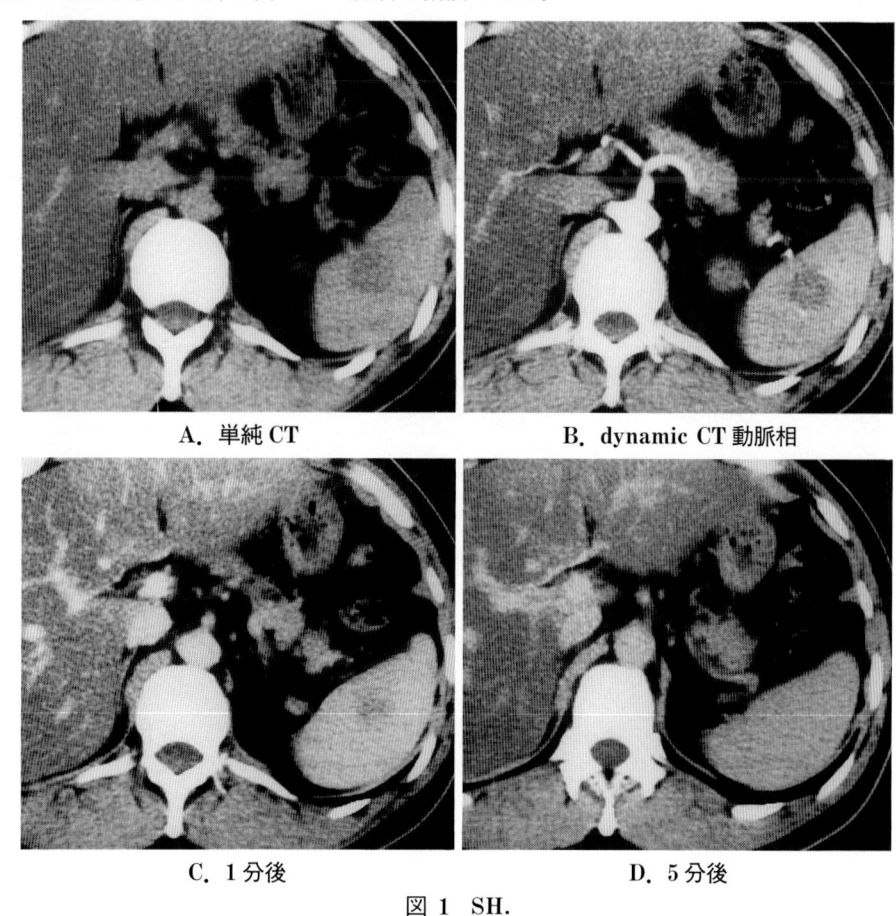

A．単純 CT
B．dynamic CT 動脈相
C．1 分後
D．5 分後

図 1　SH．

CT 所見▶①単純 CT で脾に低濃度病変（2.5 cmφ）を認める．脂肪肝である．
②dynamic CT 動脈相では，腫瘤辺縁に点状の濃染 2 カ所を認める以外は造影効果を示さない．1 分後腫瘤内部の濃度上昇を認め，5 分後には脾実質と区別できない．
診断▶脾海綿状血管腫
脂肪肝

コメント　脾腫瘍

脾の原発腫瘍は稀である．良性腫瘍では**海綿状血管腫**，**リンパ管腫**，両者の混合型，**過誤腫**を経験して

2．肝・胆・膵・脾　105

表　脾腫瘍

1. 良性腫瘍
   血管腫，リンパ管腫，過誤腫，線維腫
2. 悪性腫瘍
   悪性リンパ腫，血管肉腫，転移性腫瘍

いるのみである(表)．海綿状血管腫は肝の場合と同様内部の血流は遅く，遅い相で造影効果を示すが，動脈相では正常脾組織が斑らに濃染する(図2)ため，腫瘍周辺部の濃染を把握し難い．リンパ管腫(図3)は一見嚢胞状にみえても多数の隔壁を有し，嚢胞類似腫瘤多胞型ないし蜂巣型を示す(10頁)．海綿状血管腫やリンパ管腫は脾全体を占めるほど大きいこともある[1]．また，他臓器にもリンパ管腫を認めることも少なくない．

過誤腫 hamartoma とは，"正常な構成成分が異常な割合"で存在する腫瘤状病変である．脾は線維性の被膜とこれから内部に伸びる脾柱を骨格構造とし，内部の構成成分は白脾髄 white pulp と赤脾髄 red pulp である．脾柱には血管とともにリンパ管も存在する．白脾髄は小リンパ球などの細胞密集部分であり，赤脾髄には血液を充満した脾洞があり，もともと"血管腫様組織"である．したがって，後者の多い過誤腫は組織学的にも血管腫と類似しており，鑑別に脾洞内皮に対する組織免疫染色を必要とすることもある[2]．画像的にも遅くまで造影効果が持続し(図4)，血管腫との鑑別は必ずしも容易ではない（臨床的には意義がない）が，**平衡相以降まで長く造影効果が続く脾腫瘤は良性**とすることができる[3]．白脾髄を主とする過誤腫はまれである．また，リンパ管腫と区別できないようなリンパ管を主体にした過誤腫もまれに存在するが，この区

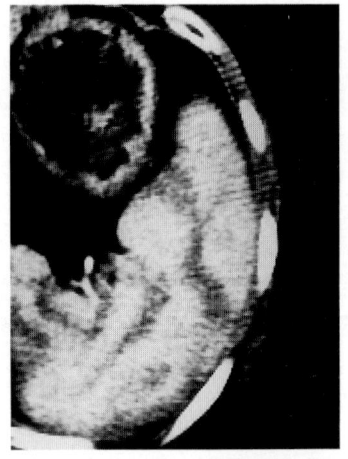

図2　dynamic CT動脈相における脾実質の斑らな濃染

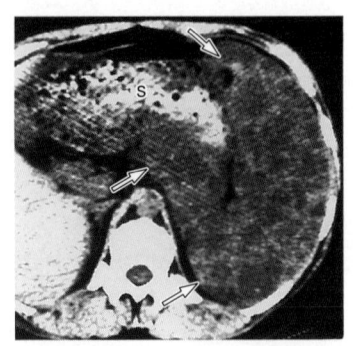

図3　脾リンパ管腫．単純CT．
s 胃

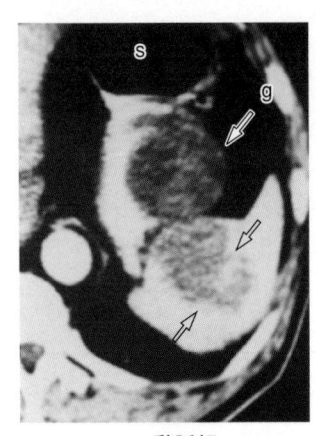

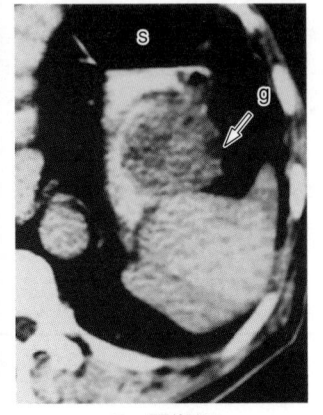

A．動脈相　　　B．平衡相
図4　脾過誤腫（矢印）．
　　g 胃のGIST，s 胃（造影剤＋）．

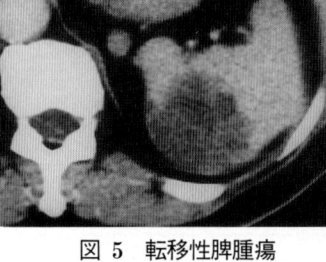

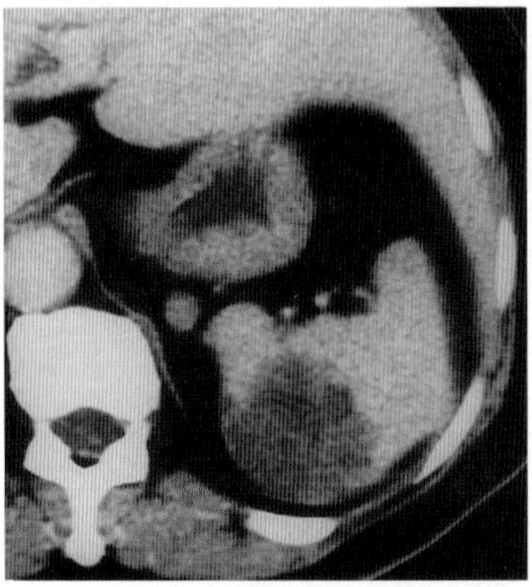

図5　転移性脾腫瘍
　　（結腸癌）

別も臨床的には意義がない[4].

　脾には血流の多い割には転移性腫瘍は少ない．すでに他の臓器に転移していることが多く，また肝と比べ非門脈領域からの転移が相対的に多い．CT 上は，造影の有無にかかわらず非特異的な低濃度巣として描出される（図5）（悪性リンパ腫については100頁参照）．

> **ポイント 37** 脾腫瘍——まず血管腫，過誤腫，リンパ管腫と転移巣

文献
1) Komatsuda T, et al: Splenic lymphangioma. US and CT diagnosis and clinical manifestations. Abd Imaging 24: 414, 1999.
2) Falk S, et al: Hamartomas of the spleen: a study of 20 biopsy cases. Histopathology. 14: 603, 1989.
3) Ohtomo K, et al: CT and MR appearances of splenic hamartoma. J Comput Assist Tomogr 16: 425, 1992.
4) Narita T, et al: Lymphangiomatous hamartoma of the spleen. Path Research Practice 191: 1165, 1995.

STEP 38〜39 ★★★★

YK　62歳男性　上腹部痛，発熱，白血球増加

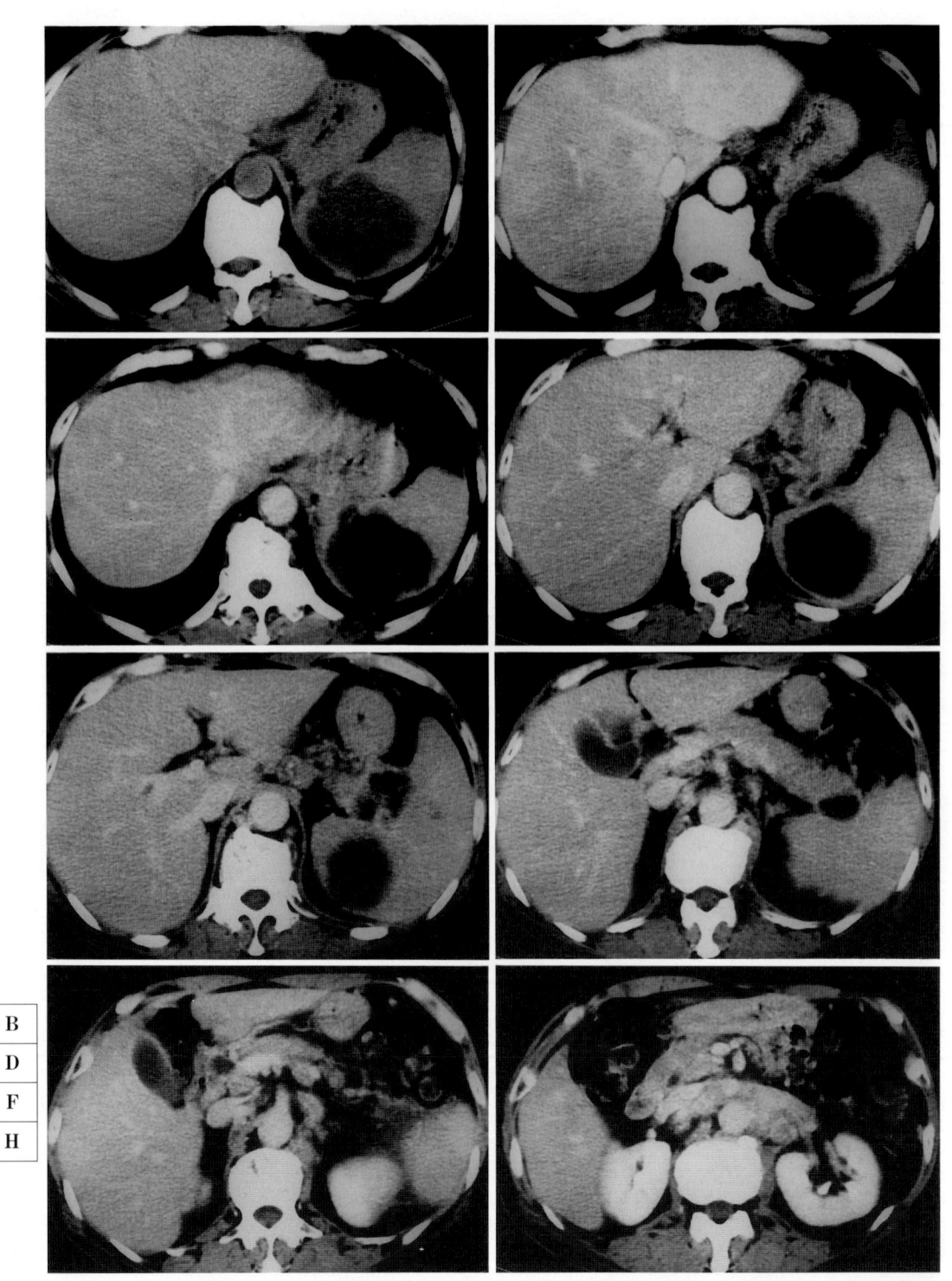

A	B
C	D
E	F
G	H

図1　YK．A．単純CT，B．dynamic CT 1分後，C〜H．平衡相

CT所見▶①単純CTで脾内にやや不整形をした低濃度病変を認める．dynamic CTではこの腫瘤の周囲と脾の前端の染まりが悪く，平衡相ではこの部分も脾実質と同様の造影効果を示す．
②脾門部から膵尾部にも同様の低濃度病変を認め，膵尾部周囲の脂肪織に浸潤像を認める．
③左腎静脈レベルで傍大動脈リンパ節の腫大を認める．

超音波所見▶脾および脾門部の腫瘤は不整形で内部エコー，内部構造を欠く．脾腫瘤の周囲は帯状に脾実質より少し低エコーである．

診断▶次の3つの診断が考えられた．
①膵尾部に限局した急性膵炎，および膵尾部と脾内偽囊胞形成．
 これだけでは傍大動脈リンパ節腫大は説明できないので，
②脾および脾門部の偽囊胞の感染による，あるいは偽囊胞とは関係のない膿瘍と2次性傍大動脈リンパ節の腫大．
 偽囊胞の感染でないとすれば，脾膿瘍は通常免疫能に異常のある場合に生じる[1]ので，
③悪性リンパ腫と脾，脾門部膿瘍の合併

最終診断▶リンパ節生検により悪性リンパ腫と診断された．脾および脾門部病変は膿瘍であったが，同時に悪性リンパ腫細胞も検出された．

コメント　脾囊胞性病変

　表に脾に認められた囊胞性病変をまとめた．包虫症，陳旧性血腫では，壁の石灰化を伴いやすい（図3）．膿瘍では辺縁がやや不整（図1）な傾向があり，リンパ管腫では内部に多数の隔壁を有する（ステップ37図3；106頁）．また転移性腫瘍でも一見囊胞状にみえることがあるのは，転移性肝腫瘍の場合と同じである（図4，ステップ24図3，4；79頁）．

　また脾は，肝とともに大きな被膜下血腫を形成しやすい臓器である．これはその形態から容易に診断される（図5）．脾梗塞は一般に島状・楔状の低濃度巣を形成し囊胞性病変とは区別される．また慢性化する

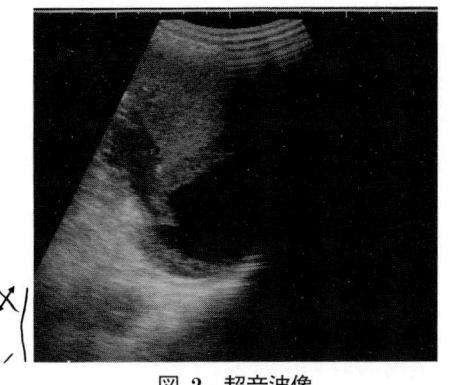

図2　超音波像

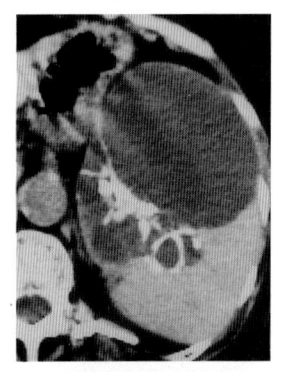

図3　壁石灰化を有する多発性脾囊胞（非包虫性）．単純CT．

と病変部が萎縮し，くびれを生じる（図6）．また脾機能亢進症に対する治療として**部分的脾塞栓術（PSE）**が施行されるが，この際の梗塞部分の評価にはCTが最も適している．

表　脾嚢胞性病変

1. 真性嚢胞
2. 包虫症
3. 陳旧性血腫，梗塞
4. 膵炎による偽嚢胞
5. 嚢胞性腫瘍
   リンパ管腫，奇形腫（類皮嚢腫），類表皮嚢腫，過誤腫，転移性腫瘍
6. 膿瘍

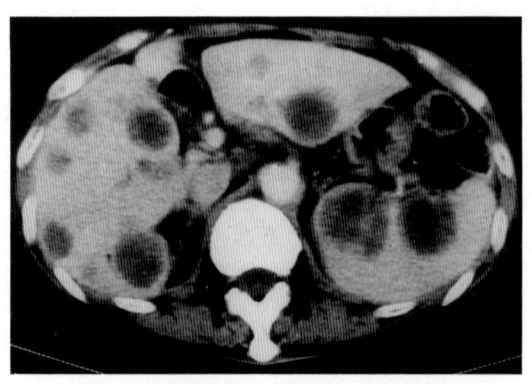

図4　"嚢胞"様肝転移巣と脾転移巣
（原発：子宮内膜癌）

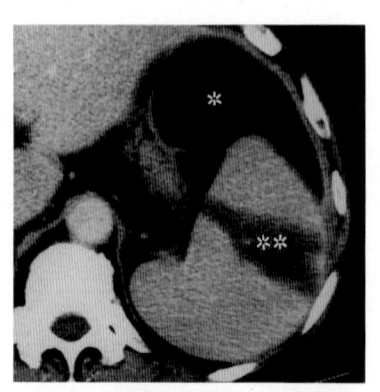

図5　脾被膜下血腫（＊）と実質内血腫（＊＊）
（すでに融解し低濃度となっている）

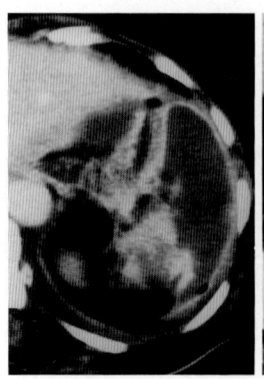

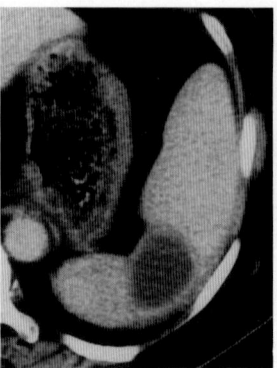

A．比較的新しく辺縁のみ造影効果を示す
B．やや古く，萎縮を認める
C．陳旧性で部分的萎縮が著明（矢印）

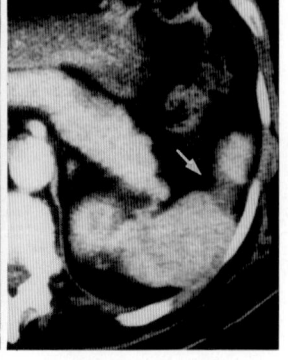

図6　脾梗塞

ポイント 38　脾膿瘍は免疫能低下に伴いやすい

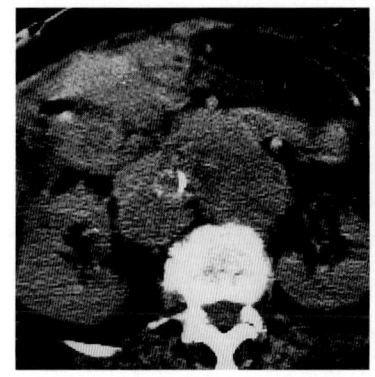

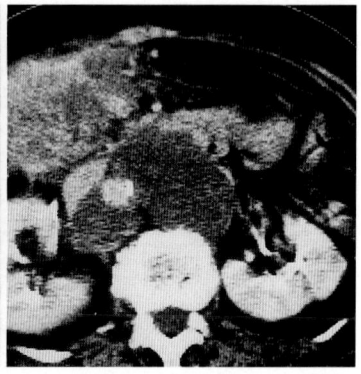

A. 単純 CT　　　　　　　　B. 造影 CT
図 7　傍大動脈リンパ節腫大（胃癌転移）

コメント　後腹膜リンパ節

　後腹膜，特に腎レベルの傍大動脈リンパ節腫大は，悪性リンパ腫の他に，転移性腫瘍でみられる．一般に直径 15 mmφ 以上を陽性とする．いくつかのリンパ節が複合して腫瘤を形成することが多い．大動脈や大静脈と単純 CT での濃度はほぼ同じで，造影によりリンパ節の造影効果が低いことから区別される（図 7）．また下大静脈奇形とも区別される（290 頁）．骨盤臓器（子宮，卵巣，前立腺，膀胱），精巣や腎からの転移が多いとされるが，本邦では胃癌の転移も多い．内・外腸骨リンパ節から傍大動脈に沿い，第 12 胸椎レベルで乳び槽を形成し，胸管を経て鎖骨上窩リンパ節に流れるのがリンパの本流で，リンパ節転移もこの方向に進展するが，**精巣，卵巣，腎からは腎門レベルの傍大動脈リンパ節にまず転移する**．また，いったん，下流（頭側）のリンパ流が転移巣により閉塞すると上流（尾側）に向かって進展する．胃癌の転移でよくみられる．その他，反応性リンパ節炎，サルコイドーシスなどでもリンパ節腫大を認める．いずれの腫大も CT 像は非特異的で区別できない．また放射線照射や化学療法により低濃度化することが多い．

ポイント　39　傍大動脈リンパ節腫大——まず悪性リンパ腫と転移を考える

文献　1) Lawhorne TW Jr, et al: Splenic abscess. Surgery 79: 686, 1976.

STEP 40 胆道の解剖

コメント　胆道の解剖

胆管 bile ducts と胆嚢 gallbladder を合わせて胆道 biliary tract とよぶ．肝左葉または右葉内の胆管が合流してそれぞれ左肝管と右肝管となる．左右肝管は合流して総肝管となり，さらに胆嚢管が合流すると総胆管と名を変える（図1）．このあたりでは，横断面で門脈の右前に胆管，左前に肝動脈を認める（図1B）．胆嚢管の合流部には変異が多く，膵頭部で合流することも珍しくない．総胆管は膵頭の背後から内部を貫き，その末端で主膵管（**Wirsung***管）と合流し，共通管となって十二指腸に開口する（図2）．この部分も破格が多く，共通管を形成せずに別々に開口することもある．共通管は十二指腸壁を斜めに貫き，その縦走筋およびこれから派生する括約筋（Oddie）により開閉する．この共通管が十二指腸壁外まで存在すると膵管と胆管は自由に交通することになり，膵炎，胆管拡張症などの原因となると考えられている（**膵管胆管合流異常**）．

ポイント 40　門脈の右前に胆管，左前に動脈

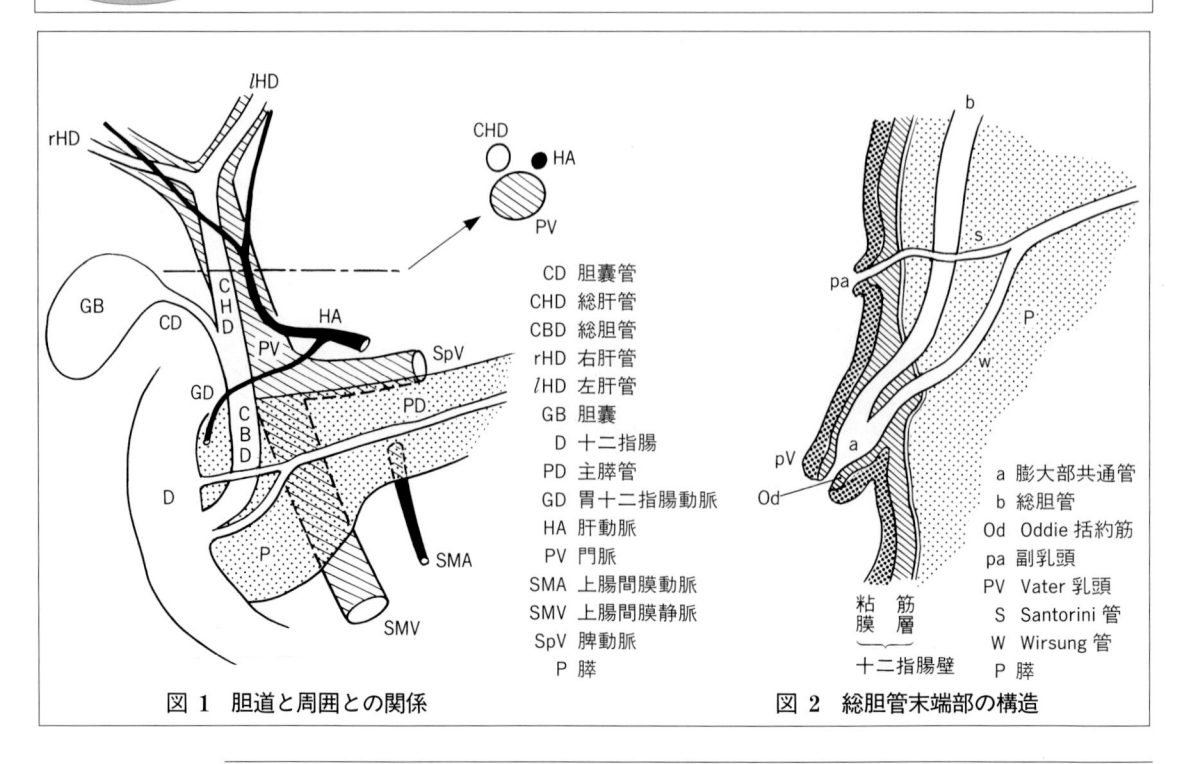

図1　胆道と周囲との関係

CD　胆嚢管
CHD　総肝管
CBD　総胆管
rHD　右肝管
lHD　左肝管
GB　胆嚢
D　十二指腸
PD　主膵管
GD　胃十二指腸動脈
HA　肝動脈
PV　門脈
SMA　上腸間膜動脈
SMV　上腸間膜静脈
SpV　脾動脈
P　膵

図2　総胆管末端部の構造

a　膨大部共通管
b　総胆管
Od　Oddie 括約筋
pa　副乳頭
PV　Vater 乳頭
S　Santorini 管
W　Wirsung 管
P　膵

* Johann G Wirsung（〜1643）はドイツ，Giovanni D Santorini（1681〜1737）はイタリアの解剖学者．

STEP 41〜44 ★★★

BS　48歳女性　黄疸，腹痛

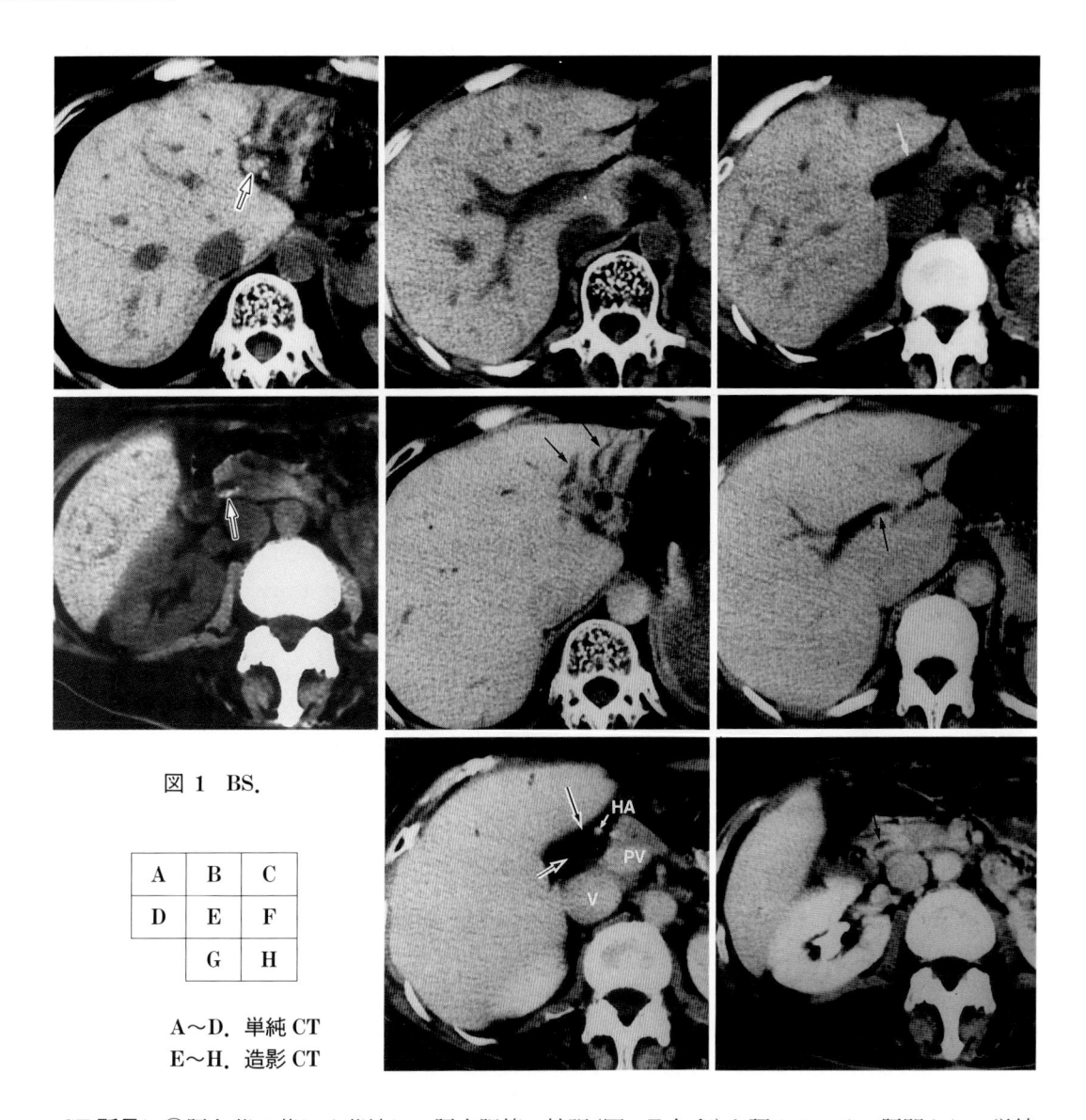

図1　BS.

A	B	C
D	E	F
	G	H

A〜D．単純CT
E〜H．造影CT

CT所見▶①肝左葉は著しく萎縮し，肝内胆管の拡張(図1E矢印)を認める．その肝門よりに単純CTで肝実質より少し濃度の高いものがあり（図1A矢印），肝内結石と思われる．
②右肝管（図1F矢印）および前・後区域の胆管拡張を認め，肝外胆管（図1C, D, G, H矢印）の拡張も認められる．
③総胆管末端（図1D矢印）にはやや濃度の高い陰影がある．造影後は肝内結石と同様，周囲組織と区別ができない（図1H）．

2．肝・胆・膵・脾　　113

診断▶肝内胆管結石，総胆管結石

コメント　胆管拡張

　超音波では，正常な肝内胆管も門脈に平行する細管として描出され，拡張すると門脈とともに2連銃様にみえ，"**parallel channel**"あるいは"**shotgun**" sign と呼ばれる[1,2]．CT では拡張のない肝内胆管を認めることはできない．拡張した胆管（内容は胆汁）は門脈（血液）に比べ濃度が低いので，単純 CT でも濃淡2つの平行する樹枝状構造を区別できる（図2A）が，造影 CT では血管が肝実質と同濃度となり"消える"ので，拡張した胆管の検出はより容易となる（図2B）．**肝内胆管の拡張は閉塞性拡張と先天性拡張**（124頁）**に大別される**．前者は末梢へ向かって少しずつ細くなっていくのに対し，後者は肝門部付近で嚢状ないし円筒状で急に拡張がなくなる（図3）[3]．**拡張した胆管を下流に追跡していく**．横断面では膵上部肝外胆管が門脈の右前，固有肝動脈が左前方に位置することに注意する．肝内胆管，肝外胆管，胆嚢，膵管の拡張，腫瘤や結石の有無を考慮して閉塞部位を決定する．CT により，閉塞部位は 90％以上の正確度で診断されるが，閉塞原因の正診率は 60～70％である．

> **ポイント　41　拡張した胆管を発見したら下流へ追跡する**

図2　閉塞性肝内胆管拡張

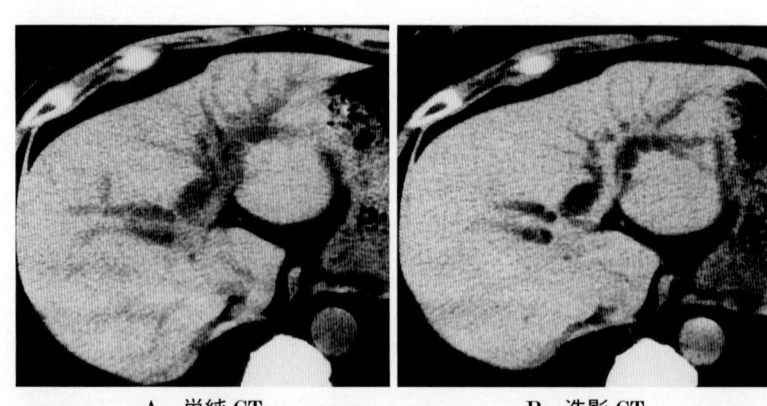

A．単純 CT　　B．造影 CT

図3　先天性胆管拡張症

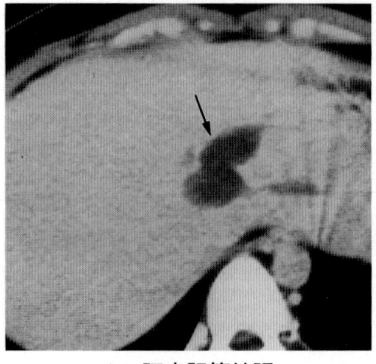

A．肝内胆管拡張　　B．総胆管拡張

コメント　胆管結石

　胆道結石は，①胆嚢のみに認められる，②胆嚢と胆管に認められる，③胆管のみに認められる症例に大別される．日本では，①：②：③＝75％：9％：16％である．また全体におけるコレステロール結石と色素結石の割合は3：1と前者が増加しているが，胆管結石のみの群では1：5.7と色素結石，すなわちCTで高濃度に描出されるものが多い[4]（図4）．また肝内結石は大部分が色素結石である[5]．しかし次の2点に注意する必要がある．
1．胆管結石には，CTで全く確認できないものもある．
2．石灰分を有していても，その濃度は必ずしも骨のように高濃度とは限らず，造影すると濃度の高くなった軟部組織と区別し難いことがある（図1）．

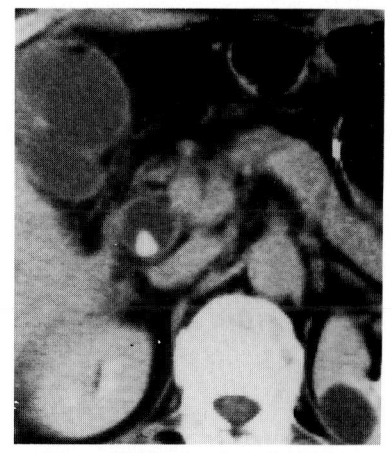

図4　濃度の高い総胆管結石．造影CT

ポイント 42　胆管結石の診断には単純CTが必要

コメント　肝内胆管結石と肝石灰巣

　肝内胆管結石はビリルビン（色素）結石が多く，CTで高濃度に描出される．これと区別すべきものに肝実質の石灰巣がある．多くは陳旧性肉芽腫である結核性石灰巣で，胆管結石と比べると濃度はさらに高く，胆管拡張を伴わない（図5）．胆管結石には比較的濃度の低いものもあり，造影するとかえって結石と確認できないことがあるので注意を必要とする．

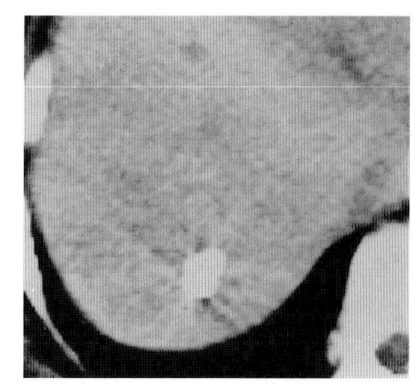

図5　肝石灰巣　胆管拡張を伴わない．

ポイント 43　肝内胆管結石は石灰陰影と胆管拡張

コメント　CTと胆嚢結石

　胆石は，コレステロール，ビリルビンカルシウム，炭酸カルシウムを主成分とする．そのうちコレステロールのみから成る結石を純コレステロール結石と呼び，全体の約10％を占め，CTでも高濃度にならない．CT所見はそのカルシウム含有量で異なる．全体が石灰濃度を示す（図6A），部分的に石灰濃度を示す（図6B），胆汁と等濃度で検出できない，胆汁より低濃度を示す（図6C）などさまざまである．CTの胆嚢結石検出率は超音波に比べ劣るが，そのカルシウム含有量をある程度知ることができ，**胆石溶解剤**などの適用の判断に役立つという利点がある．

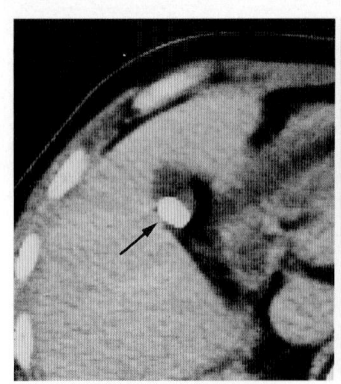

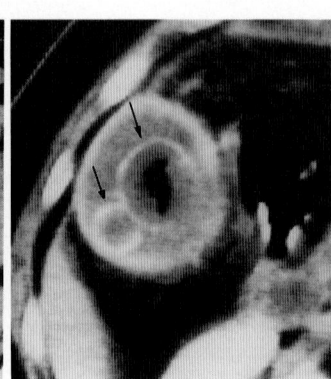

A. 全体石灰濃度　　B. 輪状石灰濃度と中央低濃度　　C. 全体低濃度
（純コレステロール結石）

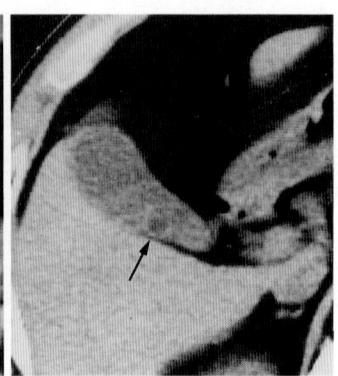

図6　胆石のCT像

> **ポイント　44　胆嚢結石は必ずしも石灰濃度を示さない**

文献
1) Conrad MR, et al: Sonographic "parallel channel" sign of biliary tree enlargement in mild to moderate obstructive jaundice. AJR 130: 279, 1978.
2) Weill F, et al: Ultrasonic study of the normal and dilated biliary tree. (The "shotgun" sign). Radiology 127: 221, 1978.
3) Araki T, et al: CT of choledochol cyst. AJR 135: 729, 1980.
4) Nagase M, et al: Present features of gallstones in Japan. A collective review of 2114 cases. Am J Surg 135: 788, 1978.
5) 久次武晴：肝内結石症に対する治療対策．外科治療 34: 409, 1976．

STEP 45

OJ　62歳男性　黄疸

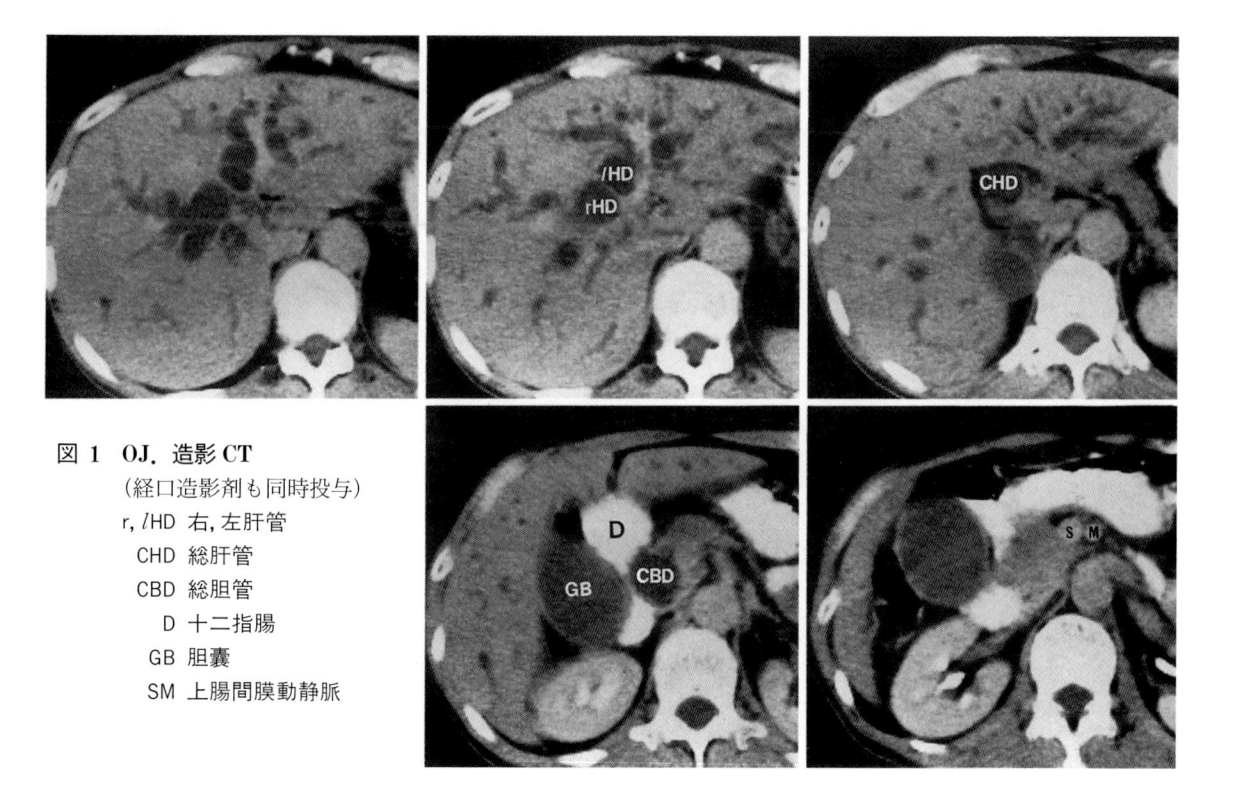

図1　OJ．造影CT
（経口造影剤も同時投与）
r, lHD　右，左肝管
CHD　総肝管
CBD　総胆管
D　十二指腸
GB　胆嚢
SM　上腸間膜動静脈

CT所見▶ ①肝内胆管は，びまん性閉塞性拡張を示している．
②肝外胆管は膵頭上部まで拡張している．
③胆嚢も腫大緊満している．
④膵頭部は軽度腫大しているが内部は均一である．
⑤上腸間膜静脈・門脈はintactである．

診断▶ 比較的小さな膵癌，あるいは，膵頭内胆管癌を考えたが，外科手術の結果は後者であった．

コメント　肝外胆管癌　carcinoma of the extrahepatic bile ducts

　肝外胆管腫瘍は，そのほとんどが腺癌で，粘液を産生するものとしないものがある．良性腫瘍（腺腫・乳頭腫・神経鞘腫・平滑筋腫など）は臨床的にはきわめて稀である．腺癌の大半はスキルス状の胆管壁肥厚を示す（**壁肥厚浸潤型**）．この場合，腫瘍そのものをCTや超音波で描出するのは一般に困難であるが，時には診断可能である（図2，3）．腫瘤を形成する場合（**腫瘤形成型**，図4）や，胆管内乳頭状腫瘤を形成する場合（**管内乳頭型**）では分泌された粘液により腫瘍が描出され比較的容易に診断される（図5）．膵内胆管癌と膵癌との区別は一般に困難である（図1）．またVater乳頭癌も稀にCTで十二指腸内に突出するのが観察されることはあるが，一般に小さく，胆管癌，膵癌，膨大部共通管からの癌との区別は困難であり，コレステロール結石との区別も難しい．内視鏡，ERCP，乳頭部生検，胆汁細胞診などを必要とすることが多い．

　PTCD tubeから希釈した造影剤を注入して **CT cholangiography** を施行すると，閉塞部の形状（先細り像など）や胆管の全体像を把握しやすい（図6）．

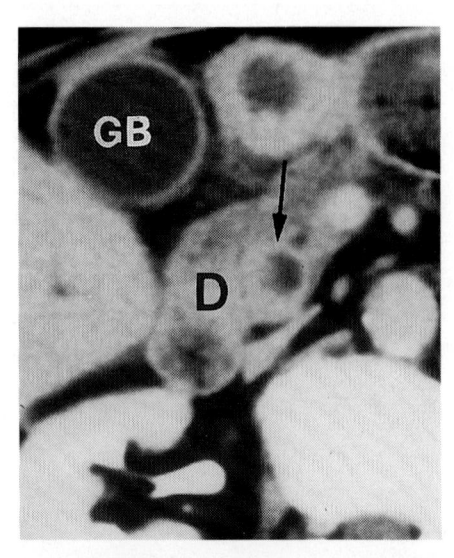

図2　壁肥厚浸潤型胆管癌
総胆管（矢印）の内側壁は円滑だが，外側壁は肥厚している．
D　十二指腸，GB　胆嚢

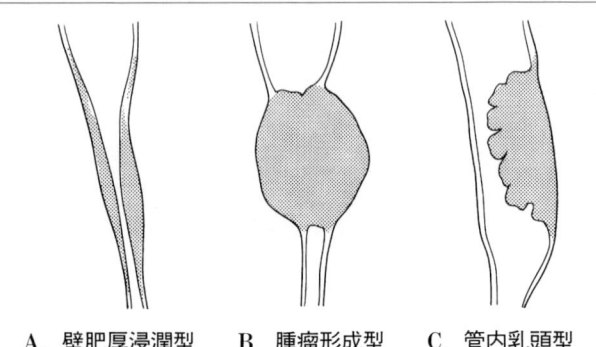

A. 壁肥厚浸潤型　　B. 腫瘤形成型　　C. 管内乳頭型
図3　肝外胆管癌の3型

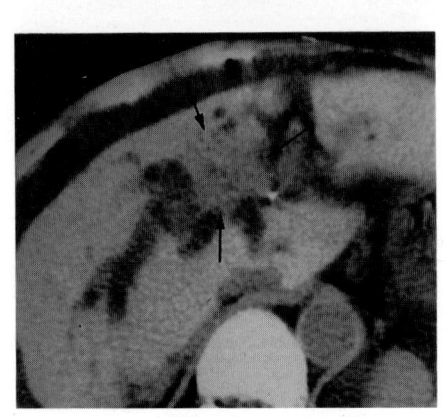

図4　腫瘤形成型総肝管癌

図 5　管内乳頭型総胆管癌

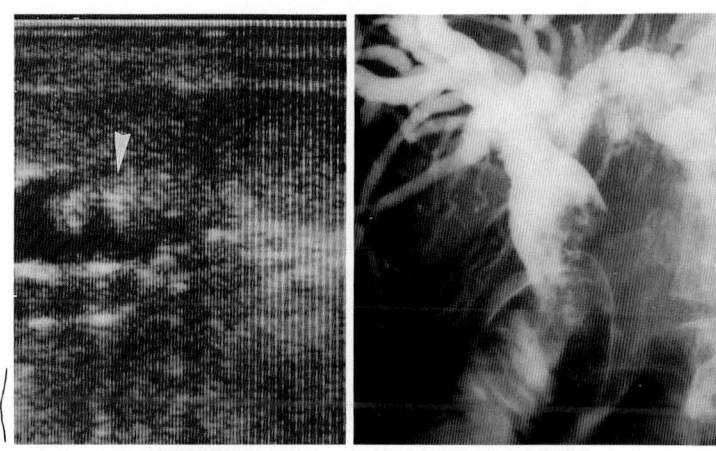

A. 超音波像　　　　B. PTC 像

A　　　　　　　　　　　　　　　　B

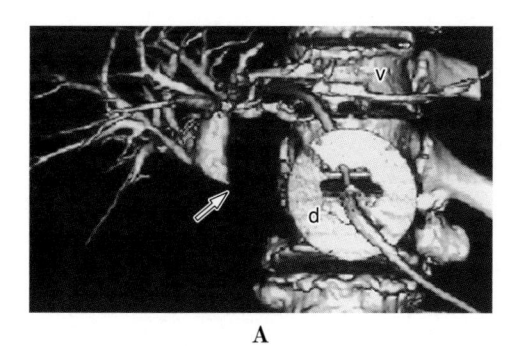

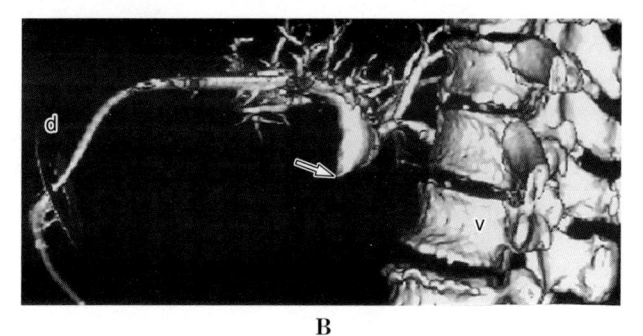

図 6　PTCD-tube から造影剤を投与した CT cholangiogram. 総肝管癌. 正面やや左から(A)と左側面から (B) 見た 3 D 表示.
　　　矢印　総胆管の先細り, d　体表面の固定 disc, v　脊椎.

> **ポイント　45　肝外胆管癌は壁肥厚浸潤型腺癌が多い**

STEP 46〜47 ★★★

BD　72歳女性　腹痛

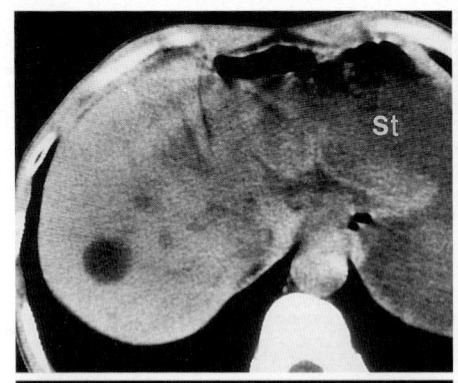

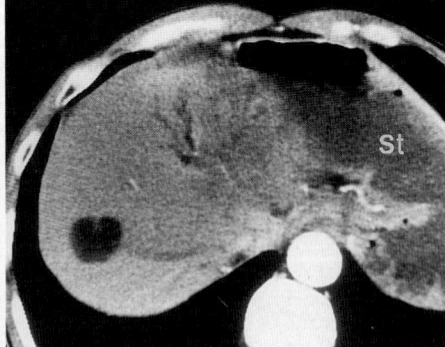

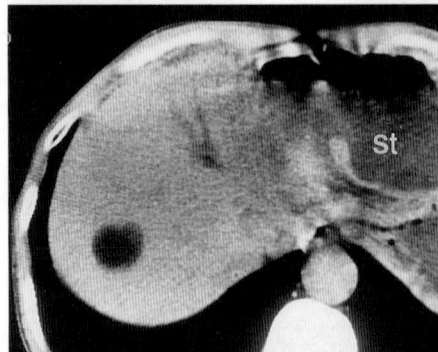

図1　BD.
A. 単純CT
B. dynamic CT 動脈相
C. 造影CT

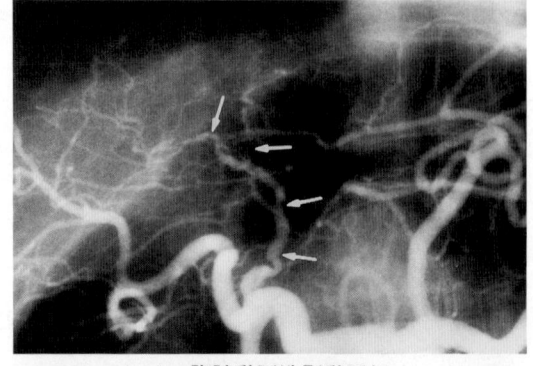

A. 腹腔動脈造影動脈相

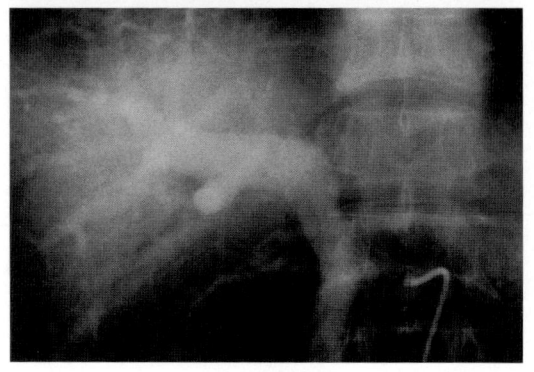

B. 同門脈相
図2　BD.

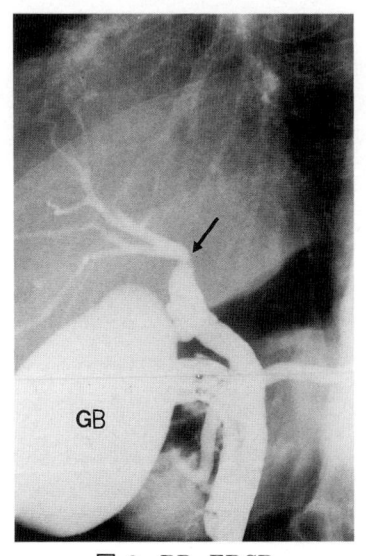

図3　BD. ERCP

CT 所見▶ ①肝右葉前上亜区（S 8）と後上亜区（S 7）の境界に 2.5 cmφ の囊胞を認める．
②肝左葉内側区（S 4）の限局性肝内胆管拡張を認め，その内側後方は辺縁不鮮明に濃度が低く，dynamic CT 動脈相でも濃染しない．

CT 診断▶ 胆管癌

血管造影▶ 腹腔動脈造影動脈相（図 2 A）では中肝動脈の広狭不整（矢印）を認める．また門脈相（図 2 B）では門脈左枝が完全に閉塞している．

ERCP▶ 逆行性胆管造影（図 3）では左肝管は描出されず，総肝管上部の狭窄を認める（矢印）．

最終診断▶ 胆管癌（左肝管から総肝管に及ぶ）

コメント　肝内胆管癌（intrahepatic cholangiocarcinoma）

　肝内胆管由来の円柱，立方上皮からなる腺癌で，肝硬変の合併は少ない．好発年齢は 60 歳台で性差はない．CEA，CA 19-9 が高率に高値を示すが，AFP は陰性である．肝外胆管癌と同様（ステップ 45 図 3；118 頁），硬い腫瘤を形成するもの（腫瘤形成型，末梢型；46 頁），胆管および Glisson 鞘に沿って浸潤するもの（壁肥厚型，図 1），胆管内に乳頭状に発育するもの（図 4，5），および囊胞腺癌（77 頁）に大別される．90％以上は腫瘤形成型ないし壁肥厚型である．腫瘤形成型でも正常部との境界は浸潤成長を示し，結節型肝細胞癌のような偽被膜は稀であるが，肝細胞癌との混合型も存在する．壁肥厚型では早期から胆管を閉塞，局所的な胆管拡張を示すことが多い．肝細胞癌，胆管細胞癌，混合型の症例数は 80.7％，16.5％，2.6％と報告されており[1]，胆管細胞癌は肝細胞癌に比べて少ない．剖検では，肝細胞癌，胆管細胞癌ともに肺への転移が最も多く，それぞれ 41.1％，44.5％，リンパ節転移はそれぞれ 34.9％，52.2％，直接他臓器浸潤は 17.4％，32.3％といずれも胆管細胞癌で多い[1]．転移リンパ節の部位は肝細胞癌の場合と同様である（54 頁）．

　乳頭型胆管細胞癌は胆管細胞癌全体の 3〜5％であるが，腫瘤形成型や壁肥厚型に比べて悪性度は低く，予後が期待される腫瘍で臨床的な意義は大きい[2]．胆管閉塞による上流胆管の拡張のみならず，胆管内に粘液を大量に分泌して下流の胆管まで拡張することもある〔管内乳頭状粘液産生腫瘍（IPMT），図 5〕．

　胆管の腫瘍は膵の腫瘍に似ている．すなわち，その多くは desmoplastic な管腺癌（膵管腺癌，腫瘤形成型および壁肥厚型胆管癌）である．双方に IPMT と囊胞腺癌（腫）があり，いずれも管腺癌に比べ悪性度は低い．胆管と膵管がいずれも消化管（十二指腸）から憩室状に発生することを思い出せば納得できるであろう．

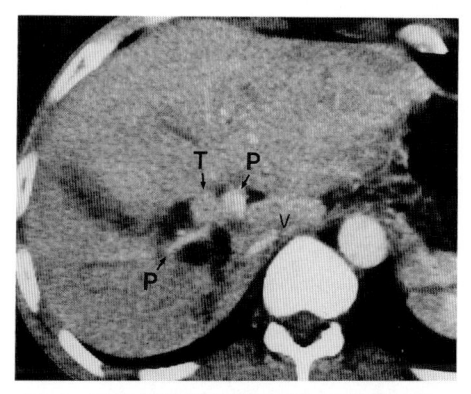

図 4　胆管内乳頭状胆管細胞癌の造影 CT
　　T　腫瘍，P　門脈枝，V　大静脈．

A	
B	C
D	E

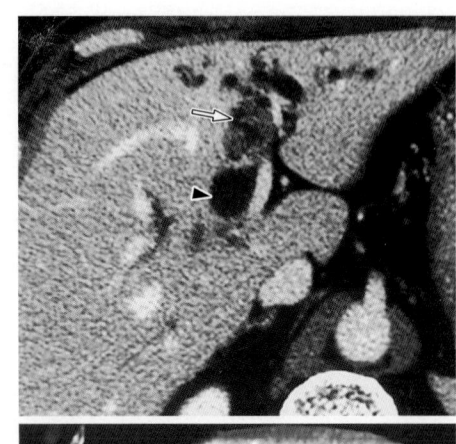

図5 左肝管内粘液産生乳頭腺癌（矢印）．A．造影CT，B．MPRによる矢状断，C．MPRによる冠状断，D．MRCP矢状断，E．MRCP冠状断．矢頭は拡張した下流の胆管．

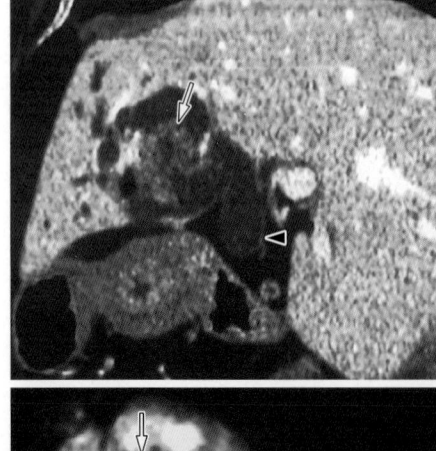

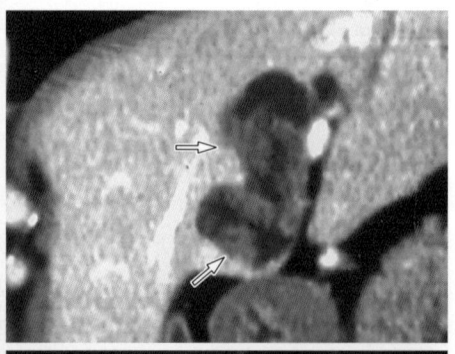

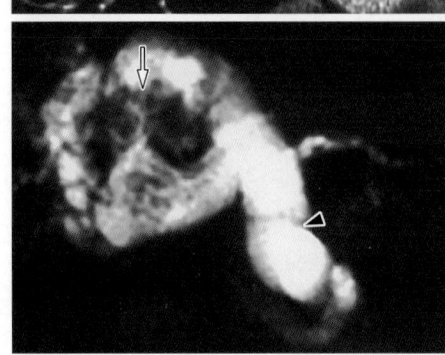

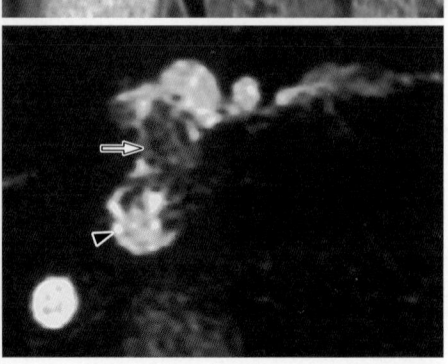

> **ポイント 46** 胆管細胞癌は乏血性で胆管拡張を伴うことが多い

コメント　限局性肝内胆管拡張　localized dilatation of intrahepatic bile ducts

肝内胆管拡張が片葉以下に限局した状態[3]．肝の予備能力は大きいため，左右いずれかの肝管より上流で閉塞しても黄疸を呈しない．このためCTや超音波で偶然発見されることが多い．閉塞の原因としては肝腫瘍および肝内胆管結石（図6）によることが多い．腫瘤形成型の腫瘍では原因診断は容易であるが，**浸潤型の肝内胆管癌では，限局性肝内胆管拡張のみが異常所見**ということが多く注意が必要である．

先天性の肝内胆管拡張は総胆管拡張症に伴うことが多い．Caroli病や総胆管拡張症を伴わない場合には胆管との交通をみるため，胆道造影剤の使用あるいは胆道シンチグラフィが必要である．

肝内胆管結石では，一般に慢性炎症による胆管壁の線維瘢痕化のため**結石除去後も拡張が消退しない**ことが多い．

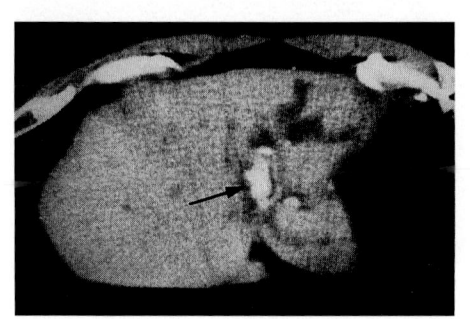

図6　肝内胆管結石（矢印）

> **ポイント 47**　限局性肝内胆管拡張ではまず結石と胆管癌に気をつける

文献
1) 荒木嘉隆，他：原発性肝癌—日本人肝癌の臨床統計的研究—．日本臨牀 34: 2231, 1974.
2) Yoon KH, et al: Malignant papillary neoplasm of the intrahepatic bile ducts: CT and histopathologic features. AJR 175: 1135, 2000.
3) Araki T, et al: Computed tomography of localized dilatation of the intrahepatic bile ducts. Radiology 141: 733, 1981.

STEP 48

JC　48歳女性　発熱

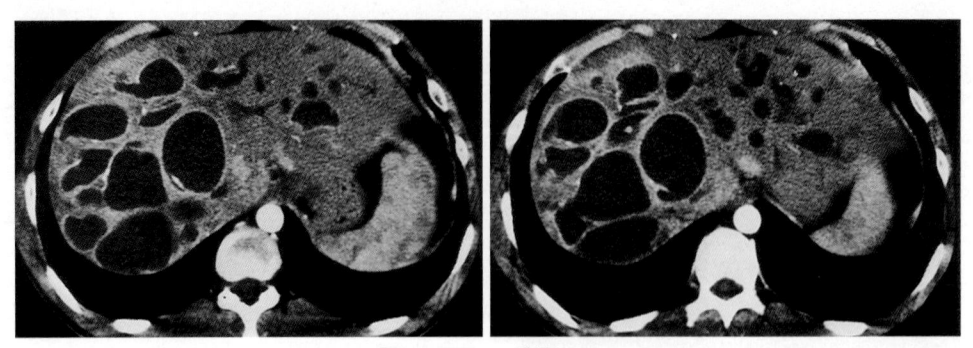

図1　JC．造影CT

CT所見▶ 肝内に多数の円形，楕円形あるいは紡錘形の囊胞を認める．この囊胞性腫瘤の辺縁あるいは中央に血管を認める（central dot sign）．

診断▶ Caroli病（pure form of Caroli's disease）

コメント　Caroli病

　本症はCaroli Jが"communicating cavernous ectasia of the biliary tree"と記述した病態で[1]，肝内胆管の囊状あるいは紡錘状の先天性非閉塞性拡張を特徴とする．広義のCaroli病にはCaroli自身が記述した**古典的Caroli病（pure form）**と**先天性肝線維症（congenital hepatic fibrosis）**に伴うCaroli病が含まれる[2]．前者は結石，胆管炎，肝膿瘍を生じやすいために，発熱や腹痛を訴えることが多い．7％に胆管癌を合併するとの報告もある（図2）[3]．画像的には図1が典型的で，一度見ておけば忘れられない．肝内に多数の囊状あるいは紡錘状の囊胞を認め，その周辺や内部に血管（門脈，肝動脈）を認める．"囊胞"の中心部に血管を擁する構造は **central dot sign** とよばれている．囊状に拡張した胆管が同じ門脈域にある血管を包み込んだものである（図3）．胆道排泄性の造影剤を投与すれば，"囊胞"が胆管と交通性であるこ

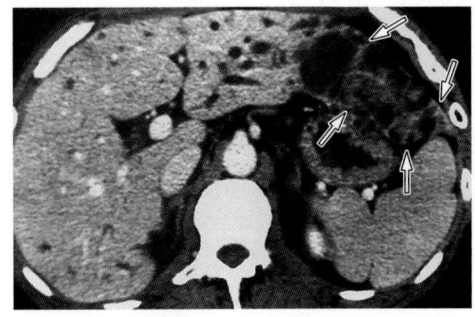

図2　癌（乳頭腺癌；矢印）を合併したCaroli病

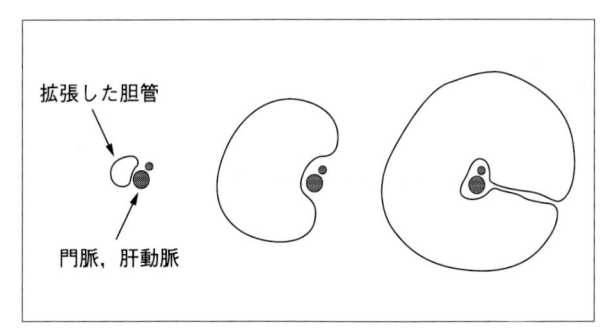

図3　central dot signの構造

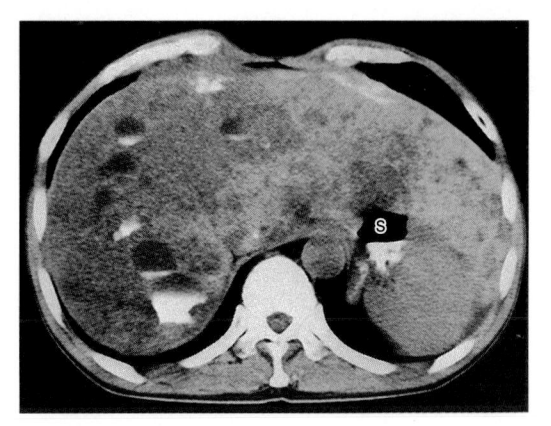

図 4 Caroli 病（pure form, 図 1 とは別症例）
胆道造影剤投与後の CT. 囊状に拡張した胆管内に造影剤による fluid level を認める. s　胃.

とが証明される（図 4）. ただし, 必ずしも全ての"囊胞"が造影されるわけではない. 症例によって肝全体, 片葉あるいは区域性に冒される.

先天性肝線維症（congenital hepatic fibrosis）に伴う肝内胆管拡張は無数に存在するが, その大半は小さくルーペレベルの話である. CT や超音波などで認められる大きさのものもあるが, 肝線維症による小児期からの門脈圧亢進症（肝機能低下, 脾腫, 食道静脈瘤, 腹水）が臨床的および画像診断上の主問題であるため, また pure form のように結石, 胆管炎, 肝膿瘍を生じやすいということはないため, 肝内の胆管拡張性囊胞が画像的に問題となることは少ない.

小児型多囊胞症（polycystic disease, infantile type）, **肝線維症**と **Caroli 病**は広い病態スペクトラムを持つ同一疾患の異なった面を見ているとする考えが古くから提唱されている. すなわち, いずれにも先天性の尿細管と胆管の囊胞性異形成と肝線維症を認めるが, 腎病変が強いため幼児期に腎不全となるのが小児型多囊胞症, 肝線維症が強いため小児期から門脈圧亢進症を呈するのが先天性肝線維症, 肝内胆管拡張が強いが肝腎機能はほぼ正常で成人になって症状を呈するのが Caroli 病とする説である.

先天性胆管拡張症の分類: Calori 病は形態的に先天性胆管拡張症 V 型に分類されることがある（Todani 分類, 図 5, 表）.

表　先天性胆管拡張症（Todani 分類）

Ⅰ: 肝外胆管（総胆管・総肝管）拡張（77～87%）
　　a: 総胆管と総肝管の球状拡張
　　b: 総胆管遠位部の拡張
　　c: 総胆管と総肝管の円柱状拡張
Ⅱ: 肝外胆管憩室（1.2～3%）
Ⅲ: 総胆管瘤（十二指腸内総胆管囊腫）（1.4～6%）
Ⅳ: 多発性拡張
　　a: 肝外胆管と管内胆管（19%）
　　b: 肝外胆管のみ（稀）
Ⅴ: 多発性肝内胆管拡張（Caroli 病）（稀）

Q ▶ ステップ 41～44 の図 3（114 頁）は何型か？
A ▶ Ⅳa 型

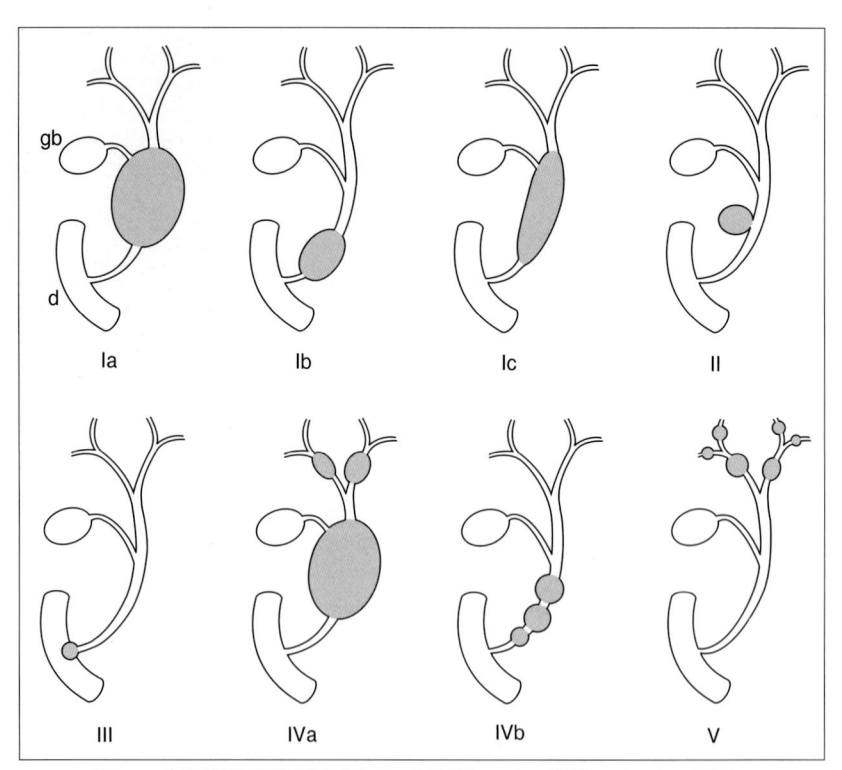

図 5 先天性胆管拡張症（Todani 分類）　gb　胆囊，d　十二指腸．

文献
1) Caroli J: Disease of intrahepatic bile ducts. Isr J Med Sci 4: 21, 1968.
2) Miller WJ, et al: Imaging findings in Caroli's disease. AJR 165: 333, 1995.
3) Bloustein PA, et al: Association of carcinoma with congenital cystic conditions of the liver and bile ducts. Am J Gastroenterol 67: 40, 1977.

STEP 49〜50 ★★★

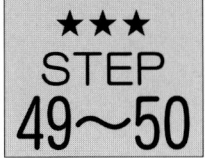

GT　61歳女性　黄疸

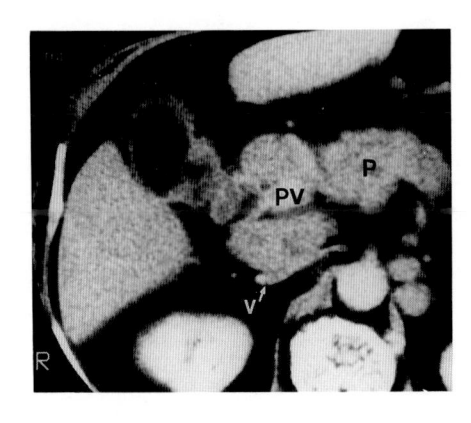

図1　GT．造影CT
　P　膵
　PV　門脈
　V　下大静脈

CT所見▶ ①胆嚢頸部の壁が不規則に肥厚し，内側に向かって肝外胆管に腫瘤を形成している．
②門脈（PV）の腹側および背側に腫瘤があり，リンパ節転移（#12，#12+13）と考えられる．
③大動脈左側にリンパ節腫大（#16）を認める．

CT診断▶ 胆嚢頸部癌あるいは胆嚢管癌(壁肥厚型)三管合流部浸潤．リンパ節転移(#12，12+13，16)．

　　総肝管および総胆管への腫瘍浸潤およびリンパ節による圧排はPTC（図2A）で確認された．固有肝動脈造影では胆嚢動脈（図2B矢印）は太いが強く狭窄している部分が認められた．手術の結果，胆嚢管癌の総肝管，総胆管浸潤とリンパ節転移が確認された．

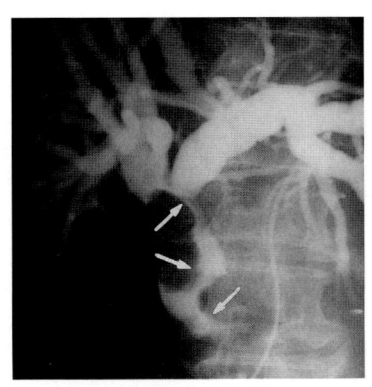

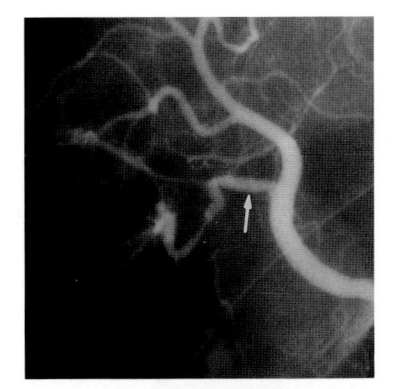

A．PTC　　　　B．固有肝動脈造影
図2　GT．

コメント　胆嚢癌　cancer of the gallbladder

胆嚢癌は，超音波およびCT上大きく3型に分類される[1,2]（図3）．

1．内腔型　fungating or intraluminal type

この型の胆嚢癌は組織学的にも papillary carcinoma が多く，浸潤傾向も弱く，かなり大きくなっても治癒切除が期待できる[3]．われわれも 95×80 mm の胆嚢癌で周囲への浸潤，遠隔転移を認めない症例を経験している（図4）．小さいものでは良性ポリープ様病変との鑑別が重要である．

2．壁肥厚型　thickend-wall type

稀に壁肥厚が一部に限局すること（結節型）もあるが（図5），多くはすでに広範に胆嚢壁にスキルス様に浸潤し，胆管や肝へも浸潤している．一般に画像診断でみるより広範に浸潤しており，予後も不良である．慢性胆嚢炎や黄色肉芽腫性胆嚢炎との区別は困難なことが多い（図6）．

3．塊状型　massvie type

胆嚢床に大きな腫瘤を形成する．胆嚢内腔は消失するか，一部のみ残存する．肝に浸潤しており，肝腫瘍の形態を示す．CTでは造影の有無にかかわらず肝より低濃度である．超音波では低エコーのことが多いが多様である．胆嚢との関係がわからなければ，肝内胆管細胞癌と区別できない（図7）．

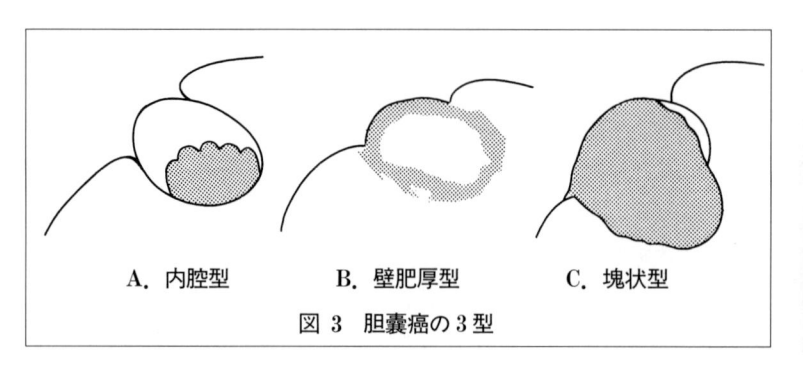

図3　胆嚢癌の3型
A．内腔型　B．壁肥厚型　C．塊状型

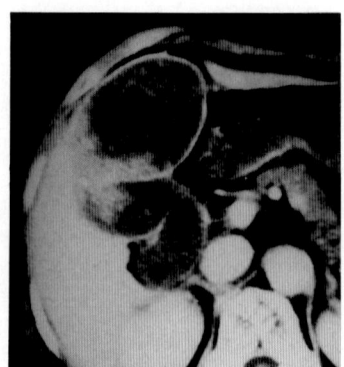

図4　胆嚢癌内腔型
腫大した胆嚢は低濃度乳頭状腫瘤で充満していた．

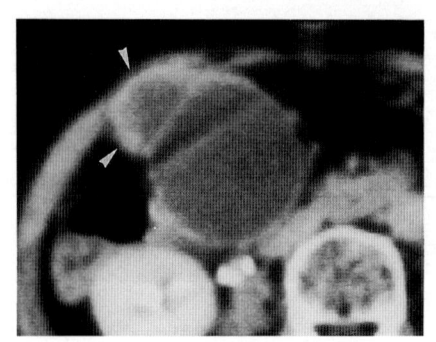

図5　限局性の壁肥厚型胆嚢癌

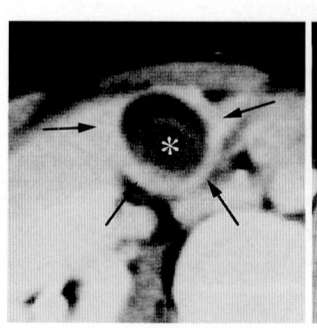

図6　胆嚢壁肥厚．＊コレステロール結石
A．壁肥厚型胆嚢癌　B．慢性胆嚢炎

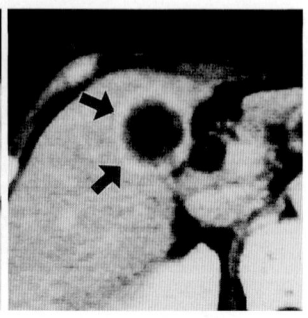

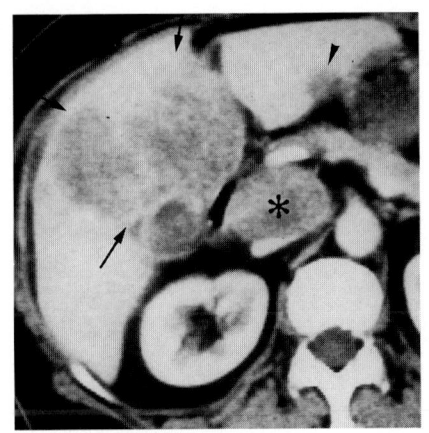

図7 塊状型胆嚢癌(矢印)
肝外側区(矢頭)と#13リンパ節(*)に転移を認める.

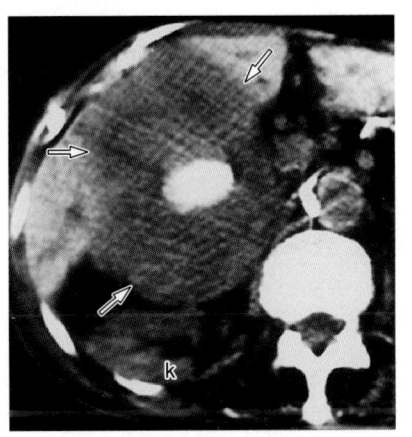

図8 胆石を擁する胆嚢原発の悪性リンパ腫. k腎.

　塊状型が最も多いが，超音波の普及により内腔型の検出も増えている．また，内腔型および壁肥厚型から塊状型への進展も確認されている．図8では胆嚢壁が異常に肥厚し，結石を擁するが内腔は消失し，全体として塊状形の胆嚢癌に似ている．稀な胆嚢原発の悪性リンパ腫であった．胆嚢癌に比べて，大きい割に周囲への浸潤傾向は少なく，より急速に増大する傾向がある[4]．胆嚢には悪性度の低い MALT(mucous associated lymphoid tissue) リンパ腫も見られるが，多くは悪性度が高く予後不良である[5]．

> **ポイント 49** 胆嚢癌を内腔型，壁肥厚型，塊状型に大別する

コメント　胆嚢の血管・リンパ管

1．動脈
　基本的には胆嚢動脈が主流で，右肝動脈から分岐し，自由端に分布する浅枝と胆嚢床側に分布する深枝に2分岐することが多い．また胆嚢管側には胃十二指腸動脈や固有肝動脈から肝外胆管周囲を介して分布する．一般に，この動脈分布には変異が多い．

2．静脈
　破格が多いが，重要なことは，**胆嚢静脈血の大半が門脈を介さず直接胆嚢床周辺の肝実質に流入する**ことである．胆嚢癌の肝転移巣が胆嚢床周囲に多いこと，**胆嚢床周囲肝実質が脂肪肝になりにくい**ことの血行動態的根拠となっている．

3．リンパ管
　胆嚢のリンパ流は左右縁のリンパ幹に集合する．左幹は胆嚢管リンパ節を介して，右幹は直接総胆管リンパ節に連絡している[6]．ここから先は，肝や上部肝管のリンパ流と合流して肝十二指腸間膜内を下行する．これとは別に直接胆嚢床から肝へ向かうリンパ流があり胆嚢癌の肝転移は経静脈性よりむしろ経リンパ性経路の役割が大きいともされる[7]．胆嚢癌の腹腔リンパ節転移は#12リンパ節（肝十二指腸間膜内）以後は，肝腫瘍と同じ経路をたどる（ステップ16，17図5，56頁）．

ポイント 50　胆嚢静脈血の大半は門脈を介さず直接肝実質へ流入する

文献
1) Yeh H, et al: Ultrasonography and computed tomography of carcinoma of the gallbladder. Radiology 134: 693, 1980.
2) Itai Y, et al: Computed tomography of gallbladder carcinoma. Radiology 137: 713, 1980.
3) Araki T, et al: Intraluminal papillary carcinoma of the gallbladder: prognostic value of computed tomography and sonography. Gastr Radiology 13: 261, 1988.
4) Chatila R, et al: Primary lymphoma of the gallbladder; case report and review of the literature. Am J Gastroenterol 91: 2242, 1996.
5) 村上隼夫, 他：胆嚢原発の悪性リンパ腫．別冊日本臨床領域別症候群9: 245, 1996.
6) Petrén T: Die extrahepatischen Gallenwegsvenen und ihre pathologisch-anatomische Bedeutung. Verh Anat Ges 41: 139, 1932.
7) Faim RB, et al: Carcinoma of the gallbladder: A study of its modes of spread. Ann Surg 156: 114, 1962.
8) 霞　富士雄, 他：胆嚢癌の治療—とくに進展様式からみた治療方針．日消外会誌9: 170, 1976.

STEP 51

CC　63歳女性　腹痛

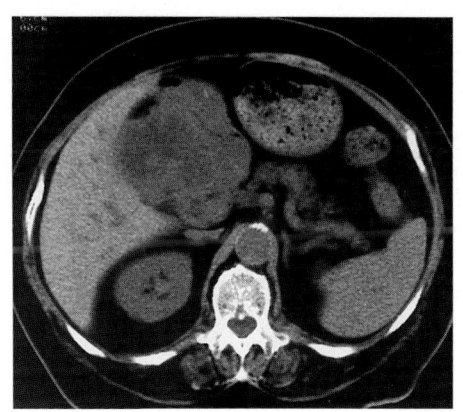

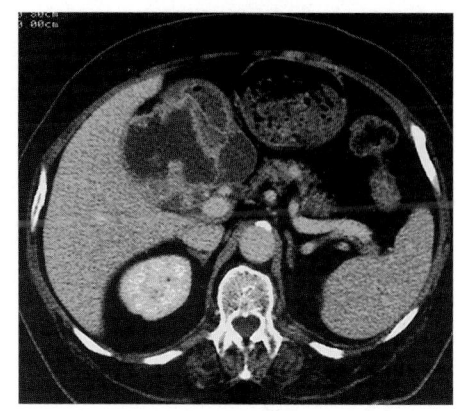

A. 単純CT　　　　B. 造影CT

図1　TN.

CT所見▶単純CTでは胆嚢が大きく，内部の濃度は不均一である．造影CTでは胆嚢内が隔壁様構造で区切られ，隔壁と胆嚢壁には薄い部分と不規則に厚い部分とがある．あるいは，厚い胆嚢壁内に囊胞や空洞状構造が形成されたとも考えられる．

診断▶慢性胆嚢炎，黄色肉芽腫性胆嚢炎，胆嚢癌．
黄色肉芽腫性胆嚢炎が最も考えられたが，胆嚢癌も否定できずに外科手術がなされた．

病理診断▶黄色肉芽腫性胆嚢炎

コメント　胆嚢壁肥厚

　充分な絶食（通常6時間）後の超音波検査で正常な胆嚢壁の厚さは3mm以下である．異常な壁肥厚は様々な状態で認められるが，実際に臨床的に最も問題になるのは，胆嚢癌（壁肥厚浸潤型）と慢性胆嚢炎，黄色肉芽腫性胆嚢炎および一部の腺筋腫症との鑑別である．

1．浮腫　edema

　低蛋白血症に伴うもの[1]で，肝硬変やネフローゼで認められる．低エコー帯を含む3層構造（漿膜下漏出液貯留を反映）あるいは厚い一層構造を示す．胆嚢壁の所見自体は急性胆嚢炎と区別し難い．

2．急性胆嚢炎　acute cholecystitis

　典型的には胆嚢は腫大緊満し，漿膜下浸出液のために壁は肥厚し，エコー上，3層構造を呈し（図2），CTでも認められる（図3）．内部エコーが多い場合には蓄膿症を考慮すべきである（図4）．胆嚢周囲への炎症の波及はCTで診断しやすい（図5）（ウィンドウ幅を広げて脂肪組織への浸潤を確認する）．臨床症状と合わせれば一般に診断は容易である．

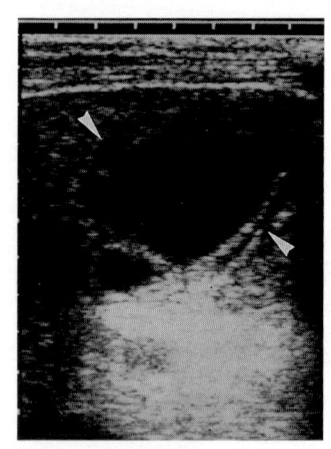

図2 急性胆嚢炎
胆嚢腫大と壁三層構造

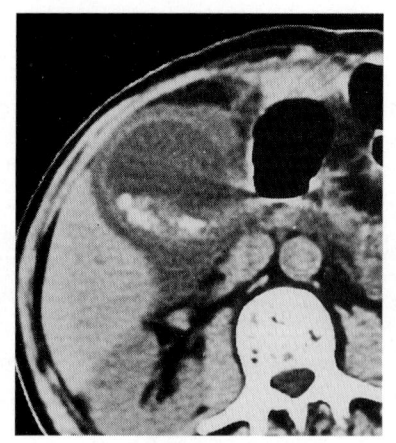

図3 急性胆嚢炎 単純CT
結石と胆嚢周囲の低濃度帯

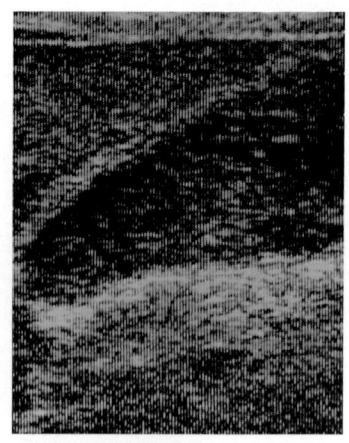

図4 急性蓄膿症
胆嚢は腫大，壁は肥厚し多数の粗な内部エコーを認める．

3．慢性胆嚢炎 chronic cholecystitis

慢性胆嚢炎の90％は結石を有する．軽症例では画像診断が困難なことも多い．進行すると粘膜下の線維化が強くなり，胆嚢は小さく，壁が不整に肥厚することが多く（図6），壁肥厚型胆嚢癌との鑑別が困難になる．

4．黄色肉芽腫性胆嚢炎 xanthogranulomatous cholecystitis

Rokitanski-Aschoff sinus（後述）の胆嚢内腔との連絡が途絶え，壁内に内容（胆汁，粘液）が破裂し，脂質を含む肉芽腫性病変を形成する亜急性ないし慢性疾患である．胆嚢壁がびまん性あるいは部分的に肥厚し，周囲への浸潤，胆管や血管の巻き込みやリンパ節腫大を認めることもある．壁内の嚢状あるいは帯状の低濃度（低エコー）巣（図1B）が特徴的とされる[2]が，必ずしもこのような特徴的所見を伴わないこと，本症でもCA 19-9が高値を示すことがあること[3]や胆嚢癌の合併例が知られているため，外科手術の適応となることが多い．

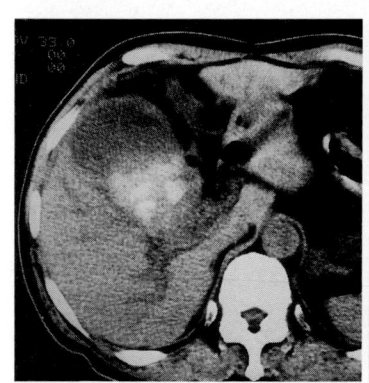

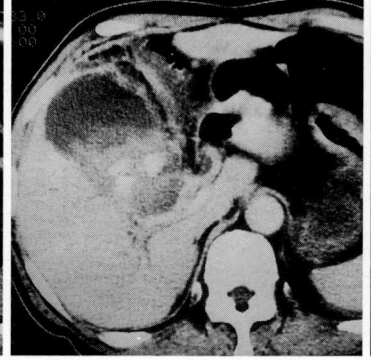

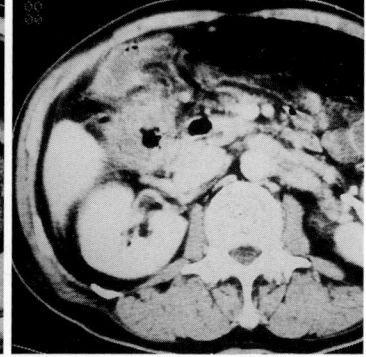

図5 急性胆嚢炎の周囲への進展．A．単純CT，B，C．造影CT．壁肥厚と結石，debris，脂肪織への浸潤がみられる．

| A | B | C |

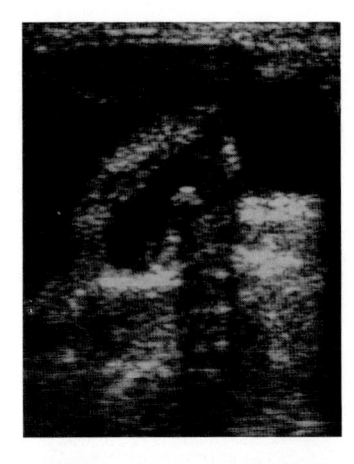

図 6 慢性胆嚢炎
　　　胆嚢は小さく壁は不整に肥厚し，結石を擁する．

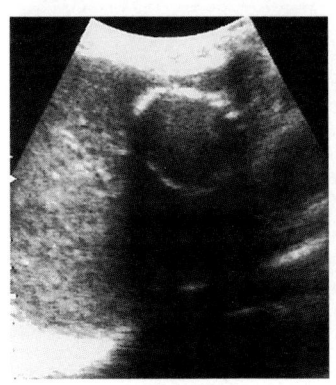

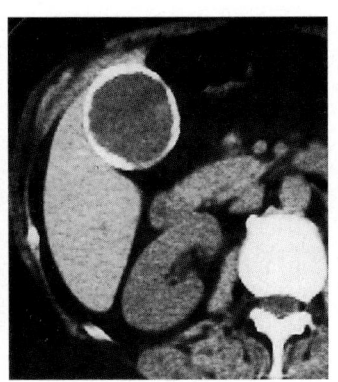

A．超音波像　　　　　　B．単純 CT　　　　　　C．単純 CT
　　　　　　　　　図 7　磁器様胆嚢

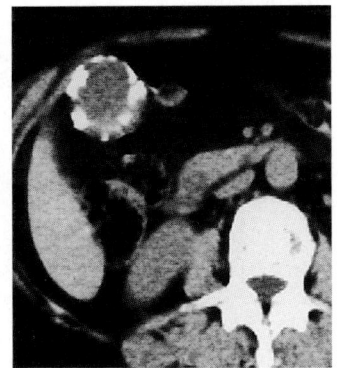

5．磁器様胆囊　porcelain gallbladder

　胆嚢壁が石灰化して磁器のようになった状態である（図7）．慢性胆嚢炎から生ずると考えられているが，全ての慢性胆嚢炎が磁器様になるわけではなく比較的稀な病態である．胆嚢癌の発生頻度が高いとされ（～22%）[4]，胆嚢摘除術の適応である．超音波では円弧状の高エコーと音響陰影（図7A）を示すが，内腔の状態を描出しがたいため，胆嚢内腔に詰まった大きな結石との鑑別や内部の腫瘍検出が困難である[5]．CTでは肥厚した壁の完全（図7B）あるいは不完全（図7C）な石灰化が特異的所見である．

6．腺筋腫様過形成　adenomyomatous hyperplasia

　腺筋腫症 adenomyomatosis ともいう．外科的に摘出された胆嚢の3～9%に認められ[6,7]，決して稀な病態ではない．胆嚢粘膜上皮と平滑筋の過形成で胆嚢壁は肥厚し，内腔は狭くなる．粘膜上皮は腺管構造を有したまま増殖し，筋層内あるいは筋層を貫いて壁内憩室（Rokitanski-Aschoff sinus: RAS）を多数形成する．血行動態的には動脈血供給の多い hypervascular な病変である．小さい RAS は超音波では確認されず，単なる壁肥厚を呈するが，大きくなると"壁内囊胞"として描出され，本症に特徴的な所見となる[8]．また憩室内に結石がはまりこむと音響陰影あるいはコメットエコーを伴う．結石は本症の27%に認められる[6]．病変部位により次の3型に大別される（図8）．

1．diffuse type: 病変が全体に及ぶ．

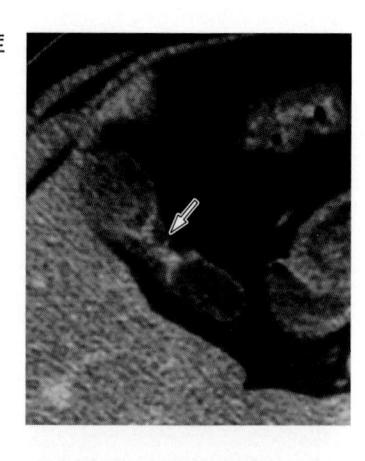

図 8 胆嚢腺筋腫症の3型

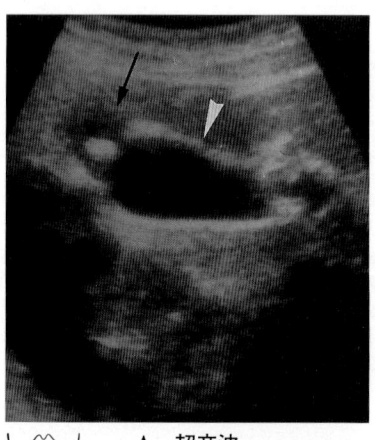

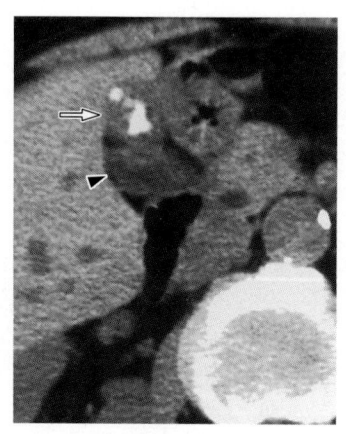

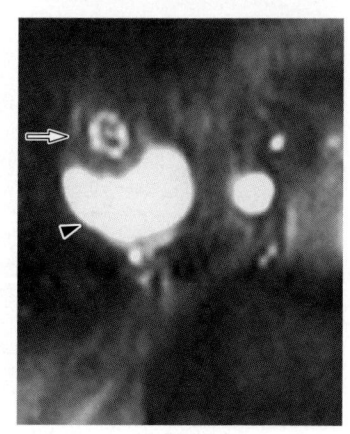

1. diffuse type
2. segmental type
3. fundal type

図 9 胆嚢腺筋腫症（segmental type）造影 CT

A. 超音波　　B. CT　　C. MRCP

図 10 胆嚢腺筋腫症（fundal type）．正常部（矢頭）と病変部（矢印）．A. 病変部に結石を擁する．B. 内腔と壁内に結石を認める．C. 底部（病変部）に pearl necklace を認める．

2．segmental（annular）type：節（輪）状に全周性に病変が存在する（図 9）．
3．localized（fundal）type：底部に限局する（図 10）．

本症に腺腫や癌が合併した症例報告や fundal type には癌が合併しやすいという報告[5]もあるが，全体としては通常の胆嚢より高い癌合併率はないようであり，基本的には良性疾患と考えてよい[4]．したがって，胆嚢癌や胆嚢炎との鑑別は重要である．

CT では RAS の直接描出は困難であるが，数珠状の壁肥厚（rosary sign）[9]，病変部の漿膜下脂肪増殖[10]，内腔および壁内（RAS 内）結石が特徴的である（図 10 B）．超音波や CT でこれらの特徴的所見が得られない場合には，MRI が有効である[11]．すなわち MRCP（magnetic resonance cholangiopancreatography，強い T2 強調像）において内腔周囲の多数の小嚢胞構造（**pearl necklace sign**，図 10 C，11）が本症に特徴的である．

> **ポイント 51** 胆嚢壁肥厚：急性胆嚢炎，磁器様胆嚢，腺筋腫症には特徴的所見がある．

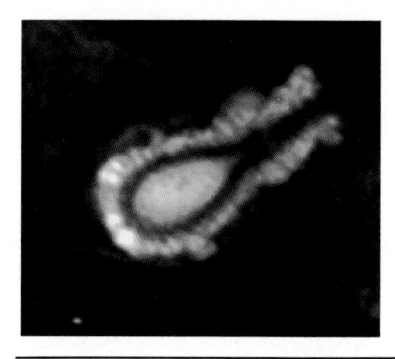

図 11 胆嚢腺筋腫症（diffuse type）の MRCP
全体に pearl necklace を認める．

Appendix　TA　80歳女性　腹痛，嘔吐

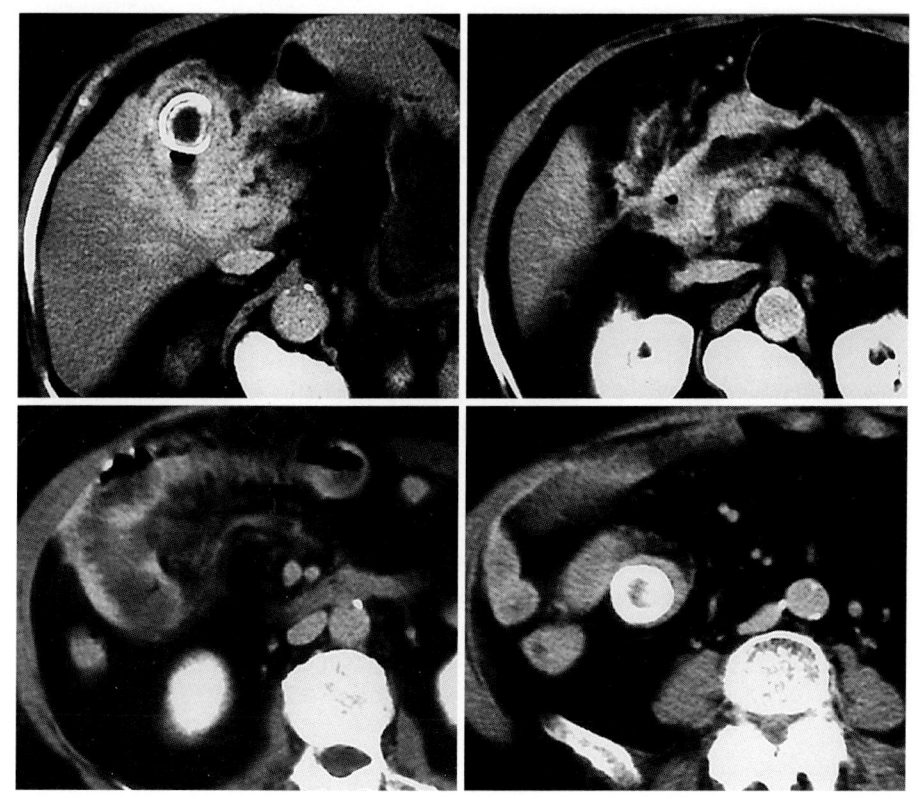

図 12　TA．造影 CT．
A．胆嚢レベル
B, C, D．A の 2, 7, 12 cm 尾側の横断面

CT 所見▶ 胆嚢は腫大し，壁が異常に厚く，大きな結石を擁する．胆嚢および十二指腸周囲の脂肪層に浸潤像を認める．空腸の一部が拡大壁肥厚を示し，Kerckring 皺襞も目立つ．この空腸ループの遠位部に大きな結石を認める．

診断▶ 急性胆嚢炎．胆嚢十二指腸瘻，胆石イレウス．
急性胆嚢炎が周囲に波及し，十二指腸に瘻孔を形成．この瘻孔を通って大きな2つの胆嚢結石の1つが十二指腸から空腸に落ち，そこに炎症を生じて腸管閉塞を招いた状態である．このような状態を **胆石イレウス（gallstone ileus）** とよび，緊急外科手術の適

応疾患である．瘻孔は結腸（肝曲）との間に形成されることもある．高齢者（平均年齢80歳）に見られ，再発性胆嚢炎が原因である．胆道外（腸管内）結石，腸管閉塞と胆道内ガス像（pneumobilia）が古典的な腹部X線写真上の3主徴であるが，CTでは腸管壁や胆嚢さらに周囲への炎症の波及状態を直接描出することができる[12]．

文献
1) Ralls PW, et al: Gallbldder wall thickening: patients without intrinsic gallbladder disease. AJR 137: 65, 1981.
2) Parra JA, et al: Xanthogranulomatous cholecystitis: clinical, sonographic and CT findings in 26 cases. AJR 174: 979, 2000.
3) Adachi Y, et al: Increased serum CA 19-9 in patients with xanthogranulomatous cholecystitis. Hepato-Gastrroenterol 45: 77, 1998.
4) Ashur H, et al: Calcified gallbladder (porcelain gallbladder). Arch Surgery 113: 594, 1978
5) Kane RA, et al: Porcelain gallbladder: ultrasound and CT appearance. Radiology 152: 137, 1984.
6) Kasahara Y, et al: Adenomyomatosis of the gallbladder: a clinical survey of 30 surgically treated patients. Nippon Geka Hokan (Arch Jap Chir) 61: 190, 1992.
7) Ootani, et al: Relationship between gallbladder carcinoma and the segmental type of adenomyomatosis of the gallbladder. Cancer 69: 2647, 1992
8) Raghavendra BN, et al: Sonography of adenomyomatosis of the gallbladder: Radiologic-pathologic correlation. Radiology 146: 747, 1983.
9) Chao C, et al: Computed tomographic finding in adenomyomatosis of the gallbladder. J Formos Med Assoc 91: 467, 1992
10) Miyake H, et al: Adenomyomatosis of the gallbladder with subserosal fatty proliferation: CT findings in two cases. Gastrointestinal Radiology 17: 21, 1992
11) Yoshimitsu K, et al: MR diagnosis of adenomyomatosis of the gallbladder and differentiation from gallbladder carcinoma; importance of showing Rokitanski-Aschoff sinuses. AJR 172: 1535, 1999.
12) Delabrousse E, et al: Gallstone ileus: CT findings. Euro Radiol 10: 938, 2000.

STEP 52〜53 ★★

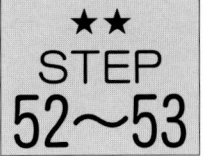

CP　62歳男性　黄疸

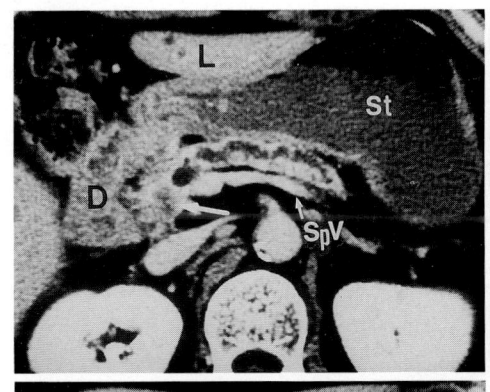

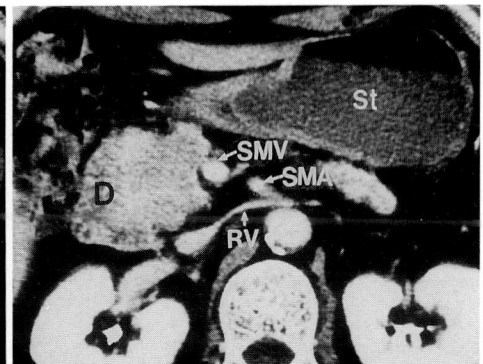

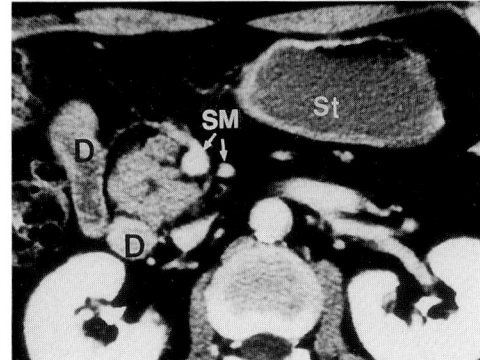

図1　CP．造影CT
D　十二指腸
L　肝
SMA, SMV　上腸間膜動静脈
SpV　脾静脈
St　胃
RV　左腎静脈

A	B
C	

CT所見▶①膵体部主膵管が拡張蛇行している（図1A）．すぐその背側にある直線上の低濃度部は，萎縮した膵体部実質と脾静脈（SpV）の間の脂肪層である．
　　　　　②膵頭部は全体に腫大しているが，膵頭上部にみえる低濃度巣（図1A矢印）を除けば均一である．膵頭下部（図1C）には総胆管末端部が低濃度に描出されているが，必ずしも異常とはいえない．
　　　　　③周囲の血管に異常はない．
診断▶膵癌（膵頭部）
手術所見▶膵腺癌は膵頭の一部（図1Aの低濃度部に相当）に存在した．

コメント　正常膵のCT像（図2）

①膵体部は**上腸間膜動脈の腹側**にあり，後者は脂肪織により周囲組織から分離される．
②上腸間膜静脈は，膵頸部に抱かれるように位置し，その腹側および右側では**膵との間に脂肪織は存在しない**ことが多い．

2．肝・胆・膵・脾

A. 略図

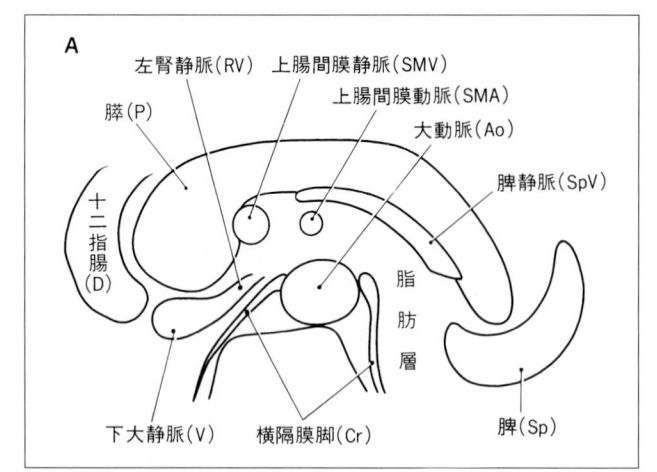

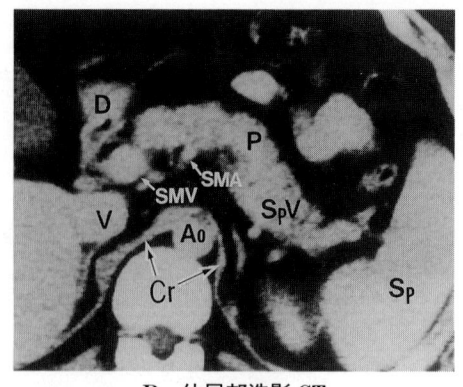

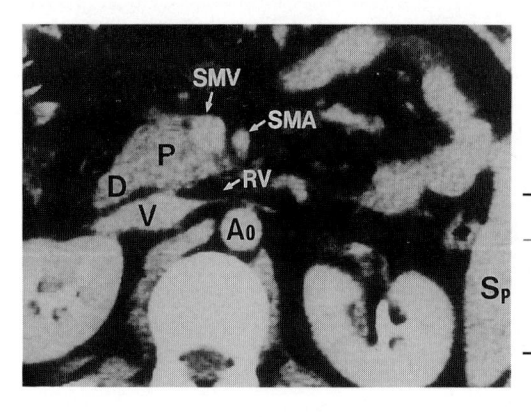

B. 体尾部造影 CT

C. 頭部造影 CT

図2　膵の横断断層解剖

表　膵前後径

	頭部	体部	尾部
正常膵（n=25）	24± 4	17± 5	17± 4
慢性膵炎（n=25）	24± 7	15± 7	16± 4
膵癌（n=40）	43±12	44±12	52±12

荒木　力，他：膵のCT診断．臨床医6：74，1980．

③膵頭部は，左腎静脈と合流する下大静脈の腹側にある．
④脾静脈は膵体尾部の上背側を走る．脾静脈と膵との間の脂肪織を膵管と見誤らぬ注意が必要である．
⑤十二指腸，空腸および結腸肝曲は，時に膵および膵腫瘍に似た像を呈する．経口造影剤（2～3％ガストログラフィン）の投与により区別される．
⑥膵頭部は意外と下方にまで存在し，断層が不充分なことがある．下方は必ず十二指腸水平部がみえるまでスライスする．後者は大動脈と上腸間膜動脈の間を通る．
⑦正常な主膵管は同定できないか，できても 2 mmφ 未満で細い．
⑧膵の大きさ：CT上の膵短軸径の絶対値は表のとおりである．しかし，大きさには個人差があるので，絶対値よりも全体のバランスが重要である．
⑨膵の texture：表面平滑な膵も，脂肪織の浸潤により分葉化が著しい膵も，いずれも正常である．また，**膵背側は脂肪層で境される**（intact fat plane）．

> **ポイント 52**　膵頭は左腎静脈の合流するIVCの前，膵体はSMAの前，膵尾は脾門に存在する

コメント　膵癌のCT所見

　膵癌とは一般に膵の外分泌組織由来の癌を指す．このなかには，**膵管腺癌　ductal adenocarcinoma**, 腺房腺癌　acinar adenocarcinoma, 嚢胞腺癌　cyst adenocarcinomaなどが含まれる．膵管腺癌以外は稀で，通常，膵癌といえばこれを指すので，ここでは膵管上皮由来の管腺癌のCT診断と，その鑑別診断について述べる．

1．直接所見

a）腫瘤像

　ここでは局所的な膵の腫大を指す．特に膵癌では，癌部より上流（膵尾側）の萎縮を伴うことが多いので，局所的な腫大が強調される．ただし膵実質と同濃度な場合，腫瘍と正常部および周囲の随伴性膵炎部との境界は不明である．

b）低濃度巣

　腫瘤そのものは，造影CTにて他の膵実質と全く等濃度の場合（図3A），腫瘤全体が低濃度の場合（図3B），および一部が低濃度となる場合（図3C）とがあり，およその割合は4：1：5である．すなわち約6割は，はっきり濃度の違いとして描出される．ただし拡張した膵管や胆管の一部を腫瘍の低濃度巣と間違わぬこと．

2．間接所見

a）主膵管拡張

　高頻度に認められる所見で，最も重要な間接所見である．上流の膵管が拡張するため，これを下流（膵頭側）へ追求することにより，閉塞部すなわち癌部を指摘することができる．ここで膵管の走行に注意してほしい．膵体〜尾部では，水平方向に走り，頭部では，垂直方向に近くなることである．このため，拡張した主膵管は，体尾部では横長に（蛇のように，図4A，C），膵頭部では丸い低濃度陰影として描出される（図4B，C）．膵頭部癌では一般にこの垂直部は認められない．認められる場合は，膨大部癌や総胆管結石の可能性が大である．膵鉤部から発生した膵癌でこのような所見を示すことが稀にある．稀に膵管分枝から膵外へ進展し，主膵管の拡張を示さないこともある（ステップ54図2；143頁）．

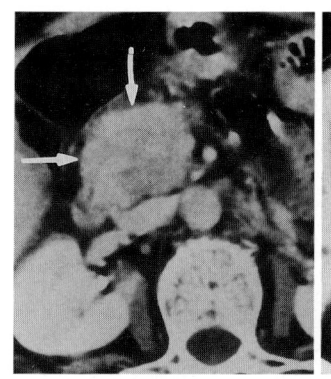

A．等濃度　　　B．低濃度　　　C．一部低濃度

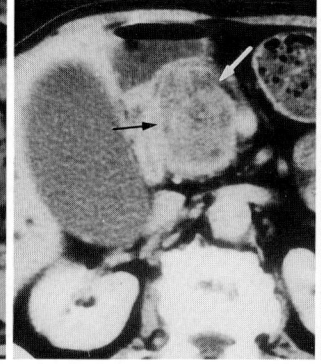

図3　膵癌の濃度（造影CT）

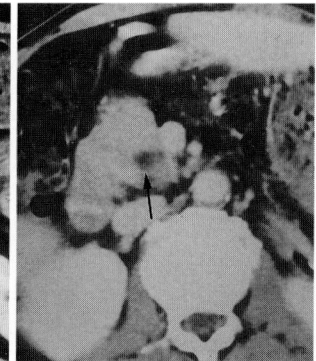

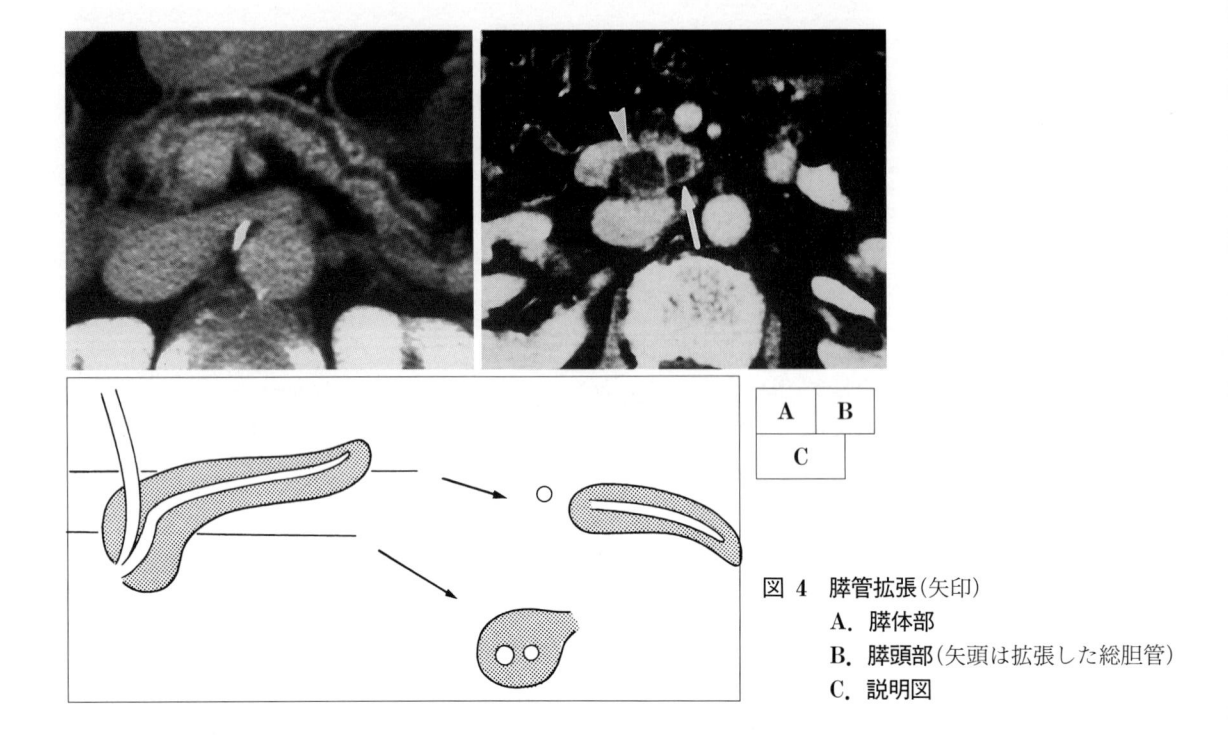

図 4 膵管拡張(矢印)
 A. 膵体部
 B. 膵頭部(矢頭は拡張した総胆管)
 C. 説明図

b) retention cyst

　膵癌の上流に囊胞を形成するものである．画像診断上は，膵炎や外傷に伴う偽囊胞や，真性囊胞と区別できないことが多い．しかし，囊胞が存在する場合には，常にそれが下流の腫瘤による閉塞のために形成された retention cyst である可能性を残しておくべきである．すなわち膵癌は主膵管閉塞により主膵管拡張の，また，おそらく分枝閉塞により retention cyst の原因となる．

c) 胆管拡張

　膵頭部癌においては，早期に総胆管を閉塞し，これにより上流の拡張と黄疸を示すことが多い．**胆管の拡張は上流から下流へ追跡し，閉塞部位を確かめる**．膵頭内の胆管が拡張している場合は，同様に拡張した膵管とともに二連銃のようになる(図4C)．正常な総胆管内腔は，末端部が時に認められるのみで，その他は拡張している時のみ確認される．最近では，PTCD後にCTを施行することが多いため，胆管拡張自体は認められないことも少なくない．

d) 尾部萎縮

　膵癌より上流(尾側)の膵実質の萎縮で，実質が菲薄化するとともに膵管の拡張を伴うことが多い．このため腫瘍部とのアンバランスが目立つ．

e) 脂肪織消失

　前述したように膵後面は，脂肪層により明確に境されている．この脂肪層の消失，とくに上腸間膜動脈の不鮮明化は，病変が膵外に進展していることを示す．進行膵癌・急性膵炎・慢性膵炎増悪期などに主としてみられる所見である．膵前面や膵頭周囲では本来脂肪織が充分でなく，見えないことは必ずしも病的状態を示さない．

f）リンパ節腫大

CT上確認されやすいリンパ節は，膵頭後部リンパ節（#13），上腸間膜動脈起始部リンパ節（#14），および傍大動脈リンパ節（#16）である．これらの腫大（1.5 cmφ以上）は悪性腫瘍転移であることが多い．肥厚した横隔膜脚，異所性右肝動脈などは，リンパ節と間違いやすい構造物である．

g）肝転移巣

肝転移巣が先に検出されることもある．肝転移巣の検索は，上記脂肪層の消失・上腸間膜静脈，門脈のpatency・リンパ節腫脹とともに，外科手術適応決定の重大因子となる．

h）血管のpatency

上腸間膜動静脈，脾動静脈，腹腔動脈（図5），門脈など膵周囲の血管が癌に浸潤されているか否かは手術適応，治療法の選択および予後を決定する重要な因子である．これらはCTでかなり正確に診断可能であり[2,3]（ステップ54図2,3；143，144頁），血管撮影の必要性はほとんどない．

以上，直接所見および間接所見のa）〜d）は膵癌の存在を，間接所見のe）〜h）は腫瘍の進展範囲を示す所見である．手術適応の是非は難しいところである．しかしe）〜h）の所見を欠き，腫瘍部辺縁が平滑，鮮明（すなわち膵癌が表面に顔を出さず実質に覆われている）であれば，根治的手術の適応ありと，CT上は考えられる[1]．

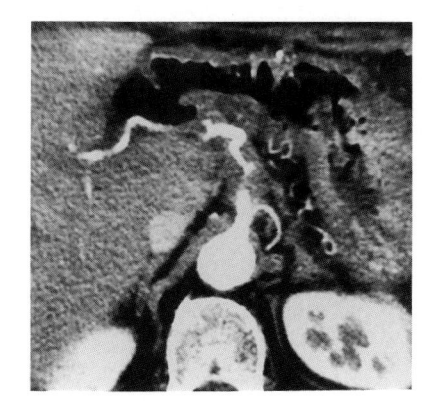

図5 膵癌の上方進展による腹腔動脈浸潤．
動脈が狭小化するとともに，これを包み込む軟部陰影を認める．

> **ポイント 53** 膵癌——局所腫大と膵管拡張にまず注意する

文献　1）荒木 力，他：切除可能膵癌のCT像．昭和54〜56年度厚生省がん研究助成金「コンピュータ断層および超音波による深在性がん診断精度の向上とその臨床的評価」研究班報告．p 13, 1981.
2）Tabuchi T, et al: Tumor staging of pancreatic adenocarcinoma using early-and late-phase helical CT. AJR 173: 375, 1999.
3）Taoka H, et al: How accurate is helical computed tomography for staging of pancreatic cancer？Am J Surg 177: 428, 1999.

STEP 54 ★★★★

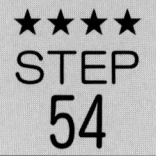

LS　56歳男性　腹痛，血便，上腹部腫瘤

上部消化管内視鏡で十二指腸に潰瘍があり，そこからの出血が確認された．

図1　LS．

A．超音波

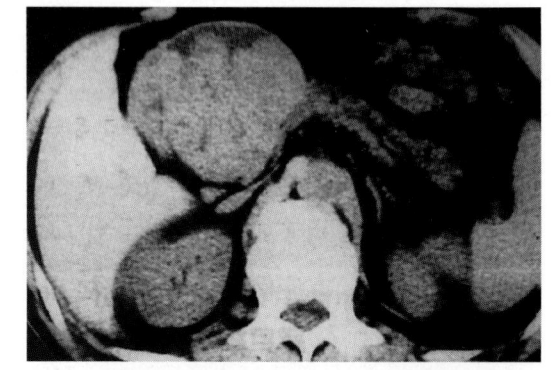

B．単純 CT

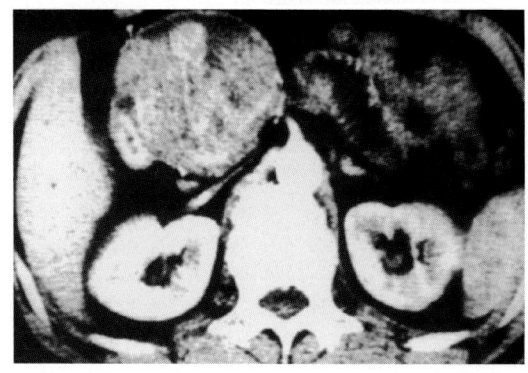

C．dynamic CT 動脈相

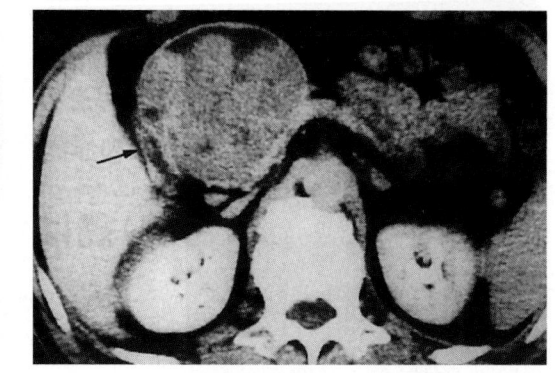

D．平衡相（矢印は十二指腸）

所見と診断▶ 超音波およびCTでみるように充実性で，一部陳旧性血腫ないし壊死を示す低濃度（無エコー）部を含む腫瘤が十二指腸に接して膵頭部に存在する．膵体尾部は萎縮気味だが主膵管の拡張はみられず，胆管の拡張もみられなかった．腫瘤自体は辺縁円滑，膨張発育型で，dynamic CT の動脈相で比較的よく染まる．十二指腸から出血していることをも考慮し，十二指腸平滑筋肉腫をまず考えた．その他，膨張性発育傾向の強い膵腺房細胞癌，膵小細胞腺癌，無機能性島腫瘍の可能性も考えられたが，手術摘出腫瘍の病理診断は，desmoplastic change の少ない管細胞腺癌であった．画像診断的には unusual case と考えられる．

コメント　膵癌

　膵には囊胞性腫瘍は別として，充実性の外分泌組織由来の良性腫瘍は，きわめて稀である．膵充実性腫瘍は，したがって島腫瘍を除けばほとんどが膵癌ということになる．この膵癌の約90％は膵管細胞由来と考えられる[1]．中でも管細胞腺癌（管腺癌）が大部分を占め，一般に膵癌といえばこれを指す．

　管腺癌は，肺腺癌と似て desmoplastic 反応すなわち間質の線維化が強く，周囲組織を巻き込みつつ成長する（desmoplastic tumor）．このような腫瘍は一般に阻血に抵抗性で，もともと腫瘍血管は少ないが，正常血管に浸潤する傾向が強い（ステップ52図5: 141頁，図2 B）．

　dynamic CT では，膵癌と膵実質とのコントラストは動脈相から実質相において最も高くなる．すなわち，膵実質が均一に濃染するのに対し，膵癌は低濃度のままである．平衡相では等ないし低濃度となることが多く，膵実質とのコントラストは低下する．したがって，膵癌，特に小さな膵癌の診断では，多相 dynamic CT によって動脈相から実質相をとらえることが大切である．また腫瘍内出血・壊死・脂肪変性は少ない．これらは，結節型肝細胞癌，腎細胞癌，膵島腫瘍のような，細胞成分と腫瘍血管が多く，dynamic CT 動脈相で濃染し，阻血に弱く，腫瘍内出血，壊死をおこしやすく，圧排性発育をする傾向の強い腫瘍（cellular tumor）と対照的である．しかし本症例にみるように desmoplastic 反応が弱く，圧排性発育をする膵癌も存在する．

　膵巨細胞癌は中心壊死傾向が強く，壁肥厚型囊胞類似腫瘍となることが多い．

　腺扁平上皮癌も基本的に desmoplastic tumor で，壊死傾向は少ない．

　microadenocarcinoma は小細胞よりなる腫瘍で，腫瘍自体は一般に大きく壊死傾向が強く，desmoplas-

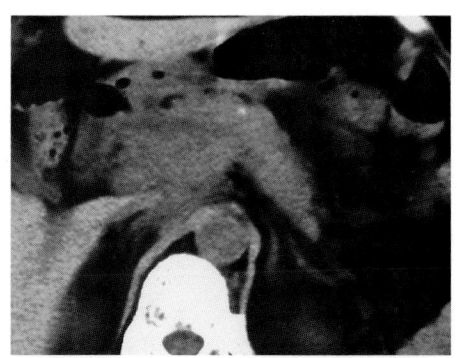

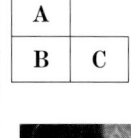

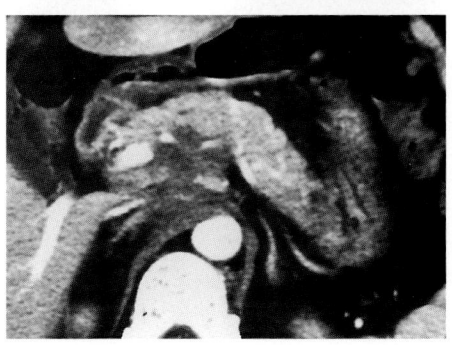

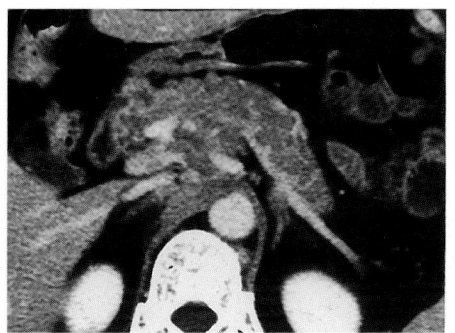

図2　膵外発育傾向の強い膵管腺癌の dynamic CT
A．単純 CT，B．動脈相，C．平衡相．
A, C では膵実質に比べほぼ等濃度で，B では低濃度である．背側の腹腔動脈とその分枝，脾静脈は腫瘍に巻き込まれているが，膵体部の主膵管拡張や萎縮を認めない．

A	
B	C

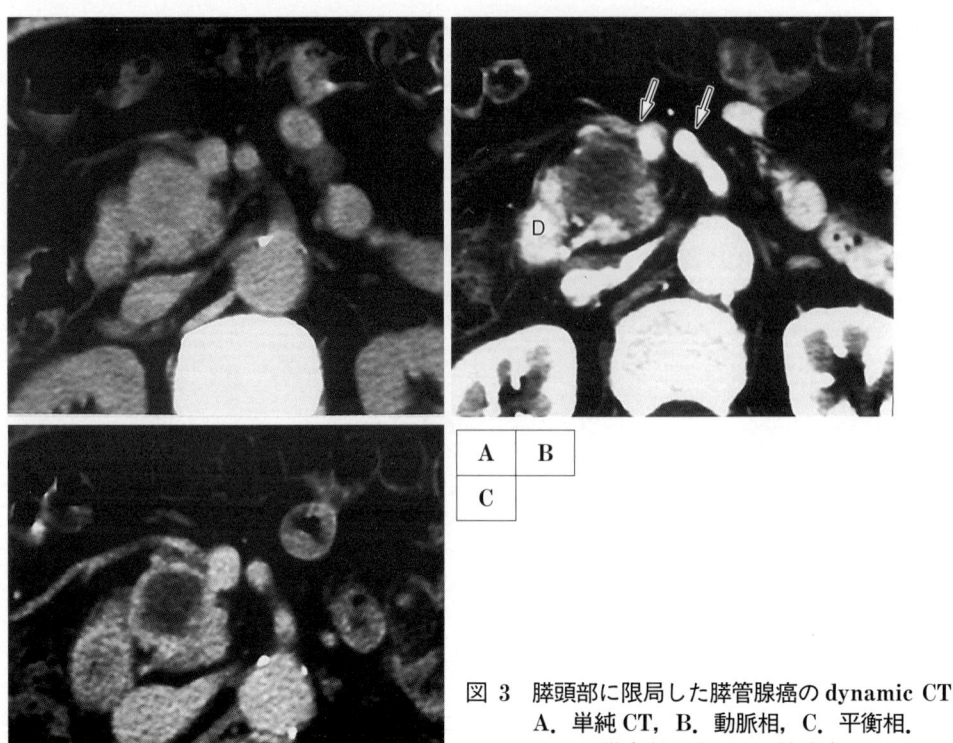

図3 膵頭部に限局した膵管腺癌のdynamic CT
A．単純CT，B．動脈相，C．平衡相．
Aでは膵実質に比べほぼ等濃度で，B，Cでは低濃度である．背内側に動脈相で染まる正常膵実質が見られる．上腸間膜動静脈(矢印)もpatentである．D 十二指腸

tic反応は少ない．

腺房細胞癌もdesmoplastic反応は弱く，比較的血管の多い腫瘍である．この腫瘍の中にはリパーゼを分泌するものがあり，皮下脂肪組織の壊死や炎症（Weber-Christian病）の原因となることがある．

ポイント 54 膵（管腺）癌はdesmoplastic tumor

文献
1) Cubilla AL, Fitzgerald PJ: Surgical pathology of exocrine pancreas. "Tumors of the pancreas" ed by Moossa AR, 1980, p 159, William & Wilkins, Baltimore.
2) Boland GW, et al: Pancreatic-phase versus portal vein-phase helical CT of the pancreas: optimal temporal window for evaluation of pancreatic adenocarcinoma. AJR 172: 605, 1999.

STEP 55〜56 ★★★

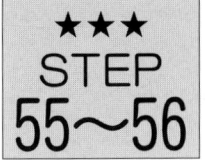

KS　36歳男性　低血糖発作

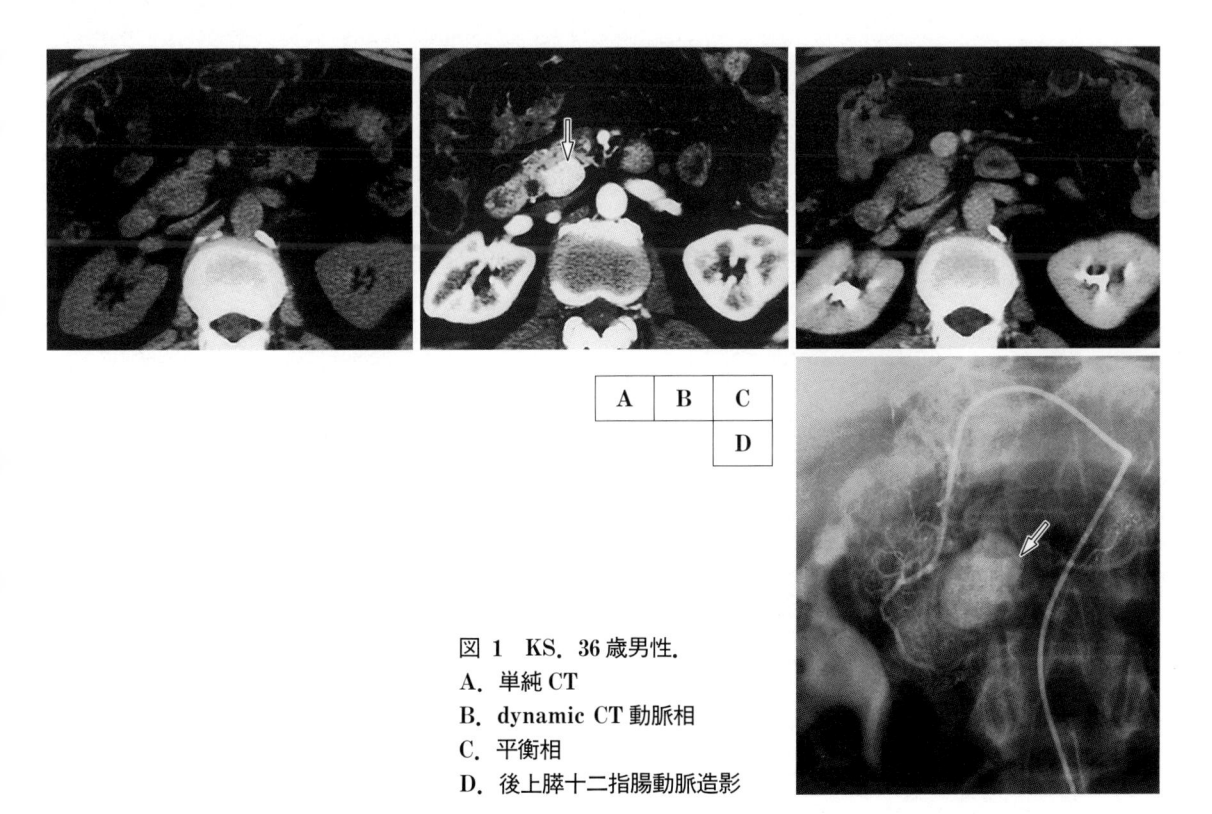

図1　KS．36歳男性．
A．単純 CT
B．dynamic CT 動脈相
C．平衡相
D．後上膵十二指腸動脈造影

CT 所見▶単純 CT（図1A）では扁平な下大静脈の腹側の膵鉤部に 15×20 mm の腫瘤を認める．dynamic CT の動脈相ではこの腫瘤が濃染する（図1B 矢印）．平衡相では膵や下大静脈とほぼ等濃度で腫瘤を指摘し難い．

血管造影所見▶腫瘤が均一に濃染している（図1D 矢印）．

診断▶インスリン産生膵島腫瘍（insulinoma）．

Q1▶図1D のカテーテル（catheter）はどの血管を経由して後上膵十二指腸動脈に達したのか？

コメント　膵島腫瘍 islet cell tumor（insuloma）の画像診断

膵島（Langerhans 島）腫瘍はホルモン産生腫瘍と非産生腫瘍に大別される．生化学的測定方法が進歩するとともに産生腫瘍の割合が増加している．1950年 Howard らの報告[1]では，398例中非産生腫瘍は41%であったのに対し，1981年 Kent らは168例のうち25例（15%）にすぎなかったとしている[2]．ホルモン

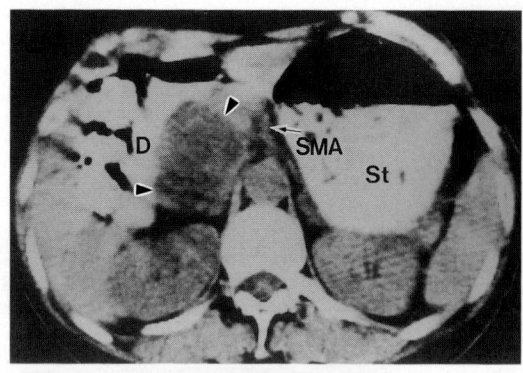

A. 経口造影剤投与後 CT

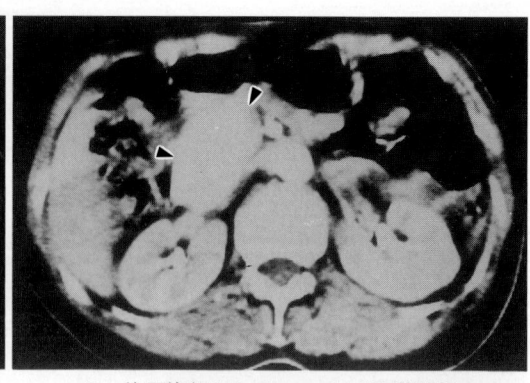

B. 後日施行した dynamic CT 動脈相

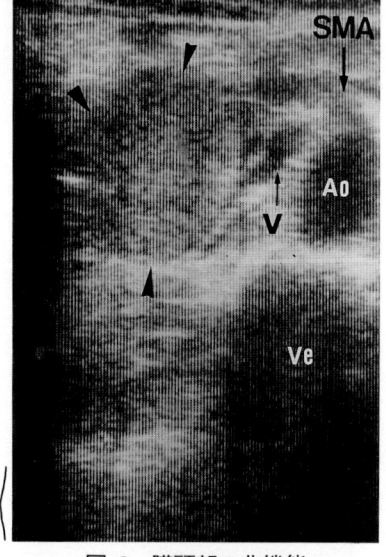

C. 超音波

図2 膵頭部の非機能
性島腫瘍．
Ao 大動脈
Ve 椎体
V 下大静脈
SMA 上腸間膜動脈
St 胃
D 十二指腸

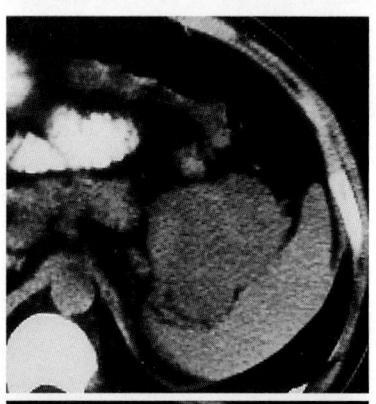

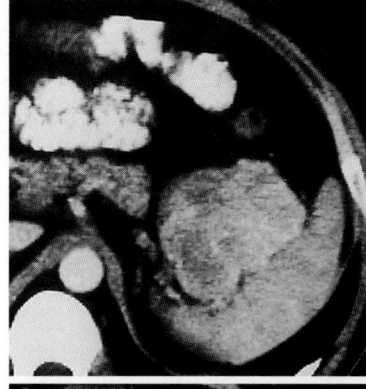

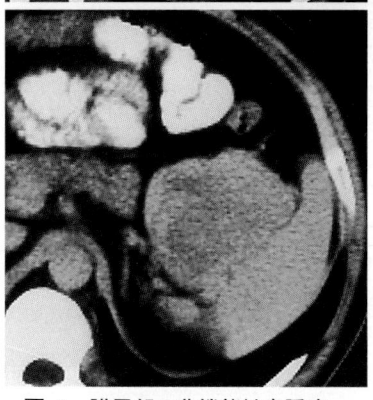

図3 膵尾部の非機能性島腫瘍．
　A．単純 CT
　B．dynamic CT 動脈相
　C．平衡相

産生腫瘍の臨床像は，そのホルモン特有のものであるのに対し，非産生腫瘍では，占拠性病変としての黄疸，腹痛，腫瘤触知を主徴とする．当然，前者は小腫瘍（図1），後者は大腫瘍（図2, 3）のことが多い．

いずれにせよ**島腫瘍は辺縁鮮明な hypervascular 腫瘍**で，血管造影，dynamic CT 動脈相で濃染する．大きくなると中心壊死のために低濃度巣が目立ち，壁肥厚型嚢胞類似腫瘤となりやすい．膵管細胞由来の腺癌の多くが desmoplastic なのとは対照的である．小さい島腫瘍の検出には helical dynamic CT が有効である（図1）．Rossi らは，あとで外科的に摘出された 30 例のホルモン産生腫瘍のうち 10 mmϕ 以下のものをも含む 23 例を検出している[3]．この方法でも不明で生化学的にホルモン産生が確実な場合は，動脈造影，それでも不明の場合には **PTP**（percutaneous transhepatic portography）により脾静脈血を採取し，腫瘍部位を決定する．

島腫瘍の良性悪性を組織学的に決定するのは困難で，必ず肝転移の有無をチェックする必要がある．なお **insuloma** は islet cell tumor と同義で島腫瘍の総称であり，insulin を分泌するのは **insulinoma** である．

> **ポイント** 55　島腫瘍の診断は dynamic CT と血管造影

　　　　　A 1▶ カテーテルは大腿動脈，外腸骨動脈，総腸骨動脈，腹部大動脈，腹腔動脈，総肝動脈，胃十二指腸動脈を経由して後上膵十二指腸動脈に挿入された．

コメント　膵島ホルモンと APUDoma

インスリン insulin が 1922 年[4]に膵組織より分離されて以来，多くの島ホルモンとホルモン産生腫瘍が発見されてきた（表）．島腫瘍にはインスリン，ガストリン，グルカゴンといった膵島細胞本来のホルモン以外に ACTH，カテコールアミン，セロトニンといった異所性ホルモンを分泌するものもある．膵島細胞（島腫瘍），melanocyte（黒色腫），クロム親和細胞（褐色細胞腫），頸動脈小体や大動脈小体などの傍神経節（chemodectoma，傍神経節腫），甲状腺 C 細胞（髄様癌），気管支 Kulchitsky 細胞（気管支カルチノイド）と消化管内分泌細胞（消化管カルチノイド）およびその腫瘍は，近縁関係にあり，分化初期には pluripotential な細胞であり，一括して APUD*細胞と総称され，また，その腫瘍は **APUDoma** とよばれる[5]．膵島腫瘍が，これら多様なホルモンを分泌することがあるのはこのためである．また，腫瘍，過形成をこれら複数の内分泌器官に認めることがあり，**MEN**（multiple endocrine neoplasia）と呼ばれる．**MEN I** は，副甲状腺過形成と下垂体，副腎皮質，および島腫瘍の組み合わせ，**MEN II** は Sipple 症候群ともよばれ，多発性褐色細胞腫，甲状腺髄様癌，副甲状腺腺腫あるいは過形成よりなる．

---

* APUD: 278 頁脚注参照

表 膵島腫瘍

		腫瘍	ホルモン	細胞	症状	相対頻度(%)
ホルモン分泌性腫瘍	膵島本来のホルモン分泌	insulinoma	insulin	B	低血糖発作	50〜70
		glucagonoma	glucagon	A	糖尿病・貧血・壊死性紅斑	<1
		somatostatinoma	somatostatin	D	糖尿病	<1
		VIPoma	VIP*1	D_1	水様便・低K血症・無胃酸症(Verrer-Morrison, WDHA*3症候群)	<5
		PPoma	PP*2	D_2	────	<1
	異所性ホルモン分泌	gastrinoma	gastrin	D?	再発性消化潰瘍(Zollinger-Ellison)	15〜20
		他のAPUDoma	ACTH		Cushing症候群	<5%
			catecholamin		高血圧	
			serotonin		カルチノイド症候群	
			calcitonin		低Ca血症	
			MSH*4		色素沈着	
非ホルモン分泌性腫瘍					腫瘤・腹痛・黄疸・無症状	10〜30

*1 vasoactive intestinal peptide　　*3 water diarrhea-hypokalemia-achlorhydria
*2 pancreatic peptide　　*4 melanocyte stimulating hormone

> **ポイント 56** ホルモン分泌性島腫瘍は APUDoma

文献
1) Howard JM, et al: Hyperinsulinism and islet cell tumors of the pancreas: with 398 recorded tumors. Int Abstr Surg 90: 417, 1950.
2) Kent RB III, et al: Nonfunctioning islet cell tumors. Ann Surg 193: 185, 1981.
3) Rossi P, et al: CT of functioning tumors of the pancreas. AJR 144: 57, 1985.
4) Banting FG, Best CH: The internal secretion of the pancreas. J Lab Clin Med 7: 251, 1922.
5) Pearse AGE, Polak JM: Endocrine tumors of neural crest origin: Neurolymphomas, apudoma and the APUD concept. Med Biol 52: 2, 1974.

STEP 57 ★★★★

症例1　PC　51歳男性（図1），症例2　SC　53歳男性（図2）

図1　症例1 PC.

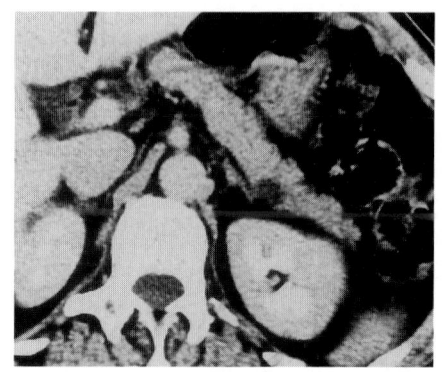

A．造影CT

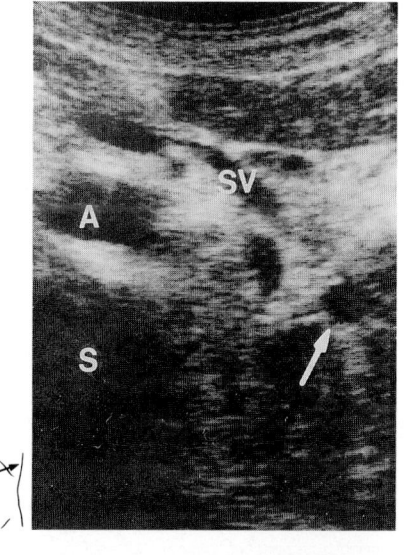

B．超音波像(矢印：腫瘤)　A 大動脈　S 脊椎　SV 脾静脈

図2　症例2 SC.

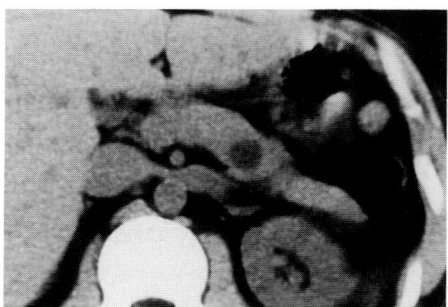

A．単純CT

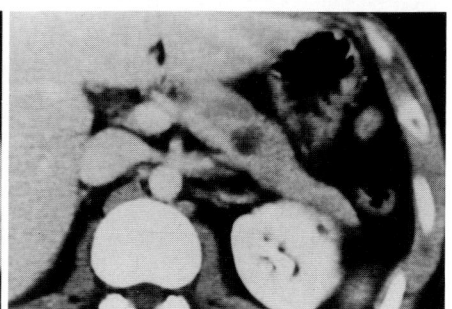

B．造影CT

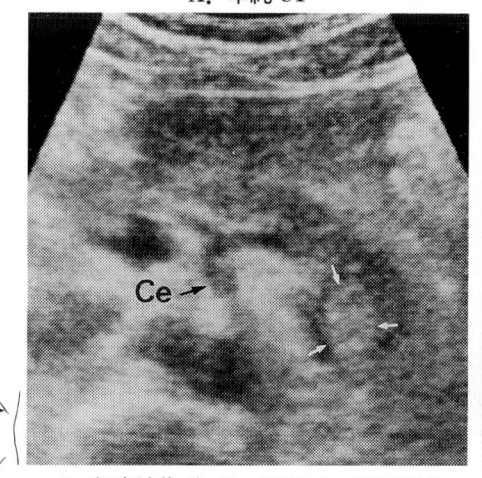

C．超音波像(矢印：腫瘤) Ce 腹腔動脈

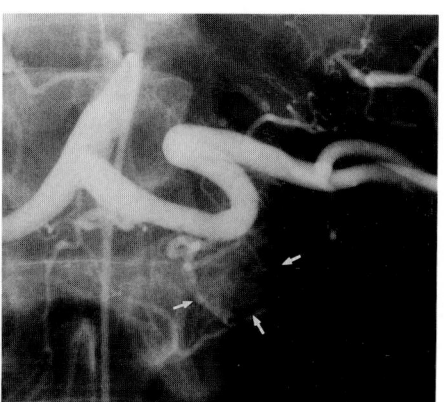

D．症例2の腹腔動脈造影(矢印：腫瘤)

2．肝・胆・膵・脾　149

画像所見▶症例1, 2ともに1.5 cm φ の腫瘤が膵尾部にあり, CT ではほぼ水と同じ濃度を示す. 造影前後を比べると症例2では周辺部に一部造影効果があるようにも見える. 超音波では, 症例1は囊胞パターン, 症例2は高エコーを示し, 対照的である. 図2Dは症例2の血管造影像で hypervascular tumor として描出された.

診断▶症例1　膵囊胞
　　　　症例2　膵漿液性囊胞腺腫

コメント　膵漿液性囊胞腺腫　serous cystadenoma

microcystic adenoma ともいわれ, 直径5 mm 以下の小囊胞が, 蜂の巣のように集合した形態を有する (ステップ3図1E; 10頁). 内容はグリコーゲン顆粒を含む漿液で, CT 上は全体として低濃度となり, 個々の隔壁はみえない. 間質の栄養血管は豊富なため造影効果が認められることもある. 超音波でも個々の小囊胞は抽出できないが, 内部構造を反映して高エコーとなる (図2C).

成長すると, 個々の囊胞の中には, CT や超音波で描出される大きさになるものもあり, その内部エコーは減弱する. しかし, 血管成分の多い線維性隔壁が中心から放射状に形成されてくるため, 造影CT (特に dynamic CT 動脈相) で濃染し (ステップ3図7; 13頁), また中心高エコーのパターンとなる.

> **ポイント 57**　低濃度 (CT), 高エコーの膵腫瘍は serous cystadenoma

ほとんどの膵漿液性囊胞腺腫は良性であり, 上記のように特徴的画像所見を示し診断は容易である. しかしながら, 稀に2つの問題が生じる. 1つは macrocystic serous cystadenoma と呼ばれる形態上の variation で, 個々の囊胞成分が大きく (2〜4.5 cm) なり, 画像的に粘液性囊胞腺腫と区別し難い症例の存在である[1,2]. このため漿液性囊胞腺腫を microcystic adenoma と呼ぶ習慣を捨てるべきとされる. 第2は悪性化の問題である. すなわち, 周囲脂肪織やリンパ節への浸潤[3], 肝転移[4], 組織免疫染色でCA 19-9やCEA 陽性である異型細胞の存在[5]など悪性ないし潜在的悪性を示す症例が稀に存在する. このため, 周囲への浸潤が認められたり, 急速に増大したり, 径4 cm 以上の漿液性囊胞腺腫は外科手術の適応と考えられる[6].

文献
1) Gouhiri M, et al: Macrocystic serous cystadenoma of the pancreas: CT and endosonographic features. Abdom Imag 24: 72, 1999.
2) Kaneto H, et al: Macrocystic serous cystadenoma of the pancreas: importance of co-existent tiny cysts depicted by EUS. Gastroenterology 35: 472, 2000.
3) Abe H, et al: Serous cystadenoma of the pancreas with invasive growth: benign or malignant ? Am J Gastroentrol 93: 963, 1998.
4) Wu CM, et al: Serous cystic neoplasm involving the pancreas and liver: an unusual clinical entity. ABd Imag 24: 75, 1999.
5) Fujii H, et al: Serous cystadenoma of the pancreas with atypical cells. Case report. International J Pancreatol 23: 165, 1998.
6) Kimura W, et al: Operative indications for cystic lesions of the pancreas with malignant potential—our experience. Hepato-Gastroenterol 46: 483, 1999.

STEP 58

MA　51歳女性　腹部腫瘤

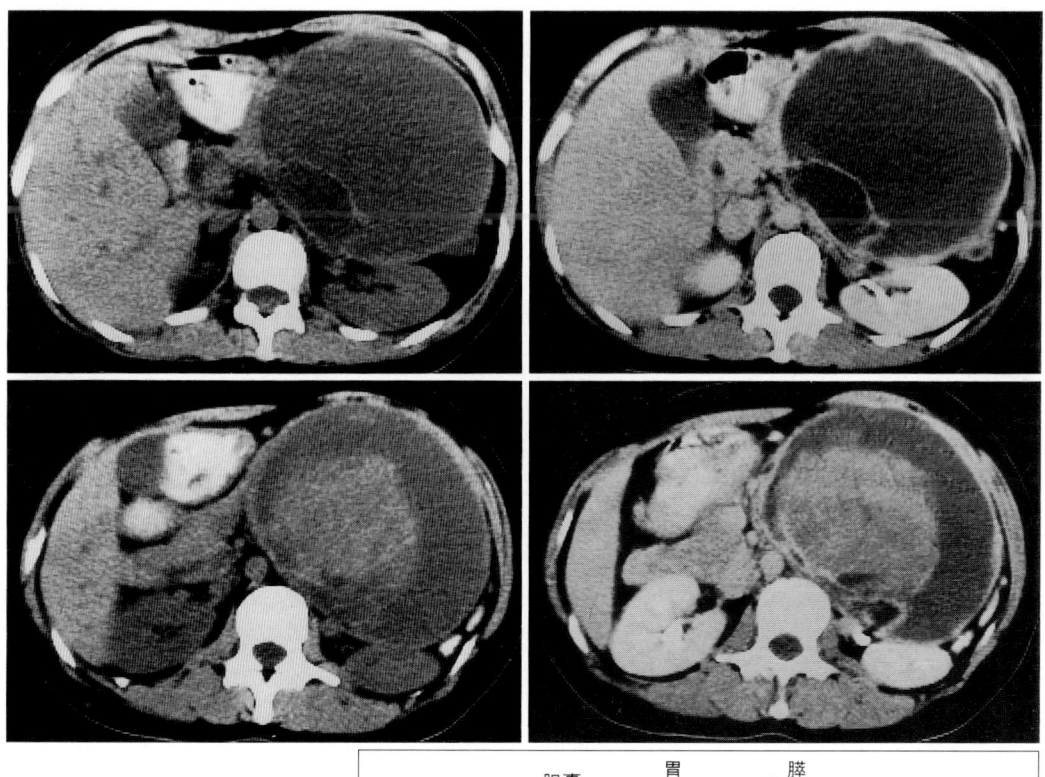

A	B
C	D
	E

図1　MA．上腸間膜動脈起始部レベルの単純CT(A)と造影CT(B)，さらに3cm尾側の単純CT(C)および造影CT(D)
E．図1Bの説明図

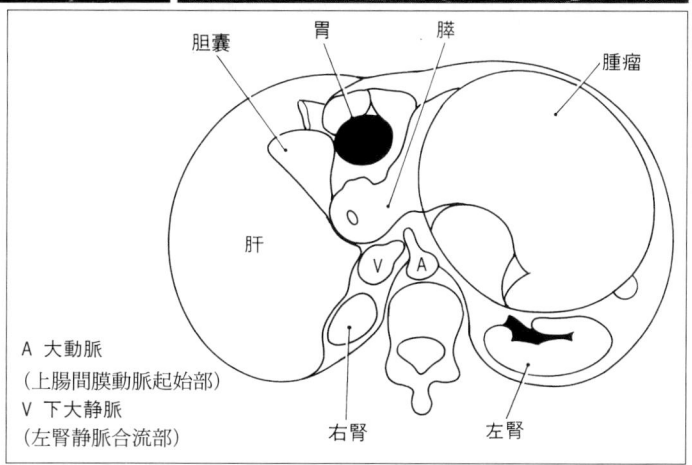

A　大動脈
　（上腸間膜動脈起始部）
V　下大静脈
　（左腎静脈合流部）

診断▶膵粘液性囊胞腺癌

診断根拠▶膵尾部にある囊胞性腫瘍で内部に隔壁と大きく内腔に突出する壁結節を有する．

コメント　膵囊胞性腫瘍（表）

膵の囊胞性腫瘍を表に示す．この他に，総胆管や膵管も拡張すると断面によっては囊胞にみえることもある．

表　膵囊胞性腫瘍

1. 偽囊胞	86
2. 粘液性囊胞腺腫（癌）	30
3. 漿液性囊胞腺腫	8
4. 多囊胞症	21
5. von Hippel-Lindau病	3
6. 貯溜囊胞	6
7. 粘液産生腫瘍（IPMT）	34
8. solid and cystic tumor	5
9. 壊死性囊胞性膵癌	5
10. 膿瘍	6

204症例

1．真性囊胞　true cyst

先天性囊胞 **congenital cyst** や貯溜囊胞 **retention cyst** は上皮細胞で覆われているため真性囊胞とも呼ばれる．先天性囊胞は膵管の発生奇形と考えられており，von Hippel-Lindau病や成人型**多囊胞症**に合併することも知られている．貯溜囊胞は膵管閉塞による後天的なもので，膵癌でも膵炎でも認められる（図2）．

2．偽囊胞　pseudocyst

偽囊胞（仮性囊胞）は，急性膵炎・慢性膵炎急性増悪・外傷によるものである．真性囊胞と同様，原則として単胞性の典型囊胞型腫瘤像を呈する（図3）．しかし時には炎症のため壁が肥厚し，また出血，カルシウムやコレステロールの析出などのため，内部エコーが目立ったり，CTで内容の濃度が高いこともある．しかし，囊胞類似型腫瘤（11頁）を形成する腫瘍性囊胞との区別は通常容易である．

3．腫瘍性囊胞

a）漿液性囊胞腺腫　serous cystadenoma

microcystic adenoma, glycogen-rich adenomaともよばれる[1]．ステップ57（149頁）参照．

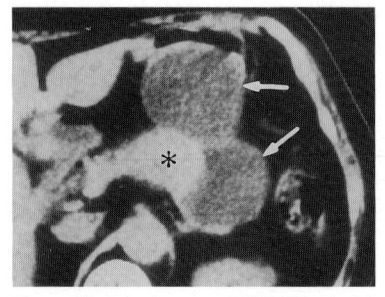

図2　膵癌(＊)による貯溜囊胞(矢印)　　図3　偽囊胞(矢印)

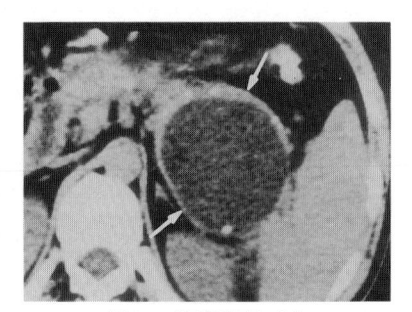

| A | B | C |

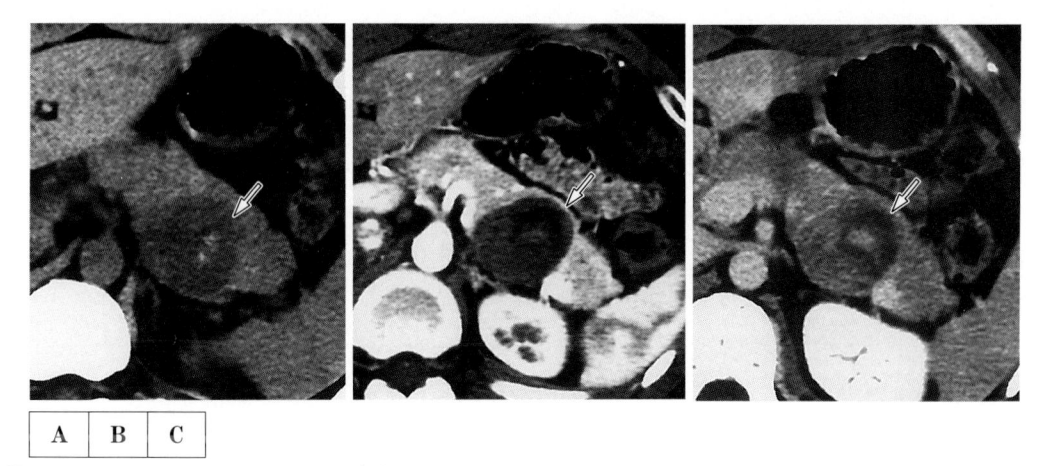

図4 solid and cystic tumor. 29歳女性. 単純CT（A）では中央に淡い石灰化を認める. dynamic CT 動脈相（B）では腫瘍は濃染しない. 平衡相（C）では前外側部が囊胞化していることがわかる.

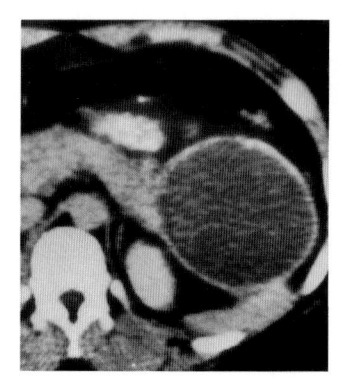

図5 "solid and cystic tumor"

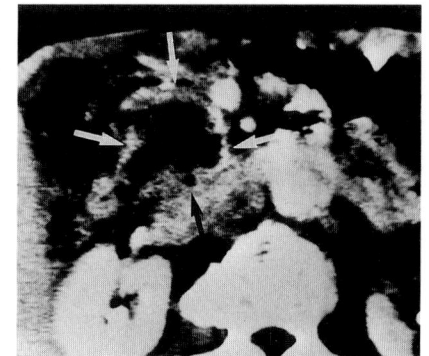

図6 壊死性囊胞性膵管腺癌

b）粘液性囊胞腺腫 mucinous cystadenoma（図1）

　表面は円滑であるが，割面は隔壁（11頁図4）や壁結節（12頁図5）を示す．漿液性囊胞腺腫に比べ個々の隔室は大きく，CTや超音波で確認される．内容は粘液であるが，その比重により，CT上濃度の高い部分と低い部分がありうる（11頁図4）．**粘液性囊胞腺腫を囊胞腺癌と明白に区別することは病理学的にも困難で，"potentially malignant tumor"として取り扱われる**[2]．また本腫瘍内腔が膵管と交通のあるもの（ERPで確認される）もあり，この場合には，"ductectatic mucinous adenoma（adenocarcinoma）"とよばれる[3]．

c）粘液産生腫瘍 mucin-producing tumor

　膵管由来の腺癌であるが，膵管内腔に乳頭状に突出し，膵管自体は，腫瘍から分泌される粘液のため囊状に拡大したものである[4]．ステップ59（155頁）参照．

d）solid and cystic tumor

　solid and papillary epithelial neoplasm, papillary and epithelial neoplasm, papillary and cystic neoplasm あるいは単に papillary carcinoma と様々な名でよばれる[5,6]．若い女性に多く，low grade malignancy である．本来の囊胞性腫瘍ではないが，腫瘍内出血，壊死が強い．このため，充実性から純粋囊胞に近いものまで多様な形態を示すが，壁肥厚型の囊胞類似腫瘍のことが多く，石灰化を認めることも少なくない（図 4, 5）．MRI におけるヘモジデリンによる低信号は本腫瘍を示唆する所見である[7]．

e）壊死性囊胞性膵管腺癌　cystic necrotic adenocarcinoma（図 6）

単純 CT で膵管腺癌の多く（われわれの検討では，104 例中 44 例）に小さい低濃度部を認めるが囊胞を思わせる大きな壊死は稀である(2/104)．Kaplan らも 2 例報告しているが，いずれも**壁肥厚型囊胞類似腫瘤**として超音波および CT で描出されている[8]．

この他，膵島腫瘍も中心壊死をおこしやすい．また，膵の稀な腫瘍として平滑筋肉腫，平滑筋芽細胞腫，横紋筋肉腫，血管腫，リンパ管腫，傍神経節腫，奇形腫，多形癌（pleomorphic carcinoma）などがあり，いずれも囊胞類似腫瘤となることがある．

> **ポイント 58**　膵粘液性囊胞腺腫は隔壁と壁結節

文献
1) Compagno J, Oertel JE: Microcystic adenomas of the clinicopathologic study of 34 cases. Am J Clin Pathol 69: 289, 1978.
2) Compagno J, Oertel JE: Mucinous cystic neoplasms of the pancreas with overt and latent malignancy (cystadenocarcinoma and cystadenoma). Aclinico-pathologic study of 41 cases. Am J Clin Pathol 69: 573, 1978.
3) Itai Y, et al: "Ductectatic" mucinous cystadenoma and cystadenocarcinoma of the pancreas. Radiology 161: 697, 1986.
4) Ohhashi K, et al: New classification of ERP findings of pancreatic cancer. Gastroenterology 80: 1241, 1981.
5) Kim SY, et al: Papillary carcinoma of the pancreas: Findings of US and CT. Radiology 154: 338, 1985.
6) Friedman AC, et al: Solid and papillary epithelial neoplasm of the pancreas. Radiology 154: 333, 1985.
7) Buetow PC, et al: Solid and papillary epithelial neoplasm of the pancreas: imaging-pathologic correlation on 56 cases. Radiology 199: 707, 1996.
8) Kaplan JO, et al: Necrotic carcinoma of the pancreas: "the pseudo-pseudocyst" J Comp Assist Tomogr 4: 166, 1980.

★★★ STEP 59

MP　76歳女性

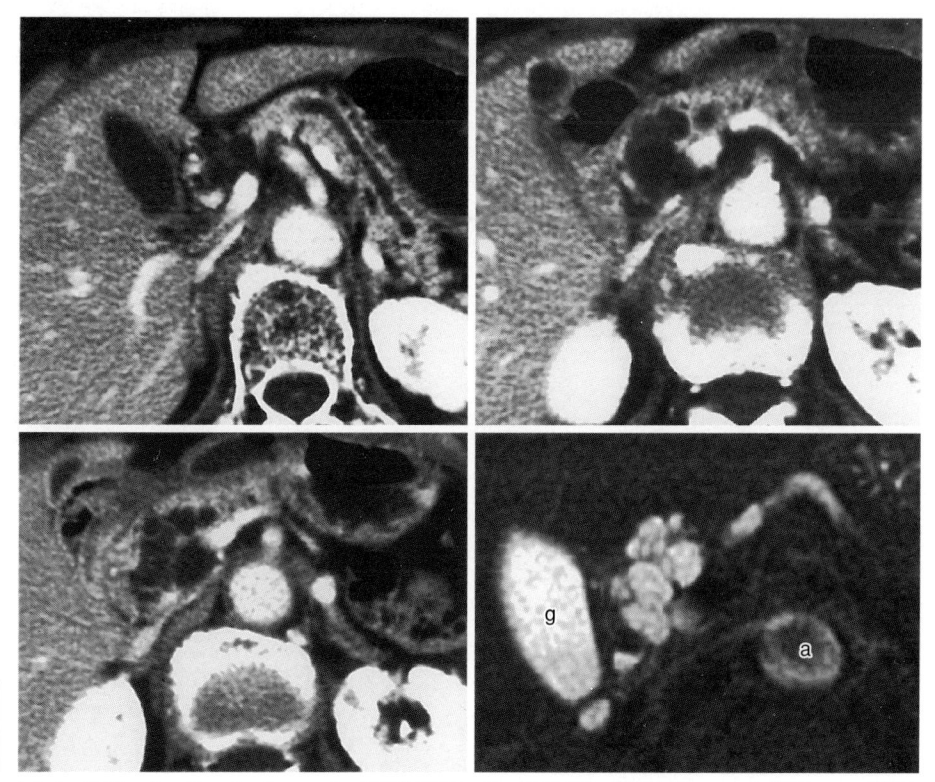

A	B
C	D

図1　MP．A，B，C．dynamic CT 動脈相．D．MRCP（横断面）．a　大動脈，g　胆囊．

CT 所見▶膵体部の膵管が軽度拡張している（図1A）．膵頭部には多胞性腫瘤病変がある（図1B，C）．MRCP（図1C）では，この多胞性腫瘤はみかん状ではなくぶどう状である．

診断▶膵粘液産生腫瘍 IPMT（分枝型）．

コメント　粘液産生腫瘍（mucin producing tumor）

　膵管内乳頭状粘液産生腫瘍（intraductal papillary mucinous tumor, IPMT）あるいは単に膵管内乳頭腫瘍とも呼ばれる．膵管内への膵管上皮の増殖と粘液分泌による膵管拡張，および Vater 乳頭部から十二指腸に流出する粘液（内視鏡所見）を特徴とする[1]．この所見は CT でも確認できることがある（図2）．膵腫瘍の中では比較的頻度が高く，膵頭部に多い．病理学的には，過形成，腺腫と腺癌がある．これらを画像上区別することは困難であるが，乳頭部分が大きいほど悪性度が高いと考えられる．また悪性度が高く膵実質への浸潤の強い腫瘍では早期に膵管腺癌（通常の膵癌）に移行することもある．

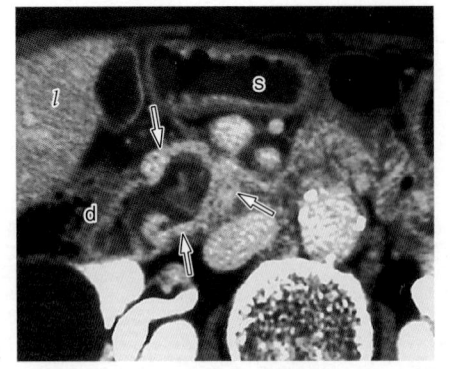

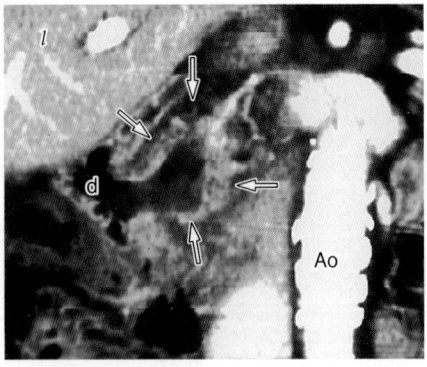

図2 小さいIPMT（主膵管型）．A．造影CT．B．MPR冠状断面．膵頭部（矢印）の嚢胞性腫瘍の内容が開口した乳頭部を経て十二指腸（d）へ連続している．
s 胃，l 肝．

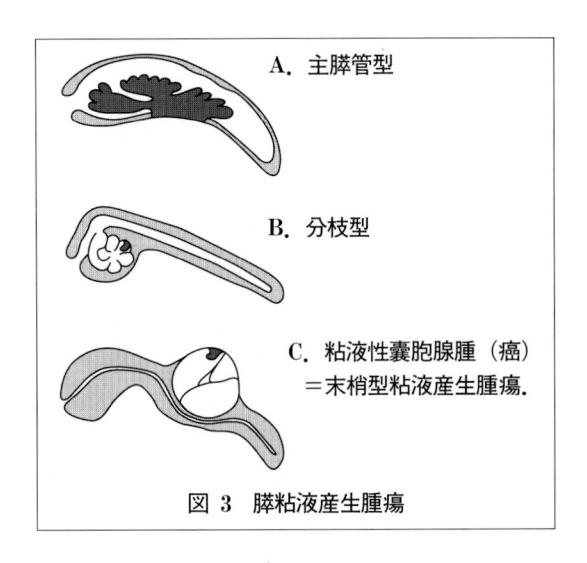

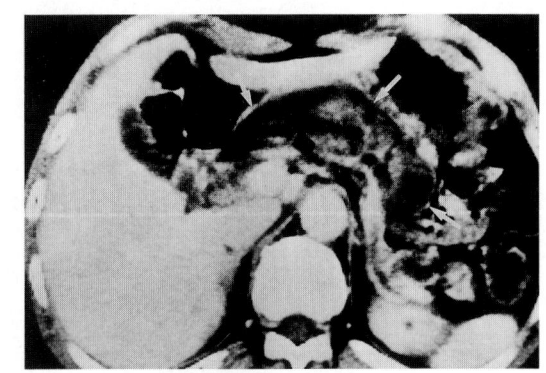

図3 膵粘液産生腫瘍
A．主膵管型
B．分枝型
C．粘液性嚢胞腺腫（癌）＝末梢型粘液産生腫瘍．

図4 IPMT（主膵管型）
主膵管全体が風船状に拡張し（矢印），内部にカリフラワー状の腫瘍を認める．

　発生部位から主膵管型（main duct type），分枝（膵管）型（branch duct type），および両者の混合型（mixed type）に分類される＊（図3）[2,3]．主膵管型では，主膵管が粘液によって風船状に拡大し内部に乳頭状の腫瘍を認める（図4）．このような所見が得られれば診断は容易である．分枝型では枝別れした小膵管の拡張を反映して，直径1〜2cm以下の小嚢胞が集簇したぶどう状の多胞性腫瘍を形成する．この特徴は，MRCPで把握しやすい（図1D）．また，軽度の主膵管拡張をともなうことが多い．同じ粘液性膵腫瘍でも，みかん状の多胞性腫瘍となることの多い粘液性嚢胞腺腫や腺癌（mucinous cystadenoma, mucinous cystadenocarcinoma, ステップ58；151頁）と対照的である．

> **ポイント 59** ぶどう［膵管内乳頭腫瘍（分枝型）］とみかん［粘液性嚢胞腫瘍］を区別する．

＊末梢型（peripheral type）を加える考えもあるが，これは粘液性嚢胞腺腫（嚢胞腺癌）と同じである．

みかんとぶどう：多胞性腫瘍において，みかん型（1つの嚢胞内が隔壁により多数のコンパートメントに分かれる構造）とぶどう型（小嚢胞の集簇）を区別することは大切である．腎の多胞性嚢胞（multilocular cyst）はみかん型で，多嚢胞性異形成（multicystic dysplastic kidney）はぶどう型である（ステップ97図2, 264頁）．卵巣の粘液性嚢胞腫瘍は膵の場合と同様にみかん型で，内膜症性嚢胞はぶどう型である．肝の胆管性嚢胞腺腫（癌）（biliary cystadenoma, cystadenocarcinoma）はみかん型で，肝嚢胞の集簇はもちろんぶどう型である．分枝型膵粘液産生腫瘍でも画像上はみかん型に見えることもあるが，これは（空間あるいはコントラスト）分解能が充分でないことと周囲の膵実質に圧迫されて嚢胞が隣接しているためである．コントラスト分解能の高いMRCPではどこかに"ぶどう"の特徴を捉えられることが多い．

文献　1）大橋計彦, 他：粘液産生膵癌の4例—特異な十二指腸乳頭所見を中心として—. Progr Digest Endoscopy 20: 348, 1982.
2) Itoh S, et al: Mucin-producing pancreatic tumor: CT findings and histopathologic correlation. Radiology 183: 81, 1992
3) 日本膵癌学会：膵癌取り扱い規約．金原出版，東京．1996

STEP 60 ★★★

LT　61歳男性

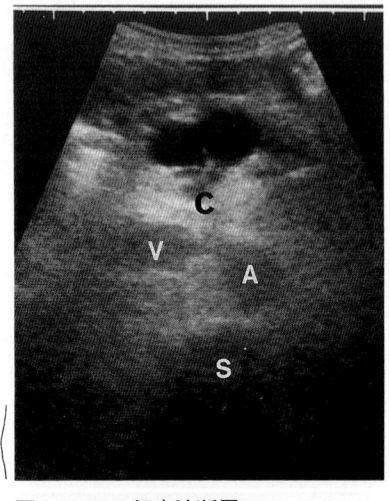

A　大動脈
V　下大静脈
S　脊椎
C　腹腔動脈

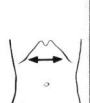

図1　LT．超音波断層
　2個の"膵囊胞"を認める．

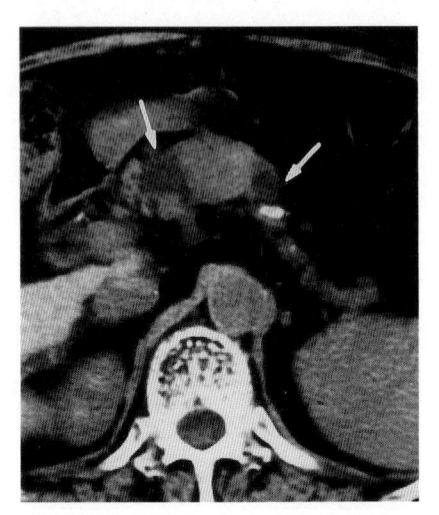

図2　LT．単純CT
　2個の囊胞（矢印）を認めるが…．

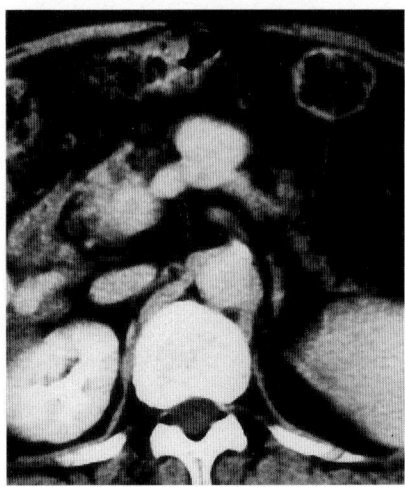

図3　LT．造影CT

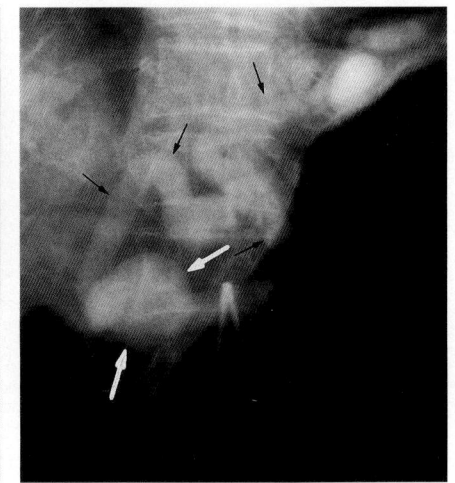

図4　LT．腹腔動脈造影門脈相
　脾静脈瘤（白矢印）と，拡張した左胃静脈（黒矢印）

診断経過▶ 臨床的に肝硬変および慢性膵炎と診断された．肝の超音波検査で肝腫瘍が描出された．また膵体部に直径15 mmの囊胞が2個認められ（図1），内部構造を欠くことから慢性膵炎に合併する偽囊胞 pseudocyst と考えられた．

単純CT（図2）では，膵尾部の萎縮が著明で，囊胞と思われる低濃度病変が膵体部に

2個検出された．しかし2個は隣接しておらず，また大きさも，15 mmφ，7 mmφ と，超音波断層における囊胞と，少なくとも1個は異なるものと考えられた．また2個の囊胞の間の組織は，膵尾部の萎縮から考えて，膵実質とは考えにくく，この部分が超音波における左側（向かって右）の"囊胞"ではないかと考えた．そうすると大動脈や脾とほぼ同じ濃度でもあるし，動脈瘤が本命に浮上してきた．

そこで，造影CT(図3)を追加施行した．単純CTと少しスライス面が異なるが，"動脈瘤"と考えた部分は，大動脈と同様に濃染した．脾静脈と連続しているため，**脾静脈瘤**と診断した．

後日，肝腫瘍動脈塞栓術時に施行した腹腔動脈造影門脈相で，脾静脈瘤が確認された（図4）．

コメント　脾動脈瘤，脾静脈瘤

これらは，肝硬変などの門脈圧亢進症に合併することが多い．また急性膵炎，慢性膵炎急性増悪期に血管壁まで炎症が及び形成されることもある[1]．この場合には，動静脈壁が脆弱化して拡張するものと，偽囊胞と血管が交通を有するものとがある．

ポイント 60　血管瘤もエコー上は囊胞

文献　1) Burke JW, et al: Pseudoaneurysms complicating pancreatitis: detection by CT. Radiology 161: 447, 1986.

STEP 61〜62 ★★

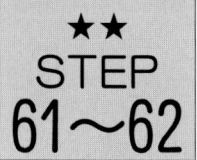

AP　51歳男性　腹痛

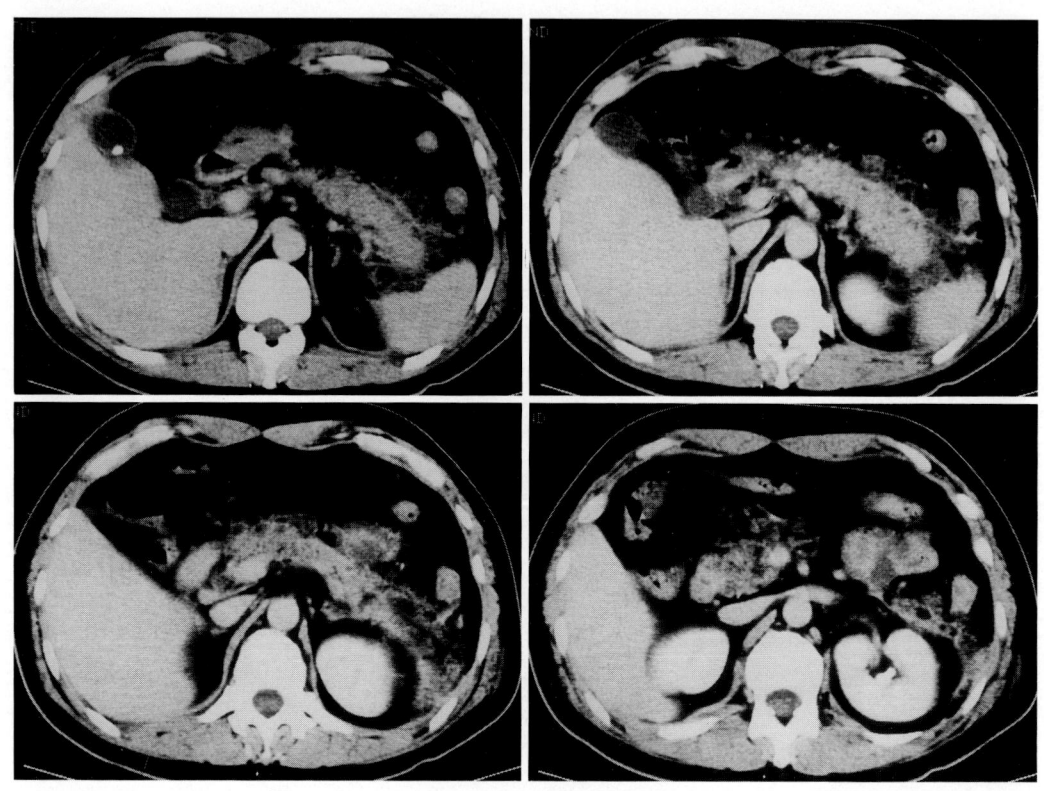

図1　AP．A → D は 20 mm 間隔で尾側へ．

A	B
C	D

CT所見▶ ①胆囊結石を認める．

②膵は腫大しその辺縁は不整．周囲（前傍腎腔）に水濃度の部分と不規則な脂肪浸潤像を認め，腎筋膜前葉および外側円錐筋膜の不整な肥厚をみる．

診断▶ ①胆囊結石

②急性膵炎

コメント　後腹膜腔　retroperitoneal space

　後腹膜腔は，一般に腎筋膜 renal fascia と外側円錐筋膜 lateroconal fascia により，前傍腎腔・腎周囲腔・後傍腎腔の3腔に区分される[1]（図2）．

①**前傍腎腔** anterior pararenal space　腹膜，腎筋膜前葉，外側円錐筋膜に囲まれる区画で，膵，十二指

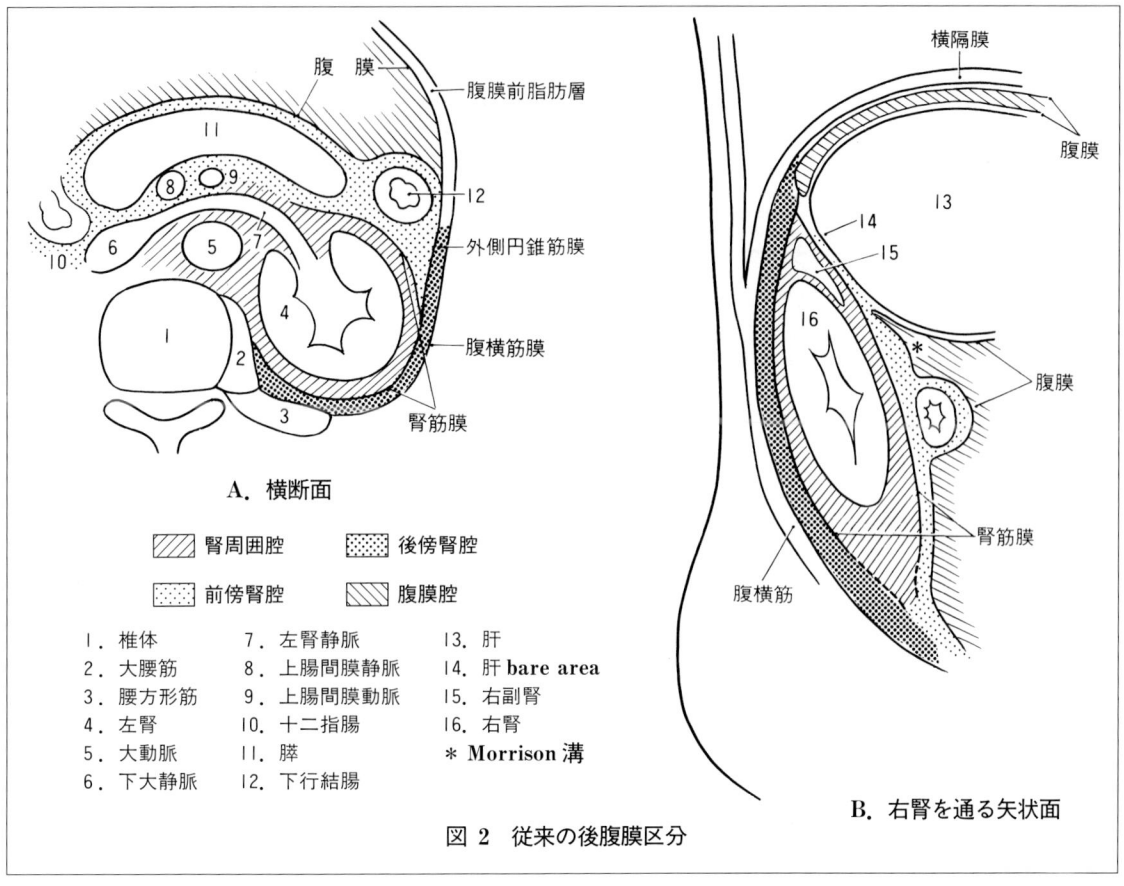

```
A. 横断面

凡例:
腎周囲腔    後傍腎腔
前傍腎腔    腹膜腔

1. 椎体          7. 左腎静脈      13. 肝
2. 大腰筋        8. 上腸間膜静脈   14. 肝 bare area
3. 腰方形筋      9. 上腸間膜動脈   15. 右副腎
4. 左腎         10. 十二指腸      16. 右腎
5. 大動脈       11. 膵           * Morrison 溝
6. 下大静脈     12. 下行結腸

B. 右腎を通る矢状面
```

図2 従来の後腹膜区分

腸，上行・下行結腸を含む．

②**腎周囲腔** perirenal space 腎筋膜両葉で囲まれる区画で，腎，副腎を擁する．

③**後傍腎腔** posterior pararenal space 腎筋膜後葉と体壁筋（腹横筋，大腰筋など）の筋膜の間で臓器を含まず，前方では腹膜前脂肪層（図3）に続く．

腎筋膜前葉は，十二指腸・膵後面，大血管周囲の結合織に，後葉は，大腰筋筋膜と癒合する．頭側で両葉は固く癒合し，前傍腎腔は，肝 bare area，後傍腎腔は，横隔膜に続く．尾側で外側円錐筋膜は消失し，前・後傍腎腔は連絡する．

腎筋膜は強固で，腎周囲腔病変が前・後傍腎腔へ進展するのを，また後者から腎周囲腔へ病変が進展するのを阻止して

図3 腹膜前脂肪層(矢印)
flank stripe とも呼ばれる．

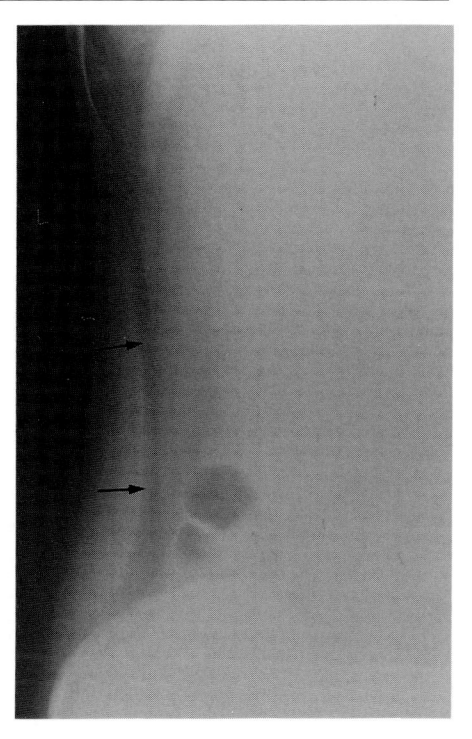

2. 肝・胆・膵・脾

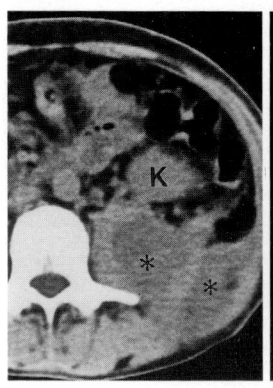

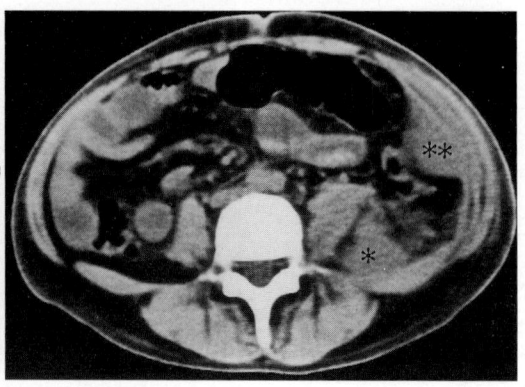

図4 後傍腎腔および体壁の膿血腫（＊）は，左側腹壁の外・内腹斜筋，腹横筋に及び，腹膜前脂肪層に膿瘍（＊＊）を形成．（K 左腎下極）

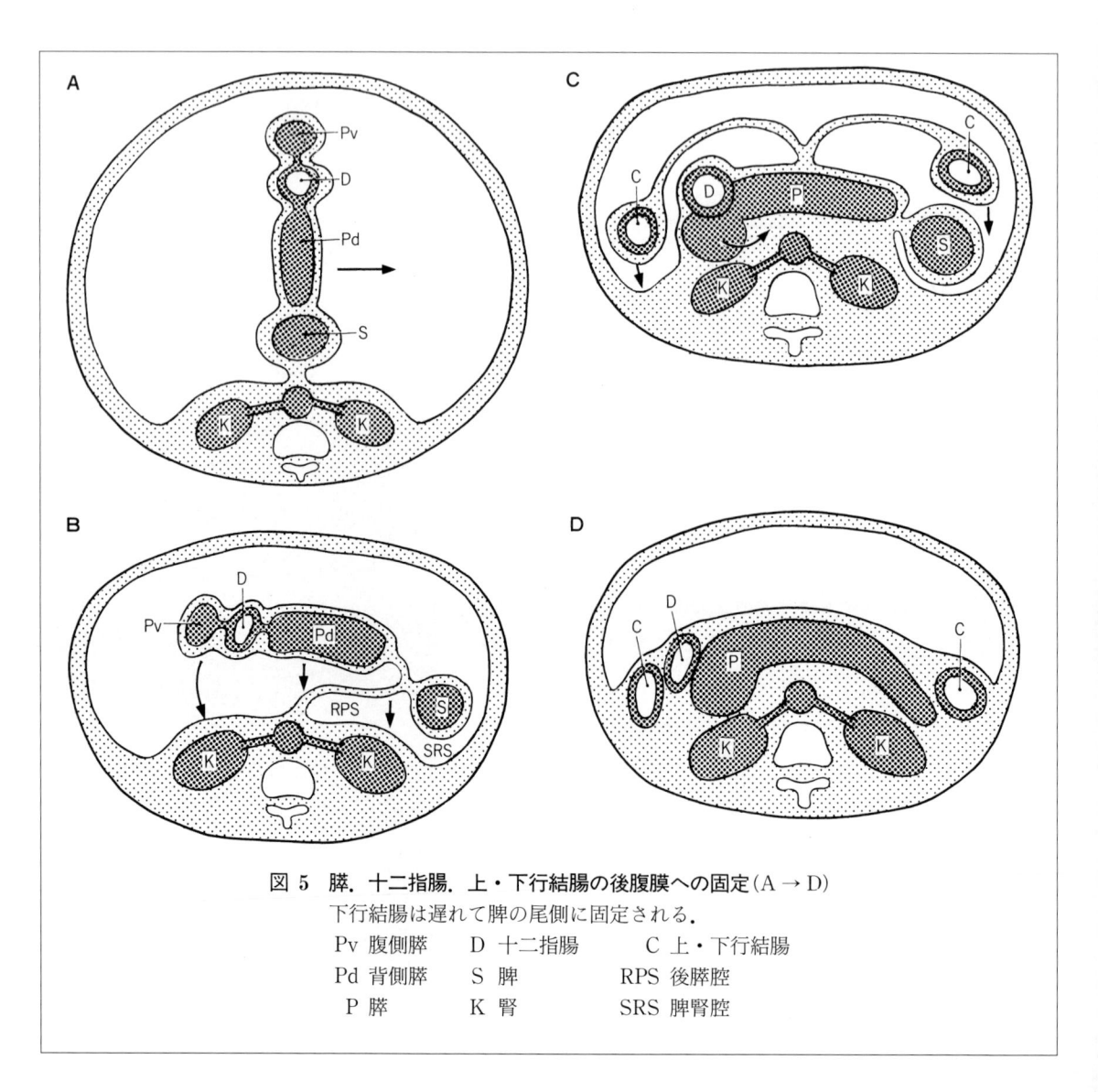

図5 膵．十二指腸．上・下行結腸の後腹膜への固定（A→D）
下行結腸は遅れて脾の尾側に固定される．

Pv 腹側膵　　D 十二指腸　　C 上・下行結腸
Pd 背側膵　　S 脾　　　　　RPS 後膵腔
P 膵　　　　K 腎　　　　　SRS 脾腎腔

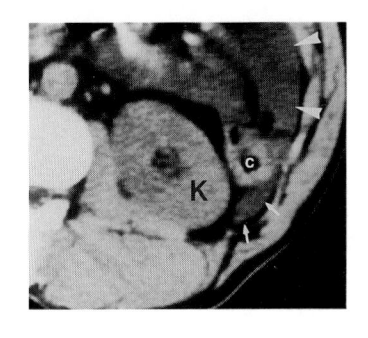

図6 下行結腸(C)の背側に貯溜する腹水(矢印)
K 左腎
矢頭は通常の腹水

表1 後腹膜の区分

Doddsらの区分	従来の区分
一次性後腹膜腔	
・後傍腎腔	後傍腎腔
・腎周囲腔	腎周囲腔
二次性後腹膜腔	
・膵十二指腸腔	} 前傍腎腔
・後腹膜結腸腔	

いる．後傍腎腔の病変は体壁や脊椎と連絡しやすく，また腹膜前脂肪層に沿って前腹壁まで及ぶことがある（図4）．

ところで**前傍腎腔の臓器は，膵，十二指腸，結腸といずれも本来の後腹膜器官ではない**．発生過程で，これらの背側間膜が固定消退するために，本来の腹膜臓器が後腹膜に居座ったのである（図5）．まず膵，十二指腸が，続いて上行・下行結腸が背側に固定される．この固定は必ずしも完全ではない．それゆえ，腹水が，下行結腸の背側に回りこむこともある（図6）．

上行結腸の26％，下行結腸の36％で完全な結腸間膜が認められるとされる[2]．膵の固定が不充分な場合，**後膵腔 retropancreatic space** が残ることになる（図5B）．多くの症例で**脾腎腔 splenorenal space** は脾門部まで陥入しており，膵尾部は腹膜臓器となっている[2]．腹水および膵炎による液体貯溜がこれら後膵腔や脾腎腔に存在する場合，前傍腎腔液体貯溜や前傍腎腔腫瘤と注意して区別する必要がある．逆に脾の後腹膜付着部（脾腎間膜）が広く，脾が半後腹膜臓器となることもある（図7）．

Doddsら[3]は，後腹膜を本来の後腹膜（**一次性後腹膜**）と**二次性後腹膜**に分け，さらに前者を腎周囲腔と後傍腎腔，後者を**後腹膜結腸腔**と，**膵十二指腸腔**とに分けることを提唱している（表1）．後腹膜結腸腔と膵十二指腸腔との間には二重の腹膜が存在することになり，ある程度病変波及の防波堤になるとしている．事実，急性膵炎が下行結腸周囲を避けて前傍腎腔に波及することがある（図1）．

前傍腎腔は，上下腸間膜動脈周囲から腸間膜さらに小腸・結腸へとつながっている．このためこの区画

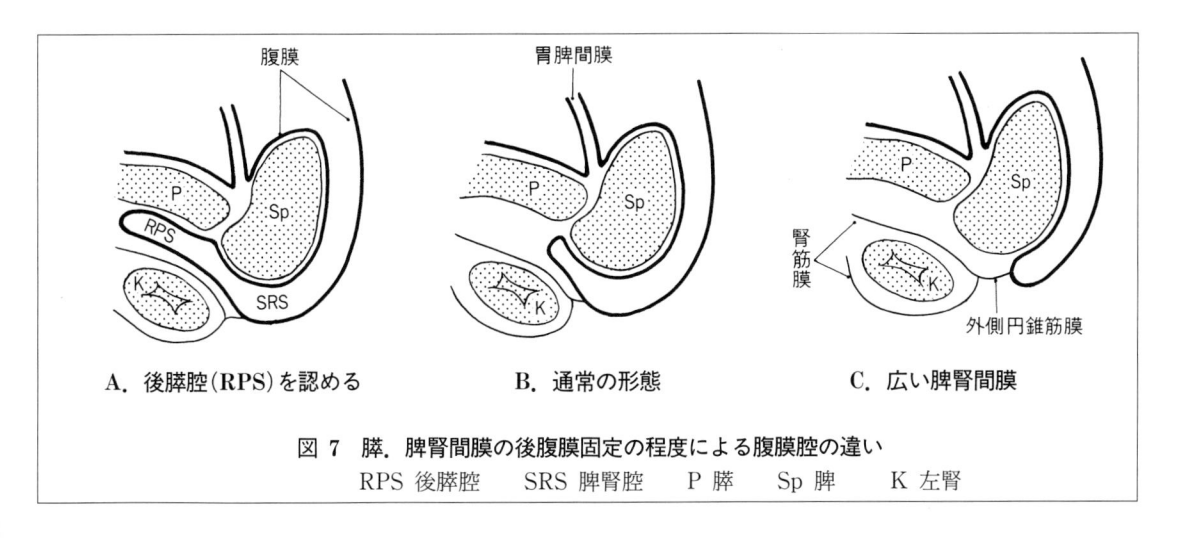

図7 膵．脾腎間膜の後腹膜固定の程度による腹膜腔の違い
A．後膵腔（RPS）を認める　　B．通常の形態　　C．広い脾腎間膜
RPS 後膵腔　SRS 脾腎腔　P 膵　Sp 脾　K 左腎

内の病変と腹膜臓器病変とは，互いに波及しやすい．

　腎周囲の脂肪層が正常で，しかもその背側に液体が貯溜している，あるいは脂肪層に浸潤があるような場合，通常は，①後傍腎腔に異常がある（図4）．しかし，そのほかに②前傍腎腔と後傍腎腔の交通（多くは外側円錐靱帯の自由端の尾側で），③腎後方にまで回り込んだ前傍腎腔の異常[4]，④第2次後腹膜の後腹膜固定不全による腹膜腔の回りこみ，および⑤腎周囲腔の隔室の一部のみに液体が貯溜した場合，⑥尾側に陥凹した胸膜腔に液体貯溜のある場合，を考えておく必要がある．

> **ポイント 61** 本来の後腹膜腔は，腎周囲腔と後傍腎腔
> 　　　　　　前傍腎腔は腸間膜と，後傍腎腔は腹膜前脂肪層とつながる

コメント　急性膵炎

　正常膵は前傍腎腔にあり，周囲の脂肪層と明瞭に区別される．輪郭は，平滑なものから小葉間脂肪浸潤により規則的な凹凸（分葉化）を示すものまで多様である．主膵管は，みえないか，みえても 2 mmϕ 未満で細い．

　急性膵炎は，感染によるものではなく，酵素による組織破壊である．その基本的な形態上の変化は，蛋白質融解による膵組織破壊，血管壊死とそのための出血，および膵間質と膵周囲脂肪層融解によるものである．CT上の変化も，これを反映しており，次の3段階に分けることができる．

①**浮腫期**　変化は膵組織に限局しており，膵の腫大をみる（図8）．おもに間質浮腫によるもので軽症例では，CT上は異常を認めない．さらに進行すると前傍腎腔に軽い浸潤を認める．

②**破壊期**　蛋白質と脂肪の融解期．膵の辺縁は不鮮明で，前傍腎腔の脂肪浸潤が強くなり（図1A〜D），さらに前傍腎腔全体が，水に近い濃度となることが多い（図9）．内部に高濃度の出血巣や，感染によるガスを認めることもある（図10）．

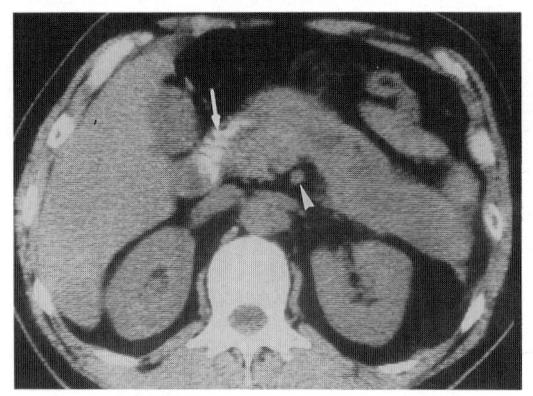

図8　急性膵炎浮腫期
全体に腫大しているが輪郭は鮮明円滑．
矢印　十二指腸内造影剤
矢頭　上腸間膜動脈

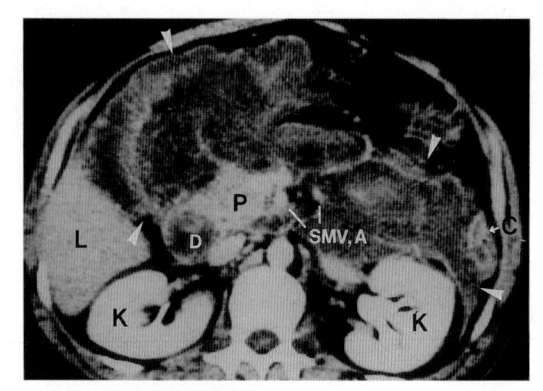

図9　急性膵炎破壊期
前傍腎腔および腸間膜に fluid collection を認める（矢頭）．
SMA 上腸間膜動脈　　P 膵頭　　K 腎
　　D 十二指腸　　C 下行結腸

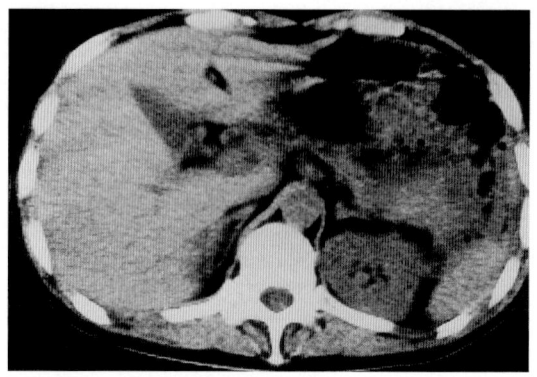

図10 急性膵炎破壊期
fluid collection 内にガスを認める.

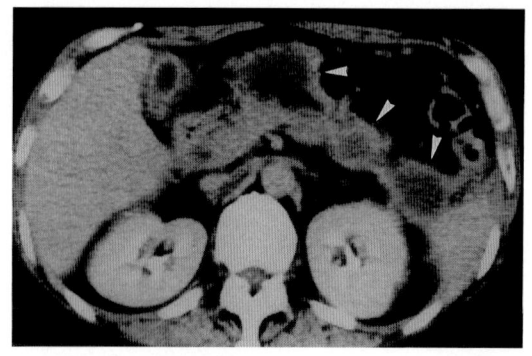

図11 急性膵炎吸収期
fluid が被包化(矢頭)され偽囊胞に成熟してゆく.

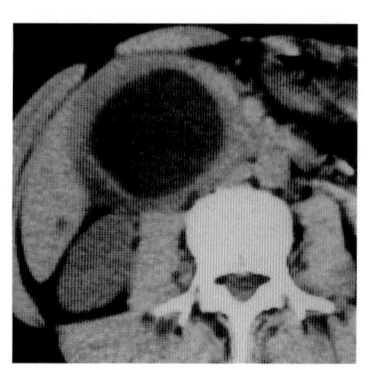

図12 完全に成熟した偽囊胞
壁は厚い.

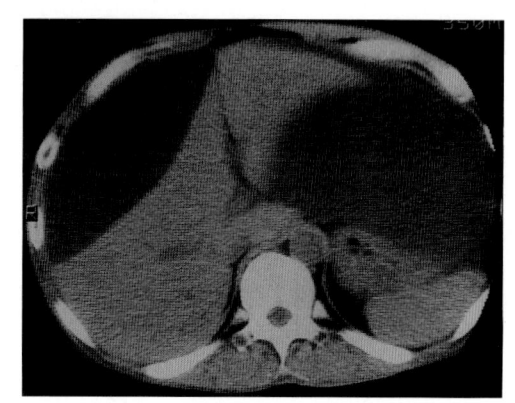

図13 腹膜腔に破れた急性膵炎

③**吸収期** 液化壊死組織・血液・滲出液・膵液からなる液体が吸収され,一部は,被包化されて偽囊胞を形成する(図11, 12).腎筋膜の肥厚は,かなり遅くまで残る.典型例では浮腫期→破壊期→吸収期と進むが,もちろん途中でとどまるものが多い.逆に感染し膿瘍となることもある.また,前傍腎腔の一部にのみ異常が限局していること,あるいは,腹膜腔へ破れ大量の腹水(高アミラーゼ)を伴うこともある(図13).Silverstein[5]によれば,急性膵炎のCT所見は次のとおりである.正常(29%),膵腫大(28%),膵周囲脂肪層浸潤(25%),膵フレグモン(18%),出血(5%),偽囊胞形成(10%),膿瘍(3%).

ポイント 62 急性膵炎——周囲の脂肪層に注意

表 2　CT による急性膵炎の重症度指数（CTSI）

項目	点数
I　炎症の拡がり	
grade A：正常膵	0
grade B：局所性/びまん性膵腫大	1
grade C：明瞭な液体貯留を伴わない膵周囲炎	2
grade D：単発の膵周囲液体貯留	3
grade E：複数の膵周囲液体貯留/ガスの存在	4
II　膵壊死の割合	
0%	0
～30%	2
30～50%	4
>50%	6

I と II の合計がその症例の点数となる．最高点（最も重症）は 10 点である．文献[6]から改変引用．

急性膵炎の重症度：急性膵炎の重症度を CT で判定する基準は多数存在するが，ここでは世界的に最も利用されている CTIS（CT severity index）[6]を表 2 に示す．

文献
1) Love L, et al：Computed tomography of extraperitoneal spaces. AJR 136：781, 1981.
2) Rubenstein WA, et al：Posterior peritoneal recesses: Assessment using CT. Radiology 156：461, 1985.
3) Dodds WJ, et al：The retroperitoneal spaces revisited. AJR 147：1155, 1986.
4) Love L, et al：CT of retrorenal fluid collections. AJR 145：87, 1985.
5) Silverstein W, et al：Diagnostic imaging of acute pancreatitis: prospective study using CT and sonography. AJR 137：497, 1981.
6) Balthazer EJ, et al：Acute pancreatitis. Value of CT in establishing prognosis. Radiology 174：331, 1990.

STEP 63 ★★

CS　45歳男性　腹痛

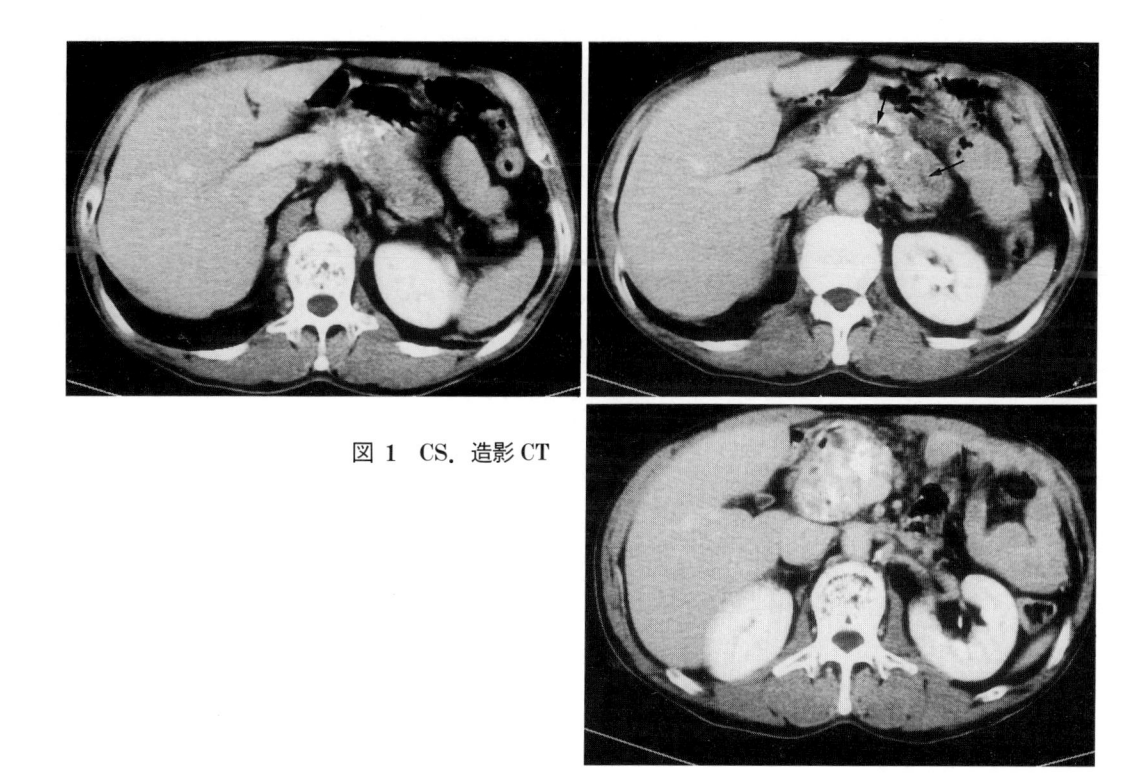

図1　CS．造影CT

CT所見▶ ①膵は全体に大きい．特に膵頭部腫大が目立つ．
②膵頭体部に石灰巣を認める．
③膵体部の主膵管拡張を認める（矢印）．
④尾部に近い部分は頭部に比べ全体に濃度が低い．

診断▶ 以上から慢性膵炎（腫瘤形成型）の診断は間違いない．尾部に近い低濃度部は膵癌の可能性もあるが，主膵管を中央に認めることから否定的である．最終的にはERCP，手術の結果癌は否定された．

コメント　慢性膵炎のCT像

1971年の日本膵臓病研究会による慢性膵炎診断基準案[1]は，①組織学的診断が明瞭である，②X線上膵に確実な石灰化がある，③膵外分泌機能試験で著明な膵外分泌機能低下がある，の3つの主要項目が掲げられた．このうちCTで慢性膵炎を示す確実な所見は，膵の石灰巣である（図2）．これは，脾動脈をはじ

表1 慢性膵炎臨床診断断基準（日本膵臓学会，1995年）

1．慢性膵炎の確診例
 1 a）USにおいて，音響陰影を伴なう膵内の高エコー像（膵石エコー）が描出される．
 1 b）CTにおいて，膵内の石灰化が描出される．
 2）内視鏡的逆行性胆道膵管造影（ERCP）像において，つぎのいずれかを認める．
  （i）膵に不均等に分布する，不均一[*1]な分枝膵管の不規則[*2]な拡張
  （ii）主膵管が膵石；非陽性膵石；蛋白栓；などで閉塞または狭窄しているときは，乳頭側の主膵管あるいは分枝膵管の不規則な拡張
2．慢性膵炎の準確診例
 1 a）USにおいて，膵内の粗大高エコー，膵管の不整拡張，辺縁の不規則な凹凸がみられる膵の変形，のうち1つ以上が描出される．
 1 b）CTにおいて，辺縁の不規則な凹凸がみられる膵の変形が描出される．
 2）ERCP像において，主膵管のみの不規則な拡張，非陽性膵石，蛋白栓のいずれかが観察される．

解説1：USまたはCTによって描出される1）膵嚢胞，2）膵腫瘤ないし腫大，および，3）膵管拡張（内腔が2 mmを超え，不整拡張以外）は膵病変の検出指標として重要である．しかし，慢性膵炎の診断指標としては特異性が劣る．従って，1) 2) 3)の所見を認めた場合にはERCPを中心とし，各種検査により確定診断に努める．
解説2：*1:"不均一"とは，部位により所見の程度に差があることをいう．
 *2:"不規則"とは，膵管系や膵管壁の平滑な連続性が失われていることをいう．
 注）本臨床診断基準で確診，準確診に合致しないことのある膵臓の慢性膵炎症には次のものがある．
  1）慢性閉塞性膵炎
    明らかな膵管閉塞・狭窄部の上流の膵管系に拡張した分枝膵管が限局して存在する．
  2）膵管狭細型慢性膵炎
    膵管系全体が狭窄を示し，自己免疫異常の関与が疑われる．病態については今後検討を要する．
  注）腫瘤形成性膵炎
    形態上腫瘤を形成する膵炎を認める．多くは慢性膵炎確診，準確診に合致するが，該当しない例も認められる．

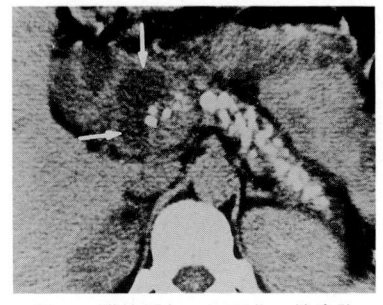

図2 膵体尾部の石灰化と偽嚢胞
（矢印）

めとする血管壁の石灰化と周囲リンパ節の石灰化および膵内総胆管結石を区別すれば問題ない．

1983年には日本消化器病学会により新しく慢性膵炎の臨床診断基準案[2)]が定められ，先述の3項目にCT，超音波，ERCPの画像診断所見が加えられた．

表1に慢性膵炎のCT診断基準案を示す．ここで注意したいことは次の2点である．

i）この基準に合わないからといって慢性膵炎を否定できない．
ii）この基準に該当したからといって，膵癌の合併を否定できない[3)]．

CT上慢性膵炎は次の3型に区別される．

①**腫瘤形成型**（図1）．膵が大きくなる．特に局所的に腫大した場合は，癌との鑑別は困難であるが，腫瘤内を通過する膵管を描出すれば慢性膵炎と診断できる（**duct-penetrating sign**）．
②**萎縮型**（図3）．膵実質が萎縮し，膵管も著明に拡張する．

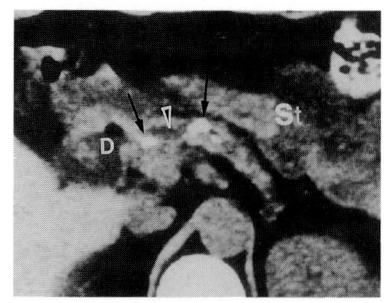

図3 慢性膵炎萎縮型
膵管結石(矢印)とその間の主膵管拡張(矢頭)を認める．
D 十二指腸
St 胃

表2 discriminatory value* of CT features

CT sign	probability (%)	
	cancer	pancreatitis
calcification, stone	7.6	92.4
cyst	14.3	85.7
irregular outline	50.0	50.0
focal low density	65.3	34.7
dilated pancreatic duct	82.4	17.6
obliterated fat plane	80.0	20.0
focal swelling	92.3	7.7

(Predicted on 25 cases with chronic pancreatitis and 40 cases with pancreatic cancer)
* 例えば膵石灰化を認めた場合，膵炎の確率が92.4%，癌の確率が7.6%という意味

③**急性増悪型**．いわゆる慢性再発性膵炎で，①または②の所見に，急性膵炎の像が重なる．

また診断上，特に重要なのは，膵癌との鑑別および併存する膵癌の検出である．表2に慢性膵炎，膵癌におけるCT所見を示す．これからわかるように両者には共通所見が多く，特に腫瘤形成型慢性膵炎と膵癌の区別は難しいことが多い．また単に膵が小さいとか，間質脂肪浸潤がある（超音波では高エコーとなる）という所見は，正常者でも認められ，病的とはいえない．

ポイント 63 慢性膵炎は石灰化と膵管拡張

腫瘤形成性慢性膵炎以外の特殊な膵炎として自己免疫性膵炎と groove pancreatitis がある．

自己免疫膵炎 autoimmune pancreatitis：びまん性**膵管狭細型慢性膵炎**，あるいは自己免疫性疾患，膠原病，Sjögren 症候群に合併する膵炎として報告されてきた慢性膵炎である．臨床的特徴として，1) 膵炎症状に乏しい，2) 膵のびまん性腫大，3) 下部胆管狭窄による閉塞性黄疸の頻度が高い，4) 胆道系酵素上昇，高γグロブリン血症，5) 組織像における高度のリンパ球浸潤を伴った線維化，6) ステロイド剤による臨床症状，画像所見の改善があげられる[4]．

USで低エコー，CTで均一な膵の辺縁明瞭なびまん性腫大（たらこ状）を示すが，膵管拡張や石灰化を認めない．動脈優位相では正常な膵の均一な濃染を欠く．**平衡相以後の比較的均一な膵実質の造影効果の増強（delayed enhancement）と辺縁部の被膜様の低濃度帯が特徴的である**[5]（図4）．

groove pancreatitis：この"groove"は膵頭部，十二指腸と総胆管に囲まれた溝を指す．この溝に限局した炎症で，他の部位の膵実質に線維化を認めない pure form と膵頭部背側の線維化を伴う segmental form に分けることもある[6]．ERCPやMRCPで副膵管の異常（狭窄，閉塞，広狭不整など）を認めることが多く，副膵管からの膵液漏出を原因とする考えもある．臨床的には，1) 男性，2) 大酒家，3) 激しい上腹痛，反復嘔吐，4) 体重減少を特徴とする．十二指腸や総胆管の狭窄（線維瘢痕化によるものでしばしば外科手術を必要とする），十二指腸壁や膵頭部の囊胞を伴うことが多いが，膵管拡張や石灰化は稀である．画像的にはgrooveおよびその周辺部（十二指腸，膵頭部）に限局した病変が特徴的（図5）で，単純CT

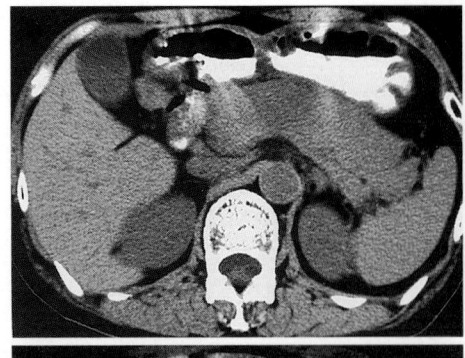

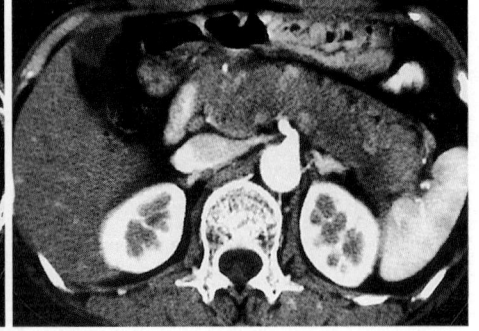

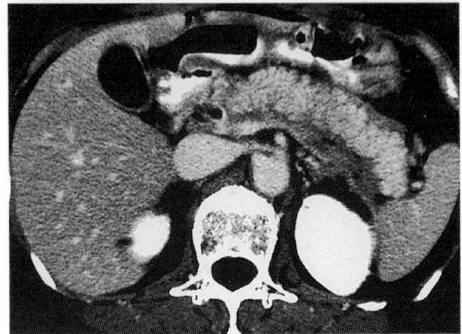

図4 自己免疫膵炎(東京女子医大放射線科上野恵子先生のご厚意により文献[4]から転載).
A．単純CTでは膵が均一に腫大している．B．dynamic CT動脈相では正常な膵実質の濃染を欠く．C．平衡相で膵実質は造影効果を示すが辺縁部は帯状に低濃度のままである．

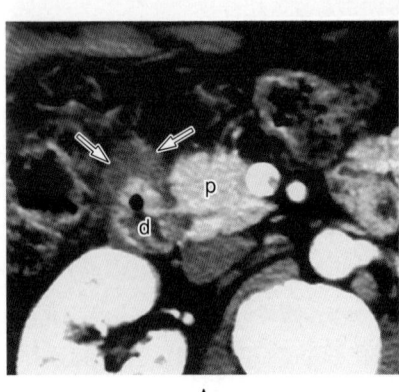

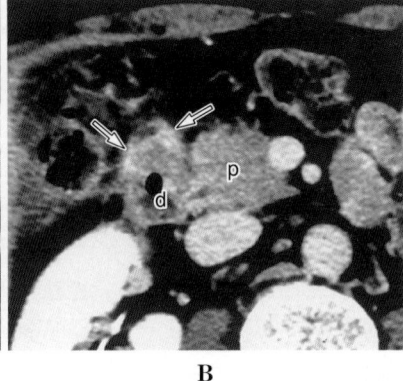

図5 十二指腸狭窄を伴うgroove pancreatitis.
A．dynamic CT動脈相では正常な膵頭部実質(p)と十二指腸壁(d)が濃染するのに対し，grooveから十二指腸周囲の病変部(矢印)は低濃度を保つ．
B．平衡相では病変部も膵実質と同様，部分的にはより強い造影効果を示す．

では低濃度，動脈優位相では膵や十二指腸の正常部が濃染するのに対し病変は濃染を欠く．平衡相以後は線維化の程度によって部分的に delayed enhancement を示す．**十二指腸の変化が強いわりに膵の変化に乏しい場合には groove pancreatitis を考える必要がある**[4]．

文献
1) 日本膵臓病研究会：慢性膵炎の臨床診断基準（試案）．日本消化器病誌 68: 11, 1971.
2) 日本消化器病学会,慢性膵炎検討委員会：慢性膵炎の臨床診断基準,医学図書出版,1983.
3) 荒木 力,他：膵のCT診断―特に慢性膵炎と膵癌について．臨床医 6: 74, 1980.
4) 上野恵子,他：慢性膵炎の画像診断．画像診断 20: 1127, 2000.
5) Irie H, et al: Autoimmune pancreatitis: CT and MR characteristics. AJR 170: 1323, 1998.
6) Stolte M, et al: A special form of segmental pancreatitis: groove pancreatitis. Hepatogastroenterol 29: 198, 1982.

STEP 64

FR　48歳男性　慢性下痢

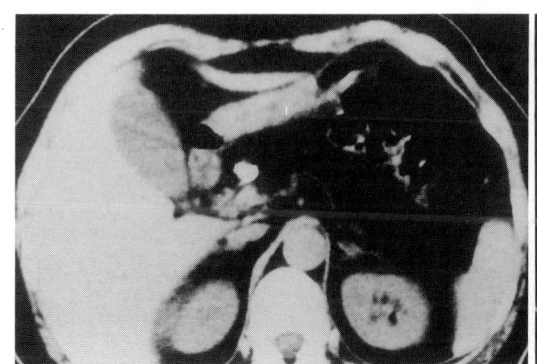

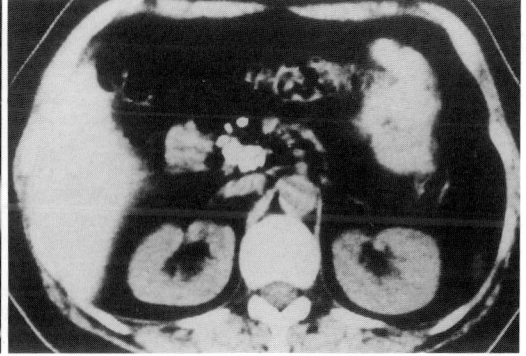

図1　FR.

CT所見▶①脾動静脈が認められるが，膵組織はみえずに脂肪に置換されている．
②膵頭部に相当する部分に石灰巣を認める．

診断▶膵結石
膵脂肪置換

コメント　膵脂肪置換　fat replacement of the pancreas

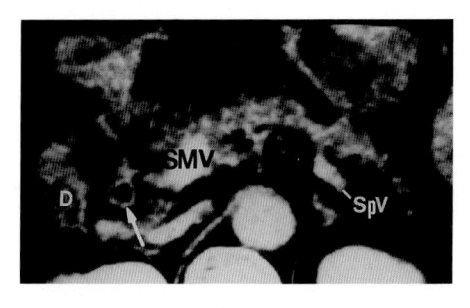

　adipose atrophy of the pancreas, pancreatic liposis あるいは lipomatous pseudohypertrophy と呼ばれる．正常でもみられる間質の脂肪浸潤とはCTで容易に区別される．肥満，ステロイド服用者に多く，その他，Hodgkin病[1]でも報告されている．このように直接膵に原因のない場合と，膵癌[2]や膵結石のように膵管閉塞によると考えられる場合とがある．一般に外分泌組織のみが脂肪に置換され[3]，脂肪，蛋白質の消化不良症状を呈するが，内分泌組織（Langerhans島）は侵されず，脂肪の中に散在している．脂肪置換が部分的に強いこともある（図2）．また膵尾部先天性欠損とも鑑別を要する（図3）．CTでは，脾静脈との位置関係から膵の脂肪置換を確認するとともに，ウィンドウレベルを下げ，ウィンドウ幅を広げて残存する膵組織を描出する必要がある（図4）[4]．

図2　膵頭部に強い liposis
膵内総胆管壁が膵頭の脂肪に囲まれ，よくみえる（矢印）．
SMV 上腸間膜静脈，SpV 脾静脈，D 十二指腸

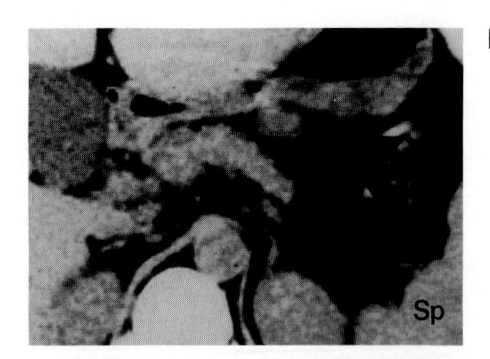

図3　膵尾部欠損

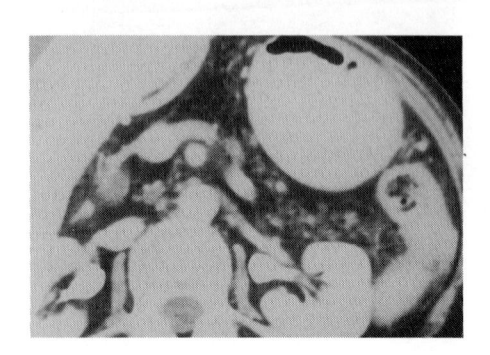

図4　pancreatic liposis
通常の display (WL 40, WW 200 HU)では膵組織は見えなかったが,条件を変える(WL −30, WW 300 HU)と脂肪内に散在する膵組織が確認できる.

ポイント 64　膵脂肪置換——まず脾動静脈を確認する

文献
1) Hantelmann W: Fettsucht und Atrophie der Bauchspeicheldrüse bei Jugendlichen. Virchow's Archiv für Pathologische Anatomie und Physiologie und für Klinische Medizin 282: 630, 1931.
2) Salm R: Carcinoma arising in a lipomatous pseudohypertrophic pancreas. Br Med J 3: 293, 1968.
3) Hoyer A: Limpomatous pseudohypertrophy of the pancreas with complete absence of exocrine tissue. J Pathol Bact 61: 93, 1949.
4) Patel S, et al: Fat replacement of the exocrine pancreas. AJR 135: 843, 1980.

3

腹膜腔

STEP 65

OC　62歳男性

腹部膨満感，悪心，下血を訴えて来院．CT（図1）を施行した．

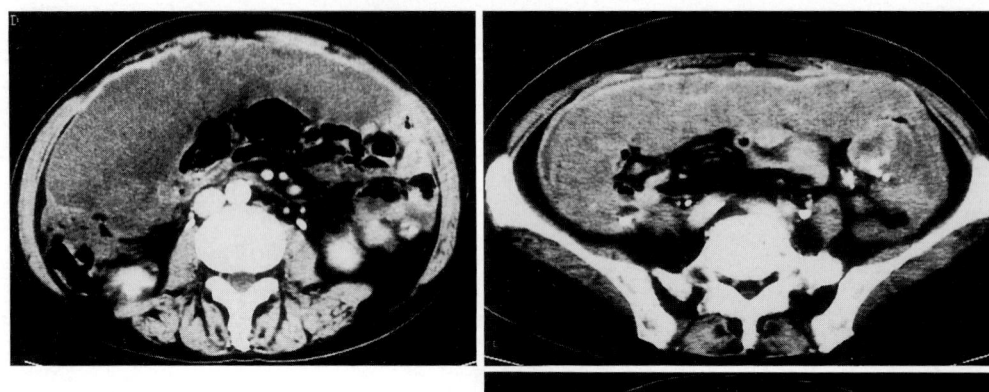

図1　OC．造影CT

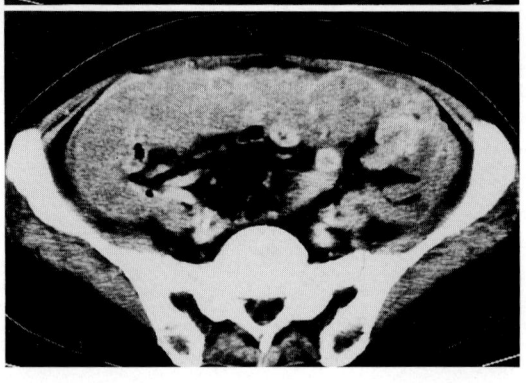

CTの読影　①腸管（一部空気を認める）と腹壁の間にパンケーキ状の腫瘤を認める．腹水と比べる
（図1）　　と高濃度であるが，不均一で，一部に脂肪が残っている（図1）．いわゆる omental cake
　　　　　を形成した状態である．
　　　　②腸管壁も強く造影され腫瘍浸潤が示唆される．
　　　　③腸間膜脂肪層（腸管と大血管・脊椎仙椎との間）は正常である．
　　　　④腹膜前脂肪層が一部で消失し，腹筋と腫瘤を区別し難いところがあり，腹壁浸潤を示
　　　　　唆する．
診断　悪性腫瘍の腹膜播種，大網浸潤
　　　　その後，大腸ファイバーにより，S状結腸癌が確認された．

図2

A. 脂肪沈着部の模式矢状断面

（ラベル：横隔膜、肝、胃、膵、十二指腸、横行結腸、腸間膜、皮下脂肪、背筋、後腹膜脂肪、小腸、腹膜、腹筋、腹膜前脂肪層、皮下脂肪、大網、＊腹膜腔、★網嚢）

B. 大網は4枚の腹膜とその支持組織の合体したもの

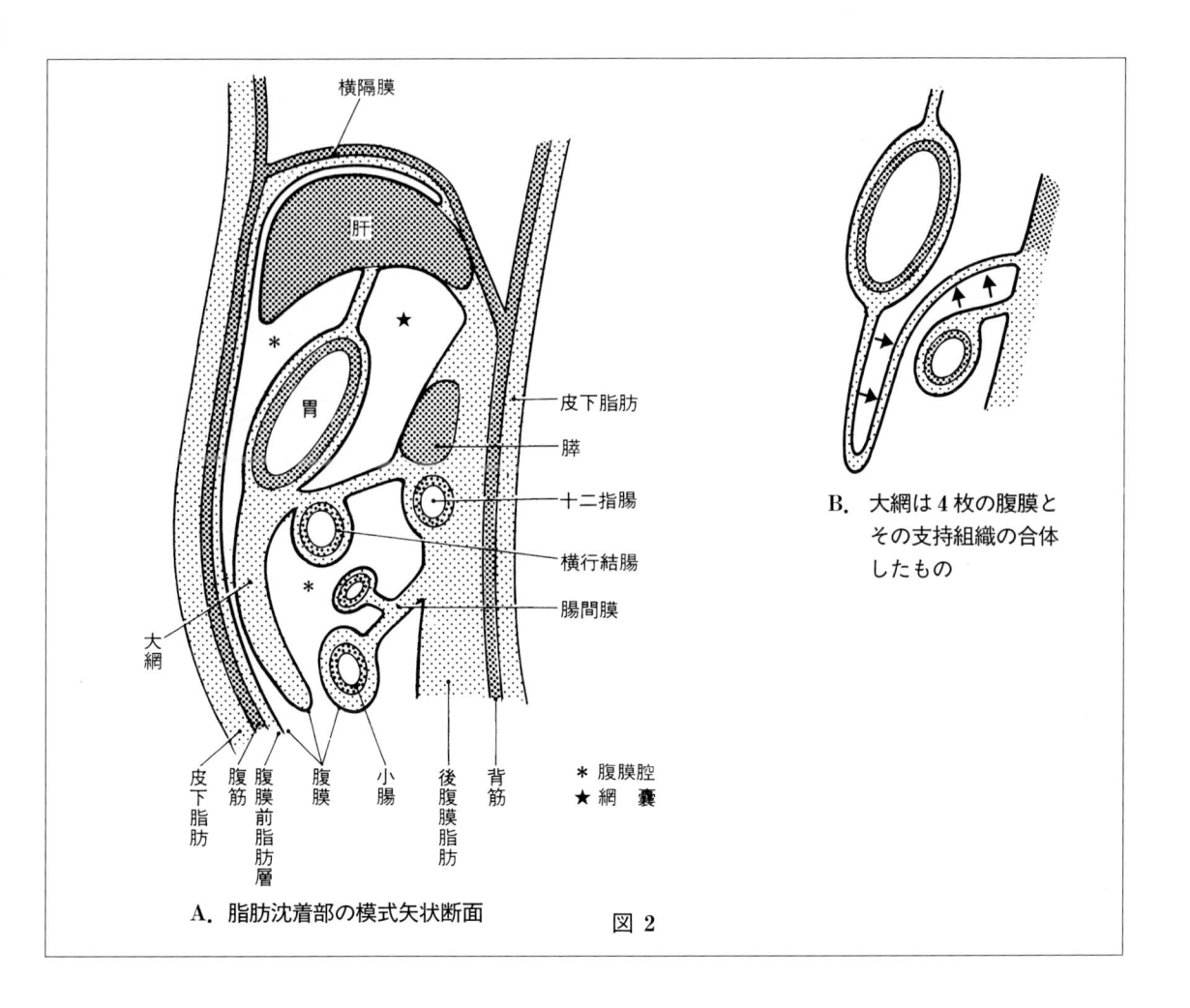

コメント　大網ケーキ omental cake

「千葉県大網町にあるケーキ屋」ではなく，「**大網に腫瘍が浸潤して腫瘤を形成した状態**」をシャレて形容したもの[1]．本来，大網は4枚の腹膜とその支持組織からなるが，成人でのCTでは，腸管と腹壁の間の脂肪組織として認められる（図2）．腫瘍の浸潤は通常，悪性腫瘍の腹膜播種の結果として生じる．浸潤の程度によりCTでは，脂肪濃度→脂肪と軟部（腫瘍）組織濃度の混在→軟部組織濃度と移行する．原発腫瘍としては**卵巣癌**が最も多く，**胃癌・結腸癌・子宮癌**が続く．しかし，CTで大網ケーキと卵巣腫瘍が確認されたからといって，原発巣が卵巣にあるとはいえない[2]．腹膜播種の結果として卵巣腫瘍を形成することは珍しくないからである．

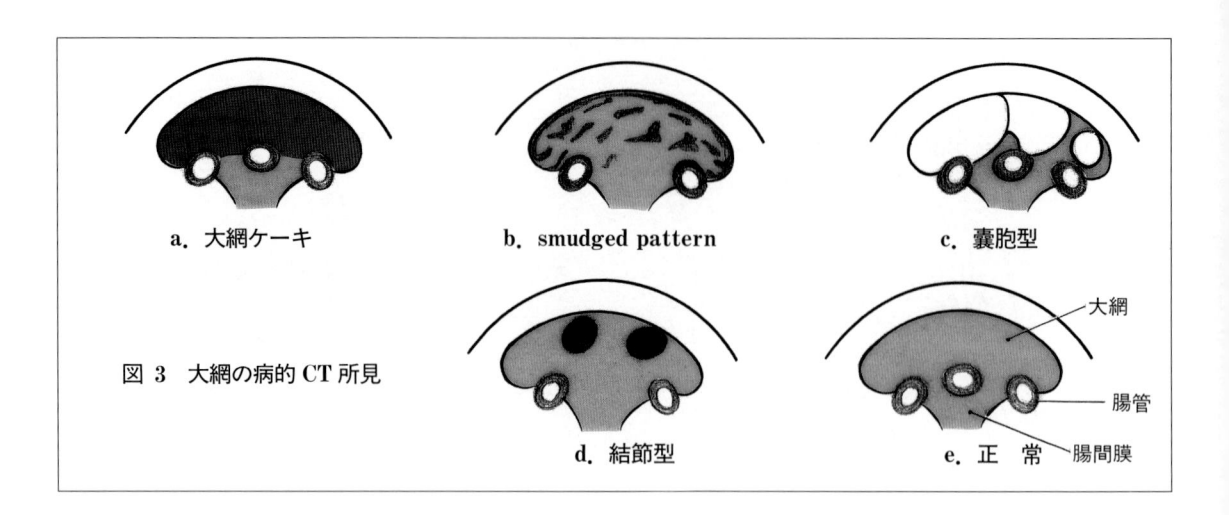

図 3 大網の病的 CT 所見
a. 大網ケーキ　　b. smudged pattern　　c. 嚢胞型
d. 結節型　　e. 正常（大網／腸管／腸間膜）

　大網ケーキと腹筋の間には，腹水（存在しないこともある），腹膜（CT ではみえない），および腹膜前脂肪層が存在する．大網ケーキと腹筋とが区別できないことは，腹壁浸潤を強く示唆する所見である．
　Cooper らは，大網の病的所見として，本症例（図 1）のように，①純粋な**大網ケーキ**の他，浸潤が軽度で"霜降り肉"のような，② **smudged pattern**，③嚢胞性腫瘤および④**結節性腫瘤**の 4 型を報告している[3]．①と④は悪性腫瘍にしかみられないが，他の 2 型は良性疾患でも認められる．②は結核，その他の炎症でも，③は膵炎，大網嚢腫，膿瘍，血腫でも見られる（図 3）．

ポイント 65　大網ケーキは腹膜播種から

文献
1) Levitt RG, et al: Detection of neoplastic involvement of the mesentery and omentum by computed tomography. AJR 23: 835, 1978.
2) 金子邦之，他: Omental cake の CT 所見．日医放誌 46: 453, 1986．
3) Cooper C, et al: Computed tomography of omental pathology. JCAT 10: 62, 1986.

STEP 66

症例1　LS　48歳男性（図1），症例2　GC　50歳男性（図2）

図1　症例1　LS．造影CT
（矢印は腹腔動脈）
D　十二指腸
K　左腎
L　肝
Sp　脾
St　胃

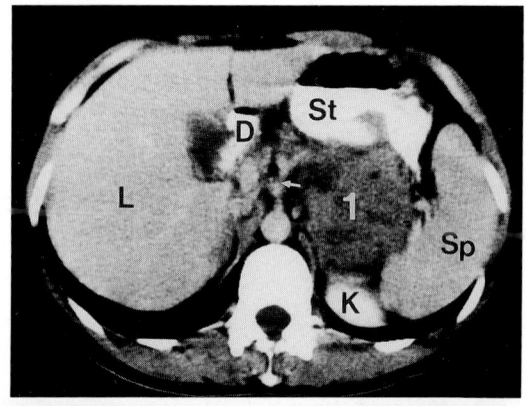

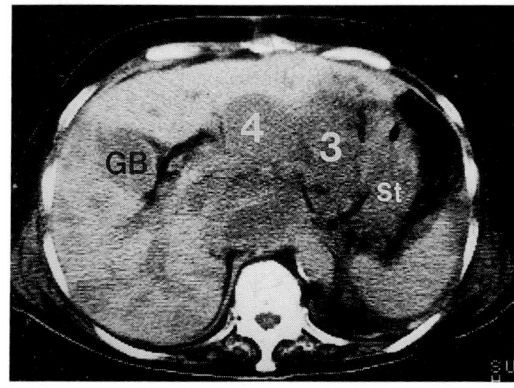

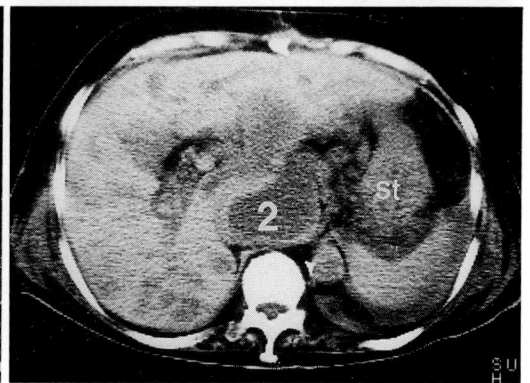

図2　症例2　GC．単純CT　St　胃　GB　胆嚢

　図2は単純CTであるが，図1では，経静脈性および経口造影剤を投与してある．1〜4で示す病変は解剖学的に何というところに存在するのか？

病変部位▶症例1　1．網嚢外側部
　　　　　症例2　2．網嚢内側部上陥凹
　　　　　　　　　3．小網（肝胃間膜）
　　　　　　　　　4．小網または静脈索裂

　症例1は胃平滑筋肉腫が網嚢外側部に突出した例．症例2は進行胃癌で，小網（肝胃間膜）内リンパ節に転移し，小網付着部である静脈索裂*内にもリンパ節腫大が認められた例．2は膿瘍であった．

* 静脈索裂：肝外側区と尾状葉の間．胎生期に静脈管（のちの静脈索）が走っていたことに由来する．

3．腹膜腔

コメント　腹膜腔と網嚢　peritoneal space and lesser sac

　腹膜腔は，胎生期の胎腔（coelom）が横隔膜と心肺の発達により4分割された尾側の隔室である．もちろん他の3つは，左右の胸膜腔と心膜腔であり，これらは同じ中胚葉性の中皮細胞 mesothelium が腔内面を覆い共通点が多い．例えば，何かというと水（腹水，胸水，心囊液）が溜まる，中皮腫が生じる，隔壁の欠損により交通を生じる，などである．

　胎生初期，腸管は頭側から尾側に走る直線上の管で，矢状面に張った腹側および背側の間膜により体壁と連絡していた（図3A）．したがって胎腔（腹膜腔）は左右に分離していた．臍静脈より尾側の腹側腸間膜は間もなく消失し，左右の腹膜腔は交通する．臍静脈すなわち生後の**肝円索が腹側腸間膜の最尾側に位置する**．ちなみに肝鎌状間膜と小網が腹側腸間膜である．**腹側間膜内に肝と腹側膵が，背側腸間膜内に背側膵と脾が発達し**，すぐ口側の腸管は拡張して胃となる（図3B）．ここで肝は右頭側に，胃と脾は左方にくびれる（図3C）．**肝より背側の腹側腸間膜を小網とよび**，頭側の肝胃間膜と尾側の肝十二指腸間膜からなる．後者の最下端に総肝動脈，門脈，総胆管が存在する．頭側の小網は胃体と静脈索裂を，尾側の小網は，胃前庭部，十二指腸球部と肝門を結ぶ．背側腸間膜のうち脾より腹側，背側の部分は，それぞれ**胃脾間膜，脾腎間膜**とよばれる（図3D）．前者のうち頭側部は直接横隔膜に固定されるため，**胃横隔膜間膜**（靱帯）とよばれる．背側腸（胃）間膜のうち脾より尾側の部分は，大きく尾側に垂れ下がり，大網を形成し，

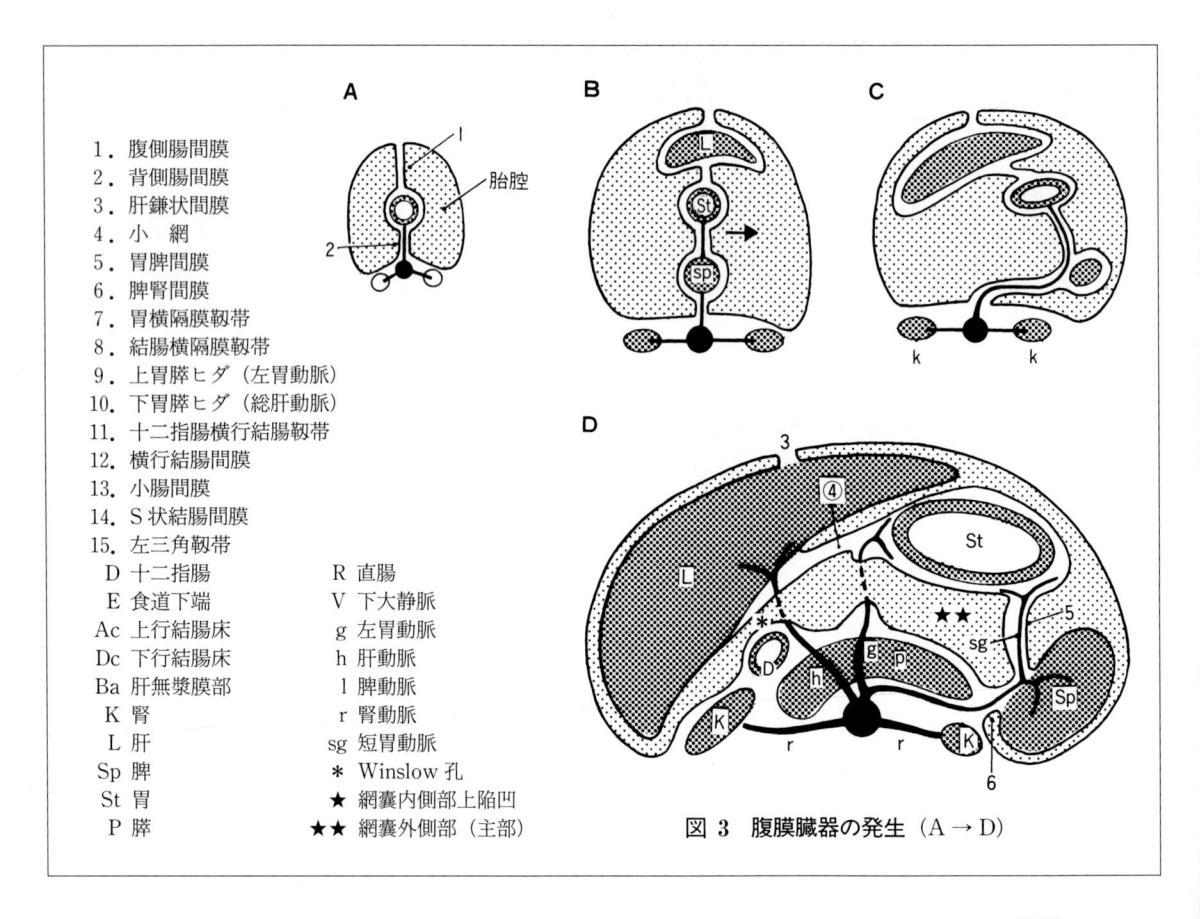

1. 腹側腸間膜
2. 背側腸間膜
3. 肝鎌状間膜
4. 小　網
5. 胃脾間膜
6. 脾腎間膜
7. 胃横隔膜靱帯
8. 結腸横隔膜靱帯
9. 上胃膵ヒダ（左胃動脈）
10. 下胃膵ヒダ（総肝動脈）
11. 十二指腸横行結腸靱帯
12. 横行結腸間膜
13. 小腸間膜
14. S状結腸間膜
15. 左三角靱帯

D 十二指腸　　R 直腸
E 食道下端　　V 下大静脈
Ac 上行結腸床　g 左胃動脈
Dc 下行結腸床　h 肝動脈
Ba 肝無漿膜部　l 脾動脈
K 腎　　　　　r 腎動脈
L 肝　　　　　sg 短胃動脈
Sp 脾　　　　　* Winslow 孔
St 胃　　　　　★ 網嚢内側部上陥凹
P 膵　　　　　★★ 網嚢外側部（主部）

図3　腹膜臓器の発生（A → D）

その背側部は横行結腸間膜と癒合する（ステップ65図2；175頁）．この胃の左方への大きなくびれのため，腹膜腔に袋を形成したことになり，これを**網嚢**とよぶ．網嚢は左胃動脈および総肝動脈を覆う腹膜の盛り上がり（膵胃ヒダ）のため**外側部（主部）**と，**内側部に分かれる**（図4，Q参照）[1]．

内側部は，右は下大静脈と尾状葉，左は食道・胃噴門，頭側を肝冠状靱帯の一部，腹側は小網で境される（図4，ステップ9図1；31頁）．内側部の頭側部を**上陥凹**ともよぶ．外側部は，頭側を胃横隔膜間膜，左を胃脾間膜と脾腎間膜，尾側を横行結腸間膜，腹側を大網と胃で境される．網嚢とその他の腹膜腔は，指1〜2本入るだけの網嚢孔（Winslow孔）で交通している．これは，腹側を肝十二指腸間膜，背側は下大静脈（を覆う壁側腹膜），頭側は肝尾状葉，尾側は十二指腸球部あるいは幽門（の腹膜反転部）で境され，腹膜の癒着などで容易に閉塞する．

腹膜腔も，その一部である網嚢も正常状態では死腔であり，CTでその解剖を認識するのは困難である．しかし，腹水が貯溜した場合には，血管と脂肪を含むこれらの間膜が確認されうる（図5）．また**腹膜臓器間が，あるいは腹膜臓器と後腹膜臓器がこれらの間膜を介して連絡している**ことを知らなければ，悪性腫瘍や炎症病変の進展やリンパ節転移を診断することはできない．

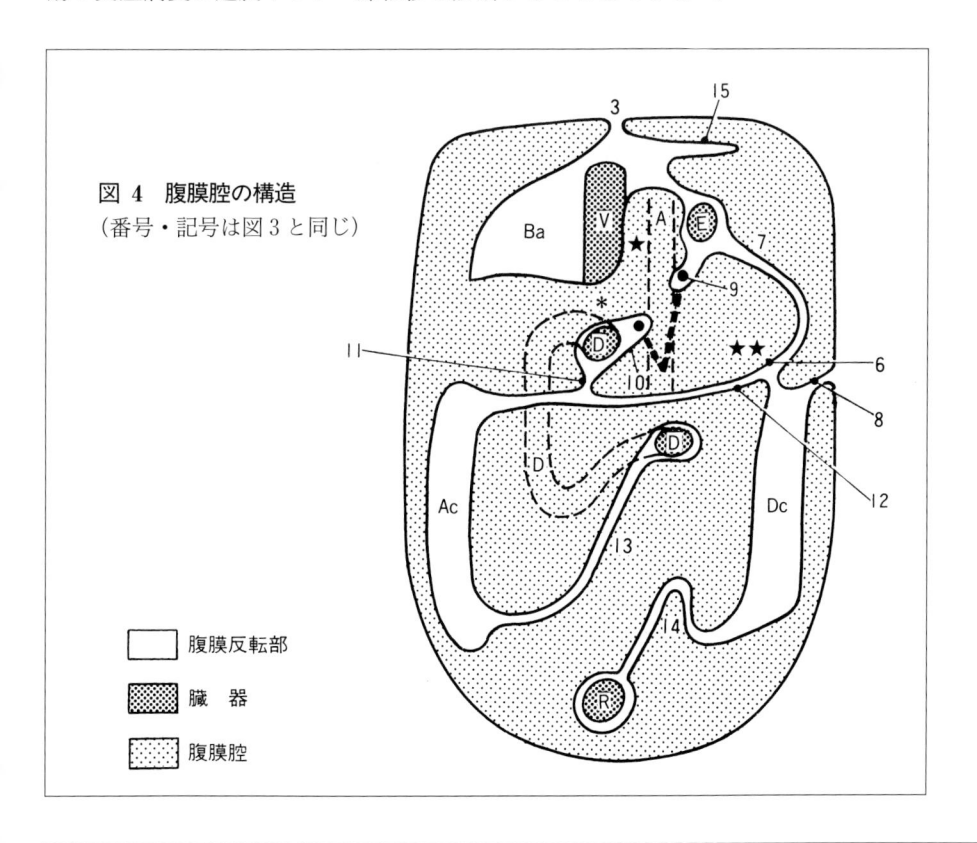

図4 腹膜腔の構造
（番号・記号は図3と同じ）

> **ポイント 66** 網嚢には内側部と外側部がある

文献　1) Dodds WJ, et al: Anatomy and imaging of the lesser peritoneal sac. AJR 144: 567, 1985.

Q ▶ 骨盤内腫瘍の播種や骨盤手術後の膿瘍形成は，肝周囲（右側）に比べ脾周囲（左側）では少ない．図4をみてその理由を推定せよ？

図5 腹水による腹膜腔の描出
- L 肝　　D 十二指腸　　go 大網
- St 胃　　k 腎　　　　　p 門脈
- Sp 脾　　g 左胃動脈　　v 下大静脈
- Pa 膵　　o 小網　　　　sm 上腸間膜動静脈
- ★ 網嚢内側部
- ★★ 網嚢外側部
- ＊ 網嚢外側下部
- 矢頭　胃脾間膜
- 太矢印　網嚢→網嚢孔→Morrison 溝へ

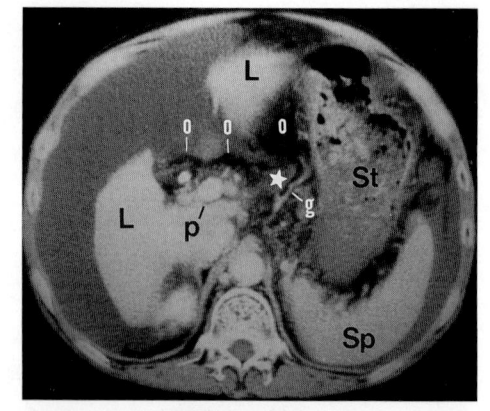

A．網嚢孔の上のレベル

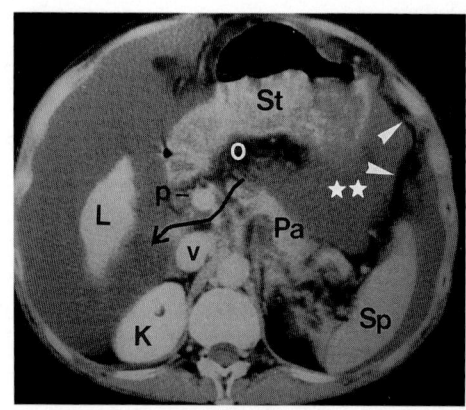

B．網嚢孔レベル

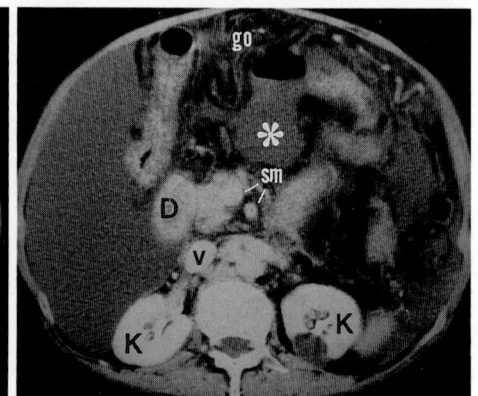

C．網嚢孔の下のレベル

A ▶ 結腸横隔膜間膜が左側にのみ存在するからである．

STEP 67 ★★

PC　35歳女性

6カ月前に子宮全摘術を受けている．今回，腹部膨満が強いためCTを施行した．

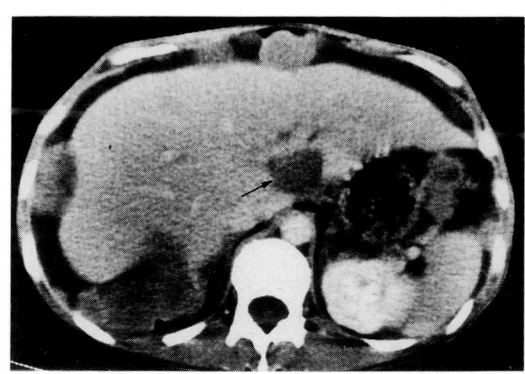

A．上腹部　　　　B．上腹部

図1　PC．造影CT

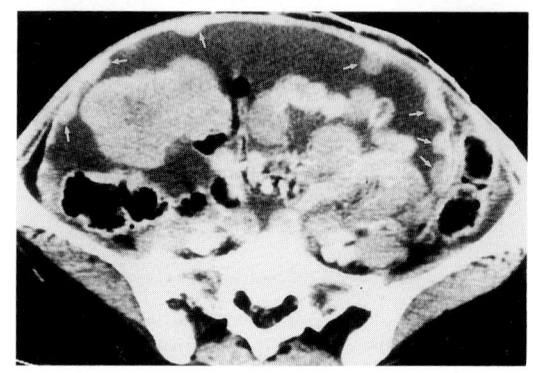

C．下腹部

CTの異常所見▶　①腹水がある．
（図1）　　　②腹水よりも濃度の高い結節が腹膜腔に多数存在する（矢印）．
　　　　　　③特にMorrison溝から肝門にかけて，連続した大きな腫瘤結節が認められる．

診断▶ 悪性腫瘍の腹膜播種

鑑別診断▶・腹膜中皮腫
・腹膜偽粘液腫

最終診断▶ 平滑筋肉腫（子宮）の腹膜播種

Q1▶ 図1A，Bの矢印で示す腫瘤の存在部位は？

A1▶ 網嚢内側部上陥凹（ステップ66図4，179頁）

コメント　complicated ascites

　低蛋白血症などによる漏出性の腹水では，腹膜側は境界明瞭・円滑で，腸管は軽いため腹部中央の最も高い部位（仰臥位の時）に集まる．また腹水は，無エコー（超音波断層）で，水に近い0〜15 HU程度の濃度（CT）を示す．一方，①内部エコーが多い（超音波），②濃度が高い（CT，図2），③濃度が不均一（CT，図3），④造影効果を示す部分がある（CT，図3），⑤辺縁が不整である，⑥壁結節を有する（図1），⑦腹水が局在する（図4）というような所見がある場合には，癌性腹膜炎などのcomplicated ascitesを考える（表）．しかし表Bに示す疾患のうち，c）は壁結節を示すことが多いが，a），b）ではsimple ascitesと画像上は区別できないことも少なくない．また⑦の所見は，開腹術の既往のある場合には，癒着により単純な腹水でも認められる．

> **ポイント　67**　simple ascites と complicated ascites を区別する

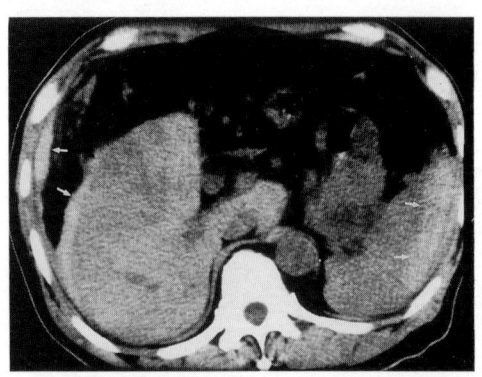

図2　濃度の高い腹水
　　　（肝細胞癌破裂による腹膜腔出血）

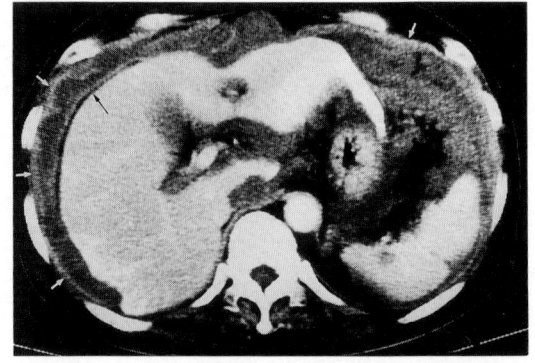

図3　"腹水"の腹膜側（矢印）が線状に濃染する癌性腹膜炎（造影CT）

図4　背側に局在する腹水（★）
　　　（腹膜偽粘液腫）
J　空腸（Kerckring皺壁が見える）
矢印は後方に圧排された尿管

表　腹水の区別

A. 単純漏出性腹水
　　肝硬変・ネフローゼなど
B. complicated ascites
　　a) 癌性腹膜炎・腹膜炎
　　b) 腹腔内出血・血性腹水
　　c) 中皮腫・腹膜偽粘液腫

STEP 68〜69 ★★

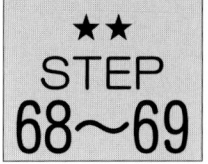

AF　53歳女性　AFP 2,000 ng/m*l*

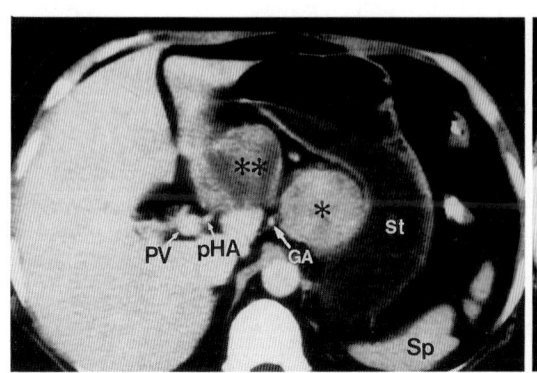

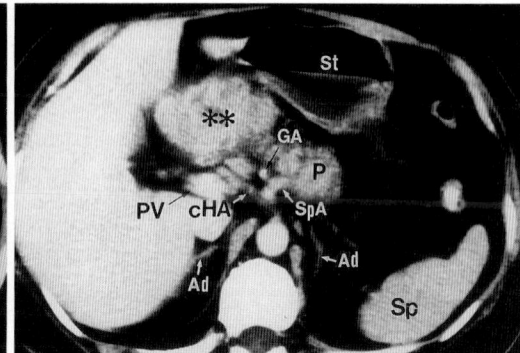

図1　AF．造影CT（略号は本文および図3参照）

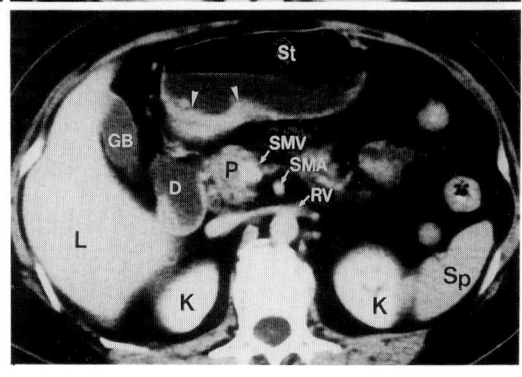

CT所見▶ ①胃（St）はよく膨らんでいるにもかかわらず，胃前庭部の壁肥厚（図1 C矢頭）を認める．膵（P）には浸潤していない．
②胃体小彎壁と左胃動脈の間に4 cm φの辺縁円滑な充実性腫瘤（＊）を認める．
③総肝動脈（cHA）および固有肝動脈（pHA）の前上方に6×4 cmの充実性腫瘤（＊＊）を認める．

診断▶ 胃癌（AFP産生胃癌），リンパ節転移（#1，3，7が一塊となったもの，および#5，8，12が一塊となったもの）

コメント　腹腔リンパ節

　胃癌取扱い規約[1]による腹腔リンパ節の名称と番号を図2に示す．リンパ節は，胃壁，血管との関係で決定されているから，CTでのリンパ節の位置を知るには，横断面におけるこれらの位置関係を知る必要がある（図3）．正常のリンパ節は，小さく，通常CTでは見えないか，見えても10 mm φに満たない．大きいからといって必ずしも転移巣とは限らないが，15 mm φ以上のもの，集簇するものではその可能性がきわ

A

①右噴門リンパ節
②左噴門リンパ節
③小彎リンパ節
④大彎リンパ節
⑤幽門上リンパ節
⑥幽門下リンパ節
⑦左胃動脈幹リンパ節
⑧総肝動脈幹リンパ節
⑨腹腔動脈リンパ節
⑩脾門リンパ節
⑪脾動脈幹リンパ節
⑫肝・十二指腸間膜内リンパ節
⑬膵後部リンパ節
⑭腸間膜根部リンパ節
⑮中結腸動脈周囲リンパ節
⑯大動脈周囲リンパ節

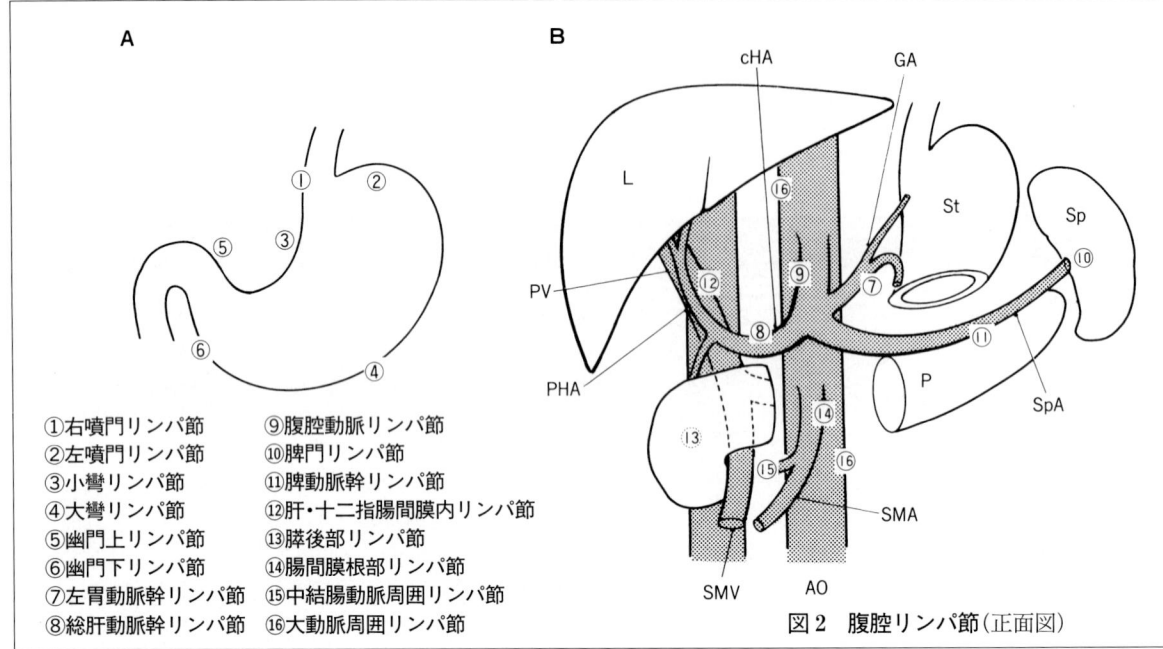

図2 腹腔リンパ節（正面図）

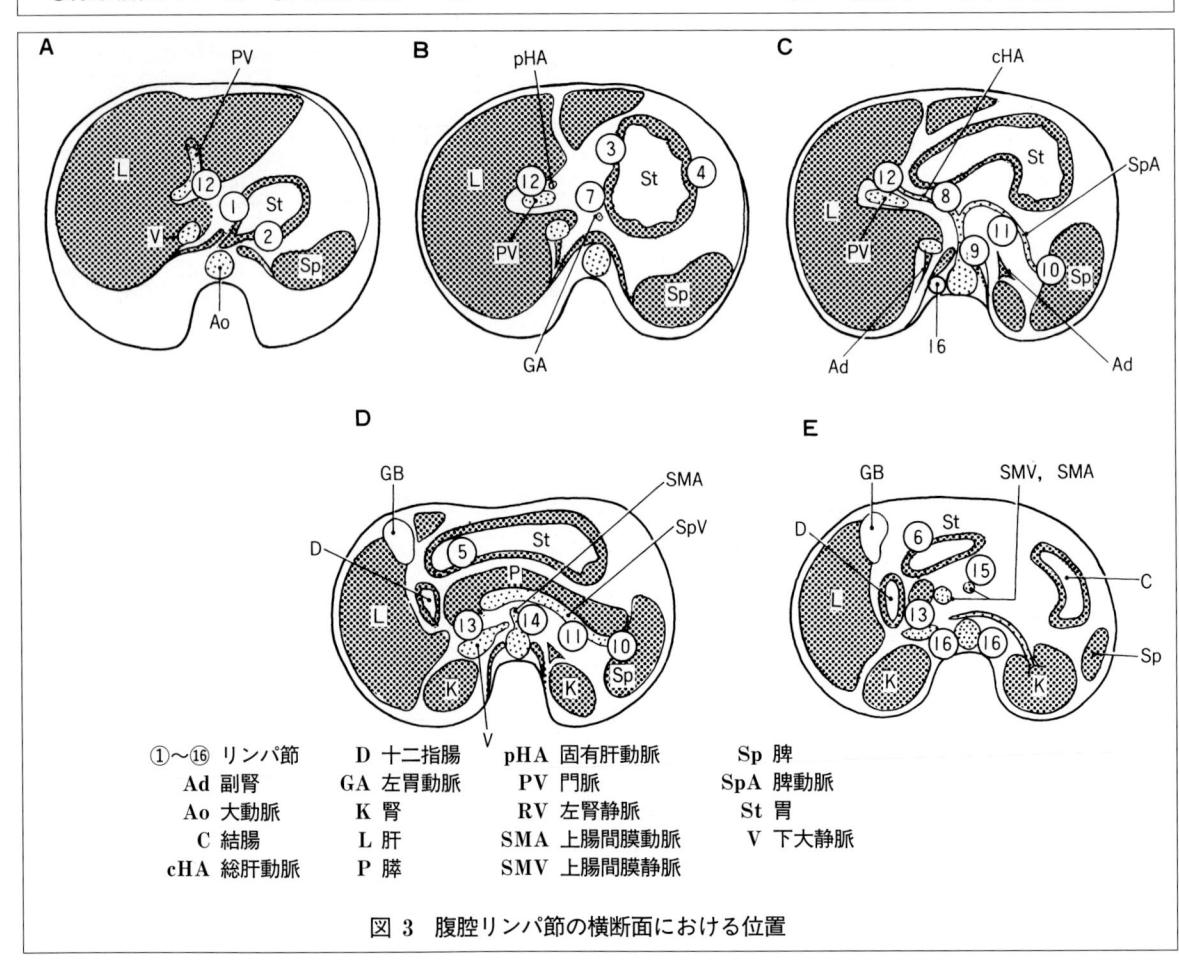

①〜⑯ リンパ節
Ad 副腎
Ao 大動脈
C 結腸
cHA 総肝動脈
D 十二指腸
GA 左胃動脈
K 腎
L 肝
P 膵
pHA 固有肝動脈
PV 門脈
RV 左腎静脈
SMA 上腸間膜動脈
SMV 上腸間膜静脈
Sp 脾
SpA 脾動脈
St 胃
V 下大静脈

図3 腹腔リンパ節の横断面における位置

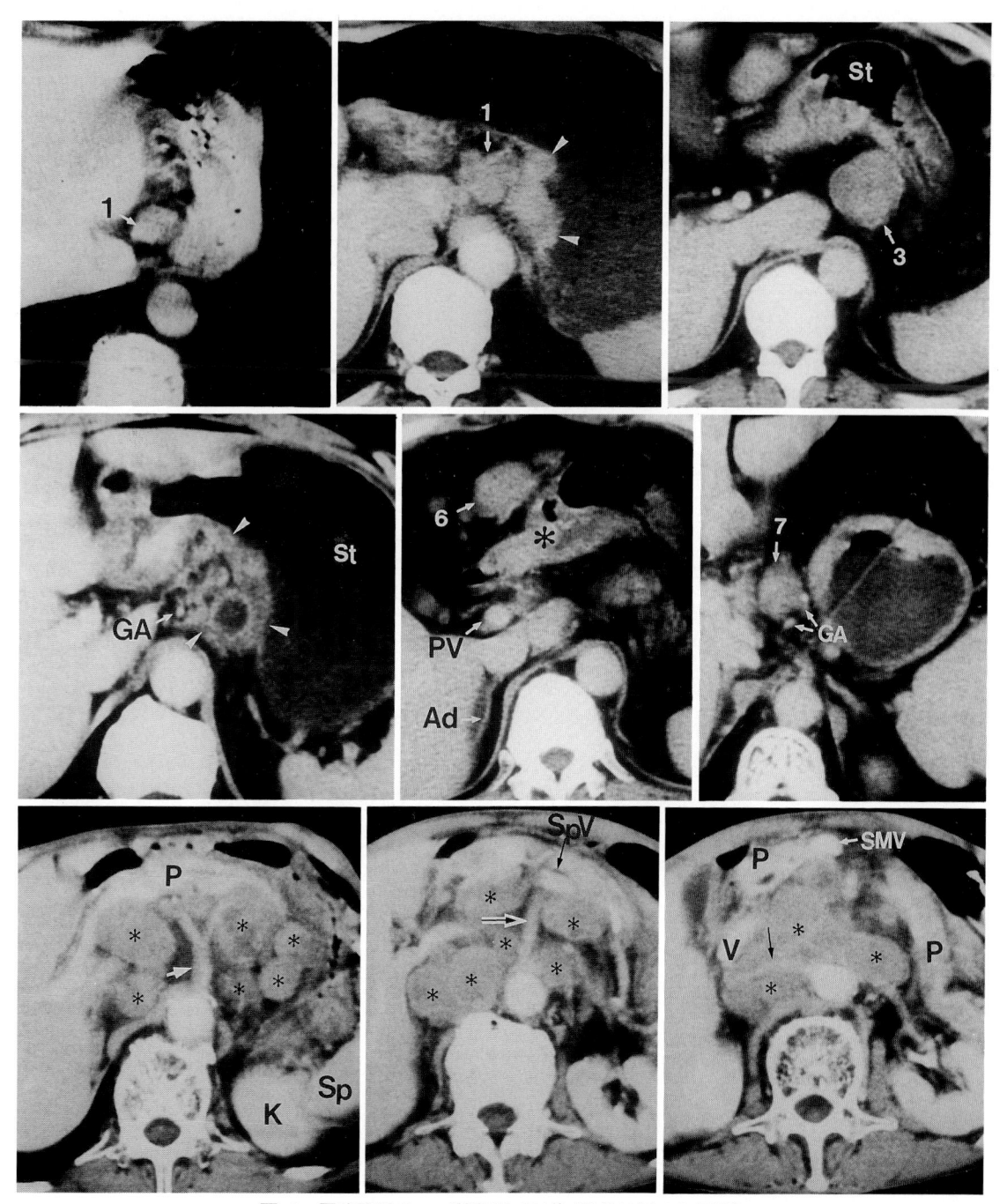

図 4 胃癌腹腔リンパ節転移 CT 像（記号は図 3 と同じ）

A	B	C
D	E	F
G	H	I

A. #1
B. #1（矢頭は胃癌）
C. #3
D. 胃癌と#1, #3の集簇
E. #6（*胃癌）
F. #7
G～I. 腹腔動脈（G矢印），上腸間膜動脈（H矢印）および右腎動脈（I矢印）周囲のリンパ節群（*）

3．腹膜腔　185

めて高い（図4）．一般にCT所見は，手術時の肉眼所見と一致することが多い．手術時肉眼所見が必ずしも病理所見と一致しないのは，同様に大きく硬くても良性腫大のこともあるからである（図5）．転移性リンパ節の造影効果は一般に低い．このため血管とは造影CTで容易に区別される．消化管と紛らわしいときには経口造影剤が有効である．

解剖上の構造とCT横断面との関係から，#1,3,7,9,13,16のリンパ節は検出されやすく，#2,4,5,6は検出されにくい．また手術所見と同様に，#1と3，#3と7，#8と12，#12と13，#7・8と9，#14と16などは一塊となって検出されることも多い．

> **ポイント 68** CT上，みにくいリンパ節は#2,4,5,6
> みやすいのは1,3,7,9,13,16

コメント　胃癌とリンパ節転移

まず癌腫近くの1群リンパ節（#①～⑥）に転移するのが原則．さらに小彎側では左胃動脈に沿って#⑦→⑨，小彎幽門側では右胃動脈から総肝動脈に，大彎幽門側では胃大網動脈→胃十二指腸動脈→総肝動脈に沿って#⑧→⑨，噴門大彎側では短胃動脈（胃脾間膜）から脾動脈に沿って#⑩→⑪→⑨と第2群のリンパ節へ転移する経路が主流である（図6）．さらにリンパ節転移により下流が閉塞すると上流に逆行して転移する．#⑧→⑫などである（第3群リンパ節）．最終的には#⑯が腫大することが多い．ここから鎖骨上リンパ節に行く．また逆行性に骨盤まで傍大動脈リンパ節⑯腫大が続くこともある．原則的には#①～⑥が第1群，⑦～⑪が第2群，⑫～⑭が第3群であるが，癌腫の存在部位により多少異なる（表）．

TNM分類のN_1は第1群，N_2は第2群，N_3は第3群リンパ節転移陽性のものである．第1群のリンパ節は手術時，胃とともに摘出されるので，CT診断上は，術式や，手術適応を左右する2群以上のリンパ節転移を的確に検出することが重要である．

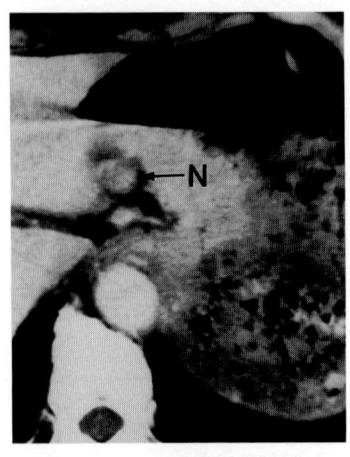

図5　リンパ節腫大と区別できない神経鞘腫（N）

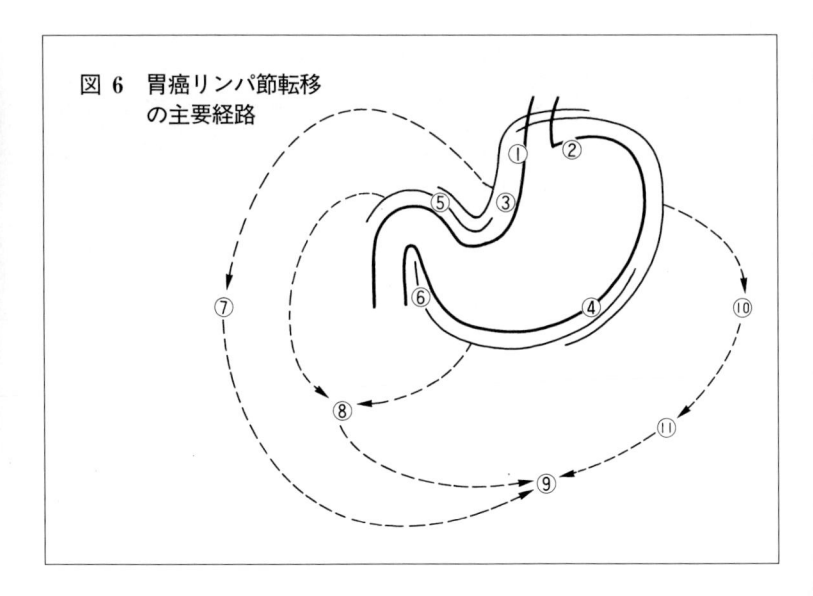

図6　胃癌リンパ節転移の主要経路

表 胃癌の占拠部位とリンパ節群
(胃癌研究会:"胃癌取扱い規約"1979, 金原出版より引用)

AMC	第1群 ①〜⑥	第2群 ⑦〜⑪	第3群 ⑫〜⑭
A, AM	③〜⑥	①, ⑦〜⑨	②, ⑩〜⑭
M, MA, MC	①, ③〜⑥	②, ⑦〜⑪	⑫〜⑭
C, CM	①〜④	⑤〜⑪	⑫〜⑭ ⑩*, ⑪*

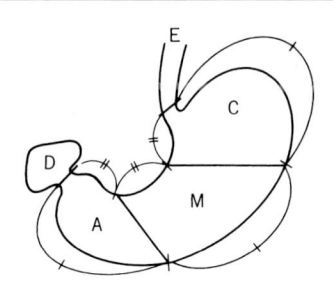

*下部食道周囲のリンパ節

> **ポイント 69** 胃癌のCT診断では2群以上のリンパ節転移が特に重要

文献 1) 胃癌研究会:"胃癌取扱い規約"金原出版, 1979.

STEP 70〜71

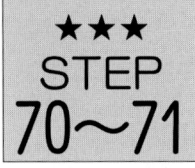

GC　71歳女性

小彎側後壁に大きな Borrmann 3 型胃癌がある．

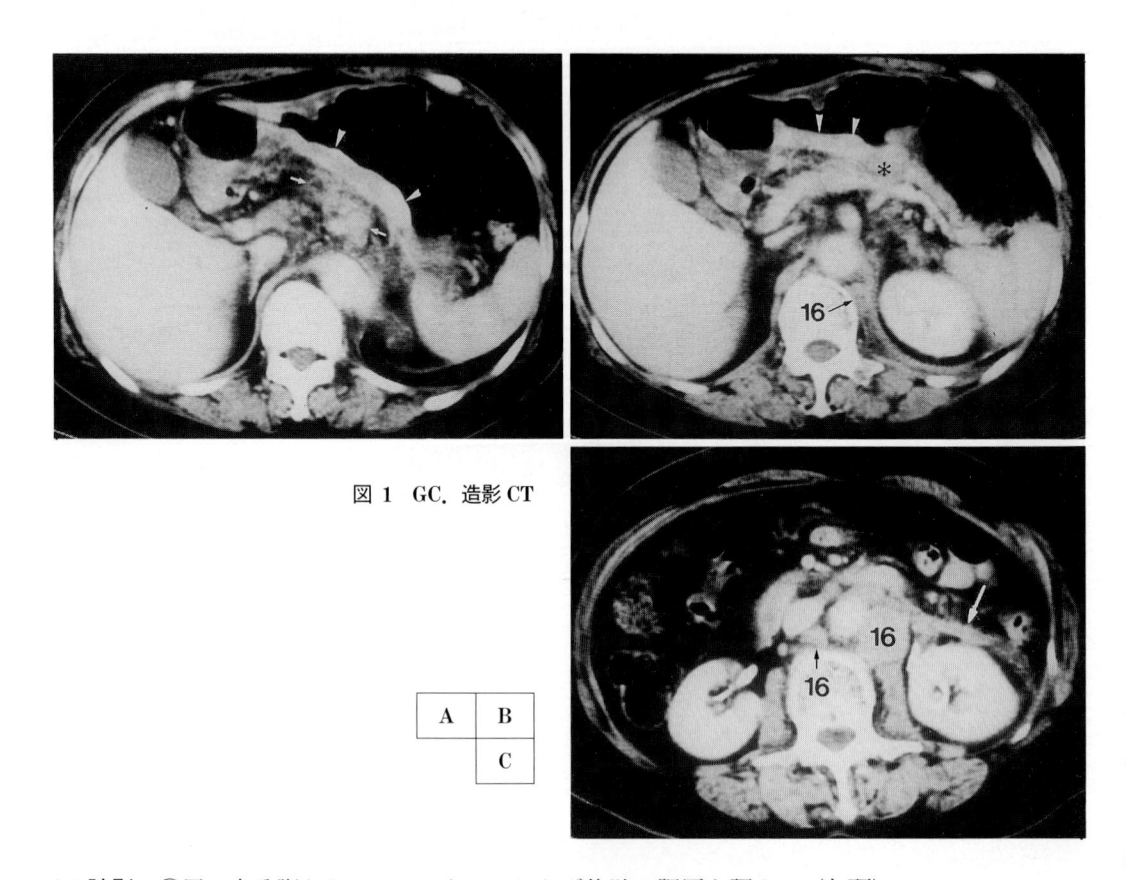

図 1　GC．造影 CT

A	B
	C

CT 読影▶①胃は充分膨らんでいるにもかかわらず後壁の肥厚を認める（矢頭）．
　　　　②胃癌は膵に直接浸潤する（図1B＊）とともに，前傍腎腔の脂肪層が乱れており腫瘍の浸潤が疑われる．左腎筋膜前葉も不規則に肥厚している（図1C矢印）．
　　　　③#3，7のリンパ節が腫大しているが周囲の脂肪層の浸潤像のため辺縁は不明瞭である（図1A矢印）．
　　　　④傍大動脈リンパ節（#16）の腫大を認める．
　診断▶胃癌の膵および前傍腎腔浸潤，リンパ節転移（#3，7，16）

コメント　腫瘍の他臓器浸潤

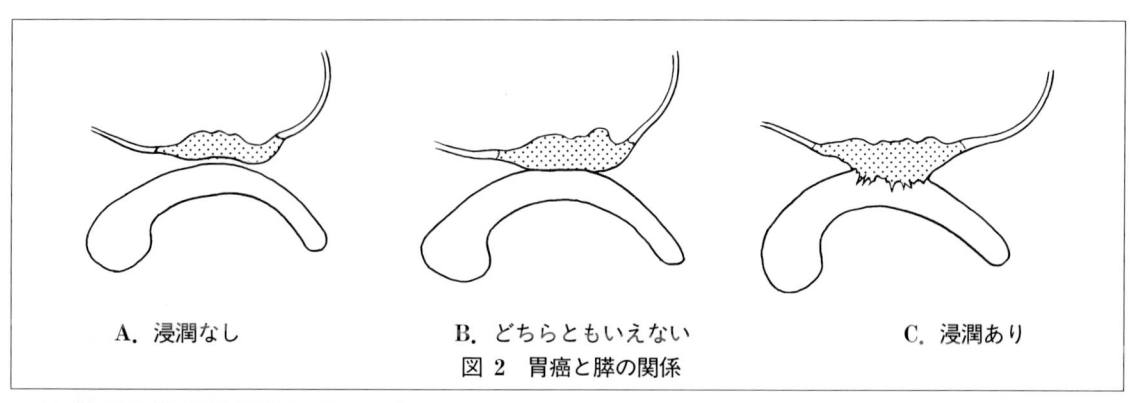

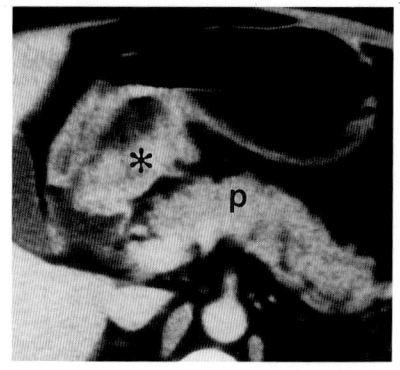

A．浸潤なし　　　　B．どちらともいえない　　　　C．浸潤あり
図 2　胃癌と膵の関係

図 3　胃癌(*)と膵(P)の間の脂肪層

　胃癌を例にとれば，膵・肝（外側区），腸管への浸潤ということになる．浸潤がないといえるのは，図 2 A に示すように腫瘍と臓器とが直接接していない場合である．脂肪組織が介在することが多い（図 3）．逆に図 2 C のように"腫瘍が臓器内に連続した腫瘤を形成している"場合のみ確実に浸潤していると診断できる（図 1 B，図 4）．図 2 B のように両者が接しているというのでは，どちらともいえない（図 5）．特に臓器周囲脂肪の少ない日本人では，このような場合が多く，実際に正常者でも胃と膵の間に脂肪層を CT で確認できることの方が少ない（図 6）．食道癌と大動脈との関係も同様で，欧米の文献にみるような，介在脂肪層の消失を臓器浸潤の所見とするには，隣接する非腫瘍部と当該臓器の間に脂肪層が存在し，腫瘍部のみ消失していることを確認しなければならない．

　さらに注意すべきことは，CT の断面層と腫瘍・臓器境界面が垂直でない場合である．この場合には，実際には腫瘍と臓器が離れていても境界面は不明瞭となる．これは **partial volume phenomenon**（部分容積

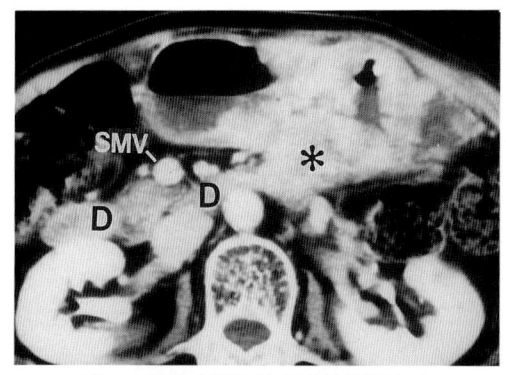

図 4　胃癌空腸起始部直接浸潤(*)
　　　D　十二指腸
　　　SMV　上腸間膜動脈

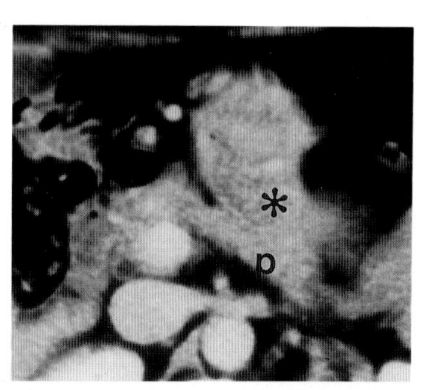

図 5　胃癌(*)と膵(P)の間に何もないが，はっきりした浸潤像もない．実際浸潤はなかった．

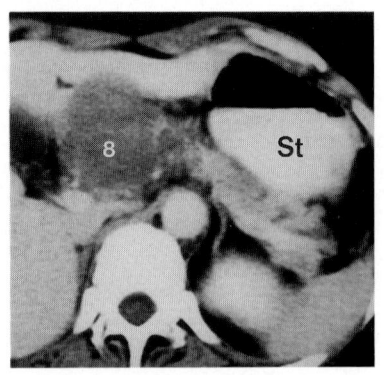

図6 造影剤の入った胃(St)と膵は直接接してみえる．
8：#8リンパ節腫大

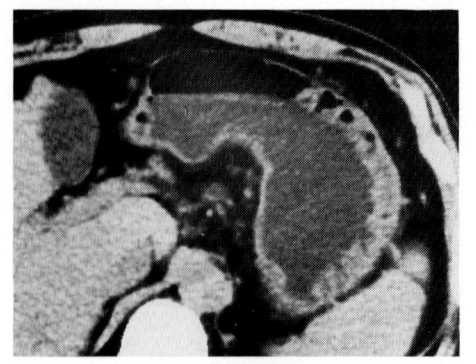

図7 伸展した正常胃
大彎側では皺襞間の空気，水から真の壁厚を知る．

現象)によるものである．超音波でも線束に厚みがあるため同様の現象がおこる．**thick-beam artifact** とよばれている．

> **ポイント 70** 癌と他臓器の間に脂肪がないというだけで浸潤ありとはいえない

コメント　胃壁の厚さ

　胃壁の厚さは，CT上，正常者ではその90％で10mm以下である[1]．ここで注意しなければならないのは，胃壁を充分伸展させることである(図7)．また，噴門部や前庭部においては筋層が厚いこと，前後壁が接近していること，および胃壁の走行がスライス面に直角にならないためCT上では厚く描出されるこ

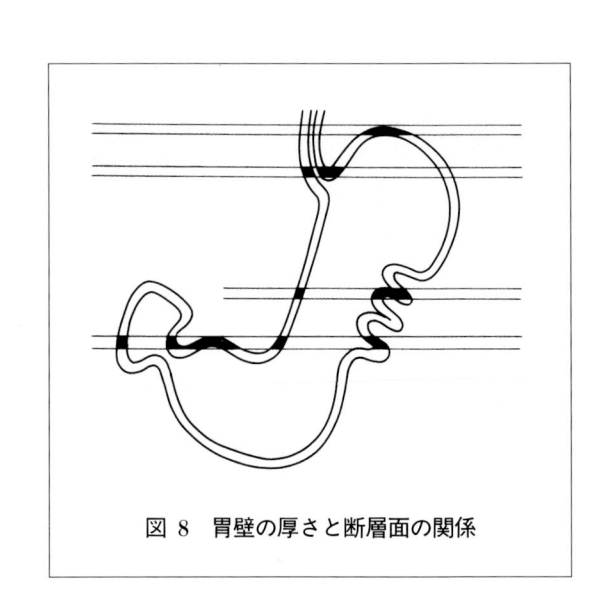

図8　胃壁の厚さと断層面の関係

とがある点も考慮する必要がある(図8). また**大彎側では皺襞が大きいため一見肥厚して見える**ことがある. 皺襞間の空気に注意して真の厚さを知るべきである (図7).

胃壁の粘膜側は胃の内容物(胃液, 水, ガストログラフィン, 空気)により境界が明瞭に描出されるが, 漿膜側は, 周囲の脂肪織により主として区別される. したがって, 脂肪の多少が診断能力を大きく左右することとなる.

ポイント 71　胃壁肥厚は胃が充分伸展していることと断層面との角度に注意

マルチスライスCTにより薄いスライス厚で撮影する(ほぼ等方性ボクセルとなる)と, 断層面との角度にこだわらずに鮮明な画像が得られ, MPRや様々な3D画像によって病変の位置や他臓器との関係が理解しやすい(図9).

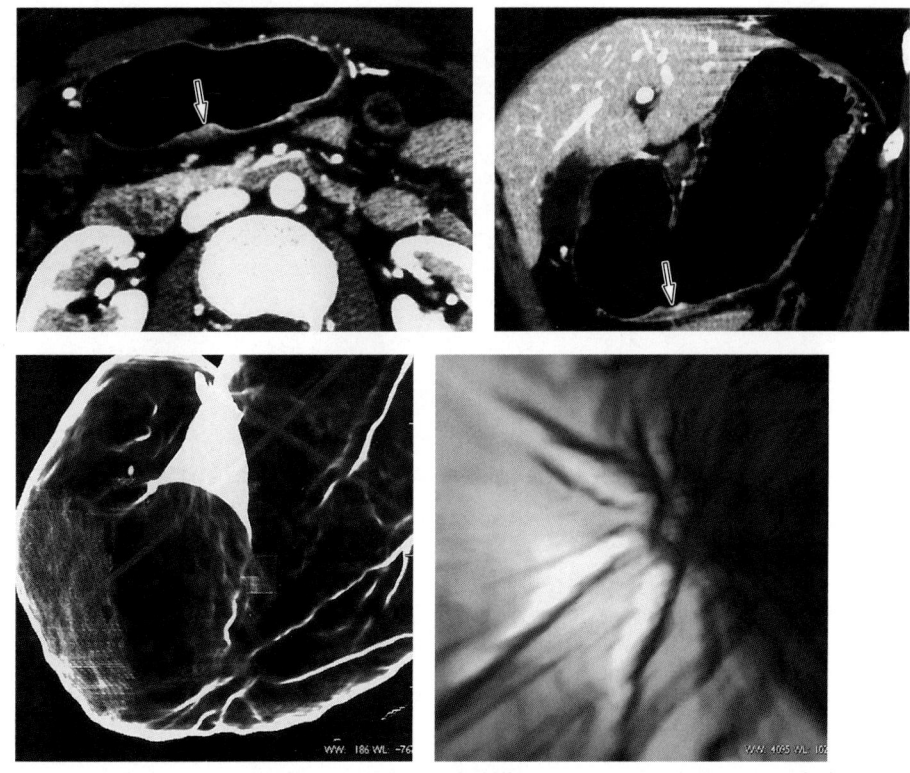

図9　胃癌(IIc advanced；矢印). A. 横断像, B. MPR冠状断像, C. ray sum表示, D. 仮想内視鏡表示.

文献　1) Balfe DM, et al: Computed tomography of gastric neoplasms. Radiology 140: 431, 1981.
　　　2) 奥本忠之, 他: virtual endoscopyの実際：消化管, 気道への応用. 画像診断 20: 551, 2000.

STEP 72 ★★★

UT　66歳男性　腹痛，上腹部腫瘤

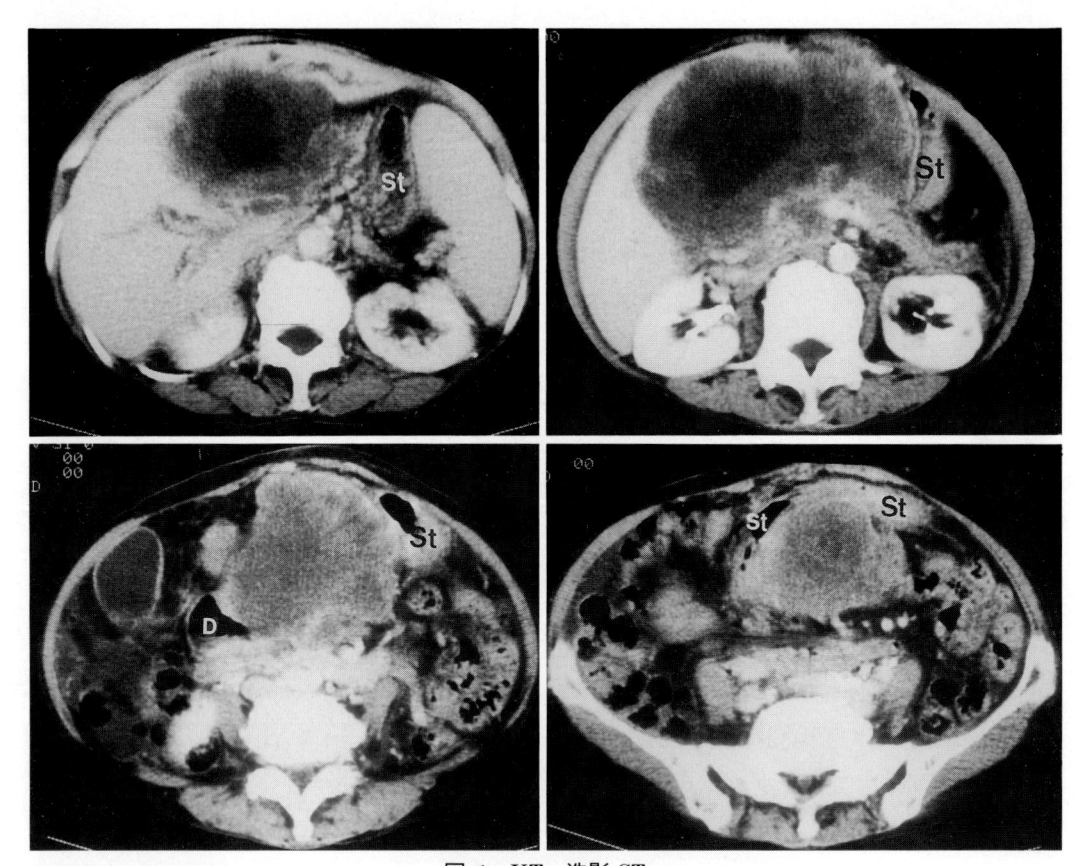

図1　UT．造影CT

CT所見▶ ①上腹部に大きな腫瘤があり，中心壊死を認める．
②腫瘤は胃（St），十二指腸（D）に囲まれ，肝門に及んでいる．解剖学的に網囊内腫瘤である．
③肝門から肝に浸潤し，肝内胆管の拡張を認める．
④膵にも浸潤している．
⑤腫瘤を胃十二指腸と分離できない．

診断▶ 平滑筋肉腫（胃）

鑑別診断▶ コメント参照

コメント　平滑筋腫瘍

　間葉系腫瘍は消化管腫瘍全体の約1％と少ないが，その中では平滑筋腫瘍が最も多い．Bakerらの平滑筋腫瘍（消化管）150例の発生部位は胃（66％），小腸（24％），食道（7％），結腸（3％）と胃に多い[1]．平滑筋腫瘍には，平滑筋腫 leiomyoma，平滑筋肉腫 leiomyosarcoma の他に，中間型の平滑筋芽腫 leiomyoblastoma がある．良悪性の区別は組織学的にも難しいとされる．良性（平滑筋腫）はCT上，一般に小さく表面円滑で，内部濃度は造影前後ともに均一である（図2）．これと対照的に悪性（**平滑筋肉腫**）**は大きく（5 cmφ以上），表面は円滑ないし不整で内部は壊死，出血のため不均一**となる[2]．また後者では，消化管との間に潰瘍・瘻孔を形成し（図3），下血のみられることが多い．また広範な内部融解壊死をおこしやすく，囊胞類似腫瘤を形成することがあり，注意が必要である（ステップ3図6，12頁参照）．またもう一つの代表的な間葉系腫瘍である**神経鞘腫　neurinoma** でも囊胞類似型腫瘤となることがある（図4）．
　消化管の平滑筋腫瘍では石灰化は稀である．また本邦では圧倒的に胃癌が多く，壁外性発育をするものもあるので，鑑別診断上重要である．

> **ポイント 72　平滑筋肉腫は大きく内部不均一で中心壊死傾向が強い**

　GIST & GANT：消化管由来の間葉系腫瘍を免疫組織学および電子顕微鏡でしらべると神経系腫瘍と平滑筋腫瘍の双方への分化を部分的に示唆する腫瘍やどちらとも分類できない腫瘍があり，これらを（狭義の）GIST（gastrointestinal stromal tumor）とよぶ[3]．免疫組織学的にはc-kit（CD 117）やCD 34陽性で，actinに陽性のこともある[4]．画像的には従来の平滑筋腫瘍と区別し難い（ステップ74図4；201頁，ステップ37図4；106頁）．さらに，明確に平滑筋腫瘍や神経系腫瘍に分化したものまで含めた消化管由来の間葉系腫瘍の総称としてGISTが使われることもある（広義のGIST）．従来の平滑筋腫，平滑筋芽腫，平滑筋肉腫，神経鞘腫を抱合する概念である．
　一方，vimentin, NSE（neuron specific enolase），S 100蛋白，CD 34に対する陽性率が高く，平滑筋 actin

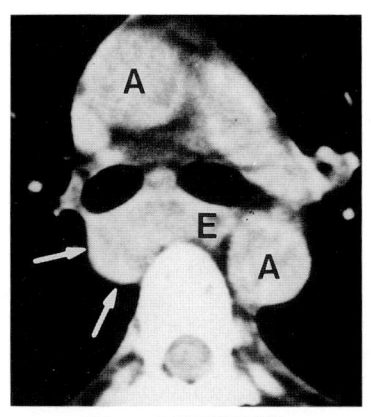

図2　食道平滑筋腫
（造影CT）

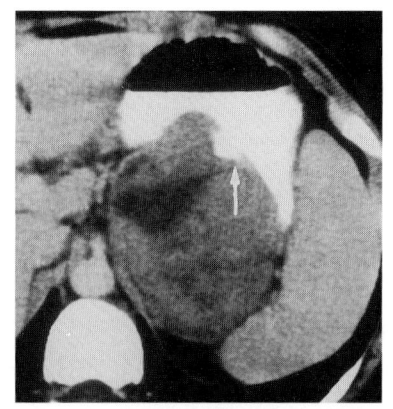

図3　胃平滑筋肉腫の潰瘍（矢印）
経口，静注造影剤使用

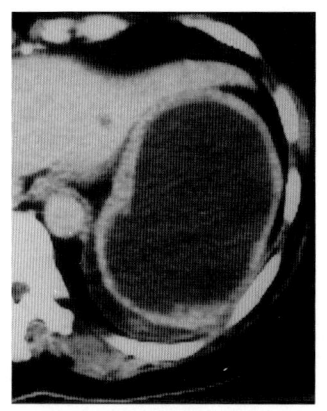

図4　胃神経鞘腫（造影CT）
囊胞類似腫瘤壁肥厚型

には陰性，すなわち平滑筋への分化傾向を欠き，神経系腫瘍への分化を示唆する間葉系腫瘍であるが神経鞘腫まで分化していないものを GANT (gastrointestinal autonomic nerve tumor) とよぶ[5,6]．広義の GIST に包括される概念である．

文献
1) Baker HL, et al: Smooth muscle tumors of the alimentary tract. AJR 74: 246, 1955.
2) Megibow AJ, et al: CT evaluation of gastrointestinal leiomyomas and leiomyosarcomas. AJR 144: 727, 1985.
3) Arkadi M, et al: Gastrointestinal stromal tumors. Semin Diag Pathol 13: 297, 1996.
4) Miettinen M, et al: Gastrointestinal stromal tumors; recent advances in understanding of their biology. Human Pathol 30: 1213, 1999.
5) Segal A, et al: Gasterointestinal autonomic nerve tumors: a clinicopathological, immunohistochemical and ultrastructural study of 10 cases. Pathology 26: 439, 1994.
6) Ojanguren I, et al: Gasterointestinal autonomic nerve tumor: further observations regarding an ultrastructural and immunohistochemical analysis of 6 cases. Human Pathology 27: 1311, 1996.

STEP 73 ★★

ML　73歳女性　食思不振

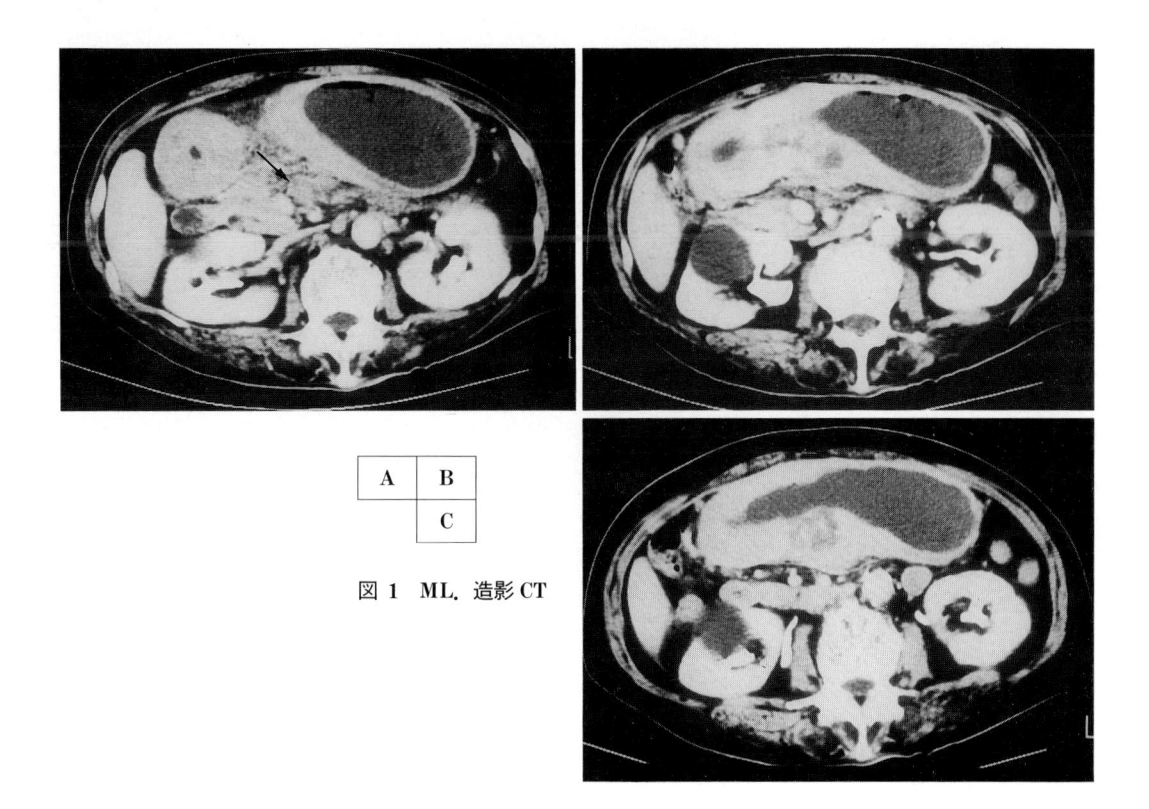

A	B
	C

図1　ML．造影CT

CT所見▶①胃体下部から前庭部にかけて全周性のびまん性壁肥厚を認める．辺縁は円滑で内部濃度もほぼ均一だが，一部低濃度巣がみられる．
②周囲への浸潤はないが，上腸間膜動静脈腹側のリンパ節（#15）腫大（図1A矢印）を認める．

CT診断▶胃悪性リンパ腫または胃癌（Borrmann 4型）．

最終診断▶悪性リンパ腫（非Hodgkin）

病期▶他の検査でも所見①，②以外は認められず，stage IIEとした．

コメント　消化管悪性リンパ腫

　消化管にみられる非上皮性腫瘍の大半は悪性リンパ腫か間葉系腫瘍，中でも平滑筋腫瘍である．**消化管はextranodal lymphomaの最好発部位**であり[1]，その中では胃が最も多く過半数を占め，小腸，結腸と続く[2]．

　胃の悪性リンパ腫の大半は胃壁の一部の，あるいは広範なびまん性肥厚を示す（図1）．しかし稀にポリー

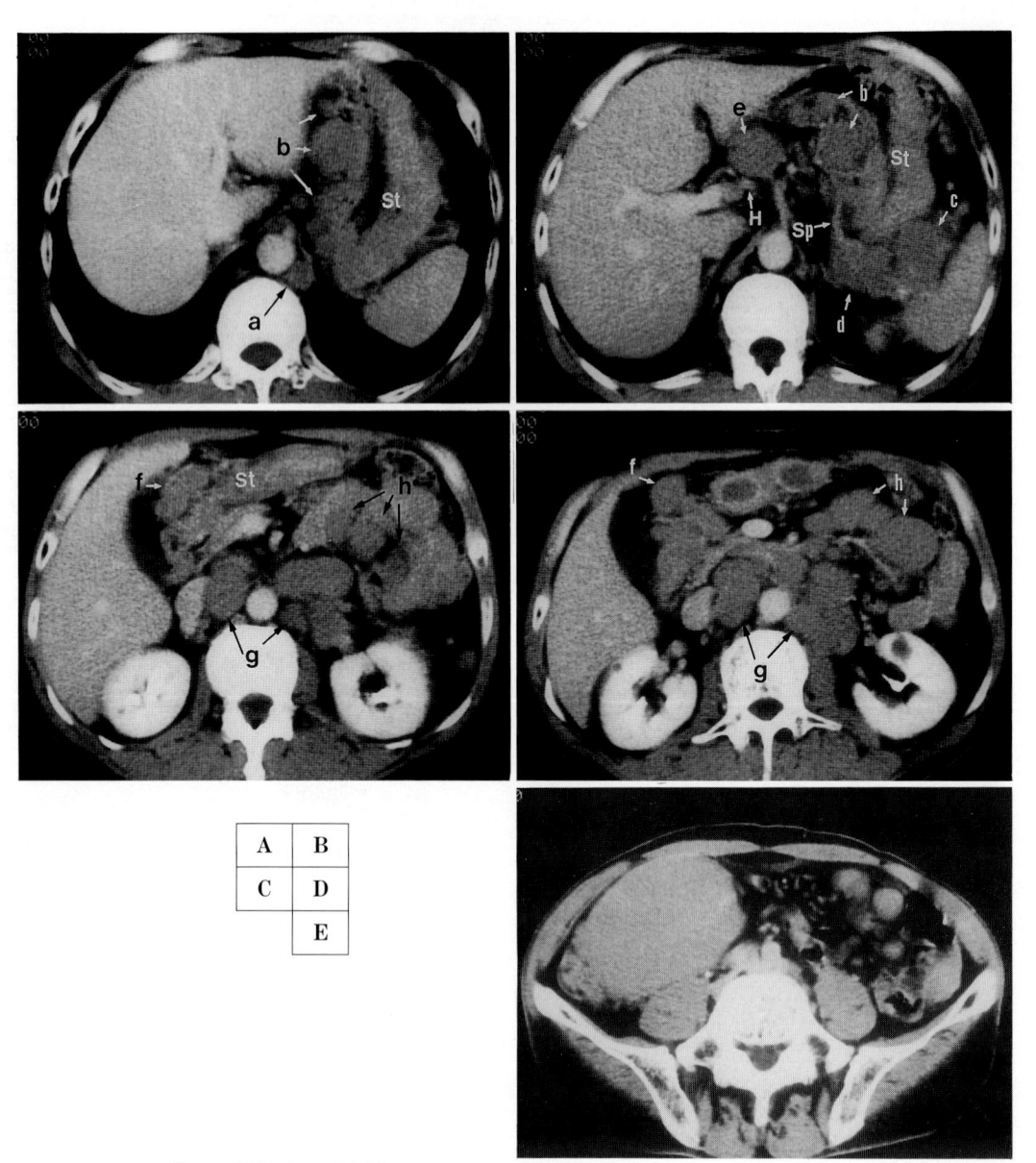

図2 悪性リンパ腫（非 Hodgkin）
右回盲部の腫瘤（E）と腹腔内広範なリンパ節腫大（A〜D）を認める．
St 胃，Sp 脾，H 肝動脈

プ状のこともある．悪性リンパ腫に特徴的な CT 所見として，辺縁の鮮明さ，内壁の棍棒状隆起，後腹膜リンパ節腫大などがあげられた[3,4]が，いずれも胃癌でも認められる所見である．一般に癌に比べ通過障害は少ないが，決定的な鑑別点はない．胃原発悪性リンパ腫ではむしろ後腹膜リンパ節腫大は少ない．

　小腸，結腸の悪性リンパ腫も，壁肥厚を示すものが多い．いくつかの腸管が集まって腫瘤を形成し，瘻孔によるガスを内部に認めることもある．また孤立性の腫瘤も認められる．いずれにしても，腸間膜や後腹膜のリンパ節腫大をすでに伴っていることが多い（図2，Q&A 参照）．

消化管悪性リンパ腫の診断は，X線造影検査，内視鏡検査，生検で成されるべきもので，組織病理学的には非Hodgkinのdiffuse型*が多い．CTの役割は，その病期決定に寄与することにある．特に他検査で把握し難いリンパ節，肝，脾，腎などに注意すべきである．実質臓器の浸潤は，腫瘤を形成する場合と粟粒状の浸潤を認める場合があるが，後者の診断は生検による．一般にhistiocytic系の非Hodgkinリンパ腫では前者が，lymphocytic系では後者が多いとされる．予後は，組織病理型と病期による．また免疫学的に区別されるT細胞型はB細胞型に比べ予後が悪い．IE，IIE，IIIEの予後は，それぞれI，II，IIIと同様である[1]．

> **ポイント 73** 消化管リンパ腫——腸間膜，後腹膜リンパ節腫大の有無に気をつける

文献
1) Gray GM, et al: Lymphoma involving the gastrointestinal tract. Gastroenterology 82: 143, 1982.
2) Rosenfelt F, et al: Diffuse histiocytic lymphoma presenting with gastrointestinal lesions: The Stanford experience. Cancer 45: 2188, 1980.
3) Pillari G, et al: CT of gastric masses: Image patterns and anote on potential pitfalls. Gastrointest Radio 18: 11, 1983.
4) Buy JN, et al: Computed tomography of gastric lymphoma. AJR 138: 859, 1982.

Q1▶ 図2A～Dのa～hで示した腫大しているリンパ節名と番号は？
A1▶ a．傍大動脈（後横隔膜脚）リンパ節（#16）
　　 b．胃小彎側の融合したリンパ節群（右噴門#1，小彎#3）
　　 c．脾門部リンパ節（#10）
　　 d．脾動脈背側リンパ節（#11）
　　 e．総肝動脈腹側リンパ節（#8）
　　 f．幽門下リンパ節（#6）
　　 g．傍大動脈リンパ節（#16）
　　 h．腸間膜リンパ節（#14，15）

---

* Rappaport分類のdiffuse histiocytic type. LSG分類ではdiffuse large cellまたはpleomorphic type, 新国際分類ではdiffuse large cell, cleaved and non-cleavedまたはdiffuse large cell, immunoblastic typeに対応する．

STEP 74

SM 48歳男性 腹痛

超音波検査で下腹部腫瘤（充実性）を指摘された．
図1 A〜F は単純 CT で 3 cm 間隔．腫瘤の CT 値は 60〜80 HU．

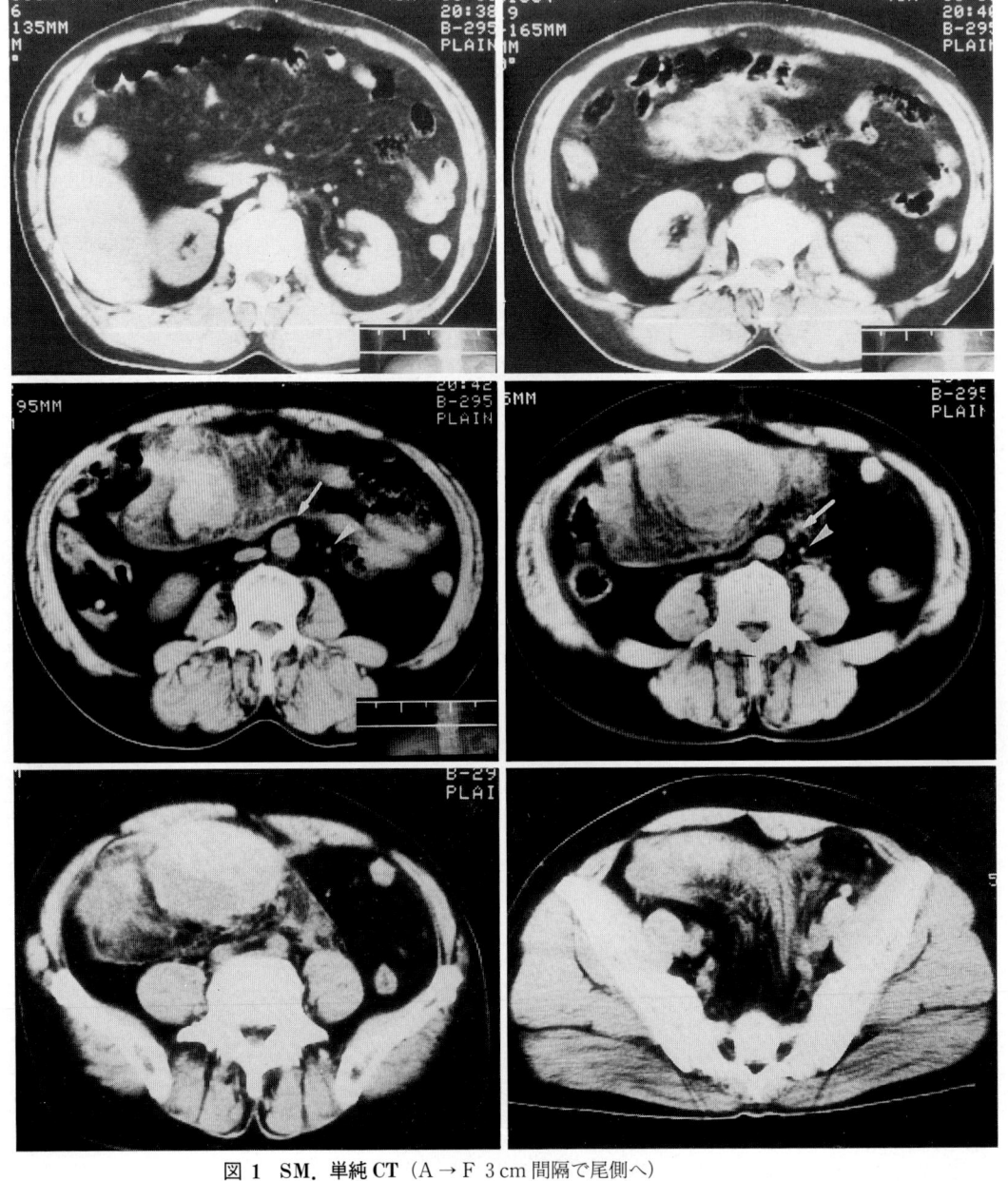

A	B
C	D
E	F

図1 SM．単純 CT（A → F 3 cm 間隔で尾側へ）

CT所見▶①下腹部やや右よりに9×6cmの高濃度な腫瘤が存在する．
②周囲の脂肪層（腸間膜）に網目状の浸潤陰影を認める．
③この浸潤陰影の範囲は明瞭で，正常部分と線を引いたように分離されている．
CT診断▶腸間膜血腫
鑑別診断▶膿瘍にしては濃度が高すぎる．腫瘤自体は辺縁円滑内部濃度均一で，良性腫瘍（線維腫など）でもよいが周囲の浸潤陰影が強すぎる．悪性腫瘍の広範な浸潤にしては，腫瘤自体がおとなしすぎるし，リンパ節腫大もみられない．
術後診断▶S状結腸間膜血腫（特発性）
CTを見直すと▶④下腸間膜動脈（矢印）を大動脈からの分岐部（図1C）から末梢に追っていくと平行する下腸間膜静脈（矢頭）とともに病変部に巻き込まれるのが確認でき，病変部がS状結腸間膜とわかる．
⑤図1FでS状結腸間膜が伸展しているのも確認される．

コメント　腸間膜（mesentery, mesenterium）

　腸間膜には，小腸間膜，横行結腸間膜，S状結腸間膜がある．いずれも**後腹膜の前傍腎腔（二次性後腹膜腔）と連続している**（ステップ65図2；175頁）．腸間膜は2枚の腹膜の間に，血管（上下腸間膜動静脈とその分枝），リンパ管，リンパ節，神経が挟まれ，それらの間隙を脂肪組織が埋めつくす構造をしている．正常者のCTでは，このうち血管と脂肪のみが確認される．大網は横行結腸より前にあることから腸間膜と区別される．また腸間膜動脈を末梢に追っていくか，腸管の走行を確認すればそれぞれの腸間膜のおよその位置はわかる．しかし，各腸間膜の境界（例えばS状結腸間膜と小腸間膜の境）は明らかでない．また腸間膜と後腹膜の脂肪層も，腹水が存在したり，本症例のようにS状結腸に限局した病変が存在しない限り区別できない*．
　異常像は他の脂肪組織の場合と同様，①**結節または腫瘤像**（腫瘍，リンパ節，膿瘍，血腫など），②**索状・網状陰影**［腫瘍・炎症の浸潤，出血・浮腫（ステップ4図3；15頁）］，および③**び漫性濃度上昇**（②の高度な場合）が区別される．腫瘍や膿瘍が腸間膜に浸潤している場合には①の辺縁が不整で①＋②の所見となる．CT所見から腫瘍性浸潤と炎症性浸潤を区別するのは困難である．

> **ポイント 74　腸間膜——血管・腸管の走行と脂肪以外の濃度に気をつける**

腸間膜動静脈：上腸間膜動脈（SMA）は第1腰椎レベルの腹部大動脈から前方に分岐し，左腎静脈や十二指腸水平部の前を下行する．SMAの分枝の多くはすぐに腸間膜に入り込む（図2）．すなわち横行結腸間膜に入る中結腸動脈と小腸間膜に入る空腸ならびに回腸動脈である．右側に分岐する右結腸動脈は後腹膜を這って上行結腸に至る．**上腸間膜静脈（SMV）**は，SMA分枝と併走する支流を集めてSMAの右を上行

---

*後腹膜のうち，前傍腎腔は本来の腹膜臓器に由来する（ステップ61参照）．

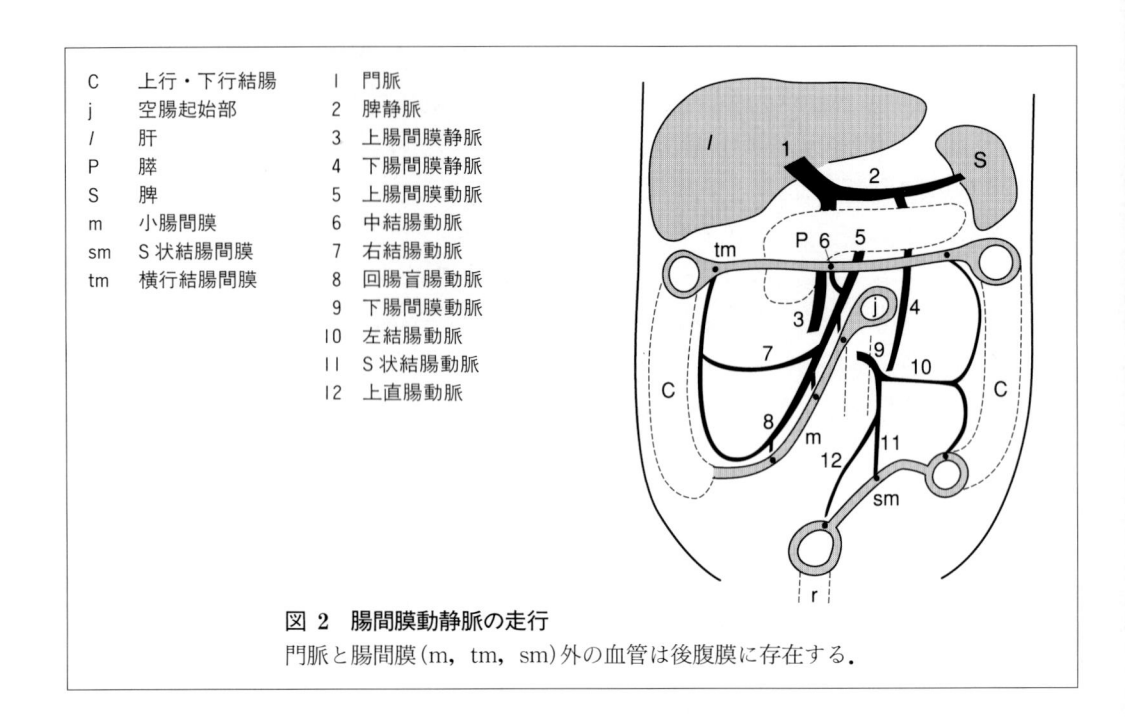

C	上行・下行結腸	1	門脈
j	空腸起始部	2	脾静脈
l	肝	3	上腸間膜静脈
P	膵	4	下腸間膜静脈
S	脾	5	上腸間膜動脈
m	小腸間膜	6	中結腸動脈
sm	S状結腸間膜	7	右結腸動脈
tm	横行結腸間膜	8	回腸盲腸動脈
		9	下腸間膜動脈
		10	左結腸動脈
		11	S状結腸動脈
		12	上直腸動脈

図2 腸間膜動静脈の走行
門脈と腸間膜(m, tm, sm)外の血管は後腹膜に存在する．

し膵体部の背側を通って脾静脈に合流する．

　これに対し，**下腸間膜動脈(IMA)**は第3腰椎レベルの腹部大動脈から前方に分岐し(図2, 3)，すぐに左下方に向かい，その分枝は長く後腹膜を走行する．すなわち，左方に分岐する**左結腸動脈**とまっすぐ下行する**上直腸動脈**は腸間膜に入ることなく，それぞれ下行結腸と直腸に分布する．**S状結腸動脈**もしばらく左下方に後腹膜を走ってから**S状結腸間膜**に入る．したがって，ここから先のみがS状結腸とともに比較的自由に位置が変わる部分である．この部分に限局した病変(図1)，すなわちIMA近位部，左結腸動脈や下行結腸とは関係ないが，S状結腸動脈を巻き込んでいる病変はS状結腸間膜の病変であり，大動脈から分岐してまもなくのIMAや左結腸動脈ならびに下行結腸が巻き込まれている場合には後腹膜に病変があることを示している(図4)．もちろん腸間膜と後腹膜(二次性)とはもともと同じ腔であるから何らかの隔壁があるわけではない．したがって両者に連続する病変が多い(図4)．

　下腸間膜静脈(IMV)はIMAの分枝に併走する支流からの静脈血を集めIMAの左側を上行し，L3レベルから単独で左腎静脈の前，Treitz靱帯直後の空腸や膵の背側を通って脾静脈に合流する．IMVと似た走行をする静脈にIMVより背側を上行する**左卵巣(精巣)静脈**と左下大静脈(ステップ107参照)があるが，いずれも左腎静脈に合流するため，これより頭側には追跡できない(図3A, B)．このようなCTにおける上下腸間膜動静脈の走行経路を知っていれば，病変に巻き込まれている血管を追跡することにより，どの腸間膜あるいは後腹膜に病変があるのかが明確になる．図5は図1と同じような部位に病変があるが，内部の血管を頭側に追跡することによりSMA・Vと連続しており小腸間膜の病変であることが判明する．

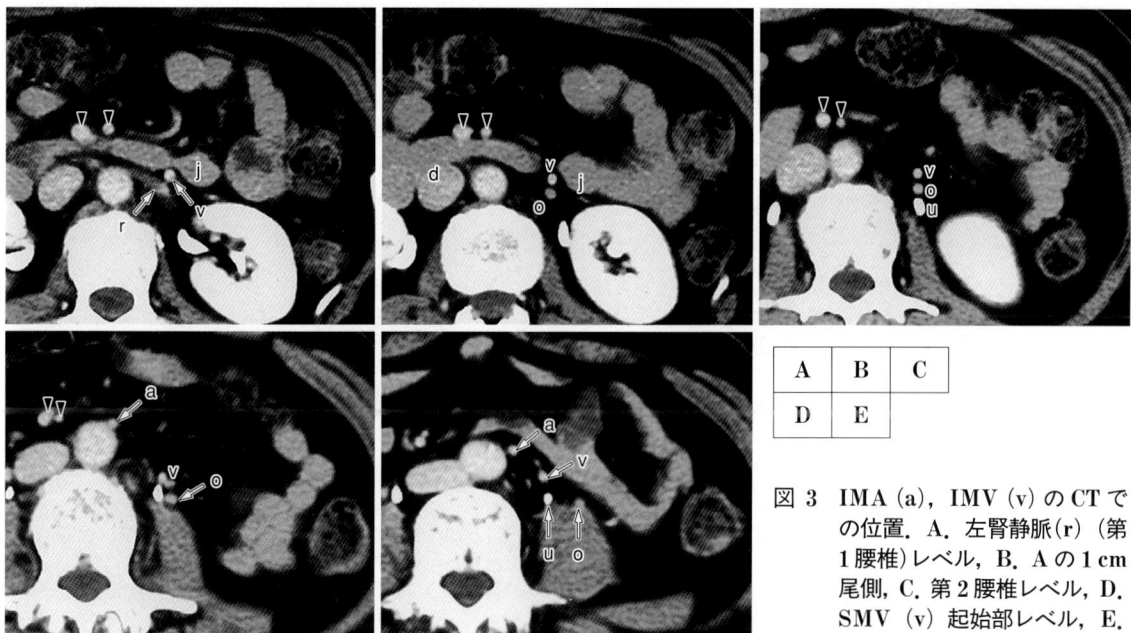

A	B	C
D	E	

図3 IMA (a), IMV (v) のCTでの位置. A. 左腎静脈 (r)（第1腰椎）レベル, B. Aの1cm尾側, C. 第2腰椎レベル, D. SMV (v) 起始部レベル, E. Dの1cm尾側の横断像.
矢頭 SMAとSMV, o左卵巣静脈, j回腸起始部, u左尿管.

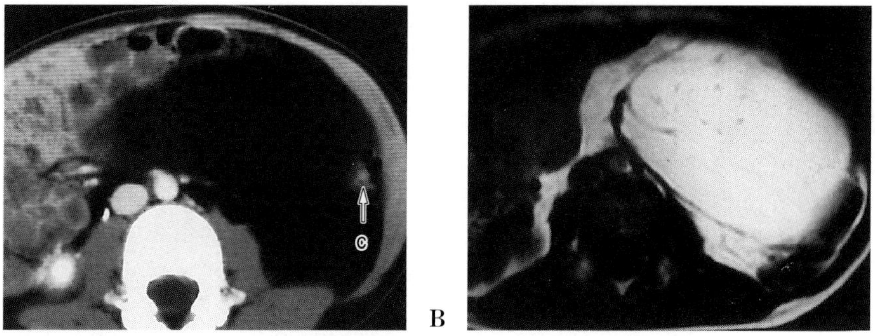

図4 後腹膜ならびにS状結腸間膜の脂肪腫
IMA起始部レベルのCT（A）とMRIのT1強調像（B）. IMA・Vの分枝が脂肪腫に分布する. 下行結腸 (c) も腫瘍に挟まれている. このレベルだけでは後腹膜脂肪腫である.

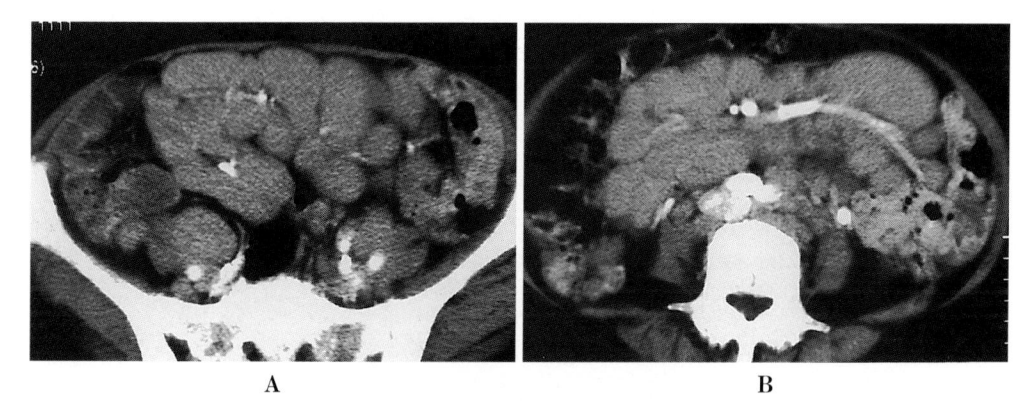

図5 小腸間膜の悪性リンパ腫
腫瘤内の血管（A）を頭側に（B）追跡するとSMA・Vにつながる.

STEP 75 ★★★

SK　5歳女児　腹痛，発熱

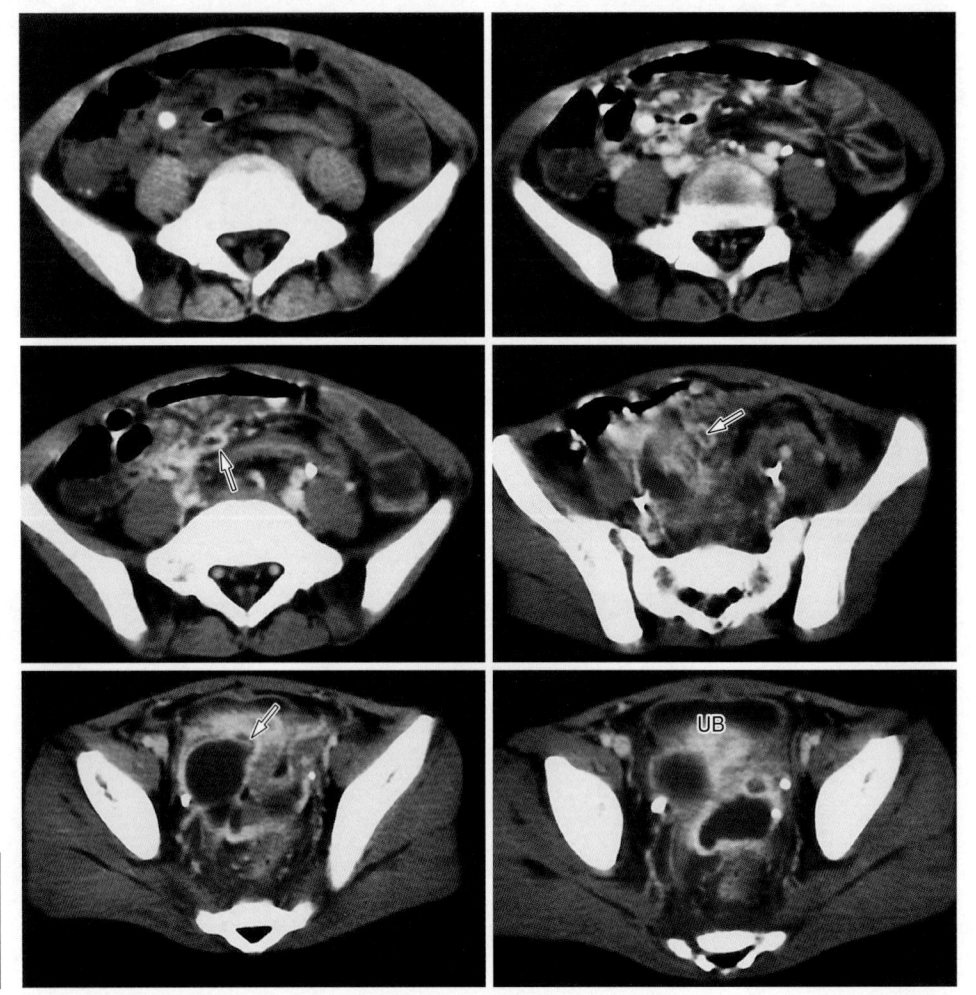

図1　SK．A．単純CT．B．Aと同じレベルの造影CT．C〜F．Bから1, 3, 5, 6 cm 尾側の造影CT．UB　膀胱．

CT所見▶ 単純CT（図1A）で右下腹部に石灰巣を認める．造影CTでは，この内側にやや壁の厚い円筒状構造（図1C〜E, 矢印）を認め，さらに尾側にはこれと連続する径3 cmの壁肥厚型嚢胞類似腫瘤（図1E），および直腸の腹側にもう1つ同様の腫瘤が描出されている（図1F）．

診断▶ 急性虫垂炎，虫垂結石，虫垂周囲膿瘍，ダグラス窩膿瘍．

Q1▶ 図1Eの虫垂周囲膿瘍（壁肥厚型嚢胞類似腫瘤）の右後方にある高濃度は何か？

コメント　虫垂炎と CT

　臨床的に典型的な身体所見を示す虫垂炎では，特に画像診断が必要とはされない．しかしながら，実際には臨床的に急性虫垂炎として入院した患者の 50%は虫垂炎ではないし，虫垂炎として摘出された虫垂の 20～30%は正常であると報告されており[1,2]，本症の臨床診断は意外と容易ではない．確実な診断と手術適応決定に CT をはじめとする画像診断の果たす役割は大きい．単純 CT による急性虫垂炎の正診率は 95%前後である[3,4]．

　急性虫垂炎の CT 所見としては，壁肥厚をともなう腫大した虫垂（図 1），虫垂結石（図 1），虫垂周囲脂肪織浸潤像(図 2)，周囲腸管壁肥厚がある[3~5]．ただし，脂肪織浸潤像と腸管壁肥厚は，その付近に炎症(あるいは腫瘍)病変が存在することを示す重要な所見であるが，虫垂炎に特異的な所見というわけではない．例えば憩室炎や結腸癌でも認められる．参考のために正常な成人の虫垂を図 3 に示す．また，蜂窩織炎では辺縁不整な軟部腫瘤陰影を，膿瘍では比較的整でよく造影される壁を有する壁肥厚型囊胞類似腫瘤を示す（図 1）．膿瘍は虫垂周囲のみならず離れた部位（特にダグラス窩）にも形成されることに注意したい．蜂窩織炎と膿瘍は必ずしも判然と区別されるわけではなく，両者の移行形，すなわち辺縁不鮮明な軟部腫瘤内の一部が低濃度化した状態を認めることもある．

　虫垂結石は腹部 X 線単純撮影においても描出されるが，その石灰成分の多少，骨盤との重なりなどにより検出が困難なこともあり，CT の方が検出率は高い．虫垂結石の存在は，放っておくと虫垂炎が穿孔して腹膜炎を招くために，手術適応を示す重要な所見の一つである．

　以上のような CT 所見のない"虫垂炎"では，少なくとも急いで外科手術を施行する必要はないといえる．造影剤を注腸して虫垂炎の CT 診断をする方法[6]もあるが，そこまでしなくても充分な情報は得られる．

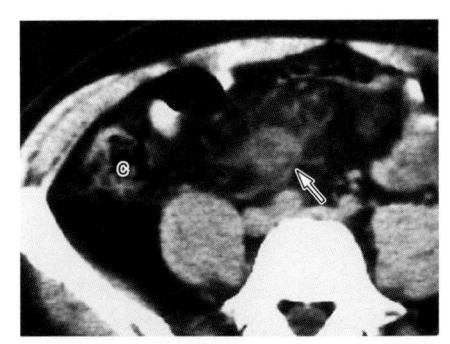

図 2　急性虫垂炎による腫大した虫垂（矢印）と周囲脂肪層の乱れ
　　　上行結腸（c）背側の脂肪層と比較せよ．

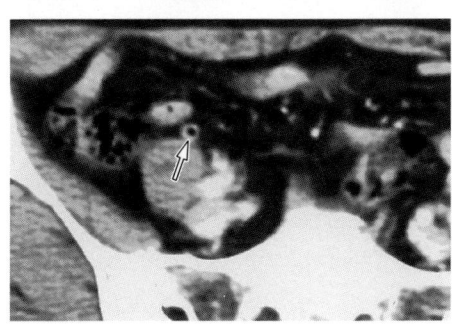

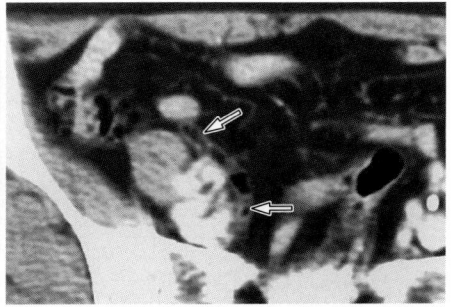

図 3　正常な成人の虫垂．内容は水分と空気である．周囲の脂肪層に浸潤像はない．

> **ポイント 75　虫垂炎——結石，膿瘍，脂肪織浸潤に注意する**

A 1 ▶ 右尿管（内腔の造影剤）．造影 CT だけだと尿管内の造影剤と結石（尿管，虫垂）が紛らわしいことがあるから注意が必要である．

文献
1) Jess P, et al: Acute appendicitis: prospective trial concerning diagnostic accuracy and complications. Am J Surg 141: 232, 1981.
2) Simmen HP, et al: Emergency room patients with abdominal pain unrelated to trauma: prospective analysis in asurgical university hospital. Hepatogastroenterol 38: 279, 1991.
3) Malone AJ, et al: Diagnosisi of acute appendicitis: Value of unenhanced CT. AJR 160: 763, 1993.
4) Lane MJ, et al: Unenhanced helical CT for suspected appendicitis. AJR 168：405, 1997.
5) Gale ME, et al: CT appearance of appendicitis and its local complications. JCAT 9: 34, 1985.
6) Rao PM, et al: Helical CT of appendicitis and diverticulitis. Radiol Clin North Am 37: 895, 1999.

STEP 76 ★★

IS　49歳男性　右側腹部腫瘤

　3日前から心窩部痛があり，右側腹部の"しこり"に気づき，近医で鎮痛薬を受けていた．6時間前から右側腹部の疼痛が強くなり，悪心・嘔吐もあった．右側腹部に腫瘤を触知するため腹部単純X線像（図1），CT（図2）を施行した．

図1　IS．仰臥位腹部単純X線像

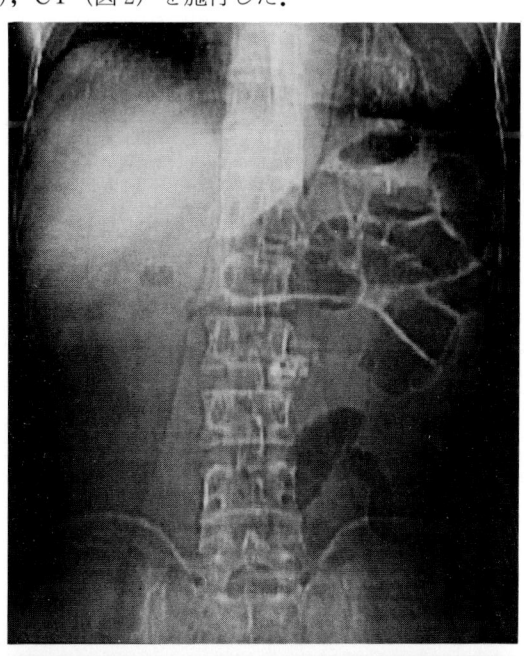

図2　IS．造影CT
（A→D　2cm間隔で尾側へ）

A	B
C	D

3．腹膜腔

仰臥位腹部単純 ▶ ①第2腰椎下左端に重なって2 cm大の不規則な形状の石灰巣を認める．椎体の骨棘あ
像の読影（図1） るいは，腸間膜リンパ節の石灰化を考える．
②空腸と思われる拡張した腸管が左上腹部に集まり，腹部右半分は"gasless abdomen"
となっており，右側腹部腫瘤による mild ileus を考える．

CTの読影 ▶ ①腹部単純像で認められた石灰巣は，脊椎とは関係なく，位置的に腸間膜リンパ節でよ
（図2） い（図2A）．
②上行結腸と思われる部位に，同心円状構造を有する腫瘤があり，内部に脂肪成分を認
める（図2B）．
③この脂肪成分は，腸間膜脂肪と連続している（図2C，D）．
④左側にみられる腸管（小腸）は，拡張しているが壁肥厚・腹水はない．

診断 ▶ 腸重積（回腸結腸型）

コメント　腸重積　intussusception

　腸重積とは，腸管が遠位の腸管に望遠鏡を折りたたむように嵌入した状態を指す（図3A）．嵌入する腸管を intussusceptum（嵌入部），嵌入される腸管を intussuscipiens（嵌入鞘）とよぶ．回腸が結腸に嵌入したものを，ileocolic intussusception という．回腸が回腸に嵌入すると ileoileal i.，盲腸が結腸（上行）に嵌入すると cecocolic i. となる．三重になることもあり，ileo-ileo-colic i. などとよばれる．

　腸管壁が同心円状に位置するため，CTでも，長軸に平行なスライスでは**層状**，垂直なスライスでは，**同心円状（標的）構造**を認めることができる．また腸間膜の脂肪が嵌入腸管とともに嵌入するため**層状の脂**

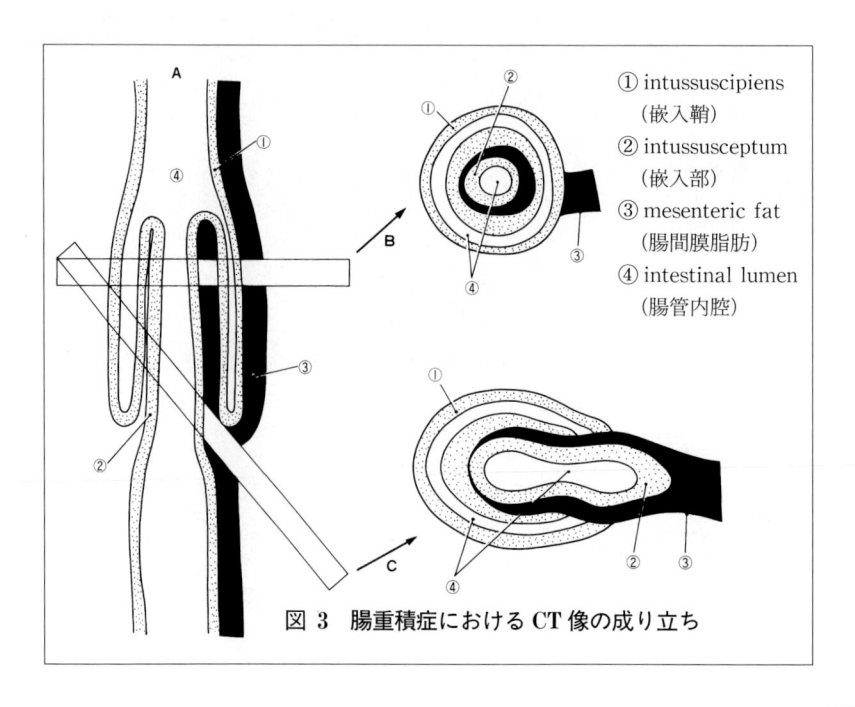

① intussuscipiens
　（嵌入鞘）
② intussusceptum
　（嵌入部）
③ mesenteric fat
　（腸間膜脂肪）
④ intestinal lumen
　（腸管内腔）

図3　腸重積症におけるCT像の成り立ち

肪を"腫瘤"内に偏心して認める（図2, 3 B, C）．腸間膜血管が嵌入する像も認められる（図4）．腸重積に特徴的な所見である．腸重積が進行すると，まず静脈が絞扼され，脂肪組織も含めて全体が**浮腫**となり，層状（同心円状）構造を失う[1]．さらに進行すると動脈が絞扼され，**壊死**に陥り，内部濃度は複雑になり，腹水を認める．これらの時期のCT像から腸重積の診断を下すのは困難である．

乳幼児期（特に2歳以下）の腸重積は"特発性"で，症状も典型的（腹痛・嘔吐・粘血便・腹部腫瘤）で，合併症のない限り注腸造影・注腸整復を基本とする．しかし年長児では，Meckel憩室や，悪性リンパ腫が原因となっていることがあり，成人では約80%[2]に原因疾患が認められることから外科的処置が基本となる（図4）．成人の腸重積の原因としては脂肪腫が最も多いとされているが，その50%は腺癌，悪性リンパ腫，平滑筋肉腫，黒色腫などの悪性腫瘍である．

このように原因疾患や合併症の検索，症状が典型的でない，臨床的に他の疾患を疑うことが多いなどの

A	B
C	D

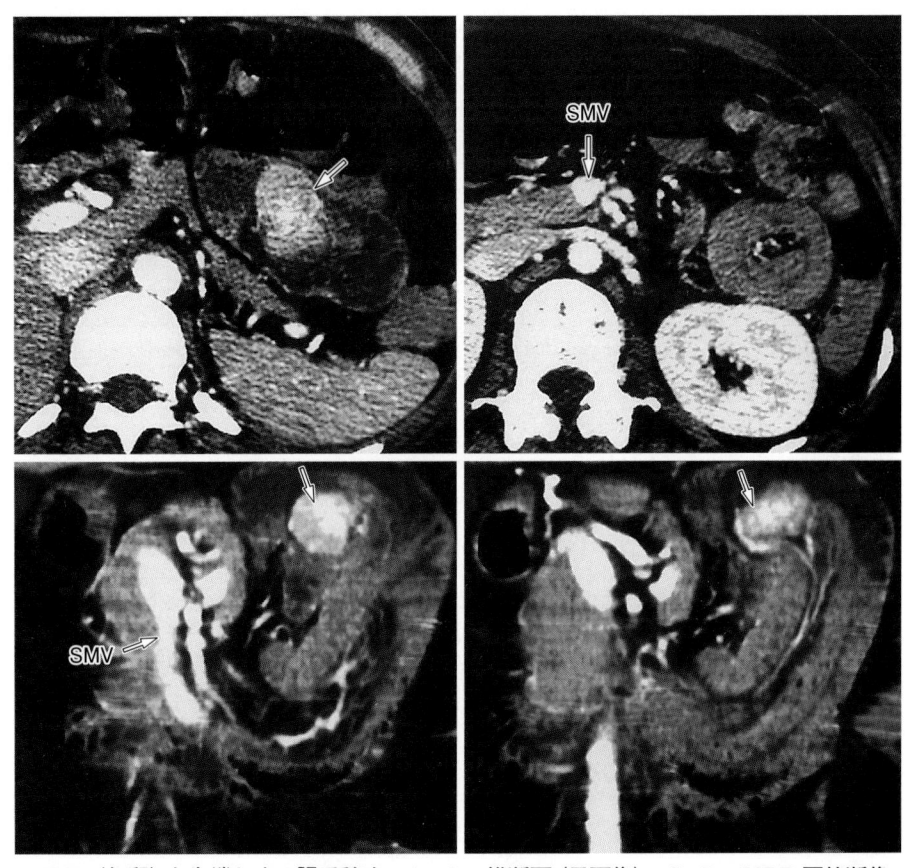

図4 GIST*（矢印）を先端とする腸重積症．A, B. 横断面（元画像），C, D. MPR冠状断像．SMVとSMAの分枝が重積部に嵌入し，嵌入部先端に原因となった濃染するGISTを認める．

---

* GIST：gastrointestinal stromal tumor．消化管の分化度の低い間葉系腫瘍で，従来の平滑筋（肉）腫や神経鞘腫などの一部も含まれる．

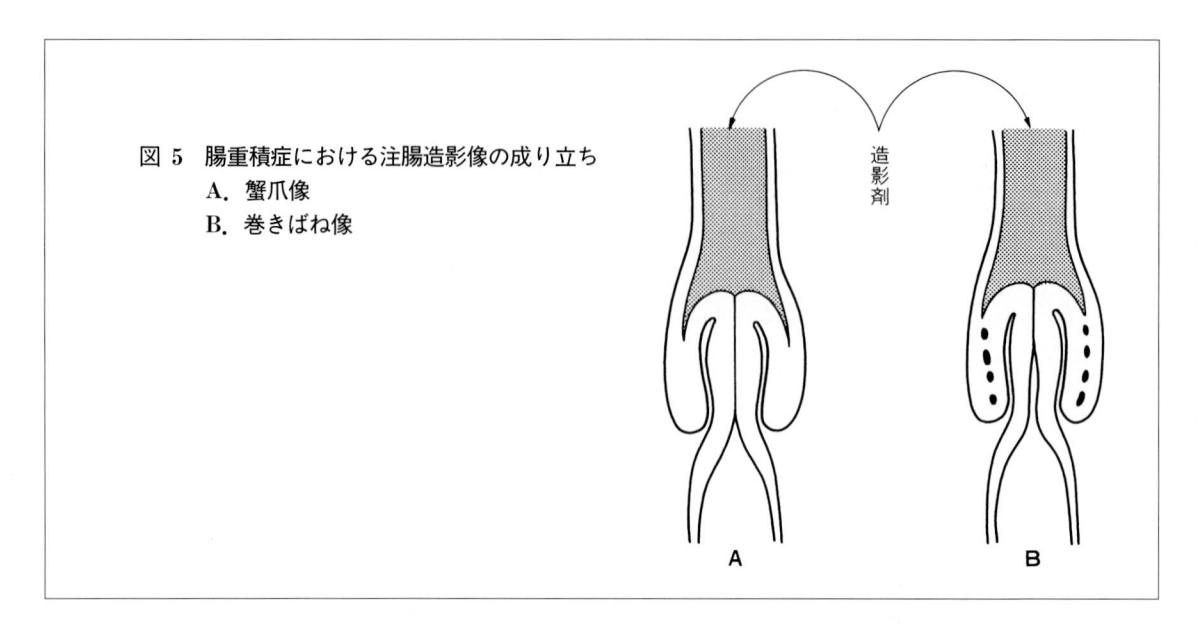

図 5 腸重積症における注腸造影像の成り立ち
A. 蟹爪像
B. 巻きばね像

ため，成人の腸重積症は，CT で診断されることも少なくない．注腸造影の蟹爪像や巻きばね像（図 5）は本症に特徴的である．**超音波断層**でも標的像を認めることもあるが，一般に他の腫瘤性病変との区別は難しい[3]．また腸管ガスが多いと検査が困難である．**核医学検査**では，$^{99m}TcO_4^-$ が患部に集積するが非特異的で実施する意義はない．

ポイント 76 腸重積，脂肪を含む同心円

文献
1) Iko BO, et al: Computed tomography of adult colonic intussusception: clinical and experimental studies. AJR 143: 769, 1984.
2) Weissberg DL, et al: Ultrasonographic appearance of adult intussusception. Radiology 124: 791, 1977.
3) Parienty RA, et al: Sonographic and CT features of ileocolic intussusception. AJR 136: 608, 1981.

STEP 77 ★★★★

TI　60歳男性　腹痛　嘔吐

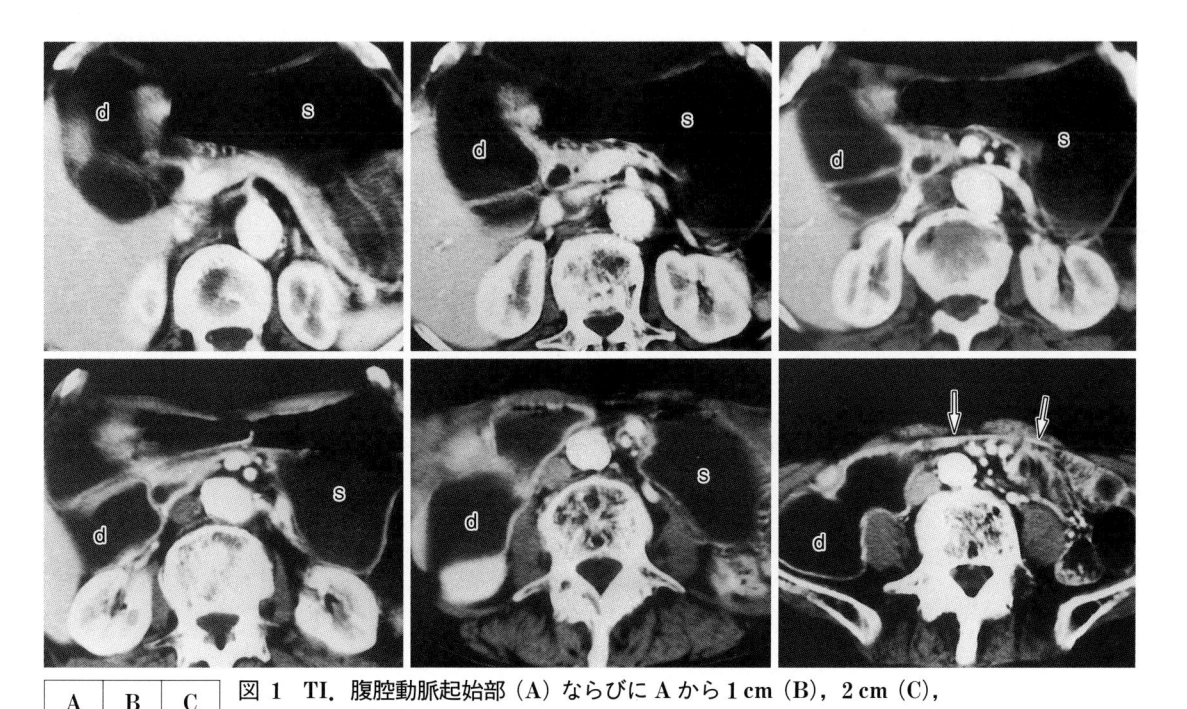

図1　TI．腹腔動脈起始部（A）ならびに A から 1 cm（B），2 cm（C），3 cm（D），5 cm（E），7 cm（F）尾側の横断面

A	B	C
D	E	F

CT所見▶ ①胃（s），十二指腸（d）の著明な拡張があり，総胆管も拡張している．
②上腸間膜動静脈（SMA，SMV）と腹部大動脈との間に十二指腸水平部が認められない．
③図1Fでは，拡張した十二指腸の前壁に連続した帯状の構造物が大動脈および上腸間膜動静脈の腹側に認められ（矢印），左方で小腸（空腸）につながる．
④B〜Dでは上腸間膜動脈（SMA）が上腸間膜静脈（SMV）の左（向かって右）から左後方に，EではSMVの右後方，Fでは右に位置している．すなわち，近位部上腸間膜動静脈の位置が回転し途中で左右逆転している．

診断▶ 中腸回転異常（malrotation of the midgut）
十二指腸閉塞（恐らく Ladd's band による）

　　近位部上腸間膜動静脈（SMA，SMV）の位置が途中で左右逆転していることと十二指腸水平部が SMA と腹部大動脈との間を通過していないことから，中腸回転異常が存在することは間違いない．問題は胃と十二指腸の拡張の原因である．中腸回転異常に伴う腸管閉塞の原因としては，まず中腸軸捻症（midgut volvulus）と異常腹膜靱帯（Ladd's band）を考えなければならないが，SMA と腹部大動脈の間に腸管が存在せず，whirl (pool) sign（後述）もみられないことから中腸軸捻症（midgut volvulus）は考えにくい．③の所見は Ladd's band による十二指腸遠位部閉塞を示唆する．そのほかに小腸近位部閉塞の原因としては，先天性狭窄，内ヘルニア，術後であれば癒着，吻合部狭窄，外傷があれば腸管壁内血腫などが鑑別にあがる．

コメント　中腸回転異常と軸捻症

　胎児の腸管は 1 本の頭尾方向に走る原腸から発達する．発生上，腹腔動脈，上腸間膜動脈（SMA），下腸間膜動脈によって支配（血液供給）されている腸管をそれぞれ前腸（foregut），中腸（midgut），後腸（hindgut）という．これらの境界は十二指腸下行部と横行結腸にある．したがって，中腸とは十二指腸下行部の途中から横行結腸の途中までを指す．胎生初期には中腸，SMA と腸間膜は矢状面の構造である（図 2 A）．その後，いったん中腸は胎児の腹腔から臍帯内に脱出して（胎生第 6 週），再び腹腔に戻る（10 週）．中腸は，この脱出時に SMA を中心に反時計回りに 90°，帰還時に 180°，合計 270° 回転して小腸間膜は左上部（Treitz 靱帯）から右下部（回盲部）に至る長い付着部を有し，上行結腸は腸間膜を失い後腹膜に固定される（図 2 B）．この過程の異常が中腸回転異常である．最も多いのがほぼ 90° 回転しただけで止まってしまうもので通常無回転（non-rotation）とよばれる．十二指腸が SMA と腹部大動脈との間を通過せず，中腸近位部（十二指腸，小腸）が腹腔の右，結腸が左，盲腸が中心付近に位置する．腸間膜付着部が短いための軸捻症や異常な腹膜靱帯によって腸管（特に十二指腸）が圧迫されるため近位部のイレウスを生じやすい．一般的には新生児期の疾患であるが，本症例のように成人にも発症する[1]．

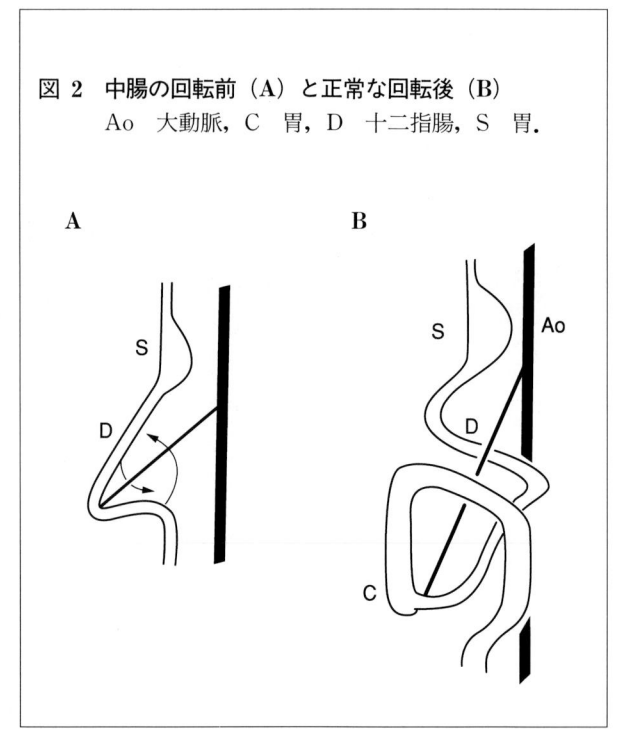

　近位部上腸間膜動静脈（SMA，SMV）の位置が途中で左右逆転し，SMA が SMV の右に位置する所見は，全ての中腸回転異常に見られるわけではないが，中腸回転異常を強く示唆する[2]．中腸軸捻症では SMA と SMV の位置関係が（通常下から見て時計回りに）回転すると同時に，腸管や腸間膜がこれらの血管周囲を渦巻く特徴的な所見を呈し，whirl (pool) sign（図 3）とよばれている[3]．ただし，whirl sign 自体は術後の癒着，癒着＋軸捻症，横行結腸切除術後，右半結腸切除術後などでも認められる[4]ので，腸管手術の既往のある患者においては臨床症状との関連が特に重要である．中腸軸捻症と同じく緊急外科処置を必要とする ileosigmoid knot* でも whirl sign が認められる．また，反時計回りの whirl sign は正常でも見られること

図 2　中腸の回転前（A）と正常な回転後（B）
　　Ao 大動脈，C 胃，D 十二指腸，S 胃．

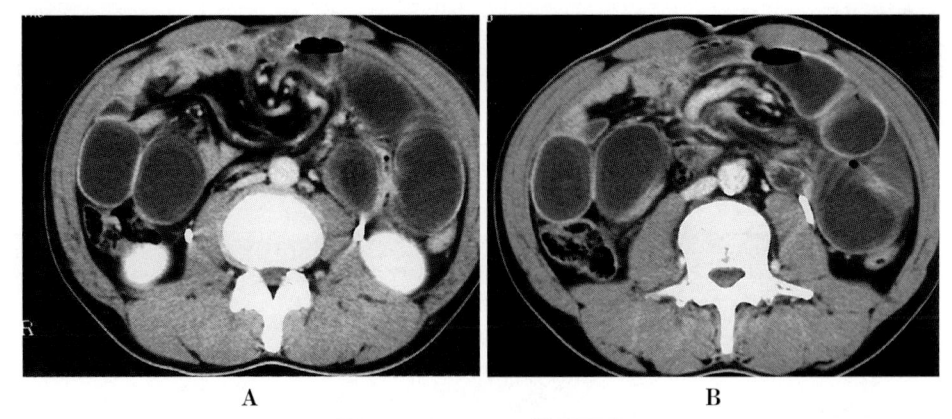

図3 whirl sign（造影CT）
胃切除術後の患者に見られた中腸軸捻症．BはAの2cm尾側．

があるとされる[5]．

中腸軸捻症を含めて絞扼性イレウスでは，腸管の虚血および壊死が問題である．腸管壁の造影効果の欠除や壁内ガスはもちろん，腸間膜濃度の上昇（脂肪濃度から水に近い濃度へ），腹水および腸間膜血管の放射状パターンを確認した場合には腸管の虚血，壊死を考えておく必要がある[6]．

> **ポイント 77** 中腸回転異常：SMAVと十二指腸水平部の位置確認，軸捻症とLadd's band．

文献
1) Bernstein SM, et al: Midgut volvulus: a rare cause of acute abdomen in an adult patient. AJR 171: 639, 1998.
2) Dufour D, et al: Midgut malrotation: the reliability of sonographic diagnosis. Pediatr Radiol 22: 21, 1992.
3) Fisher JK: Computed tomographic diagnosis of volvulus in intestinal malrotation. Radiology 140: 145, 1981.
4) Blake MP, et al: The whirl sign: a non-specific finding of mesenteric rotation.
5) Shimanuki Y, et al: Clockwise whirlpool sign at color Doppler US: an objective and definite sign of midgut volvulus. Radiology 199: 261, 1996.
6) Makita O, et al: CT differentiation between necrotic and nonnecrotic small bowel in closed loop and strangulating obstruction. Abdom Imag 24: 120, 1999.
7) Sang-Hoon L, et al: CT of the ileosigmoid knot. AJR 74: 685, 2000.

* ileosigmoid knot：回腸ループがS状結腸間膜およびS状結腸を取り囲み，絡まって結び目（knot）のようになりイレウスを生じる状態．S状結腸間膜付着部が短いためと考えられる[7]．

STEP 78

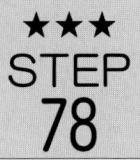

UR　51歳男性　下腹部痛

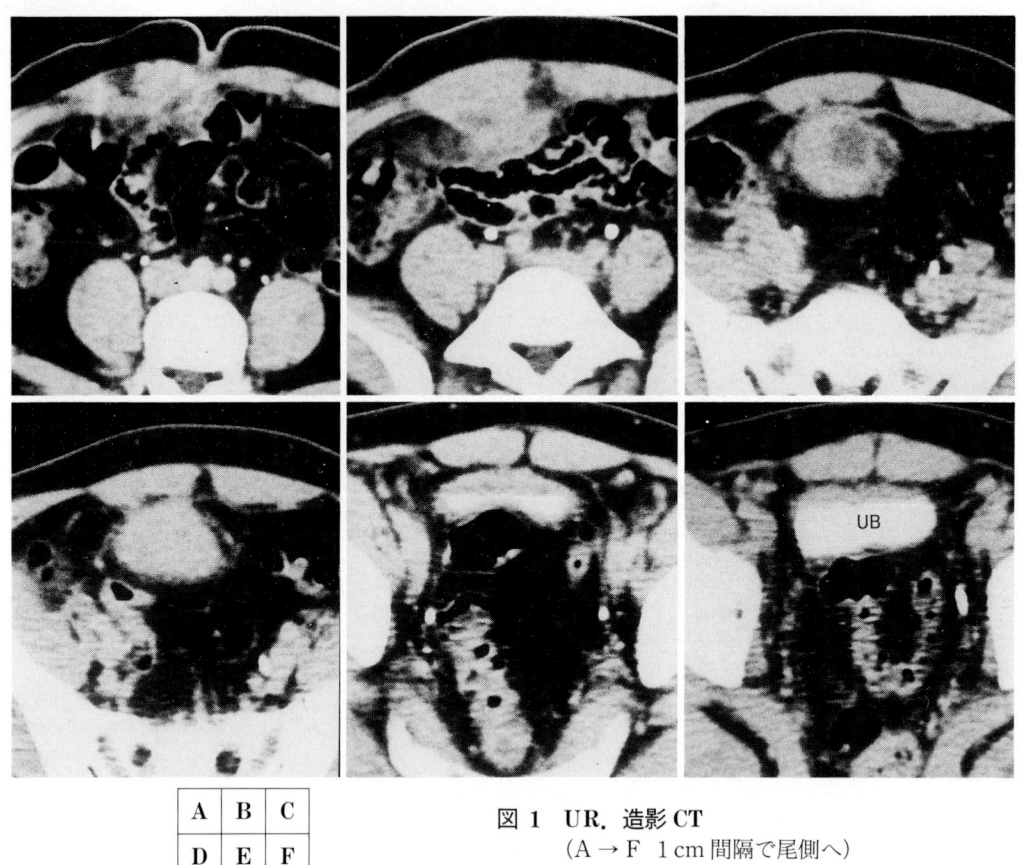

図1　UR．造影CT
（A→F　1cm間隔で尾側へ）

CT所見▶右腹直筋に接してその背側に腫瘤が存在する．この腫瘤は下方で腹直筋と離れ，膀胱（UB）と接しており，その境界は不整である．腫瘤の内部に液体と思われる低濃度部があり，その周囲は，輪状の造影効果を示す．腫瘤の下部には充実部があり，膀胱と分離できない．

CT診断▶尿膜管嚢腫および尿膜腫瘍

病理診断▶尿膜管嚢腫および慢性肉芽腫

コメント　尿膜管 urachus

尿膜管は尿嚢 alantois の胎内部が肥厚し管状となったもので，臍と膀胱を連絡している．生後，退化し，正中臍索 median umbilical ligament とよばれる線維性索状物となって，腹膜と腹直筋膜の間に存在する．

尿膜管内腔が全長遺残すると**尿膜管瘻** urachal fistula, 臍側ないし膀胱側内腔が残ると**尿膜管洞** urachal sinus となる（図2，3）．剖検上は成人の約1/3で，小さい**尿膜管嚢腫**が存在するとされ[1]，偶然に発見されることもある．壁の薄い嚢胞で壁の造影効果も少ない（図4）．感染したり，大きなものでなければ臨床的に問題とならない．感染したものでは造影CTで厚い壁が不規則に濃染する（図5）[2]．また尿膜管から腺癌が発生することもよく知られている（図6）．

　尿膜管癌のほとんどは腺癌で，とりわけ膀胱側の尿膜洞から発生する場合は粘液産生腺癌が多い[3]．このため腫瘤内部はCTで低濃度，MRIのT1強調像で低信号，T2強調像で高信号，辺縁部のみが強い造影効果を示し，膀胱側が不規則な形態を呈することが多い（図5）[4,5]．感染した尿膜管嚢腫や膿瘍と紛らわしいことも多い．CEAやAFPなどの腫瘍マーカーが高値を示すこともある．膀胱から離れた尿膜管癌の組

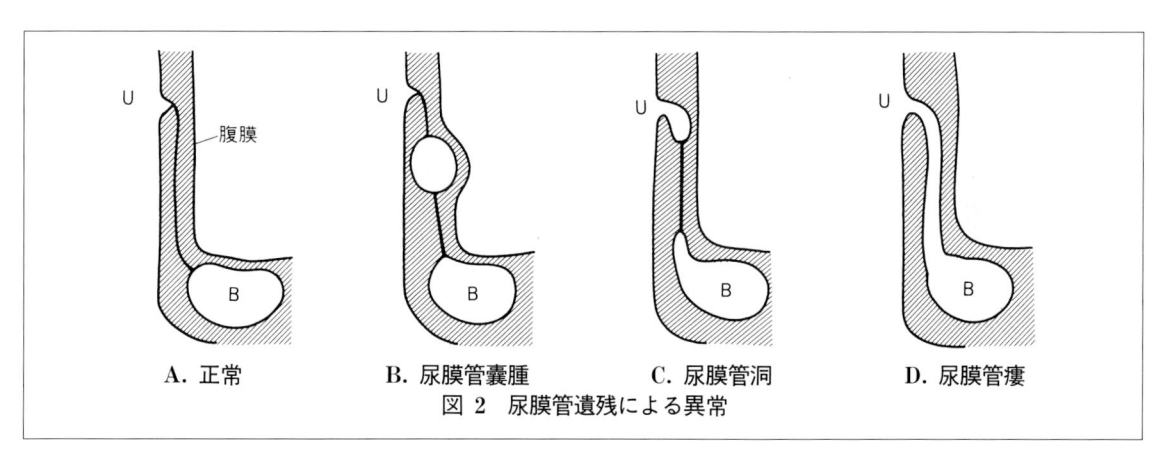

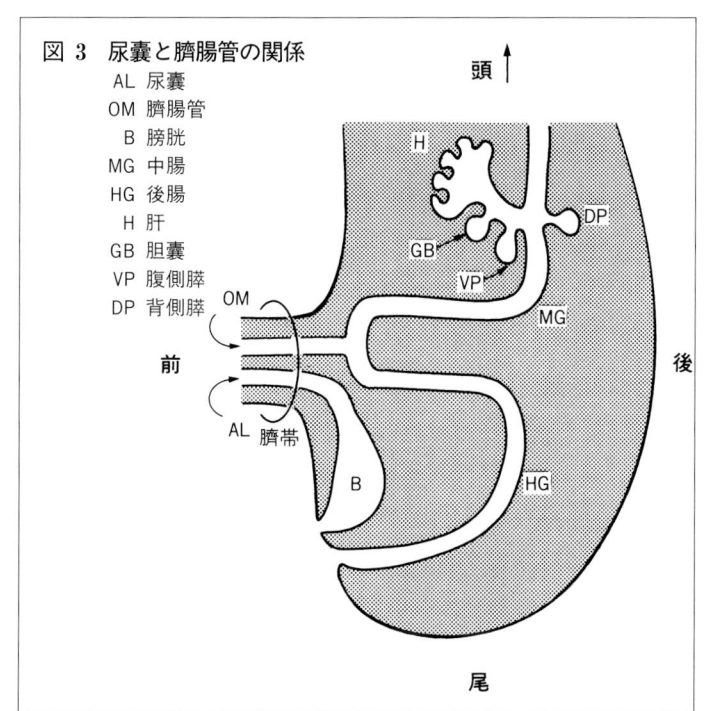

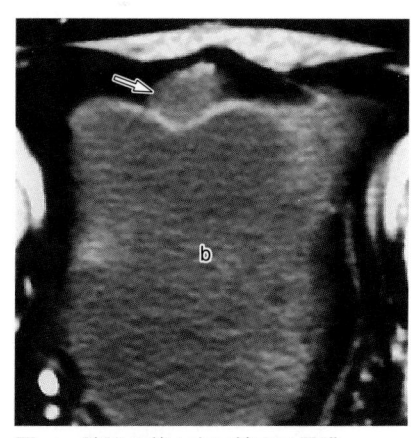

図2 尿膜管遺残による異常
A. 正常　B. 尿膜管嚢腫　C. 尿膜管洞　D. 尿膜管瘻

図3 尿嚢と臍腸管の関係
AL 尿嚢
OM 臍腸管
B 膀胱
MG 中腸
HG 後腸
H 肝
GB 胆嚢
VP 腹側膵
DP 背側膵

図4 膀胱の前上方に接する尿膜管嚢胞（矢印）．b 膀胱．

織型は扁平上皮癌，未分化癌など多様である．

診断上は，膀胱と臍を結ぶ線上で腹直筋に接して，その背側に存在するという解剖学的位置が重要である[4,5]．また膀胱前頂部の変形を伴うことが多い．**腹壁膿瘍**，特に下腹正中切開後の術創膿瘍では感染した尿膜管嚢腫や癌と区別し難いこともあり，注意が必要である（図7）．

尿膜管と似た胎生器官に**臍腸管** omphalomesenteric duct がある（図3）．これは，卵黄嚢と腸管を連絡するもので，尿膜管と同様，洞，嚢胞，瘻が存在する．とりわけ有名なのは，腸管側内腔が残ったもので，**Meckel憩室**とよばれる．

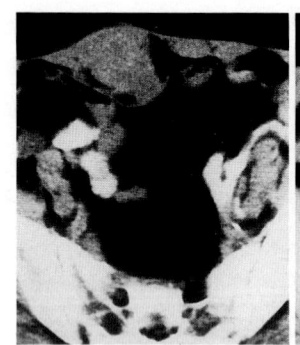

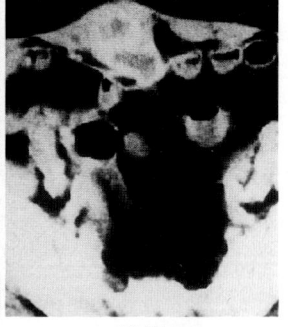

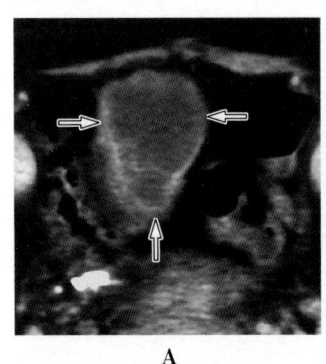

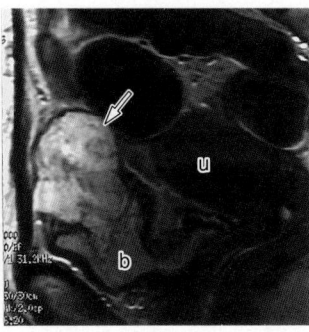

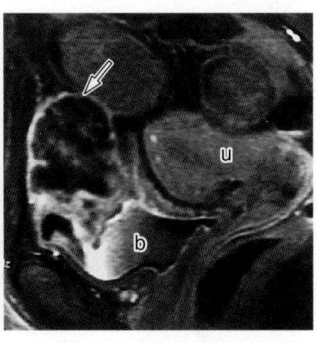

A. 単純CT　　B. 造影CT
図5　感染により濃染する尿膜管嚢腫

A　　B　　C

図6　尿膜管癌（粘液産生腺癌，矢印）．
A. 造影CT,
B. T2強調矢状断像,
C. 造影T1強調矢状断像．
b 膀胱，u 子宮．

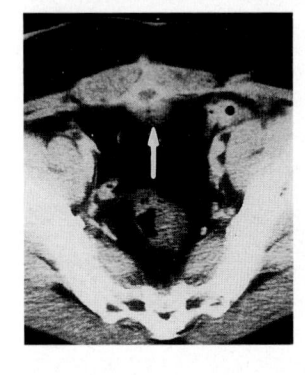

図7　下腹部正中切開創膿瘍（矢印）

ポイント　78　腹直筋の陰に尿膜管あり

文献
1) Moor KL: "The developing human" 2nd ed, 1977, p 246, WB Saunders, Philadelphia.
2) Spotaro RF, et al: Urachal abnormalities in the adult. Radiology 149: 659, 1983
3) Hayman J: Carcinoma of the urachus. Pathology 16: 167, 1984.
4) Brick SH, et al: Urachal carcinoma: CT findings. Radiology 169: 377, 1988.
5) Lee SH, et al: Adenocarcinoma of the urachus. JCAT 14: 232, 1990.

★ STEP 79

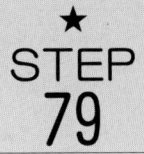

症例1　RS　72歳女性，症例2　HH　76歳女性

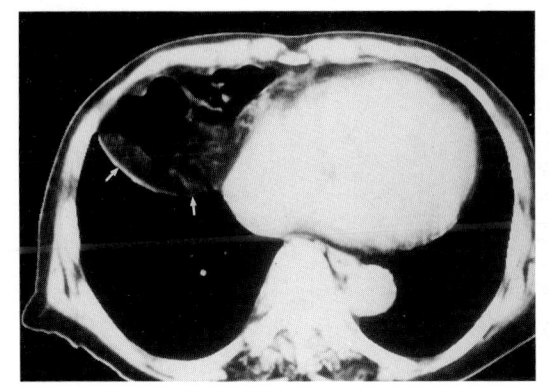

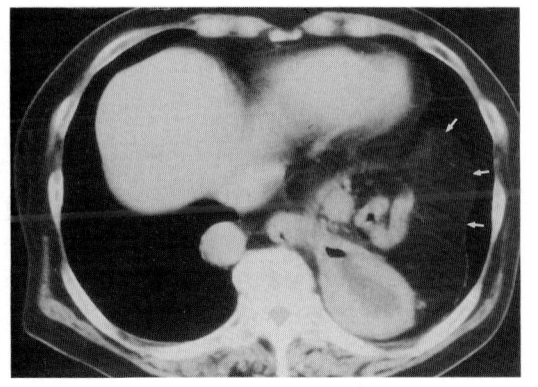

図1　症例1　RS.

図2　症例2　HH.

診断▶症例1　傍胸骨（Morgagni）ヘルニア
　　　症例2　食道裂孔ヘルニア

　横隔膜ヘルニアでは，症例1，2のように空気を含む胃・腸管と腸間膜・大網の脂肪層を認めることが多い．腸管に空気が充満していればX線像で簡単に診断される．脂肪のみ検出される場合は，肥満者，Cushing症候群，ステロイドホルモン投与者に多い**縦隔脂肪沈着症　mediastinal liposis**との鑑別が必要である．腸間膜の脂肪層では，内部に腸管につながる血管が検出されることが多い（図2）．軟部陰影で臓器が不明の場合には，肝シンチグラフィなどの核医学検査が有効である．また食道摘出後の胃（または腸管）置換も，時に横隔膜ヘルニアと似たCT像を示す．

図3　縦隔脂肪沈着症(A)とMorgagniヘルニア(B)　後者では太い血管を認める．

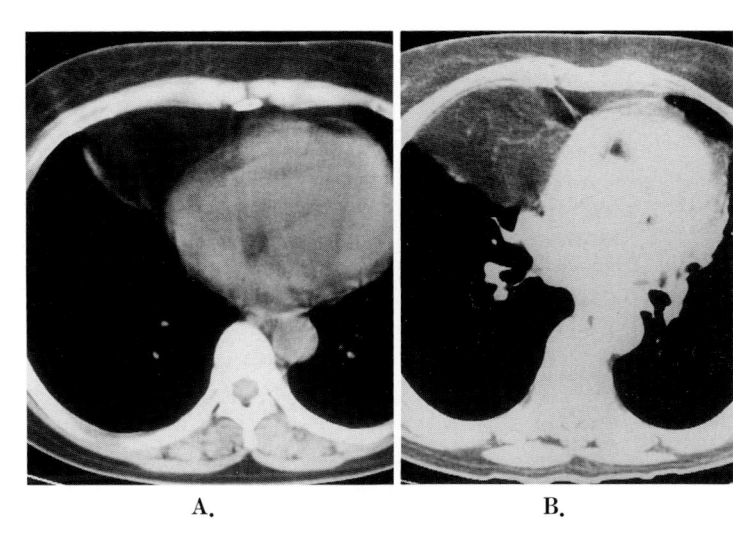

A.　　B.

コメント　横隔膜 diaphragm の構造とヘルニア

横隔膜は横紋筋よりなる骨格筋であるが，その停止は腱中心とよばれる中央のブーメラン型の腱である．また起始により大きく3部に分かれる（図4）．

①**胸骨部**　胸骨剣状突起および腹直筋鞘後葉を起始とする部分
②**肋骨部**　第7～12肋軟骨を起始とする部分
③**腰椎部**　腰椎を起始とする部分

　胸骨部と肋骨部の間は胸肋三角と呼ばれ生理的に弱い部分で傍胸骨ヘルニア（Morgagni，図1，2B）の原因となる．肋骨部と腰椎部の間は腰肋三角とよばれ，腎上極が接する．この部分が弱いと腎が頭側に位置する"胸部腎 thoracic kidney"となる．

　後外側ヘルニア（Bochdalek，図5）は胎腔が胸膜腔と腹膜腔に完全に分離できなかったことに起因し横隔膜後外側に欠損部を有する．ここには壁側（横隔膜側）胸膜も腹膜も存在しない．したがって，**Bochdalek ヘルニア**はヘルニア嚢のない仮性ヘルニアである．同側肺の低形成を伴う新生児疾患である．

　食道裂孔は腰椎部の筋束が左右交叉することによりできており，食道と左右迷走神経が通っている．食道と横隔膜を繋ぐ横隔膜食道靱帯が伸びてしまうと**食道裂孔ヘルニア**（図2）の原因となる．この他**外傷性ヘルニア**はどこにも生じうる．

　腱中心には下大静脈孔があり，下大静脈と右横隔膜神経が通る．下大静脈と腱中心は強固に癒合している．

図4　横隔膜の構造
（前やや下からみた図）
右側では大腰筋(7)と腰方形筋(8)を除いてある．

1. 横隔膜腱中心
2. 下大静脈孔
3. 食道裂孔
4. 正中弓状靱帯
5. 内側腰肋弓
6. 外側腰肋弓
7. 大腰筋
8. 腰方形筋
9. 腸骨稜
10. 胸肋三角
11. 腰肋三角
◀ 横隔膜脚
A　大動脈
I　第1腰椎横突起
III　第3腰椎
VII　第7肋骨（肋軟骨）
X　剣状突起
XII　第12肋骨

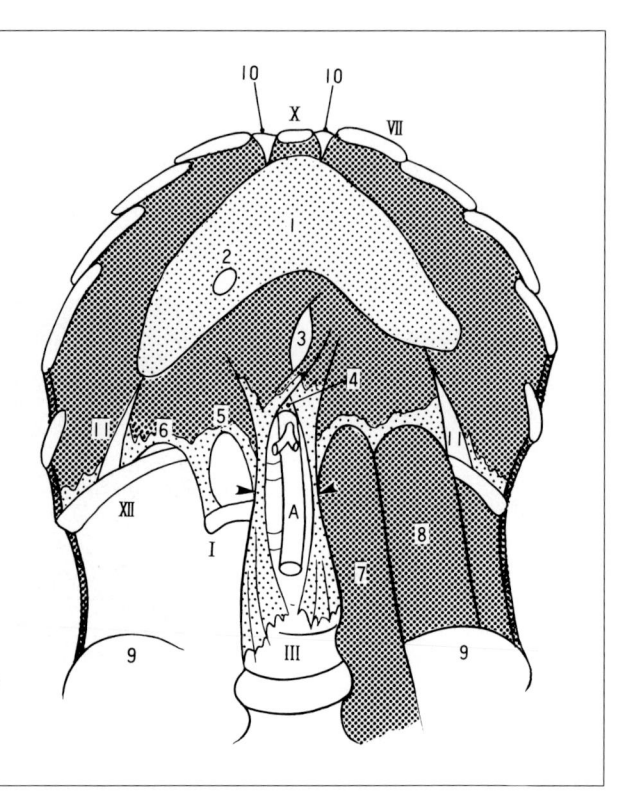

図5 Bochdalek ヘルニア
仮性ヘルニアのため大量の腹腔内容が胸郭内へ入り込む.

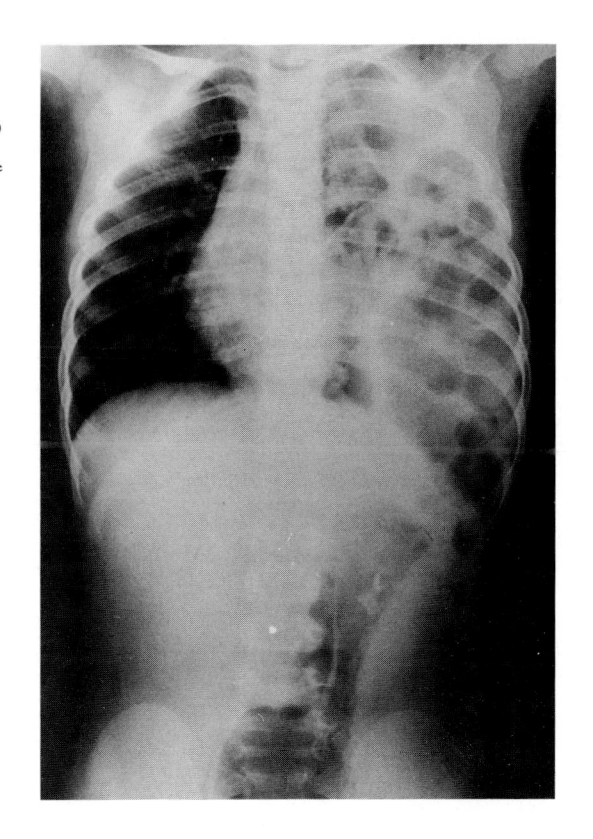

大動脈裂孔については p 285 頁,コメント参照.

前述したように完成した横隔膜は,その筋束の起始により胸骨,肋骨,腰椎の3部に分かれるが,発生上は,①前胸壁,上腹壁,胸骨などとともに頭側皺襞 cranial fold から分化する**横中隔 septum transversum**—腱中心となる—,②食道間膜,③胸膜腹膜管を閉じる**胸腹膜 pleuroperitoneal membrane**,および,④胸郭の拡大に伴う周囲体壁からの移行の4部より成り立っている[1](図6).③の欠損が Bochdalek ヘルニアの原因である.横中隔の欠損は**横隔膜心膜ヘルニア**の原因となる.これは,同時に発生する器官の異常を伴うことが多く,上腹壁ヘルニア,前胸壁欠損,胸骨異常,心奇形がそろった場合,**五徴症候群(pentrad**

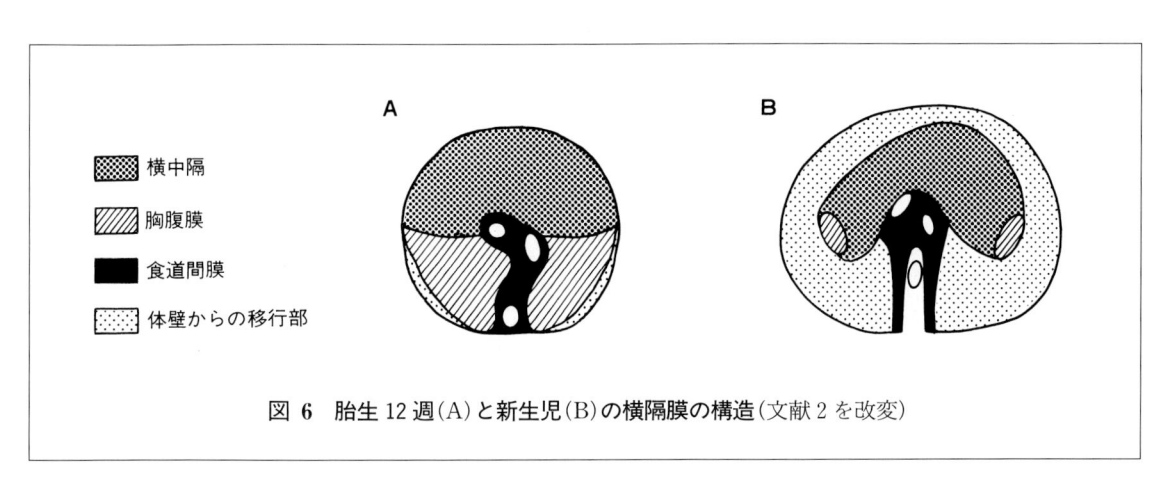

凡例:
- 横中隔
- 胸腹膜
- 食道間膜
- 体壁からの移行部

図6 胎生12週(A)と新生児(B)の横隔膜の構造(文献2を改変)

1. Morgagni ヘルニア
2. 横隔膜心膜ヘルニア
3. 食道裂孔ヘルニア
4. Bochdalek ヘルニア

図 7 横隔膜ヘルニアの好発部位
Bochdalek ヘルニアは左側に多い．

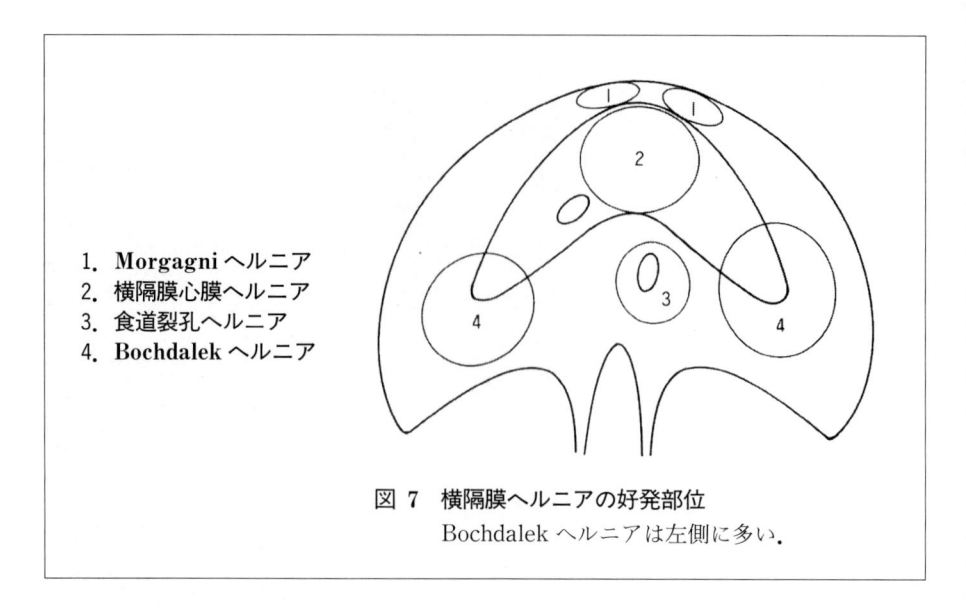

syndrome, Cantrell syndrome) とよばれる[2]．図7に横隔膜ヘルニアの好発部位を示す．

> **ポイント 79** 老人に多いのは食道裂孔ヘルニア
> 新生児に多いのは Bochdalek ヘルニア

文献　1) Moor KL: The developing human. 2 nd, 1977, p 145〜155, WB Saunders, Philadelphia,
　　　2) Cantrell JR, et al: A syndrome of congenital defects involving the abdoninal wall, sternum, diaphragm, pericardium, and heart. Surg Gynecol Obstet 107: 602, 1958.

STEP 80

EP　52歳男性　直腸鏡施行後の腹痛

A	D
B	E
C	

図1　EP．単純CT．WW/WL 2000/−700 HU．A．肝上部，B．腎門，C．骨盤上部，D．直腸上部，E．直腸下部の横断面．

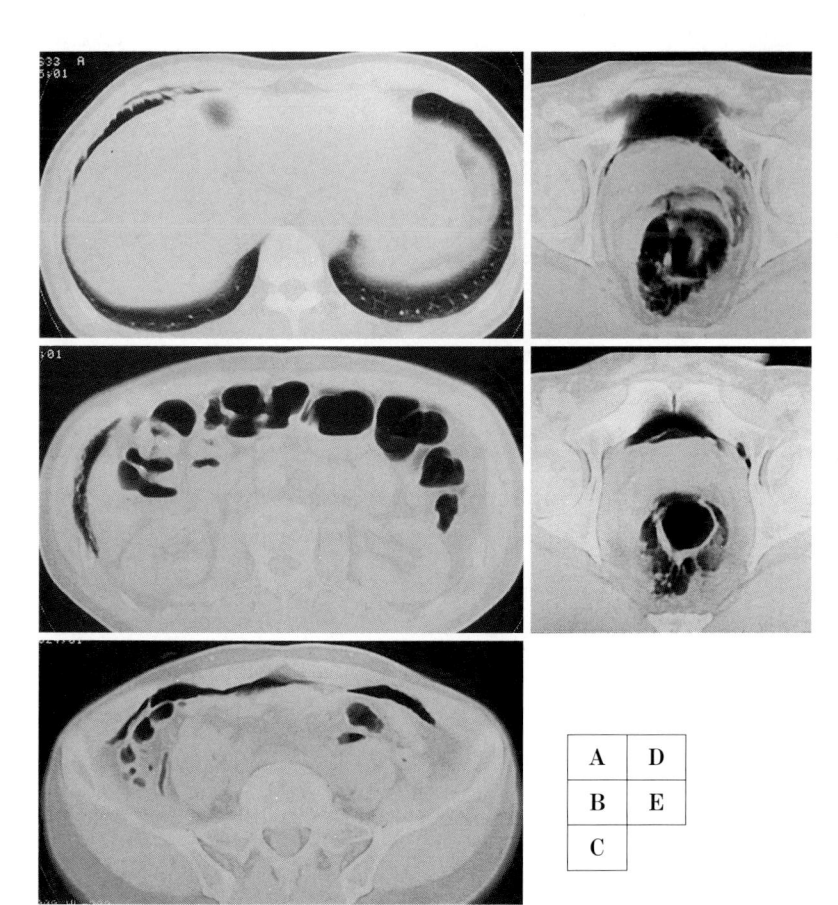

図2　EP．立位上腹部単純X線写真
腸管外ガスは右側腹部に認められるのみである（矢印）．

　　CT所見▶肝の前面（図1A）から外側面（図1B），前腹壁の後面（図1C，D，E），直腸周囲腔と（図1D，E）に空気（ガス）を認める．さらに図1Dでは直腸壁が不連続である．これは図1Eの連続した輪状の直腸壁と対照的である．
　　診断▶直腸壁穿孔による腹膜外気腫．
　　Q1▶直腸周囲や腹壁内面の低濃度は脂肪ではないのか？

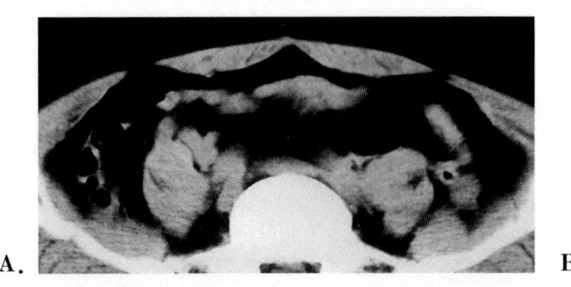

図3 EP（図1Cと同じ撮像面）．ウィンドウ（WW）とウィンドウレベル（WL）による画像の違い．
A．WW/WL 300/10 HU，B．400/−100，C．2000/−700．
Aでは空気と脂肪を区別し難い．空気の確認はCで最も容易である．

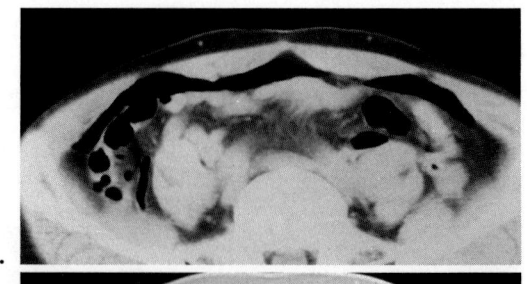

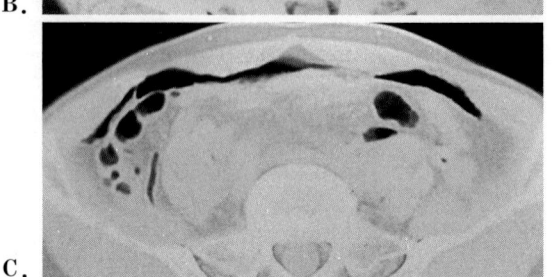

　腹壁の内面に沿って空気が貯留している部位は腹膜外腔（extraperitoneal space）である．これは後腹膜の後傍腎腔（posterior pararenal space）と連続する部分で，通常は脂肪（**腹膜前脂肪層** properitoneal fat pad＝腹部単純X線撮影正面像の**側腹線条 flank stripe**）が存在する（161頁）．解剖学的位置とともにガス像の中に細かい構造（脂肪，結合織）が認められることから腹膜腔内の遊離ガスと鑑別される．もちろん腹膜腔内遊離ガスを示す特徴的所見（後述）は認められない．CTの前に撮影された立位腹部単純X線写真でも右側腹部にはガス像が存在するが横隔膜下には認められなかった（図2）．

A1▶脂肪ではない．

　ウィンドウ幅（WW）とウィンドウレベル（WL）はそれぞれ，2000 HU，−700 HUである．グレイスケールで表示される範囲の中央の濃度（WL）が−700 HUであるから，黒っぽく表示されるのはこれよりもCT値が低いものだけである．空気と肺胞壁などの末梢肺組織の混ざった部分（いわゆる肺）のCT値が−750〜−850 HU程度であり，この表示条件で黒く表示されるのは気体だけである．脂肪組織のCT値は−30〜−100 HU程度でありWLよりはるかに高く白っぽく表示される．というような理屈はともかく，脂肪かな？と思ったらどの断面にも存在する皮下脂肪を指標とすればよい．もちろん，CT値を算出させても良い（16頁）．

　画像表示条件（WLとWW）によっていかに画像が異なるかみてみよう．図3AはWW/WL 300/10 HU，Bは400/−100，Cは2000/−700である．Aは上腹部のCT表示に用いられる標準的な条件であるが，空気と脂肪を区別し難い．また，脂肪織内の浸潤像なども描出しにくいので，急性膵炎，急性虫垂炎などを疑う場合には，図3Bのようにもう少しWLを下げWWを広げる必要がある（fat window）．図3Cは空気の確認に最も適しており，air windowと呼ばれる表示条件である．

コメント　腸管内腔以外のガス像

　腹部において腸管内腔以外にガス像を認めたら異常である．これには，腹膜気腫(pneumoperitoneum)，腹膜外気腫（extraperitoneal emphysema），腸管壁気腫（pneumatosis intestinalis, intramural gas），門脈内ガス（portal venous gas），胆管内ガス（pneumobilia）がある．後腹膜気腫(pneumoretroperitoneum)は腹膜外気腫に含まれる．後腹膜と腹膜外腔の一部であることから当然である．

　腹膜気腫は無症状な場合もある（表）が，通常は消化管穿孔の徴候として最も重要で，腹部単純X線写真でも様々なサインが知られている．これらはいずれも，1) 腹膜腔は内部が無構造なために患者の体位によって高い部分（重力の反対方向）に気体が自由に移動することと，2) 腹膜に境される構造を腹膜腔の気体が描出することを基本としている．立位腹部単純X線写真では横隔膜下遊離ガスの描出が決めてとなることが多い．仰臥位では，Rigler徴候（腸管壁の両面が空気で境されること），鎌状間膜徴候（鎌状間膜が描出されること），肝円索徴候[1]（肝円索の描出），逆V徴候（inverted V sign: 内側臍ヒダの描出），フットボール徴候（腹部中央の円形透亮像）などがある．しかし，コントラストが低いこと，様々な構造が重なること，救急患者が多いことなどから，腹部における異常ガス像の正診率は必ずしも満足できるものではない[2]．CTも仰臥位で撮影するため基本的に仰臥位腹部単純X線写真と同様の所見を示すが，はるかに鮮明に描出され（図4～6），さらに水平面（gas-fluid level）も認められるため，CTでの腹膜気腫の正診率はきわめて高い．

　開腹手術後は腹膜気腫が通常認められる．術後3日までは44％にCTで腹膜気腫が認められるが，18日以後は全く認められないと報告されている[3]．一般的には術後2週を経ても腹膜気腫がかなり残っていたり，経時的にその量が増加しているような場合には，再穿孔や縫合不全などを考慮する必要がある．

　局所的に囊胞状に見られる**腸管壁気腫**は，囊状腸管壁気腫（pneumatosis intestinalis cystoides，図7）とよばれ，一般に無症状で特に臨床的には問題にはならない．また，囊状腸管壁気腫や縦隔気腫などから続発する腹膜気腫も臨床的には問題にならない．しかし，広範な不規則な線状の腸管壁気腫は壊死性腸炎，細菌性腸炎，虚血性腸炎，絞扼

表　腹膜気腫の原因

1	消化管穿孔
2	術後（開腹術，腹腔鏡下手術）
3	経腟性（Rubin試験など）
4	外傷
5	囊状腸管壁気腫
6	縦隔気腫，肺気腫
7	特発性

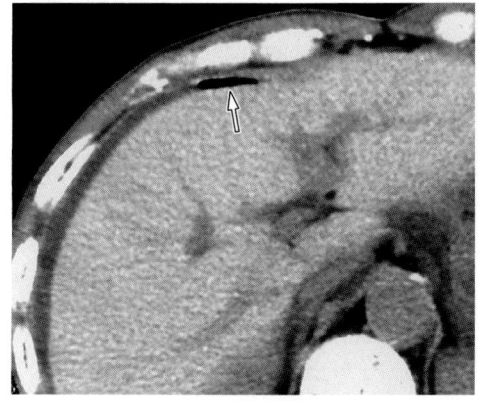

図4　肝前面の少量の腹膜腔内遊離ガス．

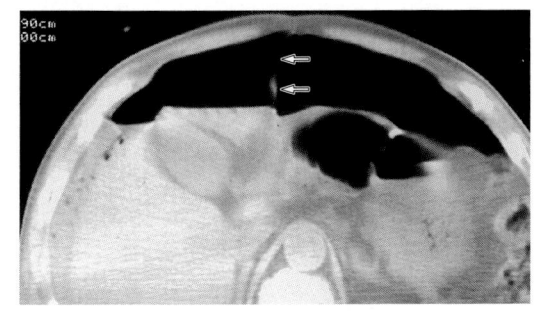

図5　肝鎌状間膜徴候．

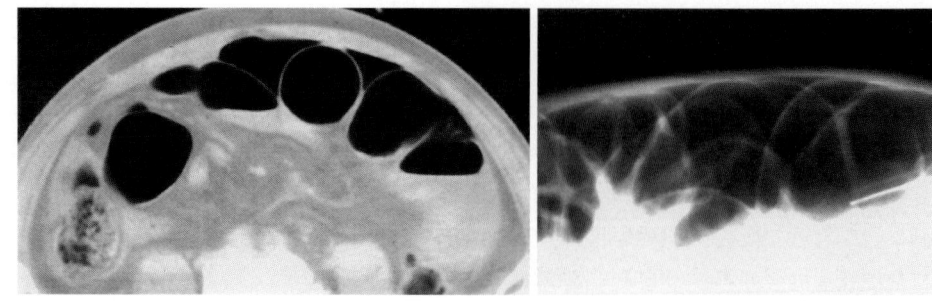

A. CT　　　　　　　　　　B. 仰臥位腹部単純撮影側面像
図 6　Rigler 徴候

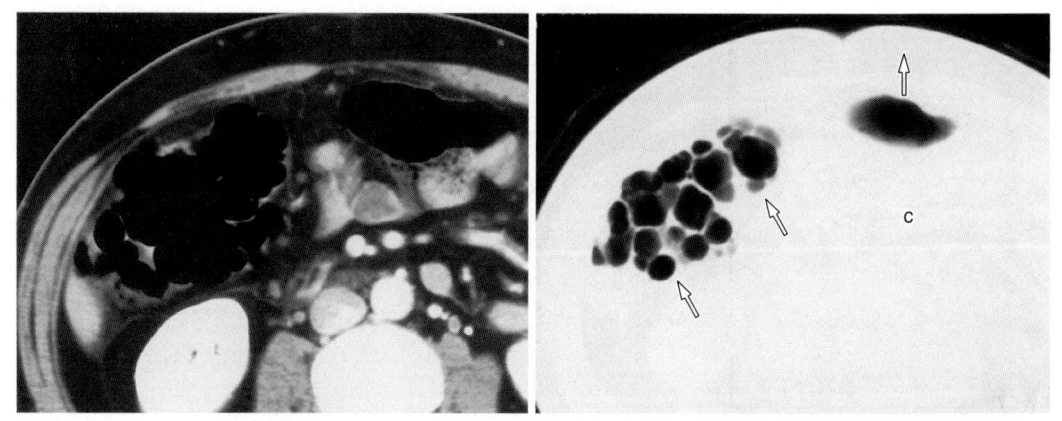

A. WW/WL 300/10　　　　　B. WW/WL 2000/−700.　c　横行結腸
図 7　腸管壁内ガス（pneumatosis intestinalis cystoides，矢印）

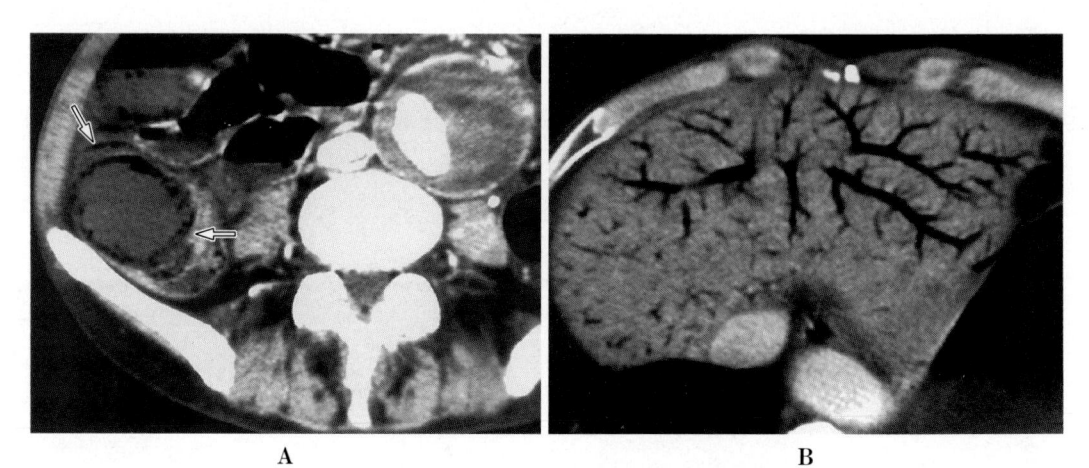

A　　　　　　　　　　　　B
図 8　腸管壊死による結腸壁気腫（A）と門脈内ガス（B）

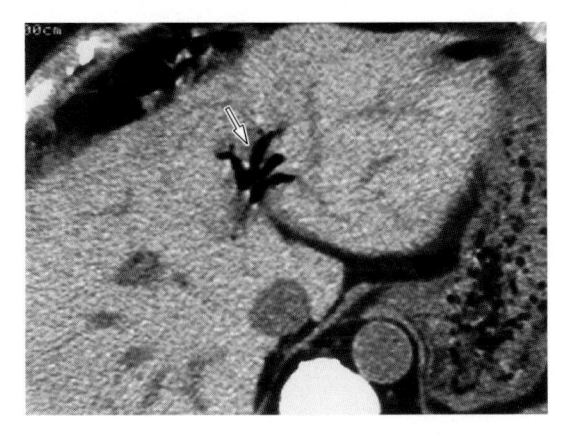

図 9　胆管空腸吻合術後の胆管内ガス

性イレウスなどによるびまん性の腸粘膜破綻を示す所見で，臨床的にきわめて重要である（図 8 A）．

門脈内ガスは腸管壊死に続発することが多く（図 8 B），肝の辺縁部に樹枝状の空気を認める．これに対し**胆管内ガス**は肝辺縁まで達しない（図 9）．胆管と消化管との交通を示す所見で，胆管空腸吻合術後，胆嚢十二指腸瘻や Oddi 括約筋不全などが原因である．

> **ポイント 80**　腸管内腔以外のガスが腹膜腔にあるとは限らない．

文献
1) Cho KC, et al: Visualization of the extrahepatic segment of the ligamentum teres: a sign of free air on plain radiographs. Radiology 202: 651, 1997
2) Levine MS, et al: Diagnosis of pneuroperitoneum on supine abdominal radiographs. AJR 156: 731, 1991.
3) Gayer G, et al: Postoperative pneumoperitoneum as detected by CT: prevalence, duration, and relevant factors affecting its possible significance. Abd Imag 25: 301, 2000.

腎臓・副腎・後腹膜

★
STEP
81〜82

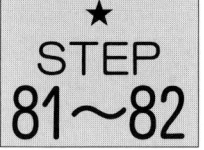

RC　81歳男性　血尿

図 1　RC.

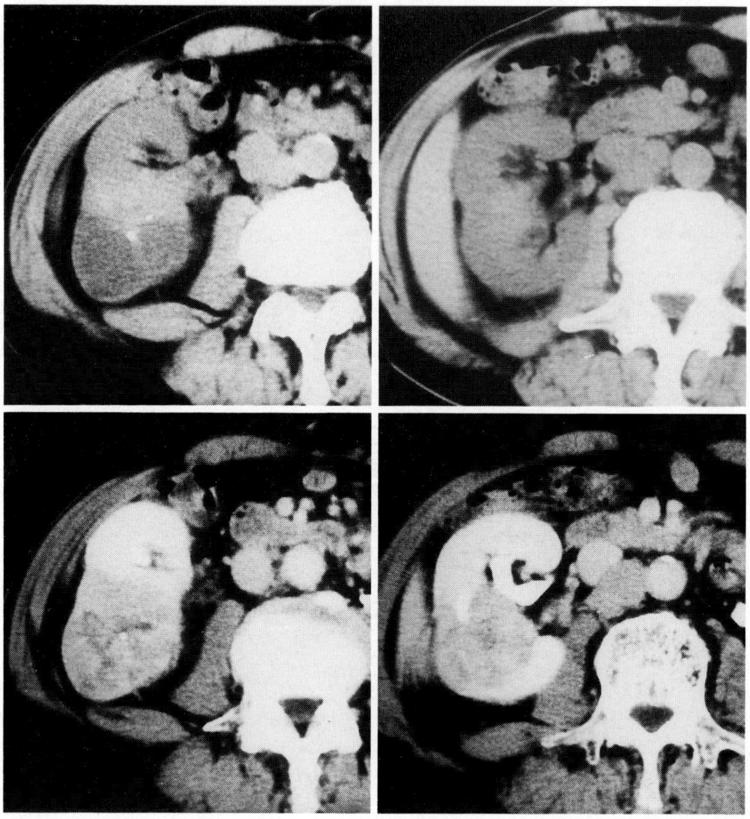

A	B
C	D

CT所見▶①右腎は単純CT(図1A)で異なった濃度を有する3つの部分に分かれる．中央，腹側，背側の順に濃度が低下し中央部と背側部には石灰巣を認める．その頭側のスライス(図1B）では，中央部のみ少し濃度が高い．

②造影すると（図1C，D)，図1Aの腎背側部，中央部と図1Bの中央部の造影効果が少なく，これらが腫瘤病変であることが明瞭となる．

③腫瘤の辺縁は円滑・鮮明であるが，内側に一部不整のところがある．

④下大静脈と大動脈の間に，これらの断面より少し大きい充実性腫瘤があり，リンパ節転移と考えられる．

CT診断▶腎細胞癌および傍大動脈リンパ節転移（T3b**N2**)

手術所見▶ 2週後に右腎摘出術を施行したが，その結果，腎細胞癌（pT_3b**NoMo**）と診断された．

その後▶ 6カ月後に左鎖骨上窩リンパ節腫脹を認め，生検の結果，腎細胞癌の転移と診断された．

コメント　腎細胞癌　renal cell carcinoma

腎細胞癌は，近位尿細管上皮細胞由来の悪性腫瘍と定義される[1,2]．

▶ **synonyms**

- **腎腺癌** renal adenocarcinoma　腎細胞癌と同様に使われるが，本来，尿細管は中胚葉起源のため，この腫瘍を腺癌，癌とよぶことには異論もある．
- **Grawitz tumor, hypernephroma**　本腫瘍を腎内に迷入した副腎組織由来と考えていた時代の用語[3]で（それ以前は脂肪腫とされていた），使用すべきではない．

▶ **gross pathology**

膨張性発育を示し，線維性の被膜および隔壁を有する．内部は基本的に充実性であるが，**出血巣，壊死巣，嚢胞変性巣**が目立つ．

▶ **microscopic pathology**

基本的に，グリコーゲン，脂肪酸，燐脂質顆粒の多い **clear cell** とミトコンドリアなどの原形質小器官の多い **granular cell** から成る．その配列は管状，乳頭状，嚢状など多様で，また肉腫と類似することもある．組織型と予後との関係についての定説はない．

▶ **staging**

従来 Robson の分類が使われてきたが，最近では，TNM 分類（表 1，2，図 2）が普及してきた．肺，肝，骨およびリンパ節（腎門部）への転移が多い．

▶ **prognosis**

radical nephrectomy 後の 10 年生存率は，70％（stage 1: Robson），54％（stage 2），35％（stage 3），0％（stage 4）である[5]．

表 1　腎細胞癌の TNM 分類

T 1	最大径 2.5 cm 以下で腎に限局
T 2	最大径 2.5 cm をこえ腎に限局
T 3 a	副腎あるいは腎周囲腔組織に浸潤するが腎筋膜をこえない．
T 3 b	肉眼的に腎静脈あるいは下大静脈進展を認める．
T 4	腎筋膜をこえて浸潤する．
N 0	所属リンパ節（腎門，傍大静脈，傍大動脈リンパ節）転移なし．
N 1	最大径 2 cm 以下のリンパ節転移を 1 つ認める．
N 2	転移したリンパ節が 1 つで最大径 2 cm 以上で 5 cm に満たないか，複数で最大径 5 cm をこえるリンパ節はない．
N 3	最大径 5 cm をこえる転移リンパ節を認める．
M 0	遠隔転移なし
M 1	遠隔転移あり

表 2　TNM による病期

stage I	T 1	N 0	M 0
stage II	T 2	N 0	M 0
stage III	T 1	N 1	M 0
	T 2	N 1	M 0
	T 3 a	N 0, N 1	M 0
	T 3 b	N 0, N 1	M 0
stage IV	T 4	anyN	M 0
	anyT	N 2, N 3	M 0
	anyT	anyN	M 1

ポイント　81　腎細胞癌は単純 CT では腎実質と等濃度のことが多い

図 2　腎細胞癌の T 因子

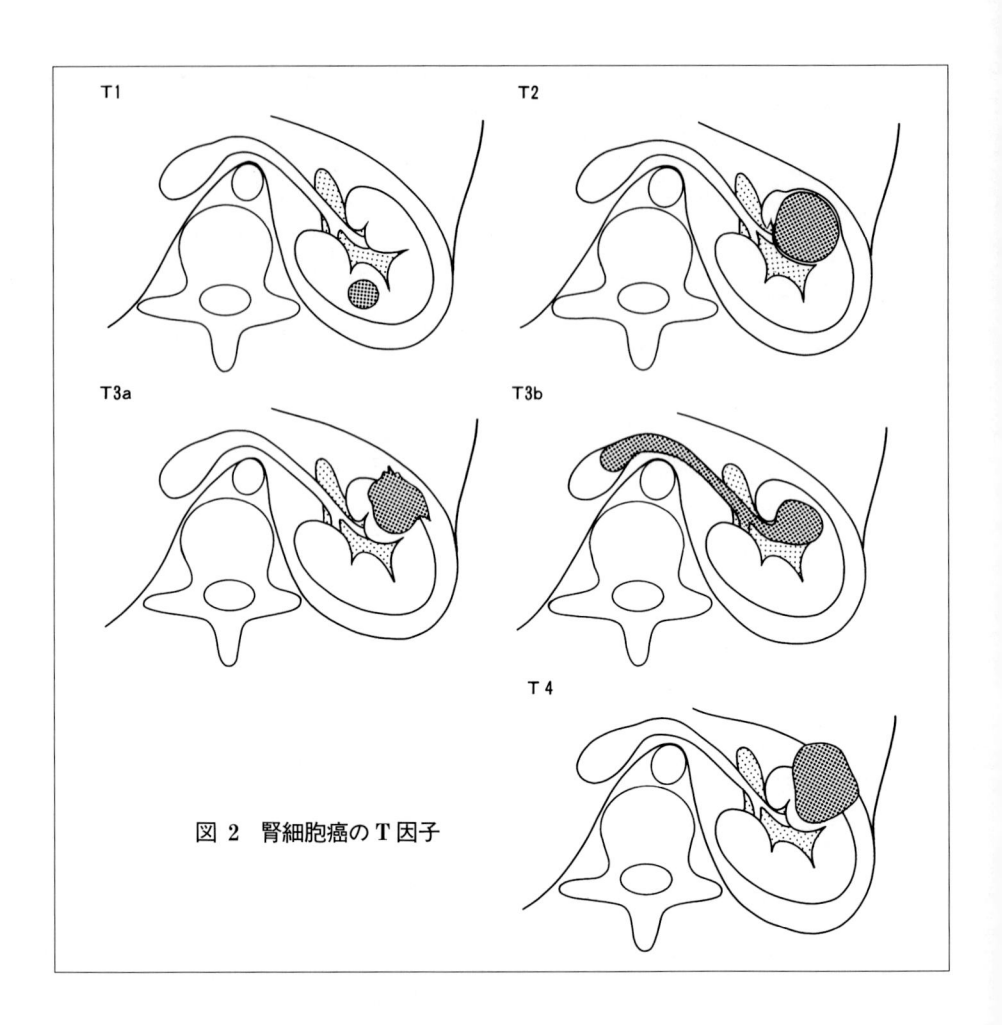

コメント　腎癌の CT

腎細胞癌の CT 像 ▶ 腎細胞癌は一般に単純 CT で腎実質との濃度差が少なく，等濃度か少し低あるいは高濃度である（図 1 A，B，3 A）．造影すると強い造影効果を示す正常実質に比べ，その程度は弱く，正常部とのコントラストがきわだつ（図 1 C，D，3 B）．したがって**腎癌の診断には造影 CT が不可欠である**．大きくなると中心壊死・出血・嚢胞変性のため低濃度部を有する（図 4）．腎から exophytic に発育する傾向があるが，線維性被膜を有し，膨張性成長をするため，大きくなっても腎被膜内にとどまること（T 2）が多い（図 4，5）．CT 上，腎被膜外浸潤（T 3）は腫瘍と腎周囲腔脂肪の境界不整により診断され，腎周囲腔隔壁の肥厚を伴うことが多い（図 6）．

　　腎静脈・下大静脈への浸潤は，造影 CT にて低濃度巣として描出される（図 7）．また超音波でも的確に描出することができる．

鑑別診断 ▶ 腎実質に発生する他の充実性腫瘍としては，転移性腫瘍・血管筋脂肪腫を除いては，きわめて稀である．例えば腎細胞癌・腎盂癌以外の腎原発悪性腫瘍は，腎細胞癌の約 3％にすぎない．その他，腺腫，oncocytoma，平滑筋肉腫などがある．しかし脂肪を腫瘍内

図3 単純CT(A)で等濃度な腎細胞癌(矢印) T2N0

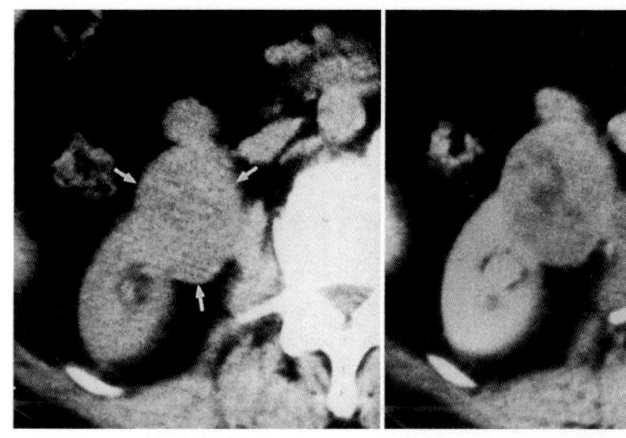

A. 単純CT　　　　　B. 造影CT

図4 中心壊死による腎細胞癌(T2N0)内の低濃度部

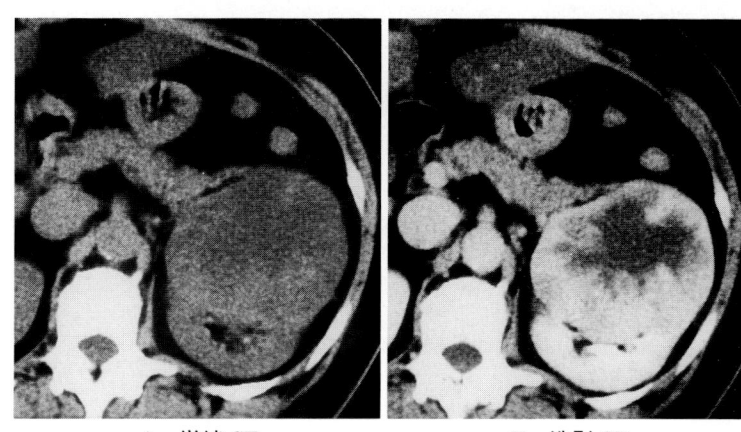

A. 単純CT　　　　　B. 造影CT

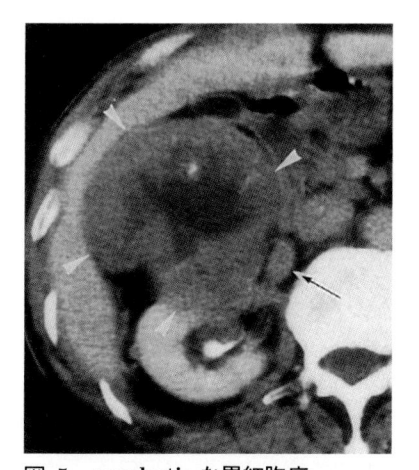

図5 exophyticな腎細胞癌(T2N1)
矢印 リンパ節腫脹　矢頭 腎細胞癌

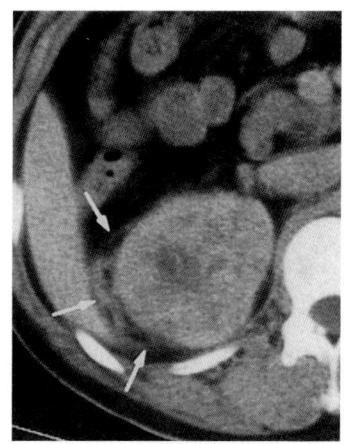

図6 腎細胞癌の腎周囲腔浸潤(T3a)

4. 腎臓・副腎・後腹膜

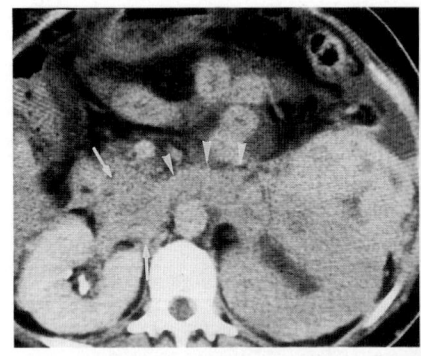

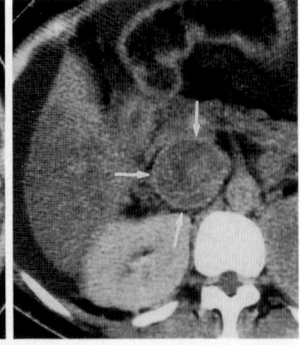

図7 腎細胞癌の腎静脈(矢頭)および下大静脈(矢印)内進展．造影CT．

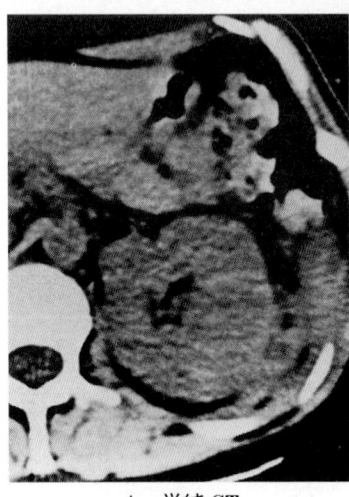

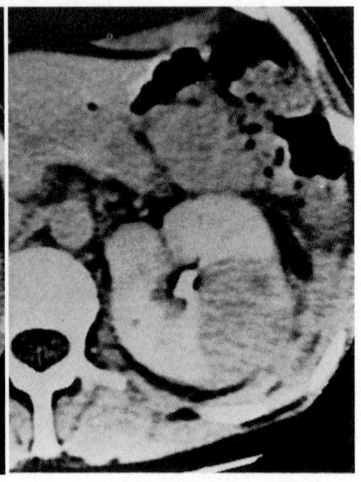

図8 AFBN
単純CT(A)では，正常部よりやや高濃度．造影CT(B)では低濃度である．

A．単純CT　B．造影CT

に含む血管筋脂肪腫を除いて，腎細胞癌を否定しうるだけの画像上の特徴はない．また局所的な炎症性腫瘤［acute focal bacterial nephritis――AFBN[6]（図8）など］でも，鑑別は容易でない．したがって，一般に腎充実性腫瘤を，まず腎細胞癌として対処することになる．"A solid renal mass in an adult should be treated as a renal cell carcinoma unless proven otherwise"である．

腎細胞癌とdynamic CT ▶ 腎細胞癌は一般に被膜・隔壁を有し，膨張成長し，細胞成分と血管の多い腫瘍で結節型肝細胞癌に似る．また壊死・嚢胞成分も多い．肝に比べ腎実質の濃度が低いため，腎細胞癌は単純CTで腎実質と等濃度あるいは高濃度のことが多い．**dynamic CT動脈相では，壊死・嚢胞成分を除いて濃染する．**しかし，この相で腎実質も濃染することに注意が必要である．さらに平衡相以後，腫瘍は腎より低濃度となる．図9の腎細胞癌は4つに区分できる．①は等濃度→均一に濃染，②は高濃度→壊死部を除いて濃染，③は低濃度→辺縁のみ不規則に濃染，④は嚢胞部分である（Q&A参照）．腎は良性腫瘍が少なく，また原発腫瘍も限られるため，肝ほどdynamic CTの有用性は高くないが，腎細胞癌と腎盂癌の鑑別などに役立つ．

図 9 腎細胞癌の dynamic CT

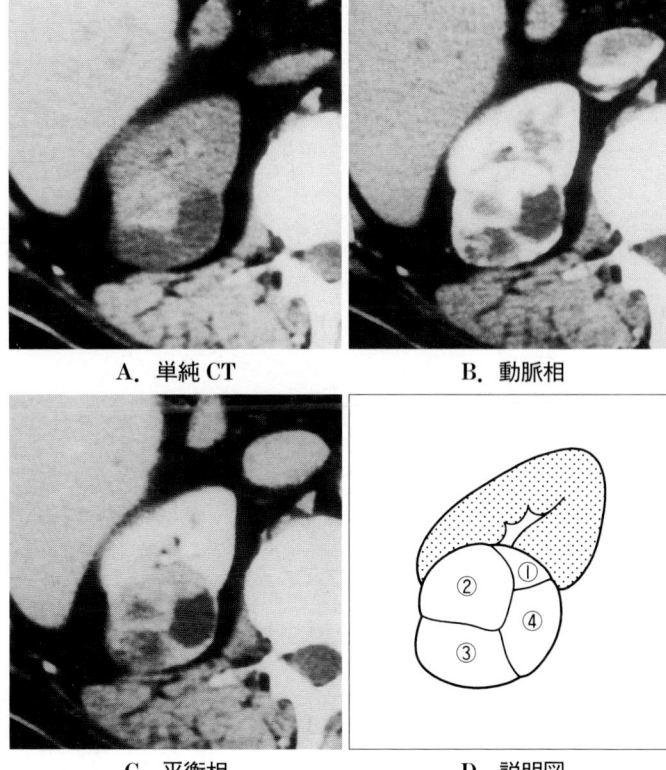

A. 単純 CT
B. 動脈相
C. 平衡相
D. 説明図

> **ポイント 82** 腎細胞癌の大半（約 95％）は hypervascular である

文献
1) Sudeck P: Zwei fälle von Adenosarcom der Niere. Virchows Arch（Pathol Anat）133: 558, 1893.
2) Oberling C, et al: Ultrastructure of the clear cells in renal carcinomas and its importance for the demonstration of their renal origin. Nature 186: 402, 1960.
3) Grawitz PA: Die sogenannten Lipome der Niere. Virchows Arch（Pathol Anat）93: 39, 1883.
4) Bennington JL, et al: "Renal carcinoma" 1967, WB Saunders, Philadelphia.
5) Robson CJ, et al: The results of radical nephrectomy for renal cell carcinoma. J Urol 101: 297, 1969.
6) Lee JK, et al: Acute focal bacterial nephritis: emphasis on gray scale sonography and computed tomography. AJR 135: 87, 1980.

Q▶図 9 B で下大静脈の背部のみ高濃度なのは？
A▶腎静脈からの造影剤が血液と充分混和していないため．CT で濃度が高い物質は比重が高く沈む．平衡相（図 9 C）では下大静脈が均一に造影されている．

STEP 83 ★★★

HA　59歳男性

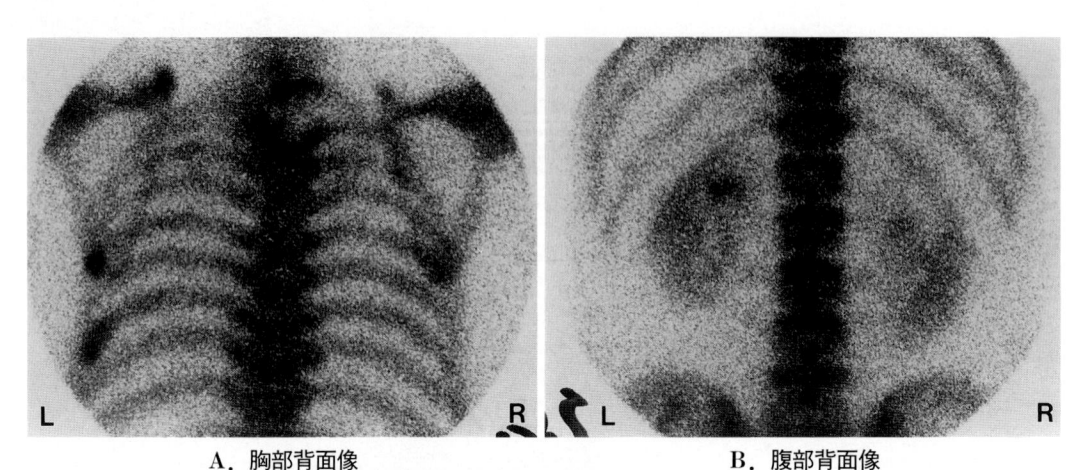

A．胸部背面像　　　　　　　　B．腹部背面像
図1　HA．骨シンチグラム(^{99m}Tc-MDP)

A．Th2レベル　　　　　　　　B．Th3レベル
図2　HA．上胸部造影CT

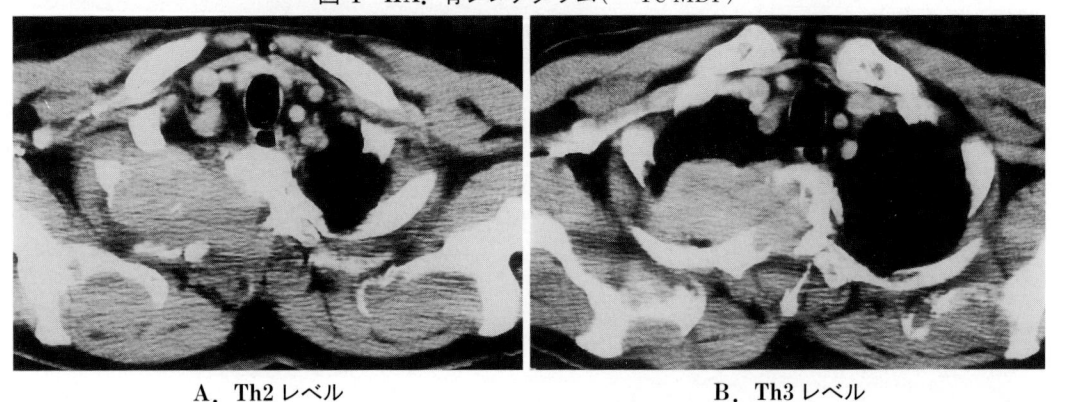

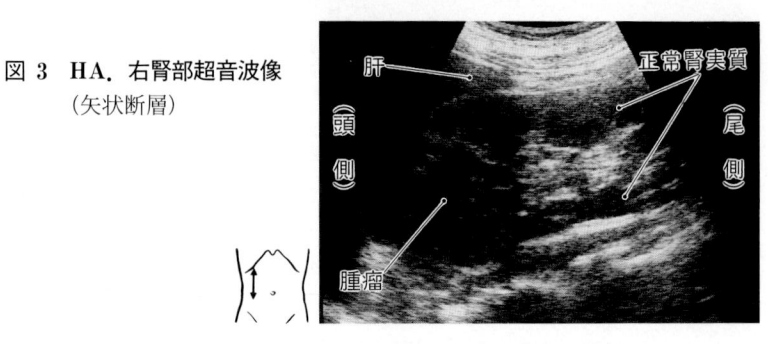

図3　HA．右腎部超音波像
　　　（矢状断層）

6カ月前から右肩痛があり右手に力が入らないため近くの整形外科で治療を受けていた．1週間前から四肢麻痺となり入院．胸部X線検査にて右肺尖部の"Pancoast 腫瘍"と肋骨（左第6，8）の病的骨折を指摘された．^{99m}Tc-MDP による骨シンチグラフィ（図

図 4 HA. 造影 CT
A → C　2 cm 間隔に尾側へ.

A	B
C	

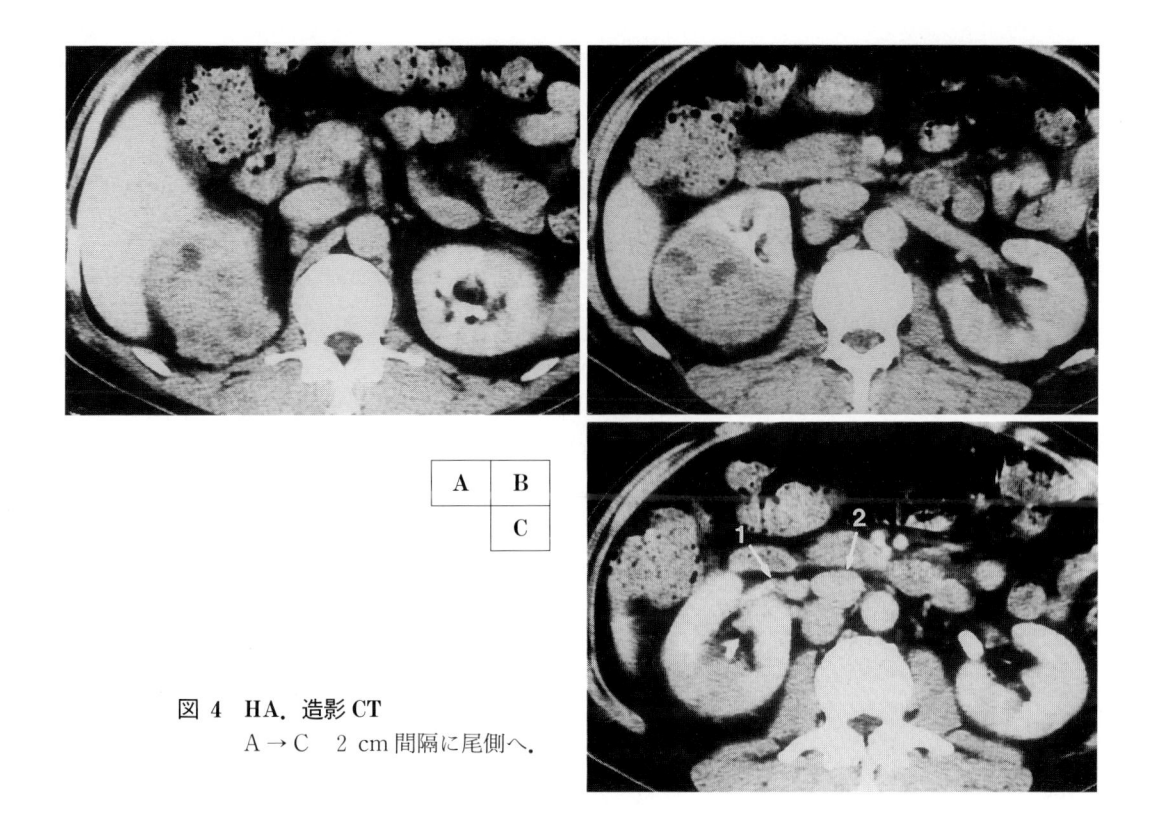

1）と"肺腫瘍"部の CT（図 2）を施行した．

骨シンチグラム所見（図 1）▶ ①左第 6, 8 肋骨に集積増加部 hot spot が認められる．

② 左肩甲骨上内側端に hot spot が認められる．

③ 上部胸椎（Th 1, 2）に集積欠損部 cold spot があり，その周囲は輪状に集積が増加している．

④ 左腎やや上極よりに hot spot がある．腎杯内の集積と考えられ，必ずしも異常ではない．

⑤ 右腎上極の描出が悪い．

シンチグラフィ診断▶ ① multiple bone metastases（metastasis の複数形）

② probable right renal or right adrenal tumor

このため腹部の超音波検査（図 3）を施行した．

胸部 CT 所見（図 2）▶ ① 右第 2, 第 3 肋骨と胸椎接合部に 5×8 cm の充実性腫瘤があり，右第 2, 第 3 肋骨および第 2, 3 胸椎の破壊を認める．腫瘤は脊椎管をほぼ完全に閉塞している．

② 左肩甲骨上内端に骨破壊を伴う 2 cmφ の腫瘤を認める．

超音波所見（図 3）▶ 右腎上極から背側にかけて 7×8 cm の充実性腫瘤を認める．内部エコーは低いが不均一で，正常腎実質との境界は不明瞭である．

超音波診断▶ Right renal tumor. Renal cell carcinoma is most likely.

精査のため CT 検査（図 4）を施行した．

腹部CT所見▶ ①強い造影効果を示す腎実質に比べ，濃度の低い充実性腫瘤が右腎上極から背側に存在
（図4）　　する．内部には，さらに濃度の低い部分が多数認められる．腫瘍の辺縁は明瞭で，脂
肪層に囲まれており，脂肪層も intact である．
②右腎静脈（矢印1），下大静脈（矢印2）は正常に描出されており，腫瘍の進展はみら
れない．
③下大静脈の背側に2 cmφ の腫瘤を認める．リンパ節転移巣と考えられる．
診断▶ ① Right renal tumor. Renal cell carcinoma is most likely.
② Metastases to regional lymph nodes.
以上から腎細胞癌，所属リンパ節転移，骨転移と診断された．
病理診断▶ 胸椎腫瘍の生検結果　clear cell carcinoma

コメント　腎癌の転移

この場合，肺癌が周囲の骨に浸潤し，血行性に第6，8肋骨および右腎に転移したと考えることもできるが，下大静脈背側のリンパ節転移は説明しにくい．また腎癌が肺・骨・リンパ節に転移する頻度は剖検上それぞれ55％，32％，34％である[1]．肺は，腎癌が最も転移しやすく，リンパ節は2番目，骨は4番目に転移しやすい臓器である（表1）．逆に腎に転移する腫瘍で最も多いのは乳癌と肺癌で，それぞれ転移性腎癌の24.5％，24％を占める（表2）[1]．

表1　腎細胞癌の主な転移先[1]

転移臓器	剖検時転移のある率(%)
肺	55.0
リンパ節	34.0
肝	33.0
骨	32.0
副腎	19.0
対側腎	11.0
脳	5.7

表2　転移性腎癌の主な原発臓器[1] (%)

乳腺	24.5
肺	24.0
腸	10.5
腎（対側）	7.6
胃	6.6
卵巣	3.0
子宮頸部	2.5
膵	2.0
子宮体部	1.5
前立腺	1.0
その他	15.8
計	100

ポイント　83　腎癌は骨・肺・リンパ節に転移しやすい

文献　1) Bennington JL, et al: Renal adenocarcinoma. "Tumors of the kidney, renal pelvis, and ureter" 1975, p 93, AFIP, Washington DC.

STEP 85 ★★★★　AR　48歳男性

過去5年間，慢性腎不全のため血液透析を受けていた．図左は腎上極，右は腎門レベルの単純CTである．腎不全のため造影CTは施行しなかった．

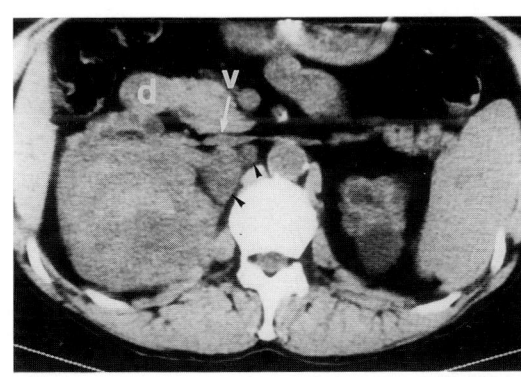

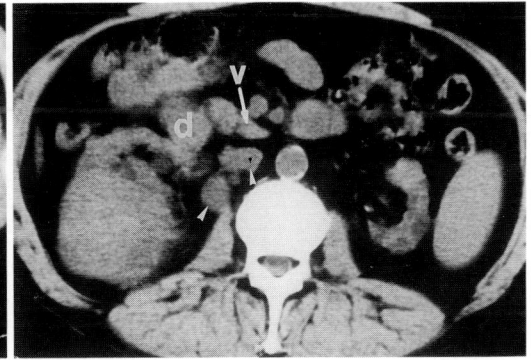

図1　AR．単純CT　V 下大静脈，d 十二指腸

▼放射線科医Aと研修医B，Cの会話

A ▶ 診断は？

B ▶ これは簡単ですね，右腎に腎実質よりやや高濃度の腫瘤があります．これだけでは腫瘍か血腫か区別できません．しかし左腎と右腎の残った部分をみると多数の囊胞が認められます．成人型のpolycystic kidneyで透析を続けていたと思われます．polycystic kidneyも透析患者も腎出血をおこしやすいので，私の診断はpolycystic kidneyと腎出血です．

A ▶ 成人型のpolycystic kidneyでは，腎全体がもっと大きくなりませんか？　この症例では正常より小さいようですが？

B ▶ ？

C ▶ こういう例もあるのでは？

A ▶ **aquired cystic kidney disease（ACKD 後天性囊胞腎）**という病態を知っていますか？　長期間血液透析を受けている人の腎に小囊胞が多発するものです．ところで，B君は血液透析を続けていると腎出血をおこしやすくなるといいましたが，他には？

C　確か腎腫瘍も発生しやすかったと思います．

A　そうです．もう一度図をみて下さい．何か気がつきましたか？

C　腎門のリンパ節（図1矢頭）が腫大しています．

B　そうか！　腎癌だ！

A そのとおり．ACKD と腎細胞癌です．stage III ですね．

コメント　血液透析と囊胞と腫瘍

血液透析患者に多発性囊胞と腫瘍が高頻度に発生することを初めて報告したのは Dunnill ら[1]である．Levine ら[2]は，CT で長期透析者の 43％に ACKD を，13％に腎腫瘍を発見した．成人型 polycystic kidney と異なり，個々の囊胞は，大部分が 10 mmφ 以下と小さく，腎自体も大きくならない．石灰化（nephrocalcinosis）は両者に認められる．ACKD に合併する腎腫瘍は，腎細胞癌より腺腫が多いとされるが，両者の区別は，病理学的にも困難である．

> **ポイント 85**　血液透析をみたら，ACKD と腎腫瘍と腎血腫を探せ！

文献
1) Dunnill MS, et al: Aquired cystic disease of the kidneys: a hazard of long-term intermittent maintenance haemodialysis. J Clin Pathol 30: 868, 1977.
2) Levine E, et al: CT of aquired cystic kidney disease and renal tumors in long-term dialysis patients. AJR 14: 125, 1984.

STEP 86 ★★

HC　65歳女性

図1　HC.

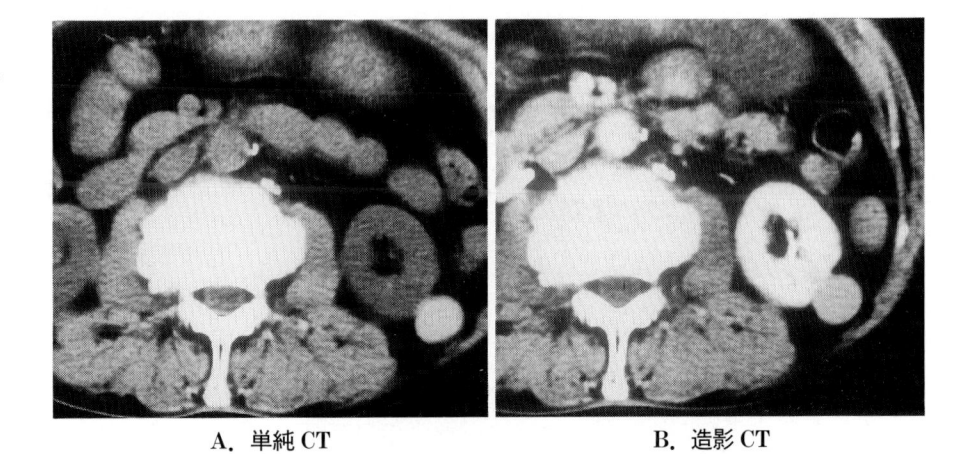

A．単純CT　　　　　B．造影CT

Q▶ "慢性肝障害"のためCT検査を施行したところ，偶然左腎背側に濃度の高い腫瘤が認められた．単純CTと造影CTを示す．非浸襲的に診断を確定するためには，何をすべきか？

A ▶ 腫瘤の辺縁は円滑でほぼ円形，内部の濃度は高いが均一である．鑑別診断は，高濃度嚢胞か腫瘍かである．鑑別のため，①造影前後の腫瘤のCT値の変化を調べること，および②超音波断層を施行した．

①造影前後のCT値の変化．単純CT，造影CTとも80 HUで変化なかった．
②超音波断層（図2）．嚢胞パターンを示した．

以上から，高濃度嚢胞と診断した．

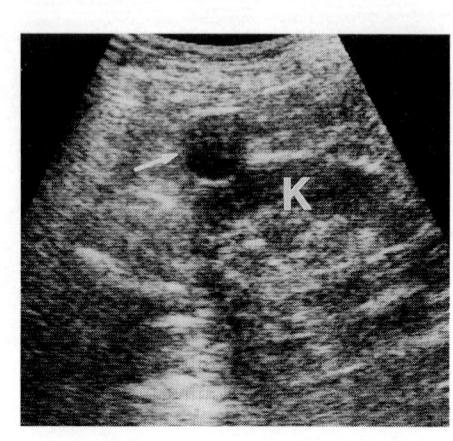

図2 HC．超音波像
（背面からの矢状断層）
矢印は腫瘤
K 左腎

コメント　高濃度腎嚢胞

腎嚢胞が高濃度になる理由として，出血性である(内容に血液成分を含む)，内容の蛋白成分が多い，カルシウム成分を含む，などがあげられる[1,2]．このような場合，CTでは高濃度となるが，1.5 cmϕ以上であれば超音波では嚢胞パターンを示す[2]．

腎の高濃度嚢胞は稀なものではない．特に成人型多嚢胞（腎）症では注意していれば高濃度嚢胞が必ずいくつかみつかる（ステップ99 図2；269頁）．出血しやすいためであろう．この症例（HC）では念のために上記のような確認作業を施行したが，このように腎実質より明らかに高濃度で内部が均一の場合には，実際にはそれ以上の検索は必要ない．このような（辺縁鮮明な均一高濃度腫瘤の）腎腫瘍は存在しないからである．疑問がある場合にはこのようにして嚢胞であることを確認していただきたい．

ポイント 86　嚢胞が低濃度とは限らない

文献
1) Coleman BG, et al: Hyperdense renal masses: a computed tomographic dilemma. AJR 143: 291, 1984.
2) Zirinsky K, et al: CT of the hyperdense renal cyst: sonographic relation. AJR 143: 151, 1984.

STEP 87

症例1　AI　45歳男性，症例2　HT　41歳女性

図1　症例1．AI．単純CT

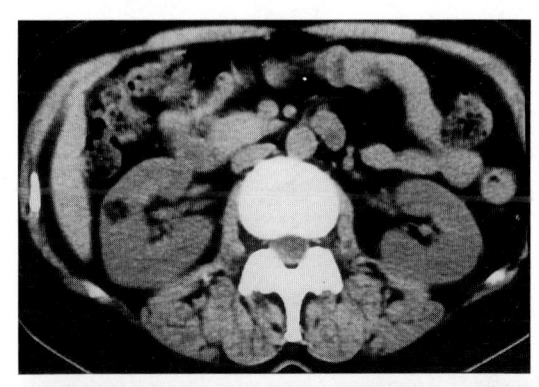

図2　症例2．HT．

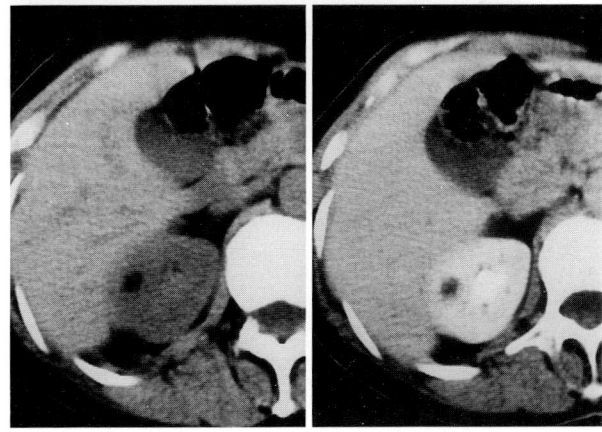

A．単純CT　　　　B．造影CT

診断▶ 症例1, 2とも右腎血管筋脂肪腫　angiomyolipoma．内容が主として脂肪成分であることは，皮下あるいは腎洞の脂肪と濃度を比較すればわかる．造影後は血管・筋成分が造影増強効果を示すため，必ずしも脂肪濃度にならないことに注意！！

コメント　腎血管筋脂肪腫

　腎血管筋脂肪腫は，血管，平滑筋および脂肪成分から成る過誤腫である．約75％は単発性で女性に多く，結節性硬化症とは無関係である．約20％は**結節性硬化症**に伴うもので通常多発性で，両腎にみられることが多い（図3）．残りの5％は両側多発性だが結節性硬化症の特徴を有しない症例である[1]．また，結節性硬化症患者の80％に腎血管筋脂肪腫を認める．

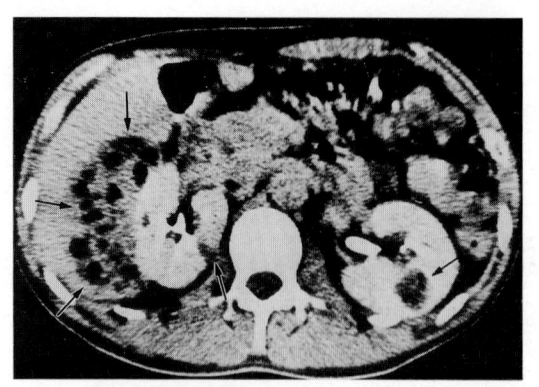

図3 結節性硬化症に伴う両側多発性腎血管筋脂肪腫(矢印)

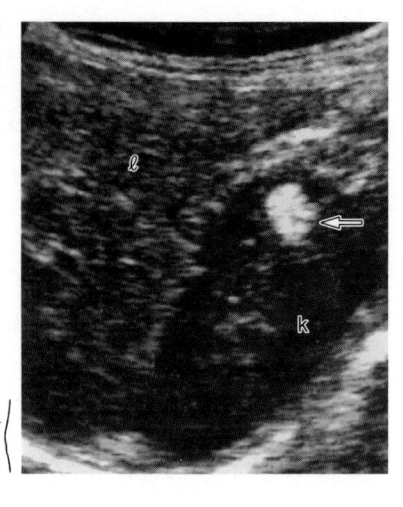

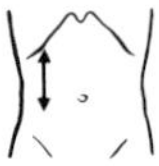

図4 腎血管筋脂肪腫の超音波像(矢印)
l 肝, k 右腎.

　超音波上は腎中心エコー*と同様の高エコー腫瘤として描出されることが多い(図4).この高エコーは腫瘍内の脂肪成分を反映している.しかし,同様の高エコーは腎細胞癌でも認められることがあり,超音波像のみから確診を得るには問題が残る.Hartmanらの検討では,腎中心エコーと同様の高エコー腫瘤として描出されたのは,血管筋脂肪腫10例のうち6例,腎細胞癌42例中2例であった[2]).

　CTでは,腫瘍内に脂肪成分を確認することが診断の決め手となる.Shermanらの報告では,血管筋脂肪腫17例中14例に脂肪成分をCT上認め,確診が得られている[1]).しかし本腫瘍内3成分の構成比はさまざまで,また血腫や壊死を伴いやすいため,**脂肪成分が少ない場合にはCTで確認できず,他の充実性腫瘍と鑑別できない**(図5, 6).また,腎細胞癌や血腫が腎洞脂肪や腎周囲脂肪を巻きこむような場合には注意が必要である(図7,ステップ101図1;275頁).純粋な脂肪腫は腎にはきわめて稀とされる.脂肪成分の多い血管筋脂肪腫との鑑別は,CT・超音波いずれでも不可能であるが,双方とも良性なので臨床的に問題はない.腎周囲腔由来の**高分化型脂肪肉腫**では,脂肪濃度を示すことがあり,腎周囲腔に浸潤した血管筋

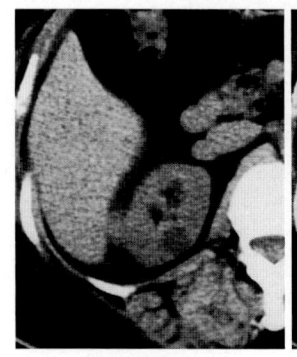

図5 血管筋脂肪腫
A. 単純CT　　B. 造影CT
平滑筋成分が多く,脂肪濃度を示さないため,図6と区別できない.

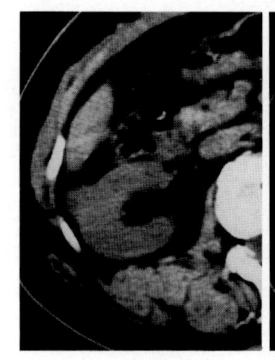

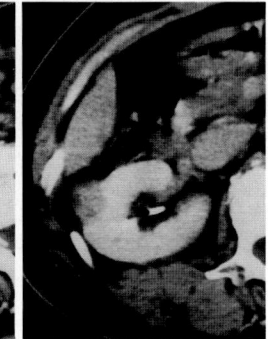

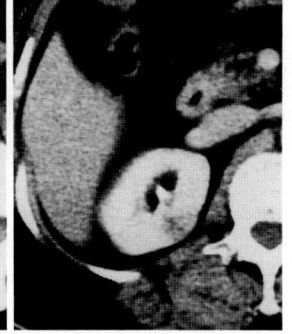

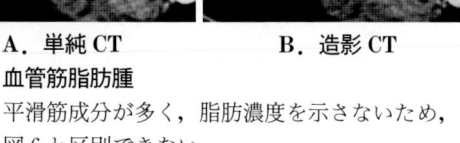

図6 腎細胞癌
A. 単純CT　　B. 造影CT

* 腎洞脂肪による高エコーと考えられている.

図7 左腎細胞癌(白矢印)とリンパ節(黒二重矢印)にトラップされた腎洞脂肪(矢頭). 造影CT

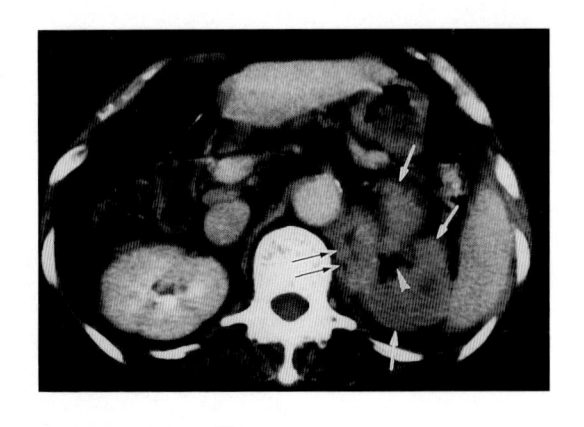

脂肪腫との鑑別が問題となりうる．しかし本症例のような腎内腫瘍では診断に問題はない．

ポイント 87　腎腫瘍内脂肪は血管筋脂肪腫のしるし

TAE：腎血管筋脂肪腫（AML）は hypervascular tumor で，太い栄養動脈と多数の小動脈瘤を擁し，大きくなると特に**出血しやすい**．4 cm 以上になると，82〜94％が何らかの症状(腹痛が多い)を訴え，50〜60％が出血し，1/3 がショック状態に陥る．このため出血時はもとより，予防的な動脈塞栓術（TAE）が推奨される[3]．侵襲が少なく，正常部を温存できるからである．また，AML は妊娠中に出血しやすいので注意が必要である．1) 結節硬化症以外では思春期以前に発見されることはきわめて稀である，2) 大きな AML は女性に多い，3) 妊娠中に急に増大することがあるため，**ホルモンとの関係が示唆されている**[3]．

Epithelioid AML：AMLから分離された腫瘍で，上皮様平滑筋細胞からなり，多核巨細胞を擁し，potentially malignant と考えられている．また，免疫組織学的には黒色腫との共通項が多い．**脂肪成分は欠如するか，存在しても少量**で，組織病理学的にも腎細胞癌との鑑別が問題となる[5]．CT で脂肪が検出できない場合には腎細胞癌と区別できないので（結果的に AML であっても）摘出術が必要である（易出血性なので生検は禁忌）．

文献
1) Sherman JL: Angimyolipoma: Computed tomographic pathologic correlation of 17 cases. AJR 137: 1221, 1981.
2) Hartman DS, et al: Angiomyolipoma: ultrasonic-pathologic correlation. Radiology 139: 451, 1981.
3) Soulen MC, et al: Elective embolization for prevention of hemorrhage from renal angiomyolipomas. J Vasc Intervention Radiol 5: 587, 1994.
4) Eble JN, et al: Angiolipoma of kidney. Semin Diag Pathol 15: 21, 1998.
5) Eble JN, et al: Epithelioid angiolipoma of the kidney: a report of five cases with prominent and diagnostically confusing epithelioid smooth muscle component. Am J Surg Pathol 21: 1123, 1997.

STEP 88

PT　40歳男性　主訴血尿

図1　PT．

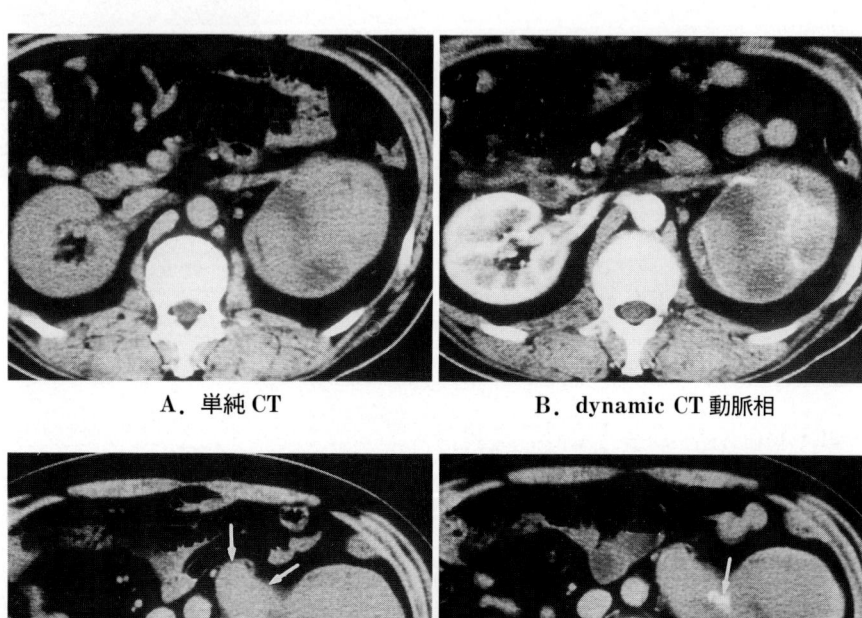

A．単純 CT

B．dynamic CT 動脈相

C．単純 CT

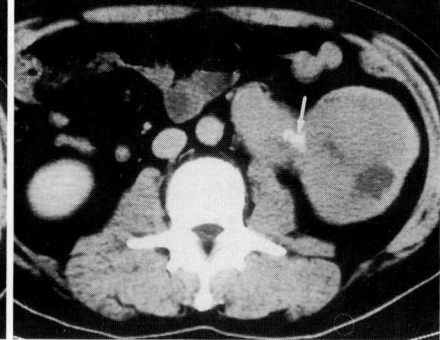

D．造影 CT

　　図1に腎静脈レベルの単純CT（A），dynamic CT動脈相（B），および4cm尾側の単純CT（C），造影CT（D）を示す．なお左腎に正常な部分は全く認められなかった．

CTの読影▶（図1）
①左腎は腫大し全体が腫瘤病変に置換されており，浸潤性に進展する病変を示唆する．
②内部にはところどころ不整形の低濃度部が認められる．
③腎盂と思われる内側に突出した部分（図1C矢印）にも同様の病変が連続している．その中に造影後，わずかに造影剤が排泄される（図1D矢印）．
④dynamic CT動脈相（図1B）で，腫瘍はわずかに造影効果を示すが，hypervascular lesionではない．
⑤腎周囲，腎静脈・下大静脈への浸潤，腎門リンパ節腫大はない．

診断▶左腎盂癌および腎実質浸潤

コメント　腎盂腫瘍

　乳頭腫は多発しやすいが一般に小さく（数 mmφ），超音波や CT の対象とはなりにくい．血尿を主訴とし，画像診断としては逆行性腎盂造影が最も有効である．腎盂・尿管腫瘍の 16～18％の頻度である．腎盂乳頭腫を有する患者の 25％（乳頭腫が多発性の場合は 50％）が腎盂癌を発生するとされ[1]，potentially malignant tumor とみなされる．

　腎盂癌の大部分は移行上皮癌である（移行上皮癌 91％，扁平上皮癌 8％，腺癌 1％[2]）．扁平上皮あるいは腺上皮化生巣を伴う移行上皮癌は，それぞれ扁平上皮癌・腺癌に誤って分類されることが多いため，移行上皮癌の比率は，実際には，さらに高いと考えられている[1]．

　腎盂腫瘍の CT 像は，大きく①**内腔突出型**，②**腎盂壁肥厚型**，③**腎実質浸潤型**，に分けることができる（図 2）．腎盂癌が腎盂にとどまる場合には，結石，血塊が鑑別診断として重要である．X 線像では石灰を認識できなくても，結石は CT では高濃度に描出される．超音波で音響陰影を認めることも結石を示す重要な所見である．小さな血塊と腫瘍の区別は一般に困難である．

　腎盂癌が腎実質に浸潤する場合には，腎細胞癌との鑑別がまず必要となる（表）．腎盂癌では，①まず腎盂を占拠し，**水腎症・無機能腎となりやすい**（図 3），②びまん性に腎盂から腎皮質方向に**放射状に浸潤進**

A．内腔突出型　　B．壁肥厚型　　C．腎実質浸潤型

図 2　腎盂癌の形態

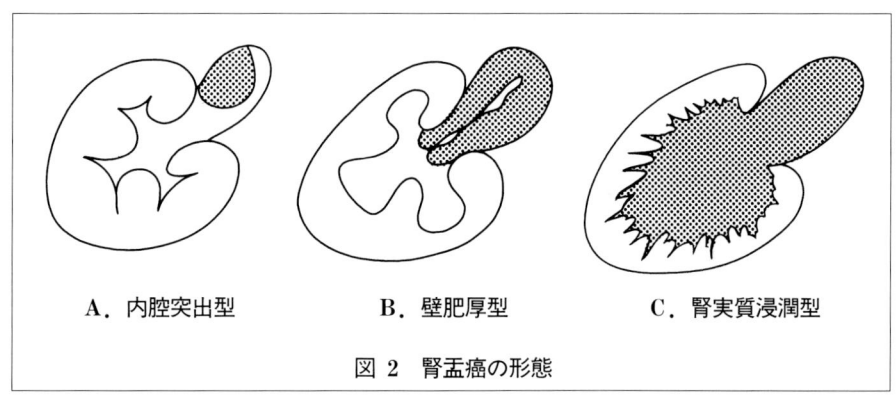

表　腎盂癌と腎細胞癌の画像診断上の鑑別点

腎盂癌	腎細胞癌
水腎症，無機能腎になりやすい	腎機能を保つ
びまん性浸潤型進展	膨張性発育
乏血性腫瘍	多血性腫瘍（約 95％）
血行性転移は稀	血行性転移が多い

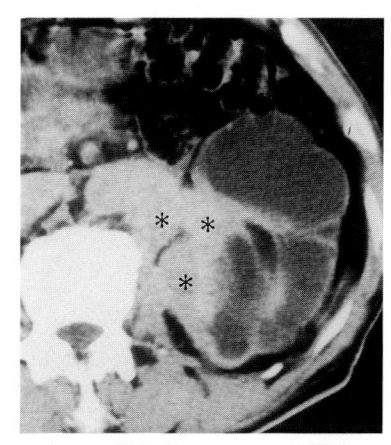

図 3　腎盂癌（*）による水腎症
　　　造影 CT

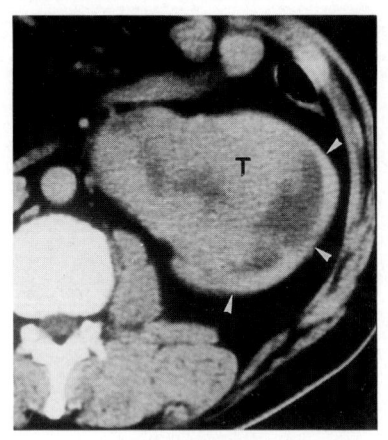

図4 腎盂から腎実質(矢頭)に浸潤する腎盂癌(T)
造影CTだが,腎実質は濃染しない.

展する(図4),③乏血性腫瘍のため,dynamic CTや血管造影の動脈～毛細血管相で濃染しない(図1B),④血行性転移は稀,といった特徴がある.

腎実質に浸潤した腎盂癌はまた,慢性炎症性疾患(例えば**黄色肉芽腫性腎盂腎炎**や結核)や梗塞とも鑑別が必要である.

またCTは,腎盂癌の病期分類(表1, 2)にもきわめて有効である.病期ⅠとⅡは区別できないが,Ⅲ期の腎盂周囲脂肪組織や腎実質への浸潤は的確に診断できる[1].また腎門部リンパ節腫大は検出できるが,転移していても腫大していないと偽陰性となることに注意が必要である.腎盂癌の治療法と予後は病期(stage)とともに病理学的な悪性度(grade)により左右されるが,一般にⅠ期・Ⅱ期とⅢ期以上では,これらが大きく異なり,Ⅲ期以上を的確に診断することは重要である.

表1 腎盂癌のTNM臨床評価

Tx	原発腫瘍の評価不可能	Nx	所属リンパ節の評価不可能	Mx	遠隔転移の評価不可能
T0	原発腫瘍を認めない	N0	転移なし	M0	転移なし
Ta	乳頭状非浸潤癌	N1	リンパ節転移1個(<2 cm)	M1	転移あり
Tis	上皮内癌	N2	リンパ節転移1個(2～5 cm)または多発リンパ節転移(<5 cm)		
T1	上皮下結合織に浸潤				
T2	筋層に浸潤	N3	リンパ節転移(>5 cm)		
T3	腎盂周囲脂肪織または腎実質に浸潤				
T4	隣接臓器または腎をこえて腎周囲脂肪織に浸潤				

表2 腎盂癌の病期分類

0a	Ta	N0	M0
0is	Tis	N0	M0
Ⅰ	T1	N0	M0
Ⅱ	T2	N0	M0
Ⅲ	T3	N0	M0
Ⅳ		≧N1	M0
		または	M1

> **ポイント 88** 腎盂癌は浸潤発育,乏血性;腎細胞癌は膨張発育,多血性

文献 1) Baron RL, et al: Computed tomography of transitional cell carcinoma of the renal pelvis and ureter. Radiology 144: 125, 1982.

STEP 89 ★★★★

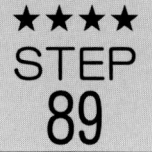

症例1　CM　50歳男性，症例2　CT　51歳男性

図1　症例1．CM．

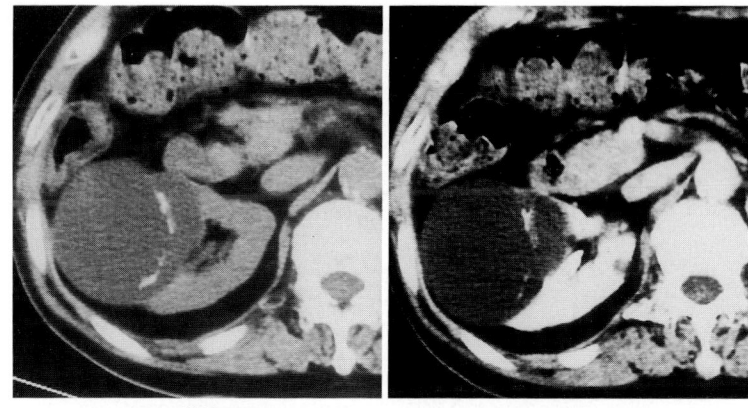

A．単純CT　　　　　　　　B．造影CT

図2　症例2．CT．

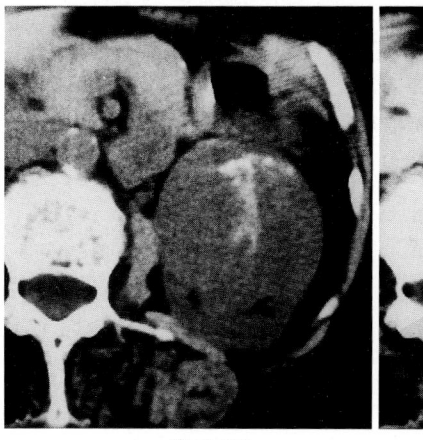

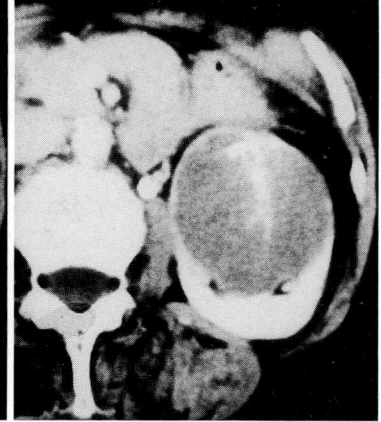

A．単純CT　　　　　　　　B．造影CT

コメント　腎腫瘤の石灰化

Dr. A▶まず**腎腫瘤の石灰化**の意義について述べて下さい．

Rsdt B▶Mayo Clinic では2709例の腎腫瘤のうち111例（4％）にX線像で石灰化がみられたと報告しています[1]．問題なのは，この石灰化が，腫瘤，特に囊胞性腫瘤の良性悪性鑑別の指標となるかということです．一般に，腫瘤の内部にある結節状，斑状の石灰化は悪性に，壁の曲線状石灰化は良性病変にみられるとされています．

Rsdt C▶しかし例外，つまり良性囊胞でも内部に石灰化のある例[2]や，"囊胞"壁の線状石灰化を伴う腎細胞癌[3]も報告されています．

Dr. A▶そうですね．CTや超音波が普及する以前には，有効な診断法としては腹部単純X線像，

排泄性尿路造影，そして血管造影しかなかったわけです．つまり，それだけ石灰化の形や部位に頼らざるをえないところがあったわけです．一般に **hypervascular** 腫瘍の代表とされる腎細胞癌では，血管造影が有力な診断法です．しかし，たとえ薬理作用（エピネフリン）を利用したとしても，4％の腎細胞癌は血管造影で陰性という報告もあります[4]．腎腫瘍の石灰化には B 君の述べたような傾向があるが，例外も多いと考えておけばよいと思います．ところで CT や超音波では，内部の構造までよくわかりますね．

Rsdt B▶ だから，あまり石灰化にこだわらず，典型的嚢胞型か嚢胞類似型（10 頁参照）かを，CT と超音波で見極めるのが大切だと思います．嚢胞類似型の場合は腫瘍内容の吸引細胞診が必要です．

Rsdt C▶ それなら，最初からすべての嚢胞性病変に吸引細胞診を試みたらいいんじゃないですか？

Dr. A▶ それは無理なんじゃないかな．なにしろ腎嚢胞は，50 歳以上の人の半数にみられるきわめて多い病変ですから．腎細胞癌と嚢胞との関係については，①各々独立した病変だがたまたま隣接していた，②嚢胞壁から癌が発生した，③腎癌が嚢胞変性（出血・壊死）した，④嚢胞腺癌 cystadenocarcinoma，の 4 つが考えられます．いずれも画像上は嚢胞類似型腫瘍像（特に壁結節型あるいは壁肥厚型）を示します[4]．また腎実質との境界部分が不整になりやすいこと，結節部，肥厚部が CT で造影効果を示すことも重要です．いつも同じことを繰り返すようですが，CT の **partial volume** 現象（35 頁参照），超音波の **slice thickness artifact** には特に注意して，壁肥厚と混同しないようにして下さい．

症例 2 は腎細胞癌でした．症例 1 は？

Rsdt C▶ 単純 CT で腫瘍は腎実質よりやや高濃度で，造影効果もあり，石灰化も中央にあるから，腎細胞癌の可能性が高い症例といえます．

Dr. A▶ そのとおり，腎細胞癌でした．

ポイント 89 腎腫瘍の石灰化──石灰化にとらわれず，充実性，典型的嚢胞型，および嚢胞類似型腫瘍を区別する

文献
1) Daniel WW, et al: Calcified renal masses: a review of ten years experience at the Mayo Clinic. Radiology 103: 503, 1972.
2) Love L, et al: Computed tomography of internally calcified renal cysts. AJR 145: 122, 1985.
3) Kikkawa K, et al: "Ring-like" or "rim-like" calcification in renal cell carcinama. AJR 107: 73, 1969.
4) Parienty RA, et al: Cystic renal cancers: CT characteristics. Radiology 157: 741, 1985.
5) Goldstein A, et al: Slice thickness artifacts in grey scale ultrasound. J Clin Ultrasound 9: 365, 1981.

STEP 90〜91

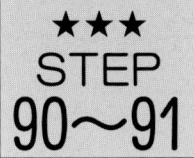

症例1 KY，症例2 TA，症例3 TB，症例4 ST

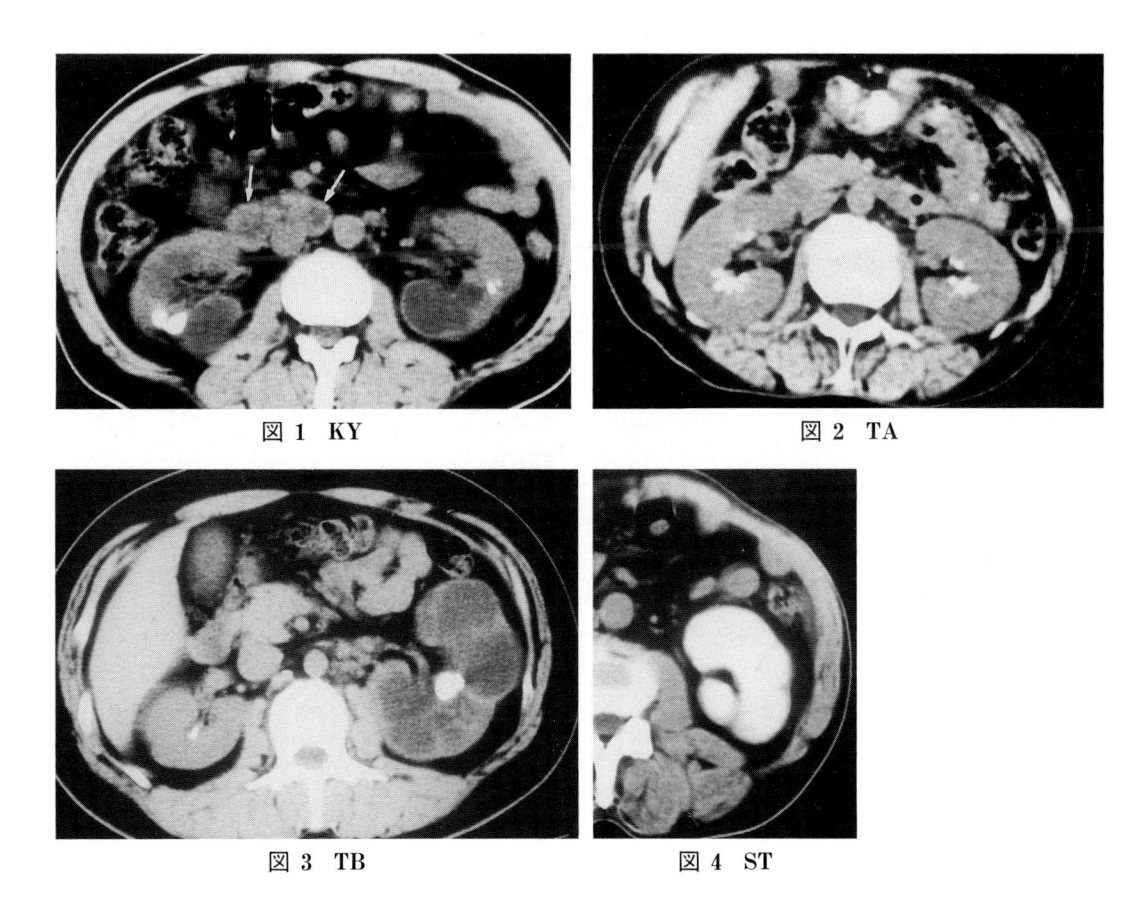

図1 KY

図2 TA

図3 TB

図4 ST

　症例1〜4（図1〜4）は，いずれも成人の単純CTで，腎に石灰巣を認める．石灰巣の形態，部位，腫瘤との関係に注意して診断せよ．
　まず異常所見をあげると次のとおりである．

症例1▶ 腎実質（皮質）の石灰巣とそれに対応する腎輪郭の陥凹および嚢胞性病変
症例2▶ 腎実質（髄質）の両側対称性石灰化
症例3▶ 左腎盂内結石と拡張した腎杯，右腎杯結石ないし髄質石灰化
症例4▶ 腎実質全体の均一な石灰化

コメント　腎の石灰化

腎の石灰化は大きく表のように分けて考えると鑑別診断を覚えやすい．
症例1では皮質に石灰巣を形成する疾患を考える．腎輪郭の陥凹が強く，石灰巣も強く**結核**が最も考え

4．腎臓・副腎・後腹膜

表 腎石灰化

1．皮質石灰化
　肉芽腫（結核など），梗塞，慢性糸球体腎炎，慢性腎盂炎など陳旧性病巣への沈着 dystrophic calcification*が多い．
2．髄質石灰化
・副甲状腺機能亢進症，腎尿細管性アシドースなどの高カルシウム血症による metastatic calcification*．
・髄質海綿腎 medullary sponge kidney
・腎錐体壊死 renal papillary necrosis
・蓚酸症
3．腎盂・腎杯結石
　副甲状腺機能亢進症，サルコイドーシス，Cushing症候群などの高カルシウム血症に多い．
4．漆喰腎 chalk kidney，結核
5．腎門部の輪状，線状石灰化
　腎動脈，腎動脈瘤
6．"腫瘤"の石灰化
　嚢胞，血腫，腎細胞癌，腎盂癌，黄色肉芽腫性腎盂腎炎など

*軟部組織の石灰化は3つに分かれる．
①病的部位への石灰化→dystrophic calcification
②高カルシウム血症による→metastatic calcification
③その他→calcinosis

やすい．嚢胞状病変は，腎盂腎杯境界の炎症性閉塞による拡張した腎杯で結核でよく見られる所見である．

　症例2は髄質石灰化の鑑別．この症例は**尿細管性アシドーシス**であった．局所的な髄質石灰化の場合には，腎杯内結石とCTでは区別できないこともある．排泄性尿路造影が有効である．また図5に見るように，腎髄質が淡く高濃度になるのは異常ではない．

　症例3右腎のような石灰巣では，髄質と腎杯のいずれのものかCTでは区別し難く，排泄性尿路造影や逆行性腎盂造影での検討が必要である．

　症例3左腎のように腎盂あるいは腎杯内の結石を**腎結石 renal stone** という．腎動脈や腎動脈瘤の石灰化（一般に輪状あるいは線状）と区別が必要である．腎実質の石灰化は **nephrocalcinosis** と呼ばれる．

　症例4は結核による**漆喰腎 chalk kidney**である．pathognomonicな像である．

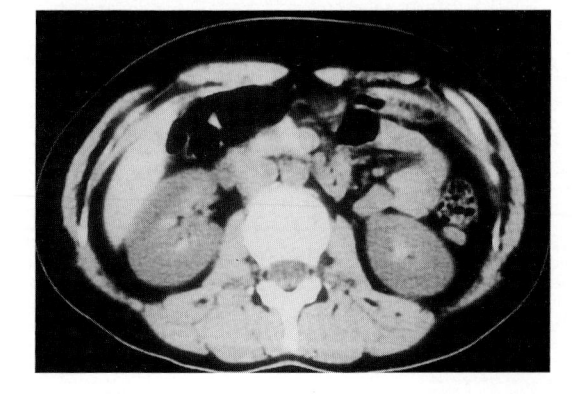

図5　正常腎にみる少し濃度の高い髄質．
単純CT

| ポイント | 90 | 腎の石灰化は，まず皮質・髄質・腎盂腎杯に分けて考える |

コメント　腎・尿管結石の CT

尿管結石の約 75％はリン酸カルシウム，蓚酸カルシウムあるいは両方から構成されている．また 10,000 個の尿路結石の成分分析の結果では，その 90％がカルシウムを含有していたと報告されている[1]．しかしながら，実際に腹部単純 X 線写真で確認可能な結石は 60％にすぎない[2]．X 線透過性結石（尿酸結石，キサンチン結石，シスチン結石）やカルシウム成分の少ない他の結石でも，CT では 300 HU 以上の高濃度を示すから，全ての尿路結石は CT で検出できると考えてよい．ただし，**尿路結石を疑う場合には必ず単純 CT を必要とする**．造影後は結石と造影剤を区別できないことがあるからである．単純 CT で拡張した腎盂・尿管を下方へ（尿管が大腰筋の直前を走行することに注意して）追跡して行けば高濃度の結石が見つかるはずである（図 6）．唯一の例外は HIV 感染治療薬（Indianavir）による尿路結石で，これは CT でも高濃度には描出されないとされる．

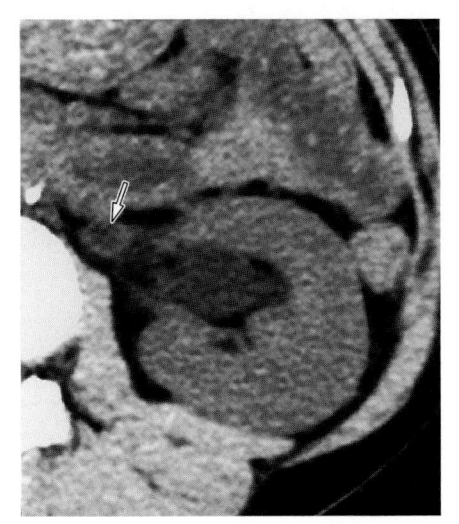

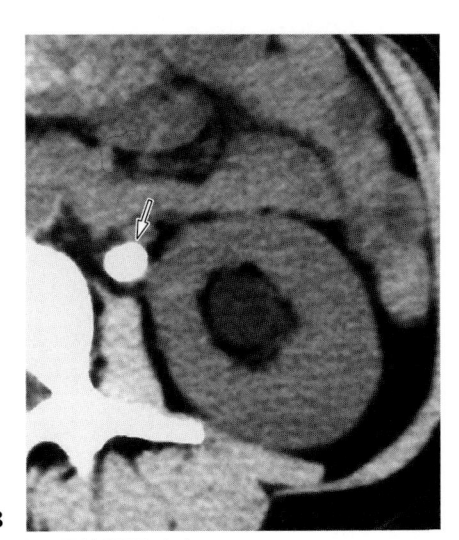

図 6　尿管結石（B）と上流の尿管拡張（A）

| ポイント | 91 | 尿路結石はまず単純 CT で |

文献　1) Herring LC: Observations on the analysis of ten thousand urinary calculi. J Urol 88: 545, 1962.
　　　2) Smith RC, et al: Helical CT of urinary tract stones. Radiol Clin North Am 37：911, 1999.

STEP 92 ★★★

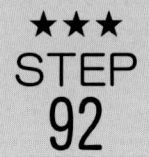

RI 53歳男性

18日前に屋根から転落，左側腹部を強打．近医に2週間入院していたが，側腹部痛・微熱・白血球増多（12,800/ccm）が認められたため転院してきた．腹部超音波検査は"異常なし"であった．血尿はない．

図1
RI.

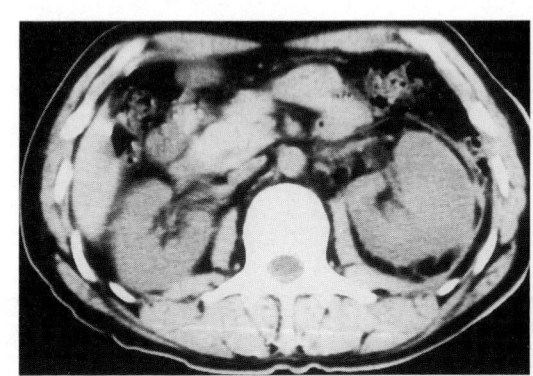

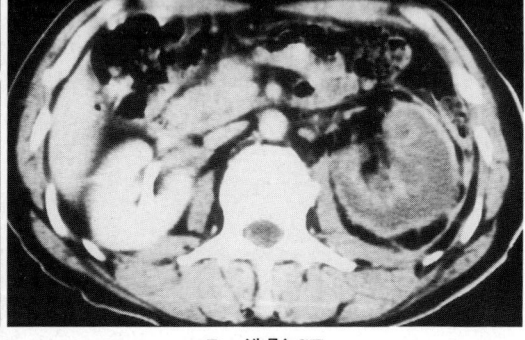

A. 単純CT　　　　　　　　　　　　　　B. 造影CT

単純CTの読影▶ ①左腎は腫大しているが，濃度は正常な右腎と同じである．
（図1A）　　②左腎筋膜が肥厚し，腎周囲脂肪に線状の軟部濃度陰影を認める．

造影CTの読影▶ ①右腎は正常な造影効果を示す．
（図1B）　　②左腎実質の大部分は造影効果を示さず，単純CTと同様の濃度である．
　　　　　③左腎の被膜下実質が帯状に造影効果を示す（cortical or subcapsular rim sign）．
　　　　　④腎盂よりの腎実質にも不規則に造影効果を示すところがある．

診断▶ 外傷性腎梗塞　traumatic renal infarction, global type

コメント　腎梗塞　renal infarction

腎梗塞の原因は，塞栓，外傷，敗血症ショック，血管炎，血栓などである．また形態上は腎の50％以上を侵し球状を呈する **global type** と，楔形の **focal type** とに大別される（図2）．前者は腎動脈本幹ないし太い分枝の閉塞で外傷によることが多く，後者は末梢枝閉塞によるもので塞栓によることが多く，両側性・多発性のことが多い．

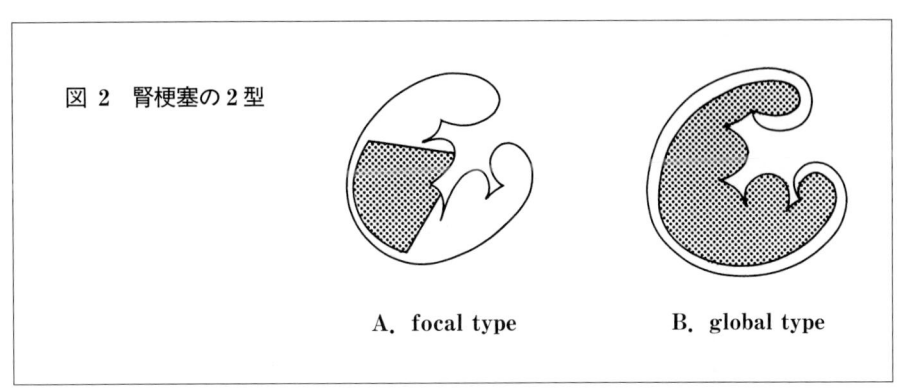

図2　腎梗塞の2型

A．focal type　　B．global type

診断としては，まず**造影CT**にて低濃度部分を検出することが第一である．典型的な皮質側を底とする三角形（楔形）を示すときには鑑別は問題とならない．他の場合の副所見として重要なのが **cortical rim sign** である．これは皮質が被膜に沿って帯状に造影効果を保つ所見で，被膜動脈，腎盂，尿管動脈などからの側副血行路により，血液が供給されるためと考えられている[1]．cortical rim sign は梗塞の約50％にみられる重要な所見であるが，その他に急性皮質壊死，急性尿細管壊死，腎静脈血栓および腎膿瘍でも認められる[2]．その他に腎梗塞に伴うことがあるCT所見として**被膜下液貯溜**（血腫による）や**腎筋膜肥厚**があるが，本症に特異的ということではない．

腎シンチグラフィでも血流欠損部を描出できる．また腎動脈の閉塞部位や側副血行路の詳細は血管造影で明瞭となる．

ポイント 92　cortical rim sign ──まず腎梗塞を考える

文献
1) Hann LE, et al: Renal subcapsular rim sign: new etiologies and pathogenesis. AJR 138: 51, 1982.
2) Wong WS, et al: Renal infarction: CT diagnosis and correlation between CT findings and etiologies. Radiology 150: 201, 1984.

STEP 93

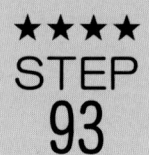

MI　70歳男性

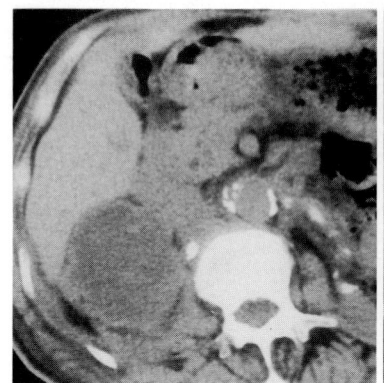

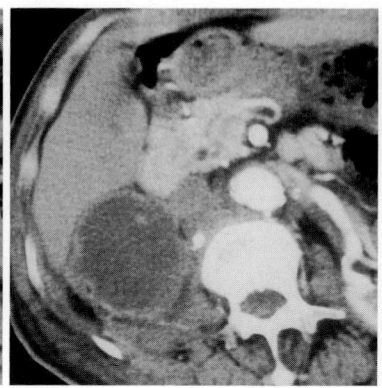

A．単純CT　　B．dynamic CT 動脈相　　C．平衡相
図1　MI.

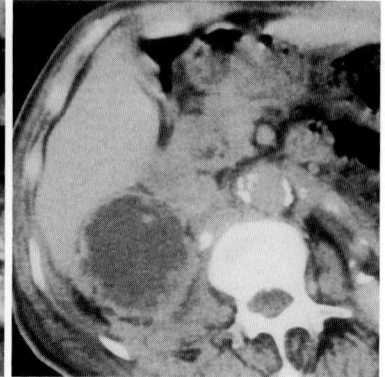

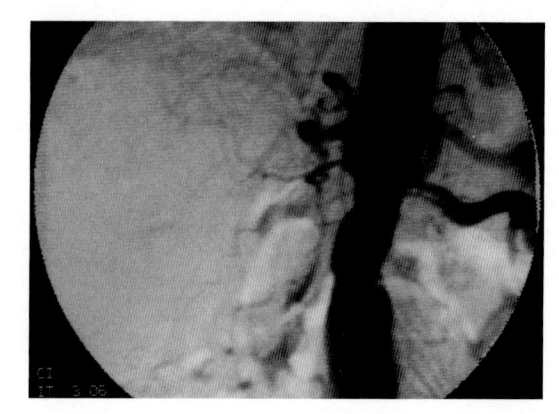

図2　MI. 大動脈造影

主訴▶右側腹部痛

既応歴▶12カ月前に腹部大動脈瘤のため，腹部大動脈（腎動脈起始部より尾側）と両側総腸骨動脈を人工血管に置換した．

現病歴▶6カ月前に無症候性血尿があった．3カ月前から右側腹部痛があったが放置していた．今回痛みが治まらないので，近くの病院を受診した．そこの超音波検査で右腎の低エコー腫瘤を指摘された．

Q▶CT（図1）から考えられる疾患は？
Q▶大動脈造影（図2）所見は？

▼ CTの読影
　単純CT▶右腎は球状で，辺縁部を除いて一様に低濃度である（図1A）．
　　　　dynamic CT動脈相　右腎周辺部のみ淡く染まるが，中央の低濃度部は変化しない（図1B）．
　平衡相▶右腎周辺部のみ造影効果を示す（図1C）．
　　　　以上から，cortical rim signを示す疾患（253頁参照）として腎梗塞，あるいは腎膿瘍（黄色肉芽腫性腎盂腎炎も含む）をまず考えたがcortical rimの不整が強いため腎盂腫瘍も否定できなかった．続いて大動脈造影を施行した．

▼ 大動脈造影の読影
　　　　両腎動脈とも起始部で狭窄が強く，右腎の動脈血潅流は認められない．
　　　　ここで腎梗塞が第一選択に浮上した．
　Q▶次に何をすべきか？
　　　　大動脈人工血管置換術を施行しているから，当然術前の大動脈造影があるはずである．そこで手術した病院に依頼して大動脈造影写真を拝借し，見直すこととした．そこには，右腎動脈から分岐する，少ないが明らかな**腫瘍血管**が描出されていた．
　手術診断▶右腎摘出術が施行され，手術時診断は右腎梗塞であった．
　病理診断▶右腎の中央部は壊死組織であるが周辺部はviableな扁平上皮癌で占められていた．
　結論▶以上から，扁平上皮癌（腎盂由来）が腎梗塞によりmaskされたものと考えた．

コメント　腎盂扁平上皮癌と腎盂腺癌

　両者とも腎盂から腎実質へ，びまん性に浸潤するため，局所的な腫瘤は形成せず，腎は腫大しても原形を保つが無機能腎に陥りやすい．また乏血性腫瘍で，画像上は浸潤の強い移行上皮癌や黄色肉芽腫性腎盂腎炎などの慢性炎症と区別し難い．腎盂の扁平上皮癌と腺癌は，ほとんど例外なく結石を伴うとされ[1,2]，また前者は膀胱住血吸虫症に合併することも知られている．移行上皮癌に比べ両者とも術後の再発率は高い．黄色肉芽腫性腎盂腎炎も結石を伴うことで知られている．

ポイント　93　病気は1つとは限らない！　以前の写真と相談する！

　　　文献　1) Wimbish KJ, et al: Squamous cell carcinoma of the renal pelvis. Urol Radiol 5: 267, 1983.
　　　　　　2) Aguilo JJ, et al: Mucus producing adenocarcinoma of renal pelvis. Urology 4: 488, 1974.

STEP 94〜95 ★★

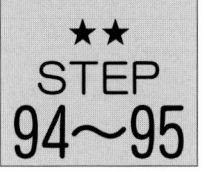

症例1 PH 26歳女性 右腰部鈍的外傷，症例2 SH 27歳女性 右腰部鈍的外傷

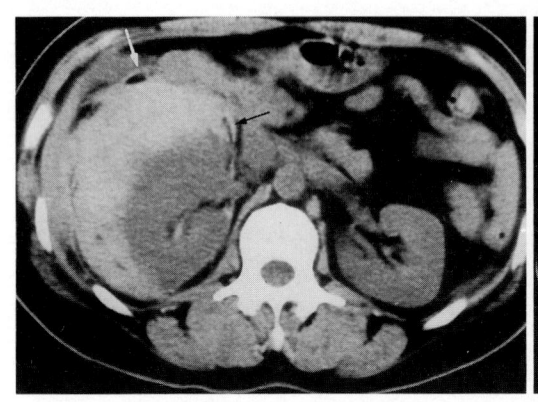

A．受傷後2日目の単純CT　　　　　　　　B．同造影CT

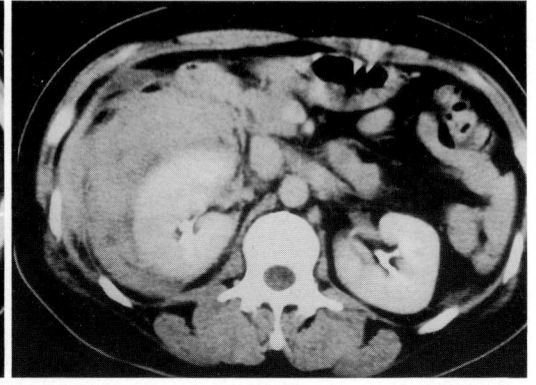

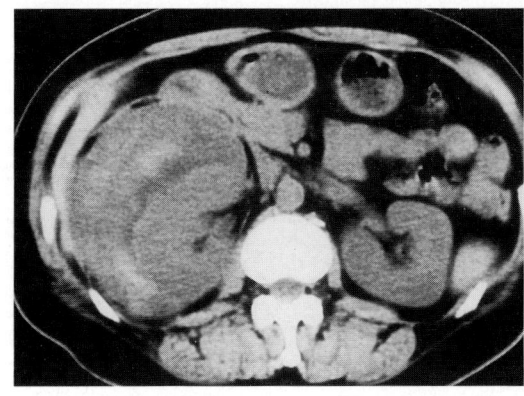

C．受傷後12日目の単純CT　　　　　　　D．同造影CT

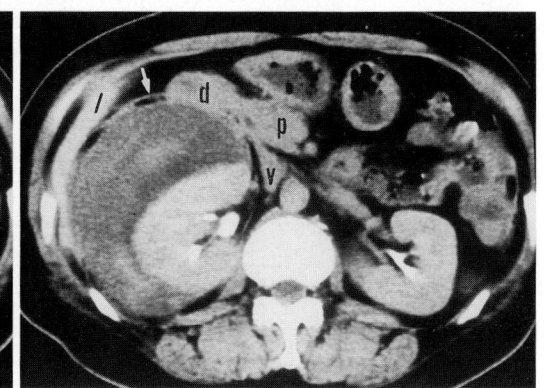

図1 症例1．PH．d 十二指腸，l 肝，p 膵頭，v 下大静脈．

図2 症例2．SH．
受傷後57日目の造影CT．

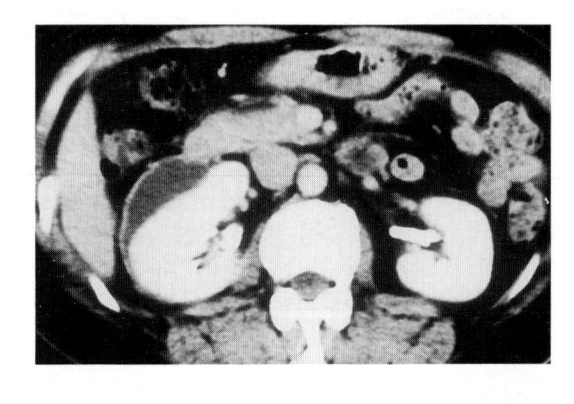

▼症例1の読影（図1）

受傷2日目の単純CT ▶ 右腎の腹側から外側にかけて均一高濃度の腫瘤病変を認め，肥厚した腎筋膜（図1，矢印）との間に脂肪（腎周囲腔脂肪）を認めるが，一部，腫瘤と腎筋膜は分離できない．

受傷2日目の造影CT ▶ 右腎実質は正常に造影され，腎盂への造影剤排泄も良好である．腫瘤は造影されない．

受傷12日目のCT ▶ 腫瘤の濃度が低下したこと以外は，2日目と同じである．

診断 ▶ 右腎周囲血腫

▼症例2の読影（図2）

右腎前外側部に腎に接して水濃度の腫瘤があり，被膜に囲まれている．腎機能は良好である．

診断 ▶ 右腎被膜下血腫

これで一件落着のはずだったが，実は一見落着である．実は症例1と2は同一症例で，図2は保存療法55日目のCTであった．つまり同じ血腫のはずである．ではなぜ腎周囲腔の血腫が腎被膜下血腫のようにみえるのだろうか？　その答えは腎周囲腔の構造にある．

コメント　腎周囲腔 perirenal space

腎周囲腔とは腎筋膜（Gerota 筋膜）前・後葉*に囲まれた部位である．以前は腎周囲腔は1つの無構造な空間で腎・副腎を脂肪が取り囲んでいると考えられていた．このため腎に直接接し，腎筋膜に及ばないものは腎被膜下血腫（膿瘍）で，腎周囲血腫（膿瘍）は腎周囲腔にびまん性に広がるとされた．しかし明らかに腎周囲腔に出た血腫でも，その一部に限局すること，大きな腎周囲血腫でも保存的療法で縮小し，従来の診断基準では腎被膜下血腫となること，また小さな腎門部腎出血でも腎血管を絞扼することがあるなどの矛盾が明らかになってきた．

実は腎周囲腔は隔壁により多数の隔室に分かれている（図3）．この隔壁は bridging septum とよばれ，3種ある[1]．①腎被膜（Rc）と腎被膜を連絡し，腎被膜と平行するもの（reno-renal bridging septum，図3 A），②腎被膜と腎筋膜（Ga，Gp）を連絡するもの（図3 B），③腎筋膜前後葉を連絡するもの（図3 C）である．これらの隔壁は正常な場合にはCT上ほとんど確認できないが，腎筋膜と同様，種々の病的状態〔腎腫瘍・腎炎（図4），腎膿瘍，腎周囲血腫（図1），腎梗塞（ステップ92図1，252頁）〕で肥厚し鮮明となる．reno-renal

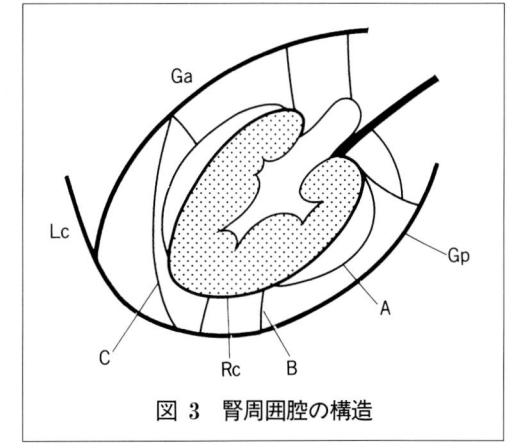

図3　腎周囲腔の構造

* 正しくは，腎筋膜前葉を Gerota 筋膜，後葉を Zuckerkandl 筋膜という．

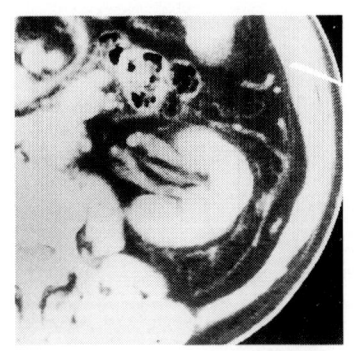

図4 腎盂腎炎による腎筋膜，bridging septum の軽度肥厚

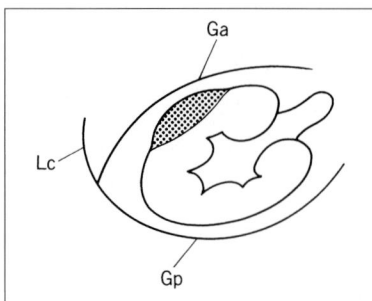

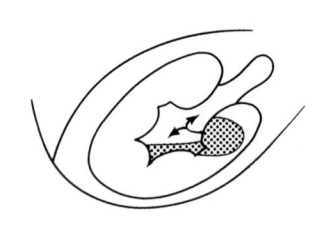

A．腎皮膜下血腫
B．腎実質内血腫と腎盂内出血（↑）
C．腎周囲血腫
（腎筋膜 bridging septum の不整肥厚を伴う）

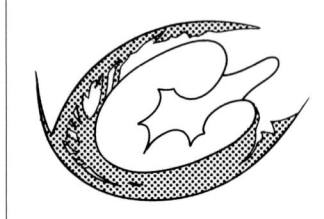

図5 腎血腫の形態
Ga 腎筋膜前葉
Gp 腎筋膜後葉
Lc 外側円錐筋膜

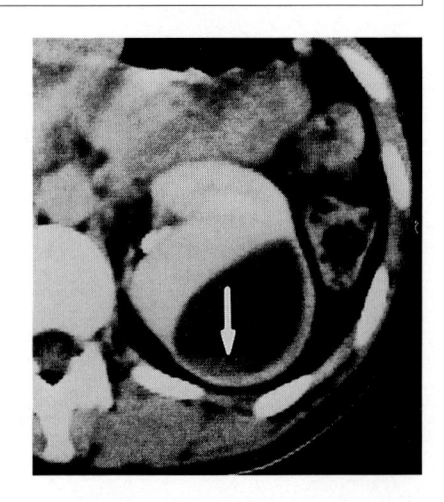

図6 陳旧性被膜下血腫
比重の高い成分が背側に沈む（矢印）

bridging septum に囲まれた腎周囲血腫は被膜下血腫に類似するが，被膜下血腫は，両凸レンズ型で，隔壁や腎筋膜の肥厚を伴わない（図5 A, 6）．

ポイント 94 腎周囲腔に隔壁あり
腎実質内・被膜下・腎周囲血腫を区別する

コメント　腎血腫：血腫の濃度

血液の濃度は肝より低く，腎とほぼ同程度だから，出血直後はほぼ腎実質と同濃度のはずである．しかし間もなく血清成分の吸収により血餅成分の凝固が始まり，数時間で図1のように高濃度血腫となる．血腫の濃度が高いのは主としてヘム蛋白によるものである．高濃度は数日間続き，今度は蛋白融解により濃度は低下し（図1C），大きさにもよるが，やがて約1カ月で水に近い濃度（図2）となる．

ポイント 95　血腫は時間とともに高濃度から低濃度へ変化する

▼腎血腫の原因

　従来の外傷の他に，表に示すような原因を考慮する必要がある．特に経皮腎生検の約60〜85%，同腎瘻術の13%に腎出血が認められることに注意したい[2]．

Page kidney：腎外傷後にみられる高血圧の原因としては，腎門部の血腫や血栓により腎動脈狭窄を生じる場合がまずあげられる（腎血管性高血圧症）．もう一つは被膜下出血や腎周囲出血により腎実質が圧迫され，renin-angiotensin系の賦活により高血圧を呈する病態で，Page kidneyと呼ばれる（Page[3]は人名）．最初の臨床例はアメリカンフットボールの選手であった[4]．血管造影を施行しても近位の腎動脈に異常はないので，CTの役割は大きい[5]．dynamic CTで腎周囲の病変とともに，腎実質の灌流遅延がみられる．血腫のみならず，腎周囲尿腫（urinoma），腫瘍，腎周囲炎，被膜線維（石灰）化などもPage kidneyの原因となる．

表　腎出血の主な原因

1．外　傷
2．医原性 　　（経皮腎生検・経皮腎瘻術・衝撃砕石術）
3．凝固能低下
4．腎透析
5．腎不全
6．腎腫瘍
7．多嚢胞腎

文献
1) Kunin M: Bridging septa of the perinephric space: Anatomic, pathologic, and diagnostic considerations. Radiology 158: 361, 1986.
2) Cronan JJ, et al: Retroperitoneal hemorrhage after percutaneous nephrostomy. AJR 144: 801, 1985.
3) Page IH: The production of persistent arterial hypertension by cellophane perinephritis. JAMA 113: 2046, 1939.
4) Engel WJ & Page IH: Hypertension due to renal compression resulting from subcapsular hematoma. J Urol 73: 735, 1955.
5) McCune TR, et al: Page kidney: case report and review of the literature. Am J Kidney Dis 18: 593, 1991.

STEP 96 ★★

AM　56歳男性

勤務先の定期健康診断の超音波検査で左腎に囊胞がいくつかあるといわれた．右腎は正常．自覚症状や血尿は認められない．

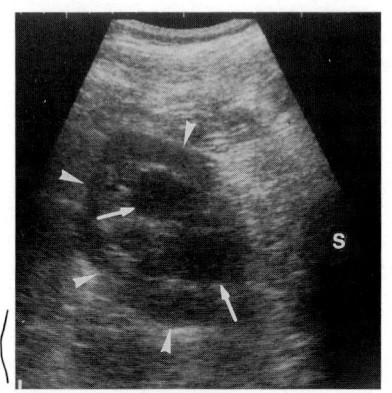

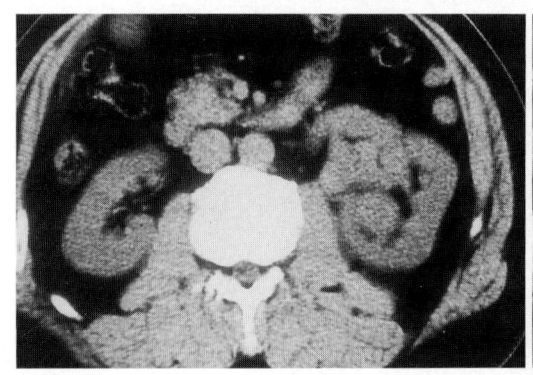

A．背面からの軸位横断像　　　　B．背面からの矢状断層像

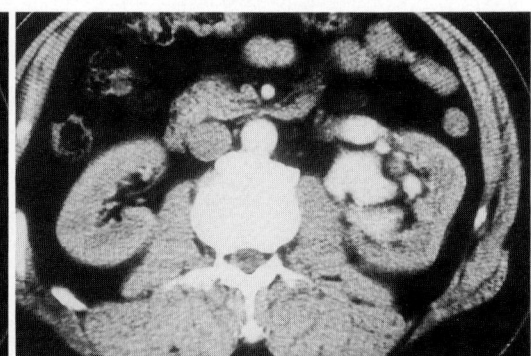

図1　AM．超音波像　S 椎体，矢頭は左腎，矢印は低エコー病変

A．単純CT　　　　B．dynamic CT動脈相

図2　AM．CT

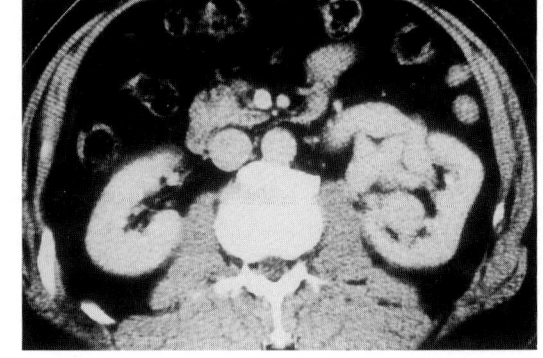

C．平衡相

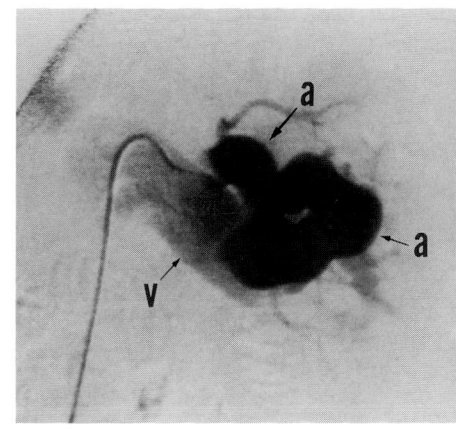

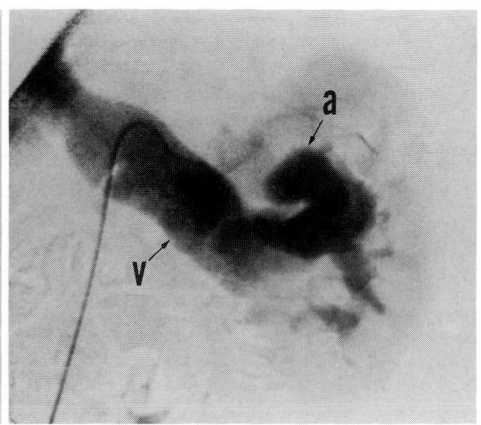

A．動脈相（すでに腎静脈 v が認められる）　　B．1秒後（a 拡張した腎動脈）
図3　AM. 血管造影

表　腎門部の血管拡張像
1．脾腎短絡（遠肝性門脈側副路）
2．腎動脈瘤
3．腎動静脈奇形（瘻）
4．重複・左下大静脈
5．〔囊胞・水腎症〕
6．〔リンパ節〕

超音波断層の読影（図1） ▶ ①左腎の腎門よりに多数の囊胞様構造を認める．多発性腎囊胞，多胞性囊腫，水腎症，腎門リンパ節腫大，拡張した血管（表）が鑑別診断として考えられる（脾腫がなかったので脾腎短絡は除外した）．

CTの読影（図2） ▶ ①単純 CT：左腎門に蛇行拡張した血管を思わせる腫瘤を認める．
②dynamic CT 動脈相：大動脈と同時に，腎門部の"腫瘤"が造影される（この時期には腎実質の中でも皮質のみ造影されている）．
③dynamic CT 平衡相（通常の造影 CT と同じ）：腫瘤は腎静脈，大動脈，下大静脈と同様に均一に造影されている．
　　腎動静脈奇形・動静脈瘻が考えられる．確定診断と治療方針決定のため血管造影を施行した（図3）．

左腎動脈造影の読影（図3） ▶ ①左腎動脈は拡張し，拡張した血管を介して直接腎静脈に造影剤は流れる．
②腫瘍や蔓状血管魂（nidus）は認められない．

診断 ▶ 腎動静脈瘻　renal arteriovenous fistula（外傷・手術・生検の既往はない）

コメント　腎の動静脈短絡と腎門部血管拡張

腎動静脈奇形は通常小さく，超音波やCTで診断されることは少ない[1]．稀に巨大になり，超音波像で多発性腎囊胞や水腎症に似た像を呈することがある．脾腎短絡（102頁）は，脾腫の存在と，脾門部から蛇行した血管が続いていることで鑑別される．重複・左下大静脈は，尾側のスライスとの連続性，その直管状構造から診断される．球形の腎動脈瘤の鑑別は容易だが，長い範囲にわたる腎動脈瘤との鑑別には，dynamic CTが有効である．動脈相での"病変"と腎静脈の濃染により，動静脈短絡の存在が示される．**動静脈短絡**は種々の病変で認められるが，腫瘍に伴うものでは，この症例ほど血管が太くなることはない．動静脈奇形は，流入動脈・nidus（蔓状血管魂）・流出静脈により構成され（図4），**動静脈瘻**ではnidusを欠く．本症例（AM）ではnidusは認められず，太い動静脈が直接吻合しているのが手術時に確認された．

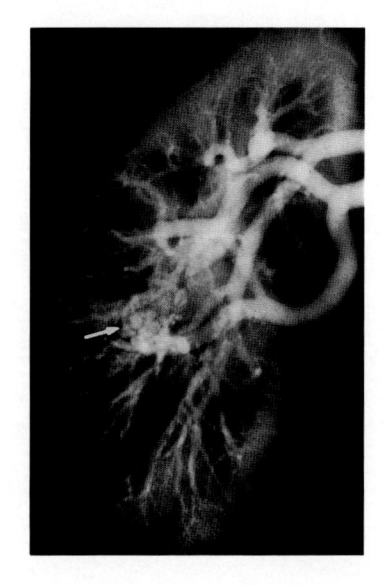

図4　小さな腎動静脈奇形にみるnidus（矢印）

> **ポイント　96　超音波では，拡張した血管を囊胞と間違えることがある**

文献　1) Cho KJ, et al: Non-neoplastic congenital and aquired renal arteriovenous malformations and fistulas. Radiology 129: 333, 1978.
2) Charnsangavej J, et al: Giant vascular malformation of the kidney: computed tomographic and angiographic appearances. Urol Radiol 7: 8, 1985.

STEP 97～98 ★★

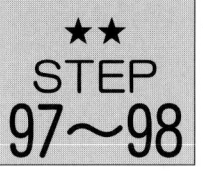

HN　35歳男性　発熱，白血球増加，左背部痛

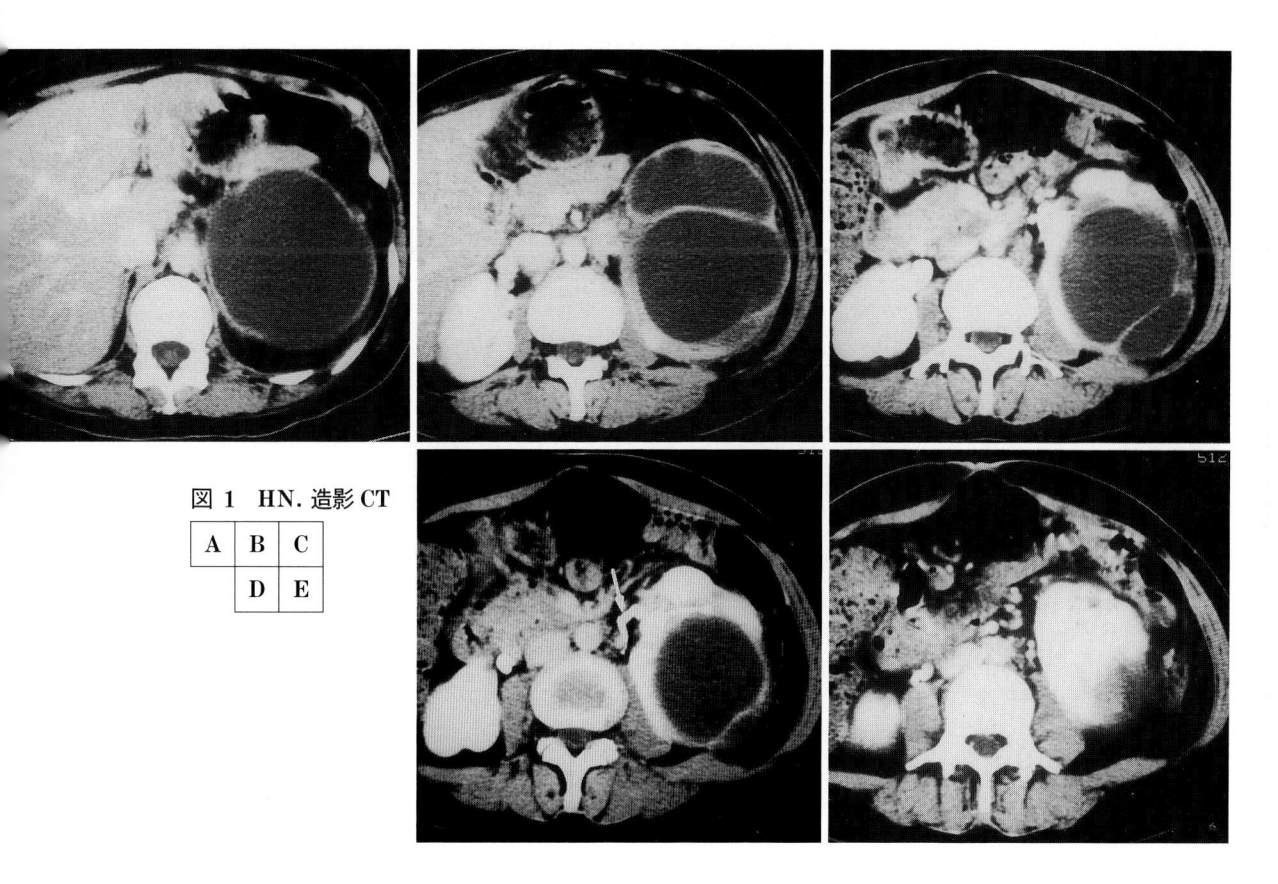

図1　HN. 造影CT

A	B	C
D	E	

CT所見 ▶ ①左腎上極に多発性嚢胞性腫瘤が存在する．腫瘤は全体として内側の円形の嚢胞を細長い嚢胞が囲む構造をしている．
　　　　　②腎下極は正常に機能しており［造影された左尿管を認める（図1D矢印）］，重複腎盂の上極側の異常と考えられる．

診断 ▶ 腎上極膿腎症
・CT上は水腎症と区別できない．
・CT上，上極の尿管が認められないのは，上極腎盂尿管境界部の炎症性閉塞のためである．

コメント　腎の囊胞性病変（図2）

A．基本的に孤立性の囊胞

1．単純囊胞　simple cyst

最もありふれた腎囊胞で典型囊胞型腫瘤像を示す（図3）．加齢とともに増加する傾向があり，**50歳以上では約50%**に認められる．よほど大きくなって周囲臓器や腎盂を圧迫しない限り，臨床的意義はない．CTで濃度が高いとき，CT，超音波で5 mmϕ以下の場合には充実性腫瘤との鑑別に特別の配慮が必要である．多発する場合は成人型多囊胞症と区別すべきである．

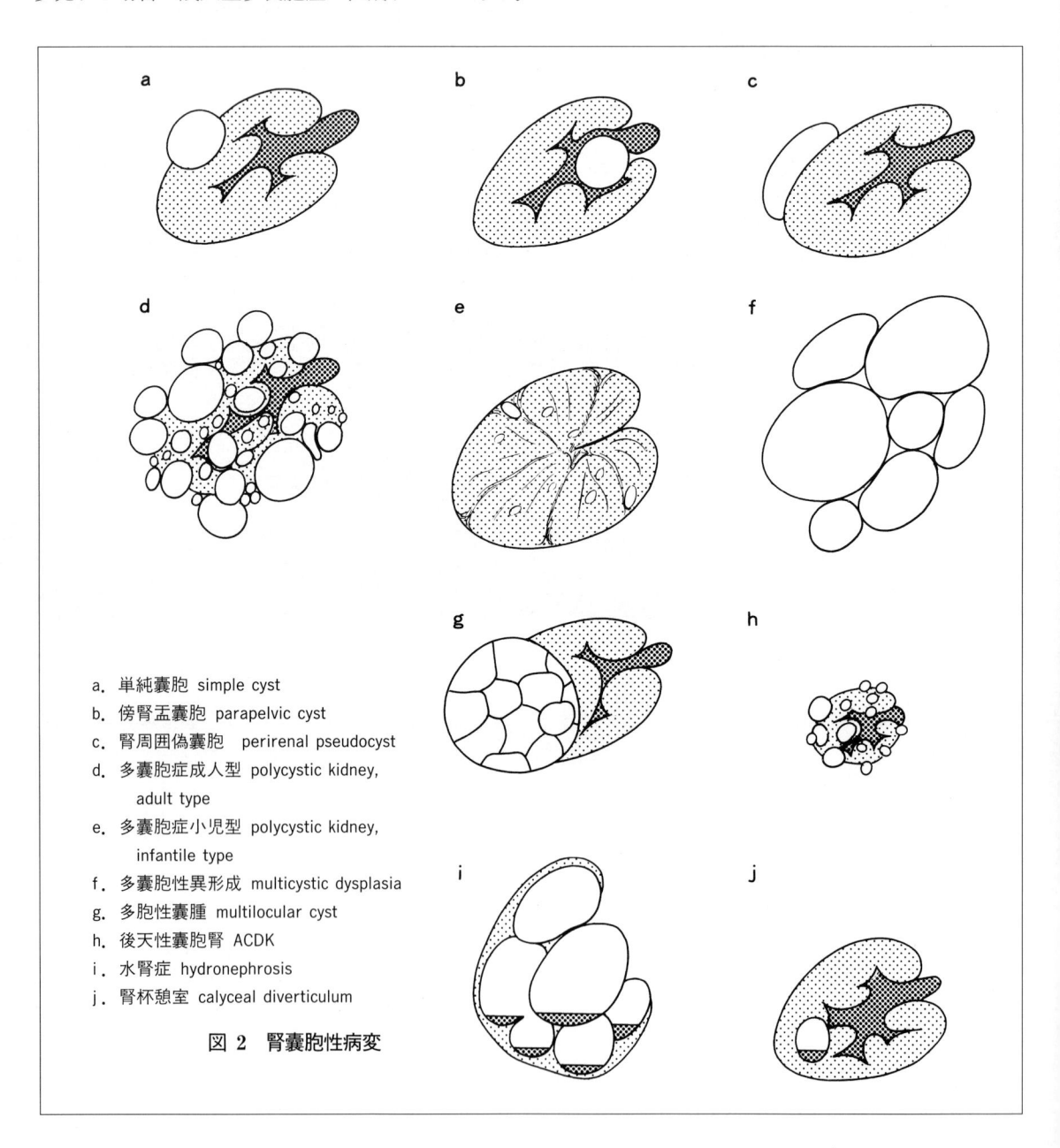

a．単純囊胞　simple cyst
b．傍腎盂囊胞　parapelvic cyst
c．腎周囲偽囊胞　perirenal pseudocyst
d．多囊胞症成人型　polycystic kidney, adult type
e．多囊胞症小児型　polycystic kidney, infantile type
f．多囊胞性異形成　multicystic dysplasia
g．多胞性囊腫　multilocular cyst
h．後天性囊胞腎　ACDK
i．水腎症　hydronephrosis
j．腎杯憩室　calyceal diverticulum

図2　腎囊胞性病変

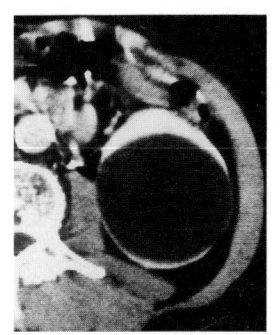

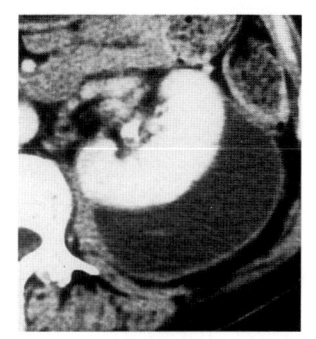

図3 単純腎囊胞　　図4 腎周囲偽囊胞(融解血腫)

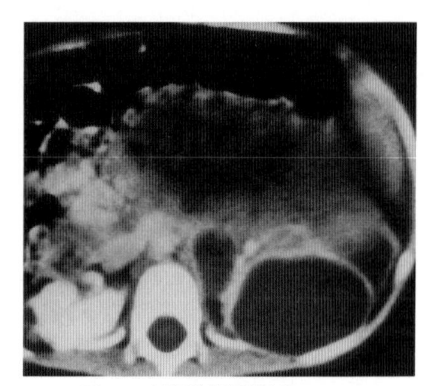

図5 多囊胞性異形成
multicystic dysplasia

2．傍腎盂囊胞　parapelvic cyst

腎盂・腎杯に隣接するため，これらを圧排する．単純囊胞とは異なるとする説もあるが，大部分は同じもので，単に発生部位の違いと考えてよい．

3．腎周囲偽囊胞　perirenal pseudocyst

腎周囲血腫の内容が液状融解したもの(図4)，あるいは外傷により尿が腎周囲腔に逸脱し貯溜したもの．後者は**尿腫 urinoma** あるいは **uriniferous pseudocyst**（尿性偽囊胞）とよばれる．腎周囲腔の構造についてはステップ94〜95図3（257頁）参照．

B．多囊胞症　polycystic disease

1．成人型

常染色体優性遺伝で，両腎は腫大し，大小多数の囊胞を擁する（ステップ99；269頁）．

2．小児型多囊胞症

ステップ99（269頁）参照．

C．腎異形成

1．多囊胞性腎異形成　multicystic renal dysplasia

囊胞が**ブドウ状**に連なる(図5)．正常腎実質を欠き**腎機能**はない．原則として片側性(両側性なら生存不可)．患側の尿管は膀胱側のみ存在することが多く，逆行性尿管造影では，尿管は盲端で終わる．

2．多胞性囊腫　multilocular cyst

腎の一部を占拠する囊胞で，内部に多数の隔壁を有する(図6)．隔壁はCTより超音波で鮮明に描出される．囊胞壁に正常腎実質は認められないが，腎芽腫類似の未分化組織（blastema）を有することが多く，腫瘍と考え，**multilocular cystic nephroma** とよばれることもある．**cystic partially differentiated nephroblastoma (CPDN)**[1]は，多胞性囊腫と肉眼的には区別し難いが腎芽腫様成分が明瞭なものである．また成人では囊胞性腎細胞癌との区別が重要である．

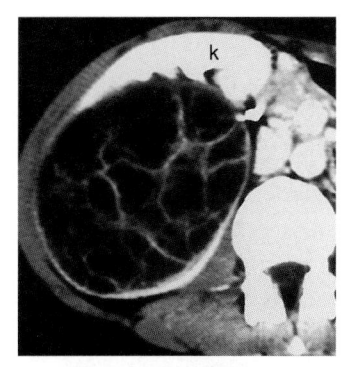

図6 多胞性囊腫
k 右腎実質

腎の多胞性嚢胞（多発性ではない！）を画像上完全に良性とするには，すべての壁・隔壁が一様に紙のように薄いことを証明しなければならない．これが不可能な場合には摘出手術が必要である．

D．髄質嚢胞症　medullary cystic disease

1．髄質海綿腎　medullary sponge kidney

基本的に腎障害はないか軽度である．拡張した集合管に結石があれば，CT でも確認される．静脈性尿路造影で拡張した髄質の集合管を描出するのが確実である．

2．尿毒症性髄質嚢胞症　uremic medullary cystic disease

家族性疾患で，若年者に尿毒症，貧血および塩喪失性腎炎を招く．腎は両側とも小さい．髄質に無数の小嚢胞を形成するが，画像として描出するのは困難である．**juvenile nephronophthisis** とよばれる疾患も，嚢胞は目立たないが本質的には同一疾患と考えられる[2]．

E．系統疾患に伴う多発性腎嚢胞

次の疾患は，多発性腎嚢胞を伴うことがあると報告されている．

① 結節性硬化症
② **trisomy D（13〜15），trisomy E（18）**
③ **Meckel 症候群**
④ **Zelweger 症候群**
⑤ **von Hippel-Lindau 病**
⑥ **Beckwith-Wiedemann 症候群**
⑦ **Jeune 症候群**

F．腎透析に伴う多発腎嚢胞（ACDK）（ステップ 85；237 頁参照）

G．腎盂と交通のある嚢胞性病変

1．腎杯憩室　calyceal diverticulum

腎盂嚢胞 pyelogenic cyst ともよばれる．単純 CT や超音波では，単純嚢胞や傍腎盂嚢胞と区別できない．内部に結石や milk of calcium を形成しやすい．

2．水腎症　hydronephrosis

単純 CT や超音波では，軽度な水腎症は単純嚢胞や傍腎盂嚢胞と，高度な場合には多嚢胞性異形成と紛らわしいことがある．高度な水腎症では内側中央部の嚢胞（腎盂）を多数の嚢胞（腎杯）が取り囲む"ひまわり"構造を有する．造影 CT で尿・造影剤水平面を認めれば診断は容易である．造影直後の CT で造影剤排出が認められなくても数時間後の CT で認められることが多い（図7）．

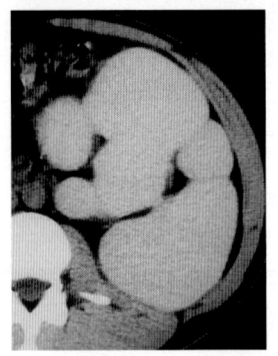

図 7　高度水腎症の delayed CT
　　　（造影剤静注 24 時間後）

> **ポイント 97　腎には多様な囊胞がある**

コメント　重複腎盂尿管と水腎症

　腎盂尿管が完全に重複している場合には，下極の尿管は膀胱の正常位置に開口するが，上極の尿管は，これより下方の膀胱，尿道などに異所性開口する（**Weigert-Meyer の法則**）．異所開口部では，閉塞，逆流，上行感染をおこしやすくなる．このため腎上極の水腎症，特に膿腎症に気をつける必要がある．静脈性尿路造影では典型的な "**drooping lily**" を示す（図8）．もちろん，これは本症に特異的なものではなく，腎上極，副腎の腫瘤性病変を示すものにすぎない．

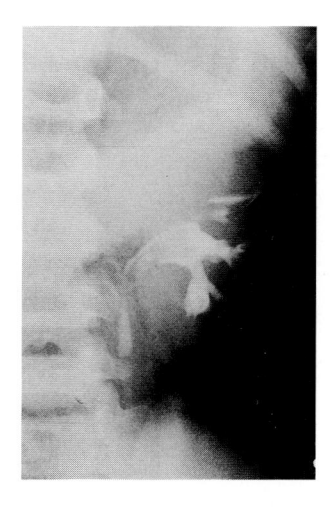

図 8　静脈性尿路造影
左腎上極水腎症による "drooping lily"

> **ポイント 98　腎盂尿管重複は上極の異常を伴いやすい**

文献　1) Joshi VV: Cystic partially differentiated nephroblastoma: An entity in the spectrum of infantile renal neoplasia. Cancer 40: 789, 1977.
　　　2) Giangiacomo J, et al: Medullary cystic disease vs nephronophthisis. A valid distinction? JAMA 232: 629, 1975.

STEP 99 ★

PK 51歳男性

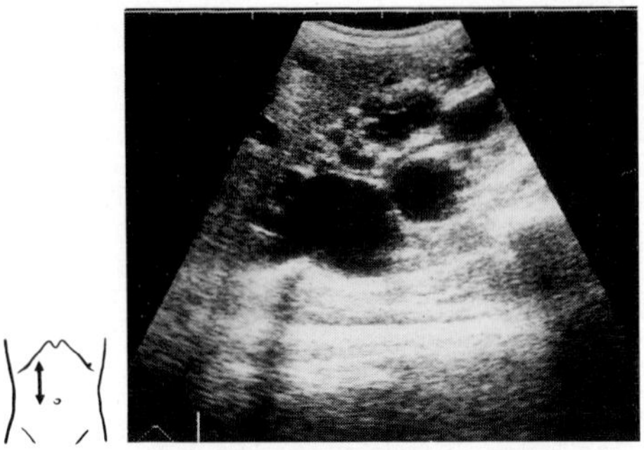

A．超音波断層(右腎部)

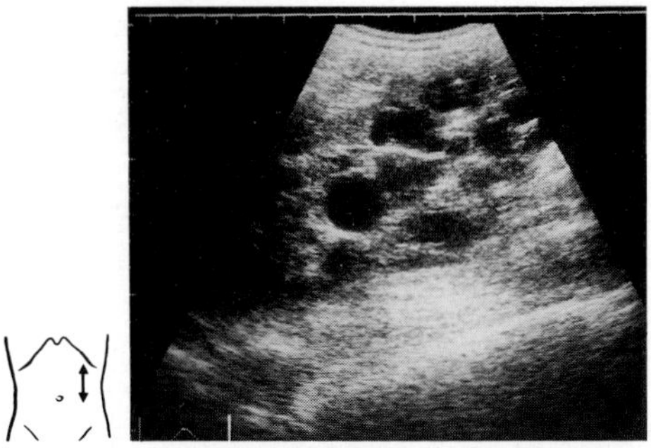

B．超音波断層(左腎部)

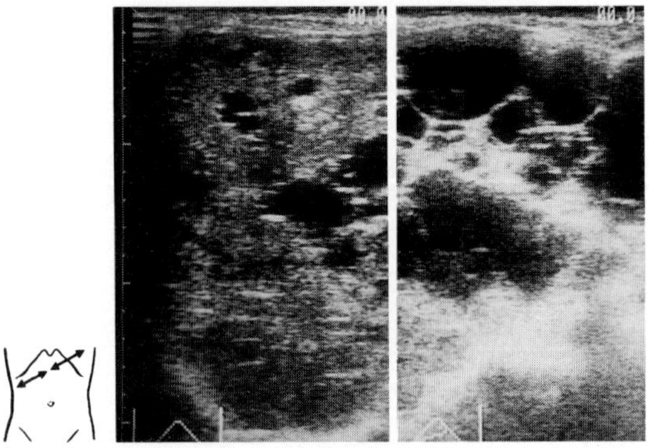

C．超音波断層(肝)

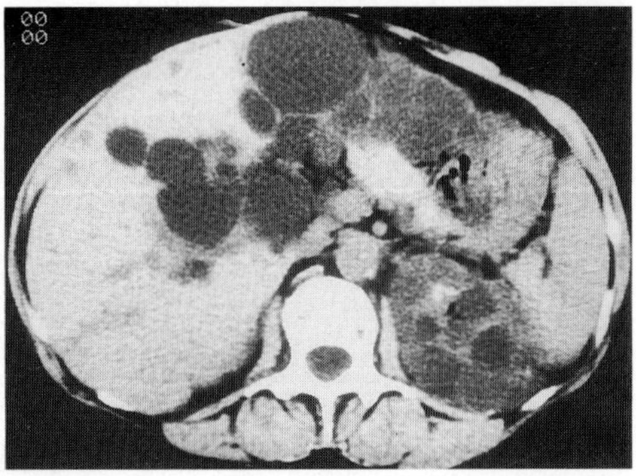

D．単純 CT

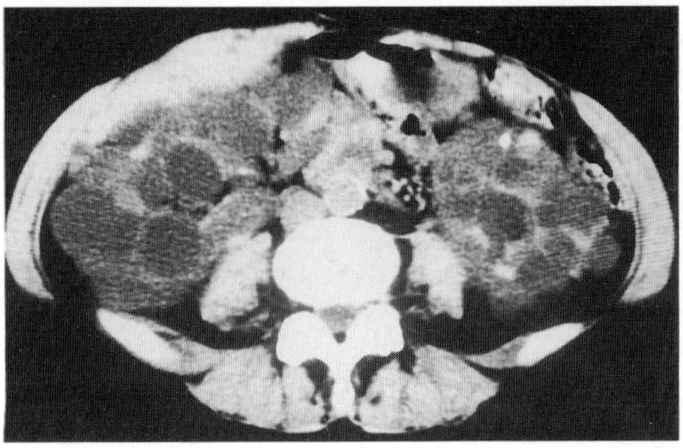

E．単純 CT

図1 PK．

診断▶①polycystic (kidney) disease, adult type
②nephrocalcinosis

コメント　多嚢胞腎（症）polycystic（kidney）disease

遺伝性の明確な，両側性の疾患であるが大きく2型に分類される．すなわち，成人型 adult type と小児型 infantile type である．

1．成人型多嚢胞腎（症）adult type polycystic disease

比較的頻度の高い病態で（200〜1,000人に1人）あり，**常染色体優性**の遺伝型式をもつ．30〜40歳代以降に，腹部腫瘤，慢性腎不全，高血圧などから発見されることが多く，古典的な"Swiss cheese"様の所見を示す．図1にみるように高率に腎実質の石灰化 nephrocalcinosis を CT 上認める．また高濃度嚢胞（出血性嚢胞，図2）や，血腫（図3）を伴いやすい．

成人型と称するが，臨床的に発見されるのが前述したように成人期以降ということであって，一般にその程度は軽いが，超音波検査の普及により，小児期に診断されることが多くなってきた．

腎病変が比較的軽度な症例では，多発性単純嚢胞との鑑別が問題となることがある．約60％の症例では，肝にも多発嚢胞を認める[1]．肝に見られる嚢胞には，通常の肝嚢胞と胆管周囲嚢胞（peribiliary cyst）とがある．後者は胆管周囲腺（peribiliary gland）の嚢胞性拡張で，一般に肝嚢胞より小さめで肝門近くの胆管に沿って多発する傾向がある[3]．しかし肝多発性嚢胞の有無，程度は肝機能に影響を与えることはなく，腎機能とも相関しない．膵嚢胞の合併は剖検で9％[2]，肺・卵巣ではさらに稀である．また頭蓋内動脈瘤（約15％）や大動脈縮窄症および心内膜線維弾性症 endocardial fibroelastosis の合併も知られている．きわめて稀であるが，片側腎が成人型多嚢胞腎と区別不可能な形態を示すことがある．家族性はなく，非進行性で腎機能も保たれ，成人型や小児型の多嚢胞腎（症）とは別の病態である[4]．**unilateral renal cystic disease（URCD）**とよばれている．

2．小児型多嚢胞症　infantile type polycystic disease

稀な（6,000〜14,000人に1人），必ず腎と肝に病変を有する**常染色体劣性遺伝**の疾患である．腎病変は細かい（数mm以下）無数の尿細管の嚢状拡張であって，全体として両腎ともに海綿状で著しく腫大している．その排泄性尿路造影は pathognomonic である．すなわち腫大した両腎は腹腔の大部分を占め，細かい，嚢状に拡張した尿細管内に貯溜した造影剤が放射状に並んでみられる．しかし，これはその腎機能に

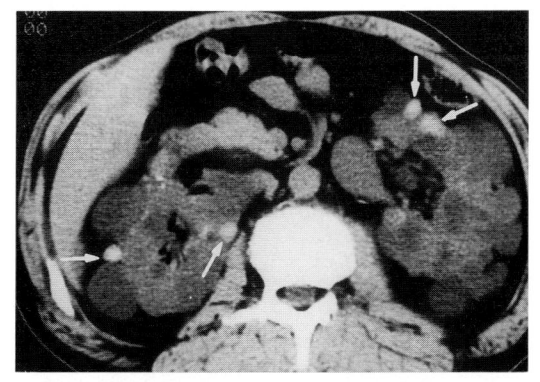

図2　成人型多嚢胞症にみる高濃度嚢胞（単純CT）

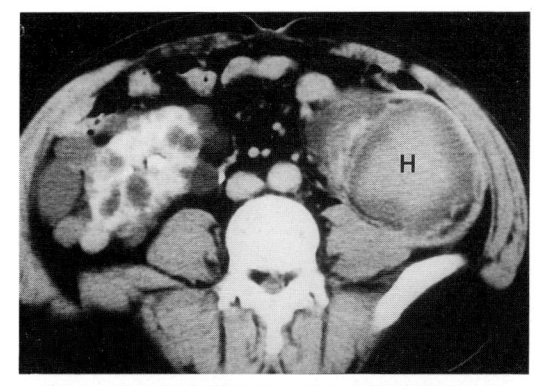

図3　成人型多嚢胞症に伴う左腎周囲腔血腫（H）

より，造影剤静注後12時間，24時間などの遅い相を撮影しなければ得られないことが多いので，注意を必要とする．造影CTでも放射状の造影効果が認められる[5]．蜂巣型腫瘤(10頁)の特徴を反映して，超音波では腫大した腎内部のエコーは高く，ところどころに比較的大きな嚢胞を認める（図4）．

また肝病変は肝内胆管の嚢状増殖と門脈周囲線維化であり，程度の差はあっても，必ずmicroscopicには認められるとされるが，画像診断的には二次的な門脈圧亢進症の所見を除いて，直接肝の変化を描出することは難しい．程度が進むと肝も高エコーになる．

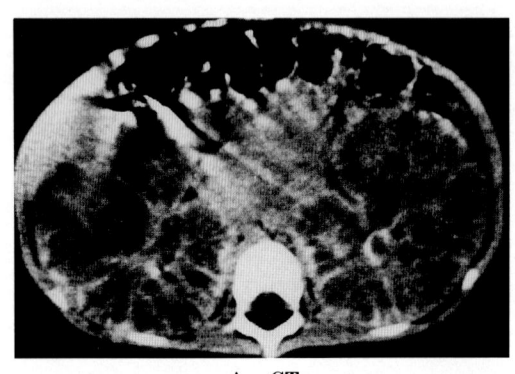

A．CT　　　　　　　　　　　B．超音波

図4　小児型多囊胞症
S 脊椎，L 肝，GB 胆嚢　矢頭は右腎

ポイント 99　polycystic disease には成人型と小児型がある

文献
1) Levine E, et al: Liver cysts in autosomal dominant polycystic kidney disease: clinical and computed tomographic study. AJR 145: 229, 1985.
2) Bosniak MA, et al: Polycystic kidney disease. Semin Roentgenol 10: 133, 1975.
3) Itai Y, et al: Hepatobiliary cysts in patients with autosomal dominant polycystic kidney disease: prevalence and CT findings. AJR 164: 339, 1995.
4) Curry NS, et al: Unilateral renal cystic disease in an adult. Abdominal Imaging 19: 336, 1994.
5) Rabinowitz R, et al: Computed tomography in diagnosis of infantile polycystic kidney disease. J Urol 120: 616, 1978.

STEP 100 ★

PA　48歳男性　高血圧

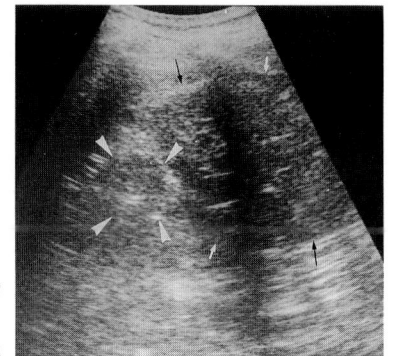

A．超音波背面矢状断層像

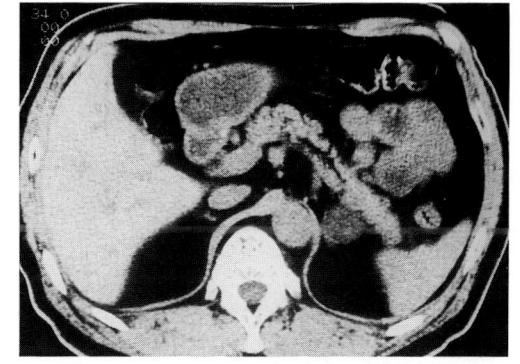

B．単純CT

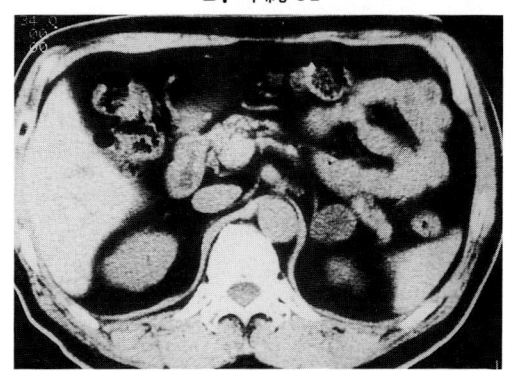

図1　PA．

C．単純CT

1　椎体
2　左腎上極
3　肝
4　膵
5　下大静脈
6　大動脈
7　脾静脈
8　横隔膜脚

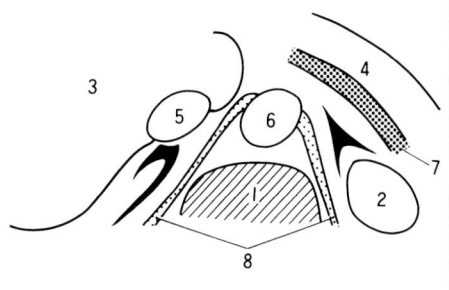

A．模式図 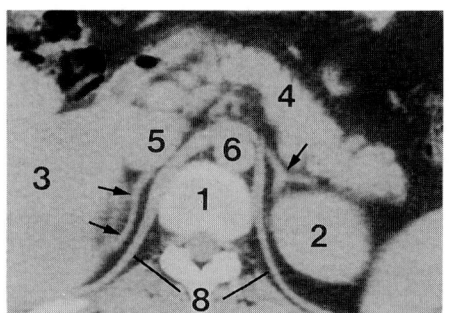　　　　B．CT（矢印 副腎）
図2　正常副腎CT像

4．腎臓・副腎・後腹膜

まず副腎の位置を復習する（図2）．副腎は両側とも腎筋膜内すなわち腎周囲腔の脂肪に囲まれている．

①左副腎は，左腎上極，大動脈，左横隔膜脚および膵後縁（脾動静脈）に囲まれ，横断面で楔型をしている．

②右副腎は，大静脈が肝に入るレベルにある．下大静脈を"おたまじゃくし"の頭とすれば，右副腎は尾にあたる．左副腎と同様，内側脚・外側脚を認める場合もある．

超音波・CT所見▶左腎上腹側の副腎部に超音波で腎（図1A矢印）とほぼ等エコーの腫瘤（図1A矢頭），CTで腎，膵，大動脈より低濃度の腫瘤がある．しかし濃度はやや不均一でエコー所見からも充実性と考えられる．左副腎内側脚が認められる．

診断▶左副腎腺腫（原発性アルドステロン症）

コメント　副腎皮質機能亢進症　adrenocortical hyperfunctioning

1．原発性アルドステロン症　primary aldosteronism

アルドステロン分泌過剰（アルドステロン症）は高血圧患者の1％に満たない．診断は，①血漿および尿中アルドステロン値上昇，②血漿カリウム低値，および③PRA（plasma renin activity）低値の3つによってなされる．アルドステロン症の少なくとも50％は片側の腺腫による．両側の腺腫は10％に満たない．腺癌が原因となることはきわめて稀である．他は原因不明の両副腎過形成による．これらのうち副腎腺腫によるものを原発性アルドステロン症（**Conn症候群**）とよぶ．腺腫は通常小さく（<20 mmϕ），患側の副腎の一部が確認できる．濃度は正常部や腎に比べ低いことが多い（図3）．腺腫の2/3以上はCTで検出される．しかし10 mmϕ以下のものでは検出率は低下する．このような場合には，副腎皮質シンチグラフィが有効である．超音波は，小腺腫の検出には無効である．

2．Cushing症候群

Cushing症候群の原因となる腺腫は，原発性アルドステロン症のものに比べ大きい（図4，20～50 mmϕ）．また周囲の脂肪も豊富なため，CTで腺腫を見逃すことはまずない．Mayo Clinicの報告によれば，

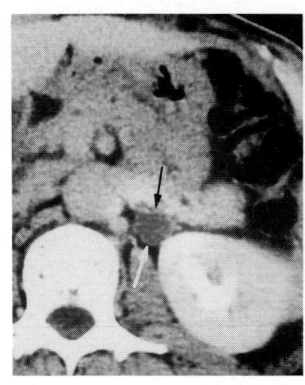

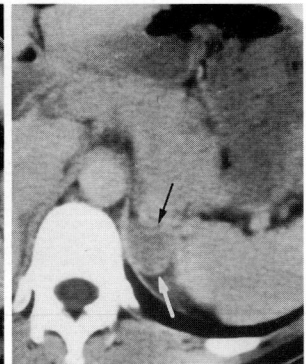

図3　原発性アルドステロン症の腺腫

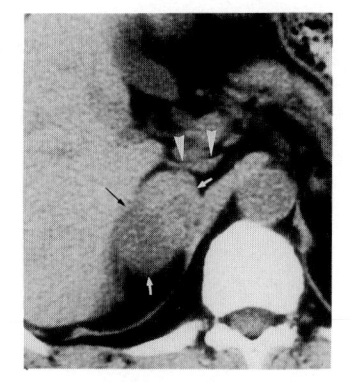

図4　Cushing症候群の右副腎腺腫（矢印）
部分的に濃度が異なる．
矢頭は扁平化した下大静脈．

Cushing症候を示す症例の80%は下垂体性(**Cushing病**)で，他の原因としては，副腎腺腫(18%)，副腎癌(1%)，異所性ACTH産生腫瘍(1%)があり，Cushing病の99%は下垂体腺腫によるものである[1]．

副腎皮質腺腫(アルドステロン症，Cushing症候群，非機能亢進性)の濃度はその脂肪含有量によって，肝と同程度から水より低いものまで広い範囲におよぶ．特に水と同程度の均一な濃度を示す場合には，嚢胞性病変との鑑別が必要である．図5Aの単純CTをみてみよう．右副腎腫瘤は胆嚢内と同じ濃度である．造影後(図5B)には胆嚢内より遙かに高濃度になり副腎腺腫と診断可能である．単純CT，造影CTにおける腫瘤のCT値はそれぞれ，4 HU，46 HUであった．

3．副腎（皮質）癌 adrenocortical carcinoma

副腎皮質癌の約50%は機能亢進症〔Cushing症候群，女性の男性化・男性の女性化および思春期早発症(**副腎性器症候群**)〕の原因となる．副腎皮質癌は通常大きく，超音波でも容易に検出される．中央部の壊死や出血が多く，CTでも超音波でも不均一となる．大きくなると肝腫瘍や腎腫瘍との区別が困難となる(図6)．

図5 右副腎腺腫(矢印)
 A．単純CT
 B．造影CT
 gb 胆嚢．

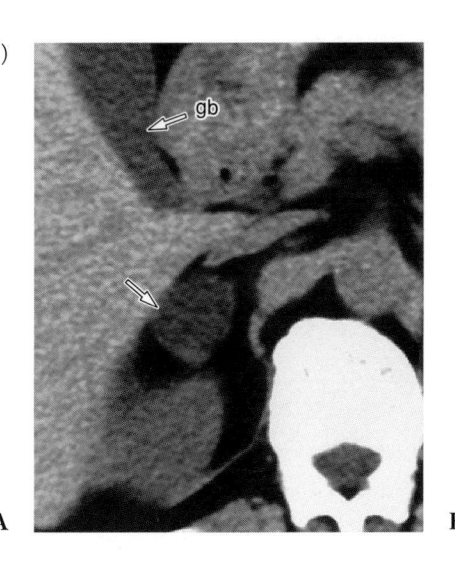

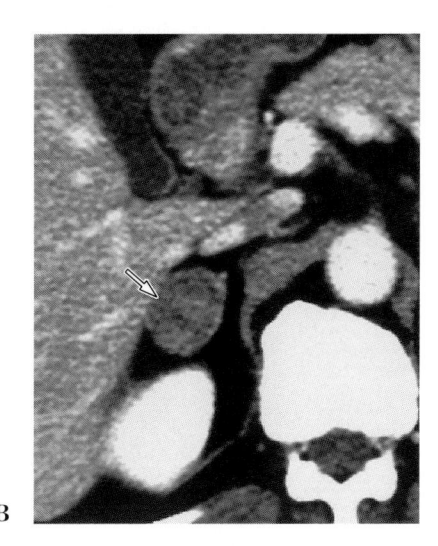

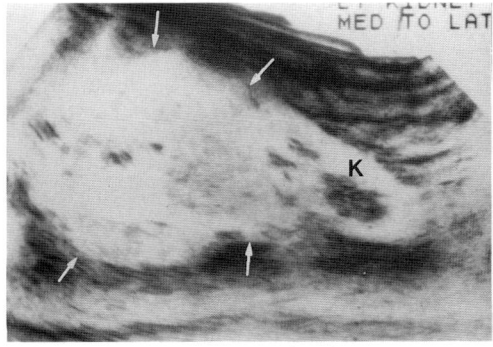

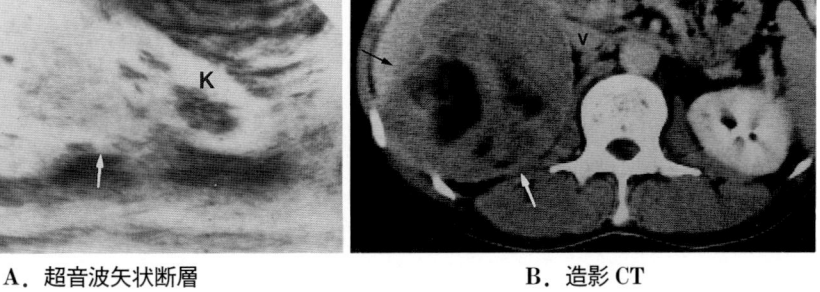

A．超音波矢状断層   B．造影CT
図6 副腎癌(K 右腎，V 下大静脈)

4．副腎皮質過形成　adrenocortical hypertrophy

　US，CT，MRIで画像診断的に過形成と診断するのは一般に困難である．確かに画像上肥大している両側副腎を認めることもあるが，内分泌学的に機能亢進を示す副腎過形成の多くは，画像上は正常の大きさである．過形成の診断は内分泌学的になされるものである．

5．大結節性副腎過形成　macronodular adrenal hypertrophy

　稀な病態である．両副腎が多結節状に腫大する特異な形態を示す[2]（図7）．臨床的にはCushing症候群や副腎性器症候群を呈する．アルドステロン症を呈することはきわめて稀である．過形成であるが**自律性が強い**[3]．

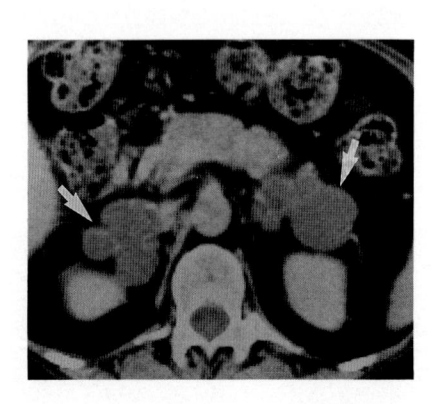

図7　大結節性副腎過形成

> **ポイント 100**　左副腎は矢頭，右副腎はおたまじゃくしの尾——腹部CTをみたら正常副腎を確認するくせをつける

文献
1) Johnson CM, et al: CT of adrenal cortex. Semin Ultrasound CT & MR 6: 241, 1985.
2) Doppman JL, et al: CT and MR imaging of massive macronodular adrenocortical disease: rare cause of autonomaous primary adrenal hypercorticolism. JCAT 15: 773, 1991.
3) Hayashi Y, et al: A case of Cushing's syndrome due to ACTH independent bilateral macronodular hyperplasia associated with excessive serection of mineralcorticoids. Endocrine J 45: 485, 1998.

STEP 101

AC　45歳男性　右背部痛

図1　AC．造影 CT
　BはAの2 cm尾側
　Cはさらに1 cm尾側

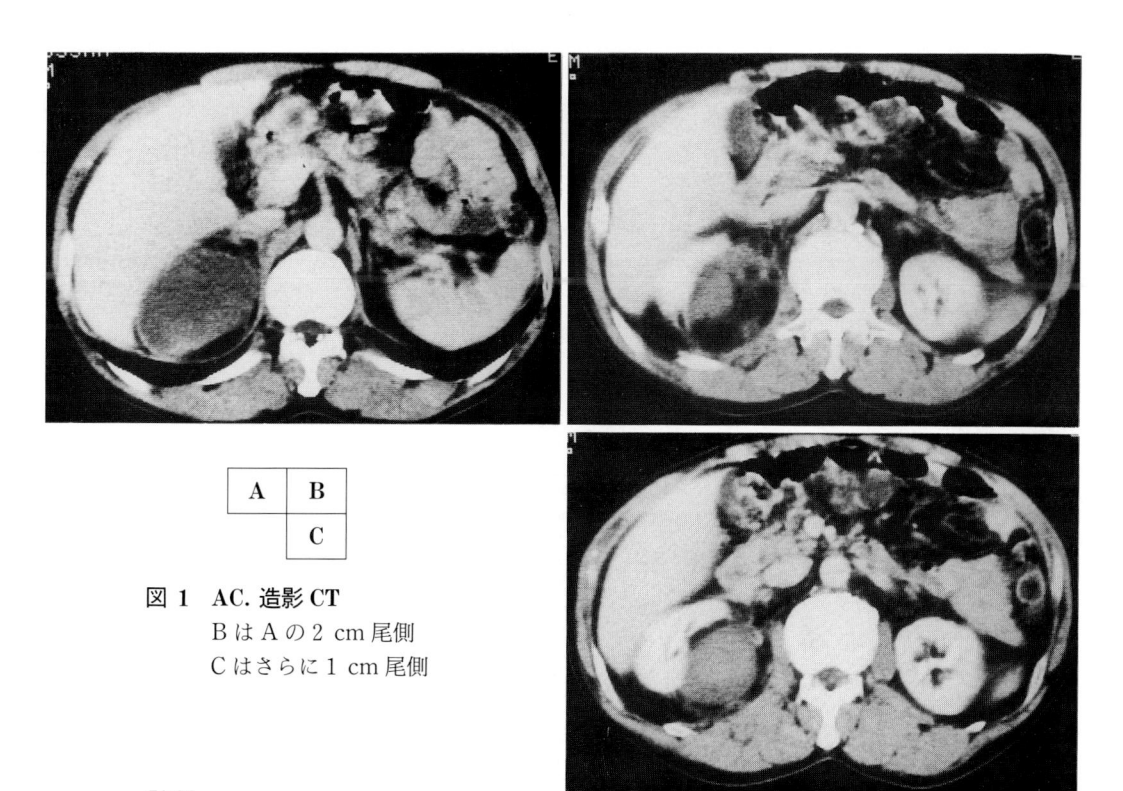

診断

Dr. A▶ 副腎囊胞．副腎血腫が時間とともに囊胞化したもので，まだ背側および尾側に濃度の高い部分が残っている．図1Bで腎周囲腔脂肪層内にも出血したと思われる．また，もともと副腎囊胞が存在して，そこに出血したとも考えられる．

Dr. B▶ 副腎骨髄脂肪腫．腫瘤内に脂肪と軟部組織がある．おそらく腫瘍からの出血もあると思う．

Dr. C▶ 腎囊胞内出血あるいは腎周囲腔血腫．Dr. Aの意見とほぼ同じだが，図1Aで副腎が前方に偏位しているのが確認できるので，副腎由来ではないと思う．

Dr. D▶ Dr. Cと同じく副腎由来ではない．脂肪を含む腎血管筋脂肪腫だと思う．腎との境界は円滑で腎は外部から圧排されているようにみえるが，この腫瘍は腎外に発育することが多い．もちろんその中に出血したということですが．

Dr. E▶ 腎周囲腔から発生した脂肪肉腫．分化のよい脂肪濃度を示す部分と，軟部濃度の分化の低い部分とを含む．

その後▶ 1カ月後，腫瘤は縮小し，腎や周囲脂肪層および副腎との境界も明瞭となった．Dr. Cの意見がmost likelyである．

コメント　副腎嚢胞

　副腎の嚢胞は稀で，剖検で0.1％以下，手術標本では0.003％にみられるにすぎない[1]．これらには表に示すように種々のものがある[2]．その中で多いのは，出血による**偽嚢胞**と**リンパ管腫系の嚢胞**（図2）である．そして画像診断上重要なことは，**腫瘍性嚢胞**を区別することである．嚢胞壁の肥厚（部分的，全体的）・不整や厚い隔壁のみられる場合には，腫瘍性嚢胞あるいは腫瘍内血腫のことが多い（図3，4）．薄い隔壁（特に造影CTで造影効果を示さない）は，内皮性嚢胞や偽嚢胞でもみられる．また直線，曲線，輪状の石灰化は，腫瘍性嚢胞でもその他の嚢胞でも認められ鑑別点にはならない[3,4]．腫瘍内血腫は，**褐色細胞腫，傍神経節腫**や**神経芽腫**に多い．

表　副腎嚢胞性腫瘤の病理分類[2]

1．寄生虫性嚢胞(エキノコッカス)	6.5％		4．内皮性嚢胞		
2．先天性(貯溜)嚢胞	1.9％		a)	リンパ管腫性	41.3％
3．嚢胞性腺腫	7.1％		b)	血管腫性	2.6％
			5．偽嚢胞		
			a)	正常副腎内出血による	32.3％
			b)	副腎腫瘍内出血による	6.5％

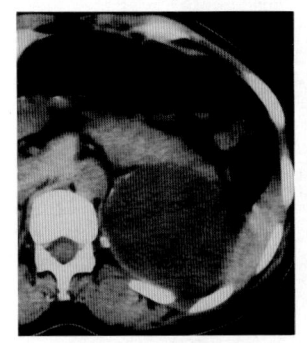

図2　左副腎嚢胞

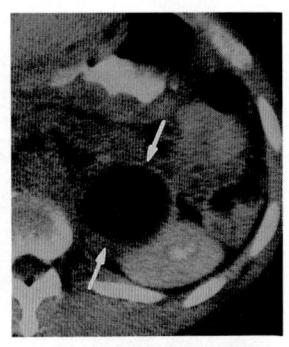

図3　左副腎嚢胞性褐色細胞腫（矢印）

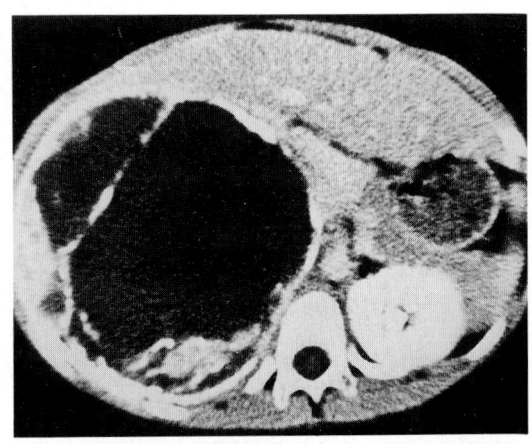

図4　右副腎傍神経節腫（無機能性褐色細胞腫）にみられた嚢胞成分(陳旧性血腫)．外周と隔壁の石灰化，背側に充実部を認める．

> **ポイント　101　副腎嚢胞——腫瘍内出血に気をつけよう**

文献
1) Budd DC, et al: Cysts of the adrenal gland. Am Surg 45: 694, 1979.
2) Abeshouse GA, et al: Adrenal cysts: Review of the literature and report of three cases. J Urol 81: 711, 1959.
3) Vézine CT, et al: Cystic lesions of the adrenals: Diagnosis and management. J Canad Assoc Radiol 35: 107, 1984.
4) Araki T, et al: CT features of calcification in abdominal neuroblastoma. JCAT 6: 789, 1982.

STEP 102 ★★

TK　60歳男性　高血圧

図1　TK.
　A，B．単純CT
　C，D．造影CT
　k　右腎，v　下大静脈

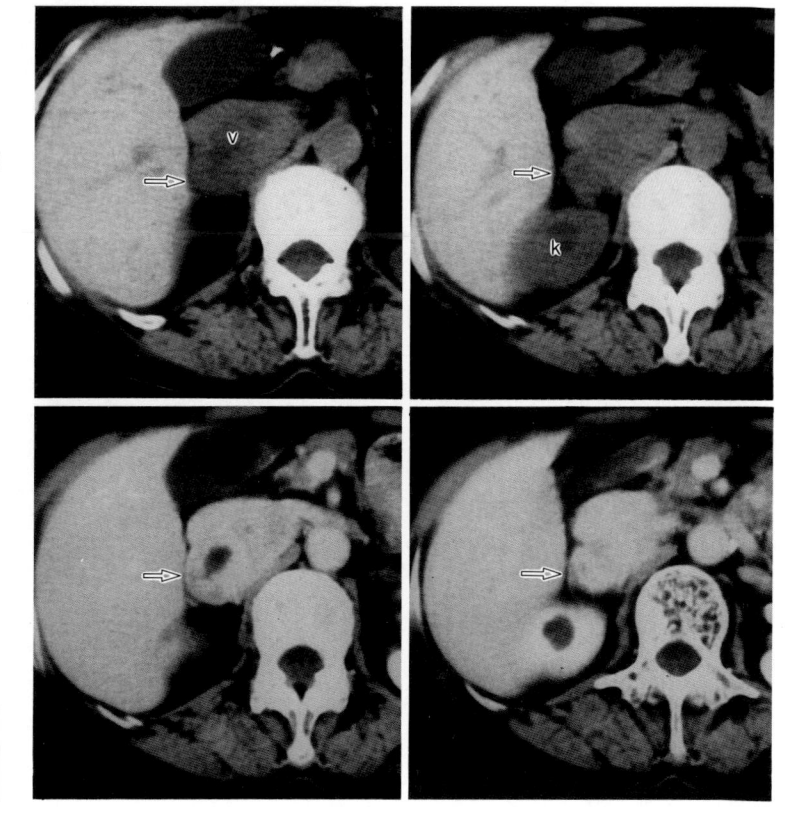

A	B
C	D

診断▶右副腎褐色細胞腫（矢印）

　褐色細胞腫　pheochromocytoma はクロム親和性細胞腫瘍でカテコールアミンを分泌する．発作性高血圧を示す症例と持続性高血圧を示す症例以外に，通常無症状で，外的刺激（手術，触診，血管造影）で発作をおこす症例があり注意が必要である．血中・尿中カテコールアミン増加，尿中カテコールアミン代謝物（VMAなど）増加により本症が疑われる．褐色細胞腫は，原発性アルドステロン症やCushing症候群の腺腫に比べ大きく，血流が豊富でCT上もよく造影効果を示す（図2）．また中心壊死（図1C）や出血をおこしやすいため，囊胞あるいは囊胞類似型腫瘤となることもある（ステップ101 図3；276頁）．褐色細胞腫の診断には^{123}I-MIBGシンチグラフィも有効である（図3）．

A．単純 CT　　B．造影 CT
図 2　左副腎褐色細胞腫

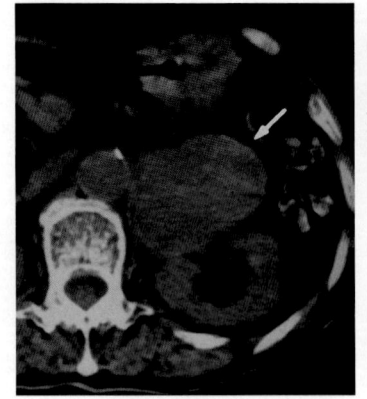

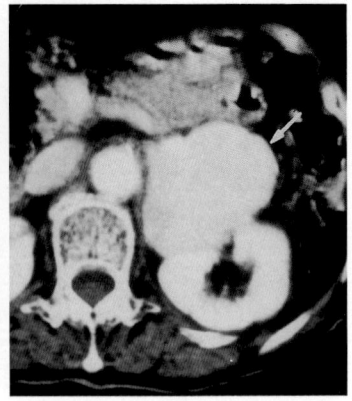

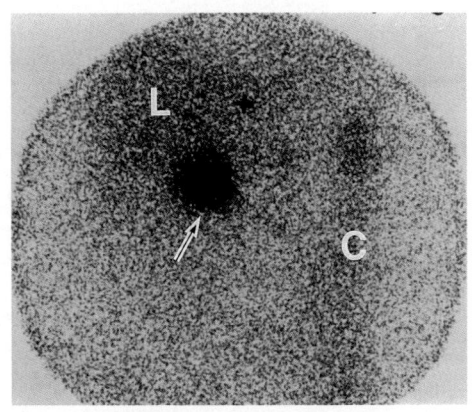

図 3　^{123}I-MIBG シンチグラム正面像
（矢印は褐色細胞腫，L 肝，C 下行結腸）

コメント　副腎髄質シンチグラフィ

^{123}I-MIBG*¹ を静注後 24〜48 時間後に撮像する．これらは神経遮断物質 guanethidine 類似物質で，神経末端の chromaffin 顆粒に親和性があると考えられている．このため，褐色細胞腫，神経芽腫，甲状腺髄様癌，傍神経節腫やその他の APUDoma*² に集積する．副腎の褐色細胞腫は CT で容易に検出されるので問題ないが，他の部位のこれらの腫瘍や転移巣の検出には，MIBG シンチグラフィが最も有力な方法である（図 4）．^{131}I-MIBG の偽陰性率は 13% と報告されており，^{123}I-MIBG ではもう少し成績がよいと考えられる[1]．

---

*¹ MIBG：metaiodobenzylguanidine
*² APUDoma：amine precursor uptake and decarboxylation＋oma（腫瘍）

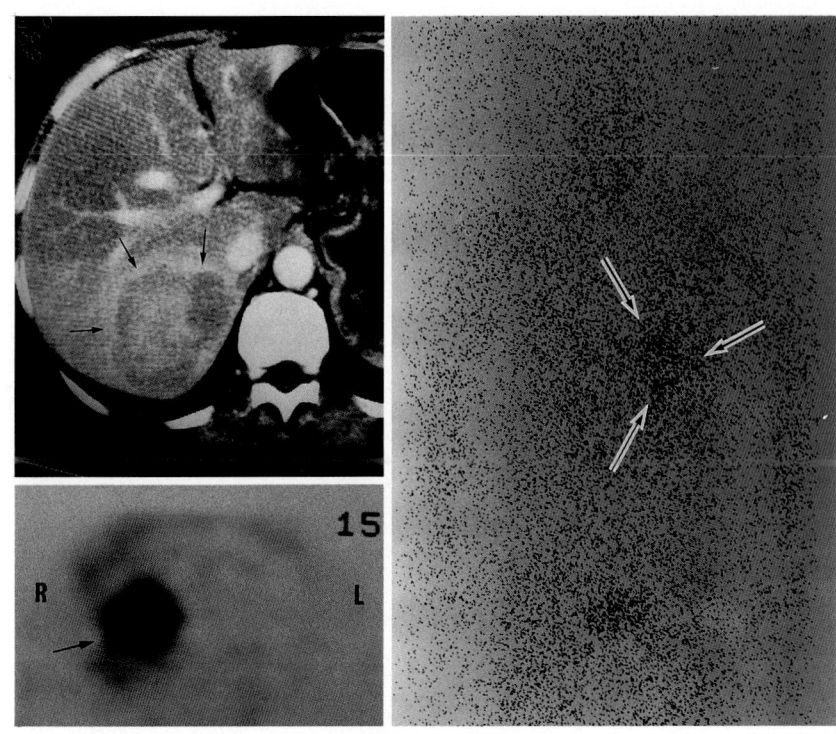

A．造影 CT　脂肪肝のため肝腫瘤はやや不明瞭．
B．^{123}I-MIBG シンチグラム（背面像）
C．SPECT　褐色細胞腫（の転移）と診断できる．

図 4　褐色細胞腫の肝転移

A	B
C	

> **ポイント** **102**　pheo(chromocytoma) には CT と MIBG

文献　1) Lynn MD, et al: Pheochromocytoma and the normal adrenal medulla: improved visualization with I-123 MIBG scintigraphy. Radiology 156: 789, 1985.

STEP 103〜104 ★★

AI　62歳男性　副腎機能不全

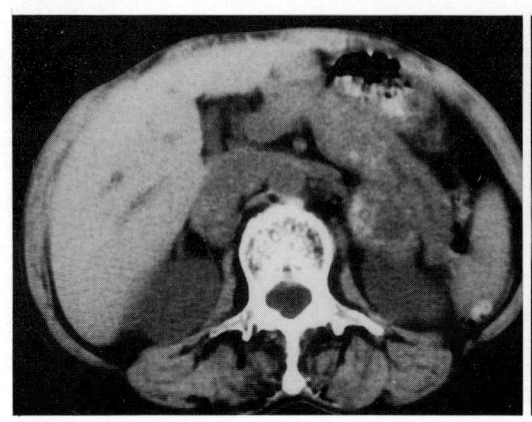

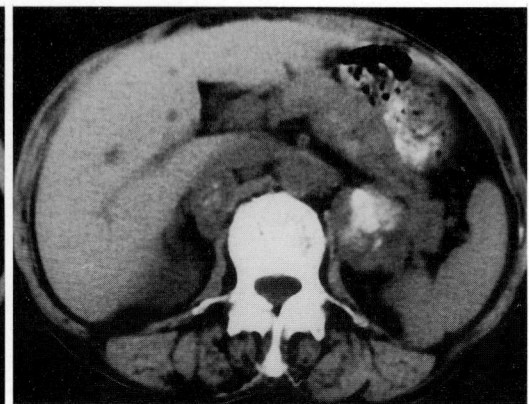

図1　AI．単純CT．

CT所見▶ 両側の副腎部位に石灰成分を有する腫瘍が存在する．石灰は淡く辺縁不明瞭であり，mucinous adenocarcinomaによくみられるものである．

診断▶ 転移性両側副腎腫瘍．その後の検索により胃癌が発見された．

コメント　機能亢進を伴わない副腎腫瘍
Non-hyperfunctioning adrenal masses

1．腺腫　adenoma

　成人の剖検では2%に副腎腺腫が検出されるが，多くは小さいもので，CTで発見される率はさらに低い*．形態上は辺縁円滑，内部均一な球形を示し，機能亢進症の腺腫と区別できない（図2）．機能異常がなければ臨床的に問題とならない．肺癌などの悪性腫瘍患者では転移性腫瘍との鑑別が必要であるが，CTや超音波での鑑別は困難で，MRIによる区別が可能とされている[1]．

2．腺癌 → 273頁参照

3．転移性腫瘍

　副腎は転移性腫瘍の多い器官で，特に肺癌からのものが多い．転移性腫瘍に特徴的な所見はないが，両側性で原発巣が知られている場合は転移性腫瘍と考えてよい（図3）．

4．骨髄脂肪腫　myelolipoma

　脂肪と骨髄成分を含む腫瘍で，CTで診断される（14頁）．超音波では高エコーを示す．

5．神経芽腫 → 315頁参照

＊CTなどで偶然発見される腫瘍をincidentalomaという．（incidental：偶然の）

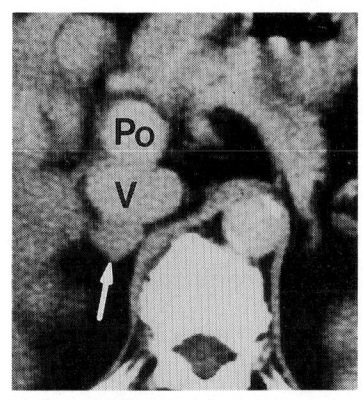

図2　右副腎無機能性腺腫（矢印）
　　　Po　門脈
　　　V　下大静脈

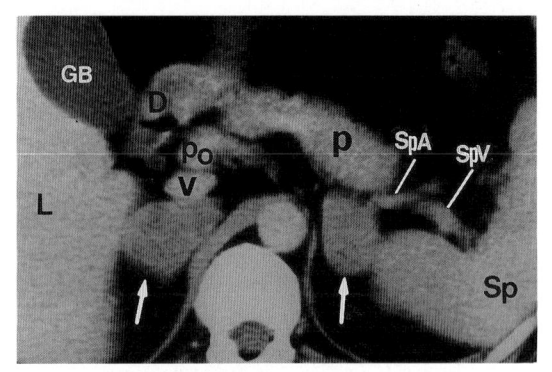

図3　肺癌両側副腎転移（矢印）
　　　D　十二指腸　　P　膵　　　SpA　脾動脈
　　　GB　胆嚢　　　　Po　門脈　SpV　脾静脈
　　　L　肝　　　　　Sp　脾　　V　下大静脈

6．副腎腫瘤と鑑別すべきもの

　左副腎は大動脈・膵・脾動静脈・脾・胃・左腎・左横隔膜脚と隣接しているから，これらの一部あるいは病変と区別する．さらに副脾・門脈側副血管・傍大動脈リンパ節との区別も必要である．右副腎は，肝・右腎・十二指腸・下大静脈・右横隔膜脚（図4）およびそれらの病変と区別する必要がある．

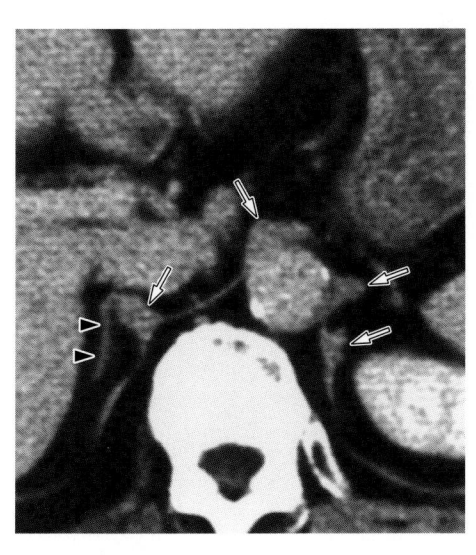

図4　局所的な肥厚により結節状に
　　　みえる横隔膜脚（矢印）．造影
　　　CT．矢頭は正常な右副腎．

ポイント　103　無機能性両側副腎腫瘤——まず転移を考える

コメント　副腎石灰化

副腎の石灰化は大きく，①**腫瘍内石灰化**(神経芽腫，褐色細胞腫および傍神経節腫など髄質腫瘍に多い)，②**血腫**（新生児，敗血症，Waterhouse-Friderichsen 症候群など），③**陳旧性肉芽腫**（結核，histoplasmosis），④その他（特発性，Wolman 病）の 4 つに分けられる．またその形態から ⓐ結節状あるいは不整形の辺縁のはっきりした単純 X 線像でも容易にわかる石灰化(図5)，ⓑ輪状の石灰化，ⓒ淡い辺縁のはっきりしない石灰化で通常単純 X 線像ではみえないもの，およびⓓ Wolman 病にみる特殊な形態[2]に分かれる．ⓑは②にみられるものであるが，腫瘍内にもよく認められる．これは腫瘍内出血によるもので，輪状石灰化だから腫瘍でないとはいえない．石灰巣以外に軟部腫瘤のないことを確かめる必要がある[3]．ⓐは①あるいは③にみられる．ⓒは**砂粒状石灰化 psammoma body**（図1）で，消化器，卵巣，甲状腺，乳腺，時に肺などの mucinous adenocarcinoma によくみるもので，これらからの転移巣にも認められる．

副腎不全症（Addison 病）では，よく両側副腎にⓐの石灰化を認める．また両側副腎転移により同症状を呈することもある．

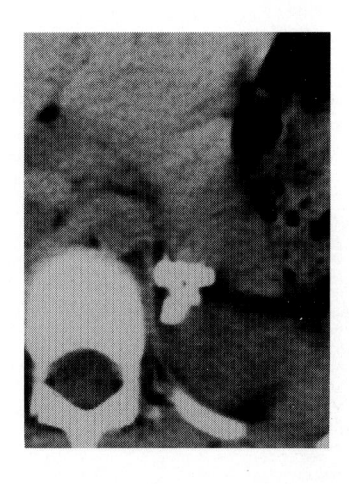

図 5　結節状副腎石灰化
　　　左副腎，結核による陳旧性肉芽腫．

> **ポイント　104　副腎の石灰化——腫瘍，出血そして肉芽腫**

文献
1) Reinig JW, et al: Distinction between adrenal adenomas and metastases using MR imaging. JCAT 9: 898, 1985.
2) Queloz JM, et al: Wolman's disease. Radiology 104: 357, 1972.
3) Araki T, et al: CT features of calcification in abdominal neuroblastoma. JCAT 6: 789, 1982.

STEP 105〜106 ★★★★

NK　5歳男児　高血圧

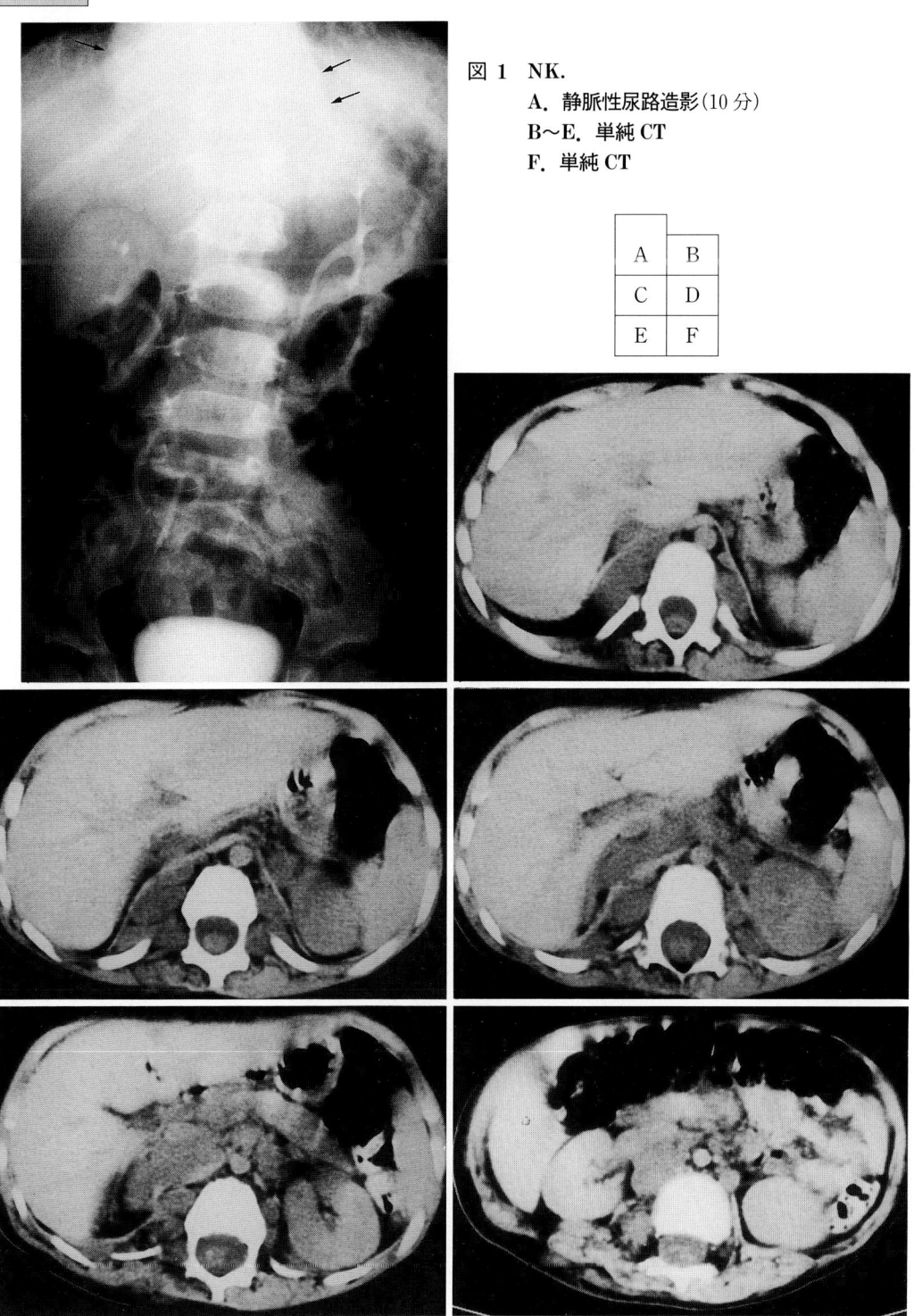

図1　NK.
　A．静脈性尿路造影(10分)
　B〜E．単純CT
　F．単純CT

A	B
C	D
E	F

G. ^{131}I-hippuran によるレノグラム

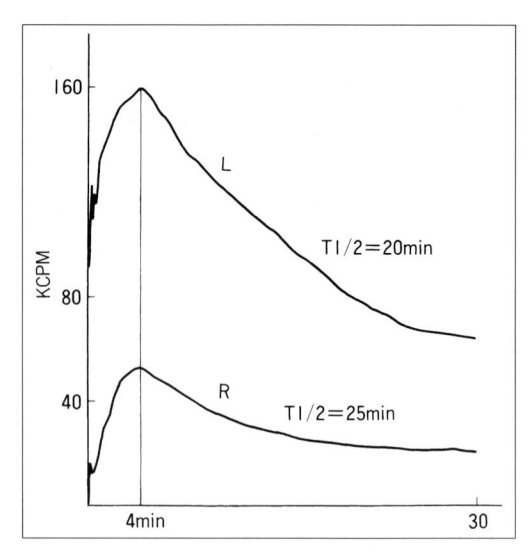

排泄性尿路造影所見 ▶ ①脊柱側彎を認める．
②両側傍脊椎陰影（矢印）の異常な広がりを認め，傍脊椎腫瘤を疑う．
③右腎が小さい．両腎とも腎盂・腎杯は正常に描出されている．

CT所見 ▶ ①横隔膜および横隔膜脚の腹側（後腹膜腔）と，背側（後縦隔，傍脊椎溝，**後横隔膜脚腔**）に多数の腫瘤を認める．
②脊柱管が異常に広い．脊柱管内部は脳脊髄液で満たされ，脊髄は太くなく，腫瘤も認められない．いわゆる"dural ectasia"である．

レノグラム所見 ▶ ①右腎へのRI集積が少ない．
②両腎ともピークに達する時間は4分で正常範囲の上限である．
③右腎では第1相の立ち上りが遅く，腎動脈狭窄が疑われる．
④両腎ともピーク値の半分に下がる時間（T 1/2）は著明に延長しており，腎機能の低下を示唆する．

診断 ▶ 神経線維腫症1型に伴う多発性神経線維腫および右腎動脈狭窄．

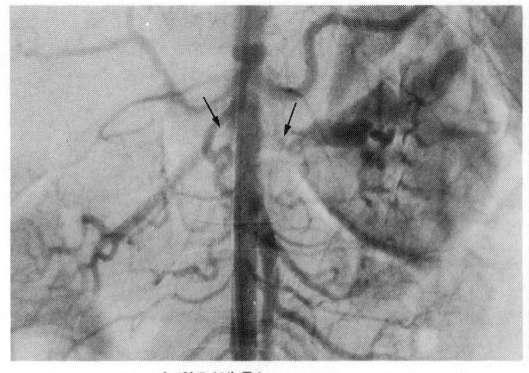

A．大動脈造影
両側腎動脈の狭窄（矢印）

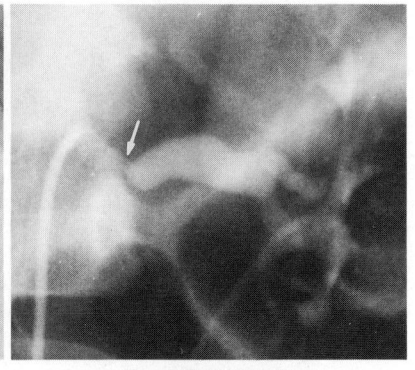

B．左腎動脈造影

図2 NK．

血管造影を施行した．大動脈造影（図2A）と左腎動脈造影（図2B）にみるように両側腎動脈の高度狭窄を認めた．血管造影時に血管拡張術（PTA[1]）を試みたが，改善は全くみられず，外科的に血管再建術が施行された．

コメント　retrocrural space（後横隔膜脚腔）

横隔膜の腰椎付着部には，第1・第2腰椎横突起に付着する部分と椎体（右側で第1～3腰椎，左側で第1～2腰椎）の側～前面に付着する部分があり，後者は**横隔膜脚** diaphragmatic crus とよばれる（216頁）．横隔膜脚と第2腰椎横突起をつなぐ靱帯（横隔膜の腱）を**内側腰肋弓**（内側弓状靱帯，medial arcuate lig.）とよび，大腰筋をまたぐ．さらにその外側の第12肋骨をつなぎ，腰方形筋をまたぐ靱帯（横隔膜の腱）を**外側腰肋弓**（外側弓状靱帯）とよぶ．これらにより体腔を横断する横隔膜が無理なく前額面の構造物（脊柱や大腰筋など）に移行するわけである．

大動脈は横隔膜を斜めに貫くが，下大静脈や食道のように「横隔膜の中の穴」を通っているわけではない．大動脈は横隔膜脚の「背側」に位置する（図3）．大動脈の前面をまたぎ，左右の横隔膜脚をつなぐ靱帯を**正中弓状靱帯** median arcuate lig. とよばれる．このすぐ尾側で大動脈から腹腔動脈が分岐する．も

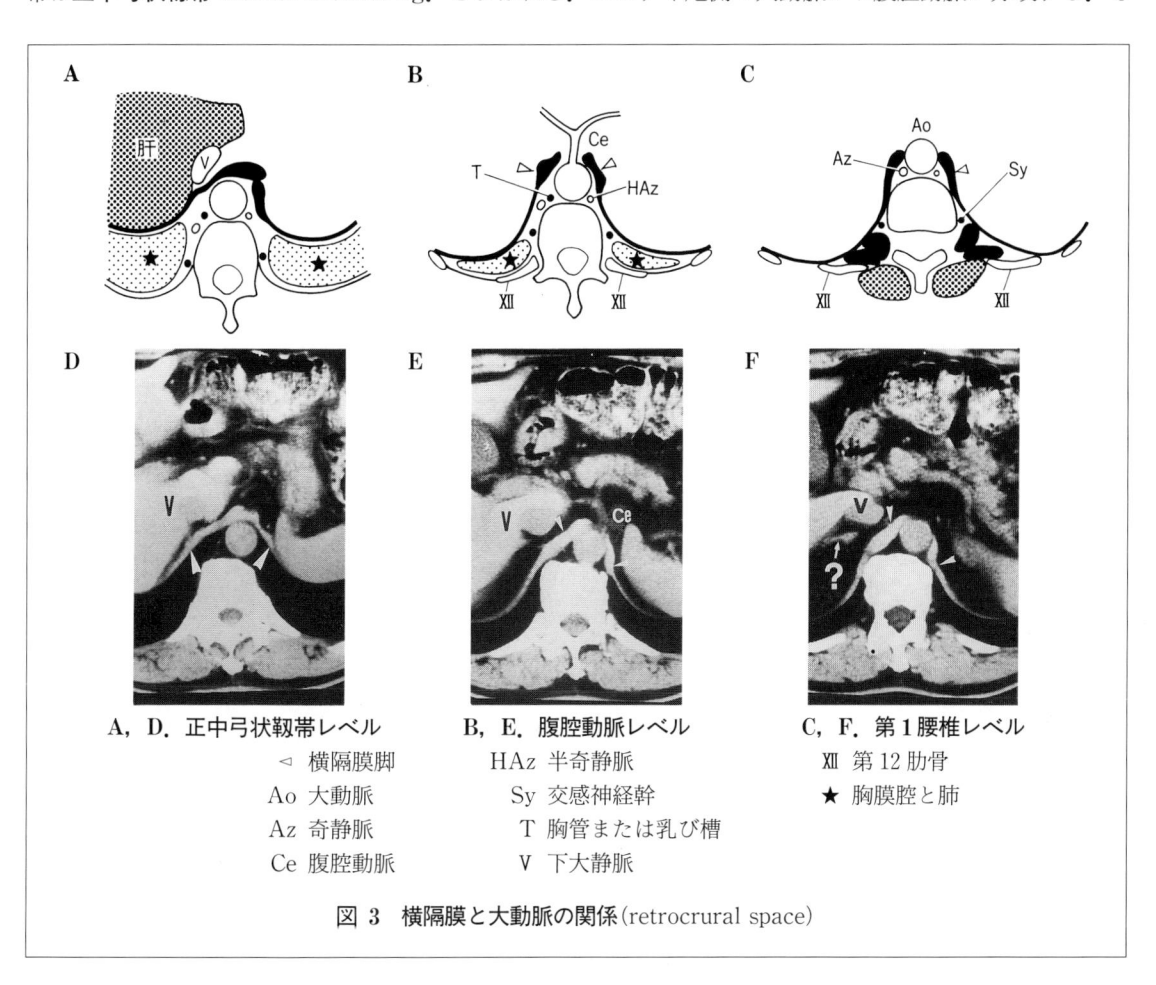

A, D. 正中弓状靱帯レベル
　　◁　横隔膜脚
　Ao　大動脈
　Az　奇静脈
　Ce　腹腔動脈

B, E. 腹腔動脈レベル
　HAz　半奇静脈
　Sy　交感神経幹
　T　胸管または乳び槽
　V　下大静脈

C, F. 第1腰椎レベル
　XII　第12肋骨
　★　胸膜腔と肺

図3　横隔膜と大動脈の関係（retrocrural space）

ちろん，このレベルの横断ではすでに大動脈の前面には横隔膜はない．さらに尾側（第1〜3腰椎）に付着する横隔膜脚が左右に存在するのみである．横隔膜脚および正中弓状靱帯と椎体の間を retrocrural space とよぶ[1]．ここには**大動脈，奇・半奇静脈**[*2]，**胸管，大・小内臓神経**[*3]，**リンパ節**があるが，正常な場合CTでは前2者以外は確認できないことが多い．また，交感神経幹は内側腰肋弓の背側を通過するがやはりCTでは確認できない．retrocrural space は脂肪組織で満たされているため，腫大したリンパ節，拡張した奇・半奇静脈，神経線維腫（図1）などは鋭敏に抽出される．また retrocrural space は**（後）縦隔と直接連絡している**．このため神経芽腫が本腔を通して上下（後腹膜と後縦隔）につながっていたり，急性膵炎後に縦隔に偽嚢胞を形成したり，後腹膜線維症が縦隔に進展することがあり（311頁），後腹膜と縦隔を連絡する経路として重要である．

横隔膜脚の太さには個人差がある．また局所的に太いこともあり，リンパ節腫大や副腎腫瘍と見誤らない注意が必要である（ステップ103 図4；281頁）．また retrocrural space に肺が入り込んでくることもあり（特に肺気腫の場合），後腹膜気腫との区別が必要である．頭側のスライスにおける肺との連続性が重要である．

ポイント 105　retrocrural space は後縦隔と後腹膜の連絡橋

Q1▶ 図3Fの矢印は何？
Q2▶ neurofibromatosis の café-au-lait spot は輪郭が滑らかなので coast of California とよばれる．輪郭のギザギザした Mccune Albright 症候群の café-au-lait spot は何とよばれるか？

表

	NF 1	NF 2
別名	von Recklinghausen 病 末梢型神経線維腫症	聴神経腫瘍型神経線維腫症 中枢型神経線維腫症
皮膚，軟部	蔓状神経線維腫	軽微
骨	形成異常（欠損，偽関節）	腫瘍による反応性病変のみ
血管	狭窄，拡張	なし
末梢神経	多発性神経線維腫（脊髄神経）	多発性神経鞘腫（脳脊髄神経）
中枢神経	神経膠腫（特に視神経） 過誤腫性病変	両側性聴神経鞘腫 髄膜腫

[*1] PTA (percutaneous transluminal angioplasty)
[*2] 奇・半奇静脈は内側腰肋弓の背側を通ることもある．
[*3] 内臓神経は横隔膜脚を貫く．

コメント　神経線維腫症　neurofibromatosis

　神経線維腫症は皮膚のカフェオレ斑(cafe-au-lait spots)，皮下結節などを認め，母斑症 phacomatosis の中でも最も頻度が高い．症例 NK にみられるように腎動脈狭窄のほとんどは腫瘍による圧迫ではなく，血管内膜増殖線維化による．多くの病型が報告されている(Riccardi は 8 型に分類している[1])が，その中で臨床的にも遺伝子学的にも確立されているのが 1 型と 2 型である（表）．

1) **神経線維腫症 1 型**（neurofibromatosis type 1, NF 1）：古典的な von Recklinghausen 病に相当する．第 17 染色体長腕（17 q 11）に原因遺伝子が存在し，常染色体優性遺伝を示す．頻度は 1/3000〜4000 人で神経線維腫症全体の約 90％を占め，皮膚や皮下あるいは深部軟部組織にに浸潤性の蔓状神経線維腫(plexiform neurofibroma) を認める．骨病変は基本的に形成異常で，頭蓋骨欠損（眼窩後壁欠損による眼球突出，人字縫合部欠損など），内耳道拡大（聴神経腫瘍はない），椎体後縁の scalloping と脊椎管や椎間孔の拡大，長管骨の偽関節などをみる．血管系の狭窄，拡張蛇行，動脈瘤も認められる．中枢神経では実質内病変が基本で，神経膠腫（視神経に最も多い），白質や深部灰白質の過誤腫性病変をみる[2]．末梢神経に沿った多発性神経線維腫も多い．

2) **神経線維腫症 2 型**（neurofibromatosis type 2, NF 2）：第 22 染色体（22 q 12）に原因遺伝子が存在し，常染色体優性遺伝を示す．頻度は 1/50000 人である．中枢神経病変は基本的に実質外で，両側性聴神経鞘腫は必須である．その他の脳神経や脊髄神経に多発性神経鞘腫，多発性髄膜腫や脊髄上衣腫もみられるが，骨形成異常は認められず，皮膚病変も軽微である．

> **ポイント 106**　あまりにも奇妙な所見に出くわしたら neurofibromatosis を疑え

A 1 ▶ 右副腎

A 2 ▶ coast of Maine. メーン州の海岸を地図でみて下さい．日本ではさしずめ，九十九里 vs 三陸海岸といったところか．

文献
1) Shin MS, et al: Computed tomography of retrocrural spaces: Normal, anatomic variants, and pathologic conditions. AJR 145: 81, 1985.
2) Riccardi VM, et al: Neurofibromatosis. Hopkins Univ Press Baltimore, 1986.
3) 青木茂樹，他: Neurofibromatosis. 画像診断 12: 890, 1992.

STEP 107〜108 ★★★★

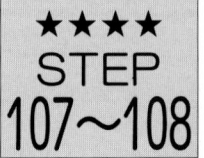

症例1（図1）SS　51歳男性，症例2（図2）TU　50歳女性

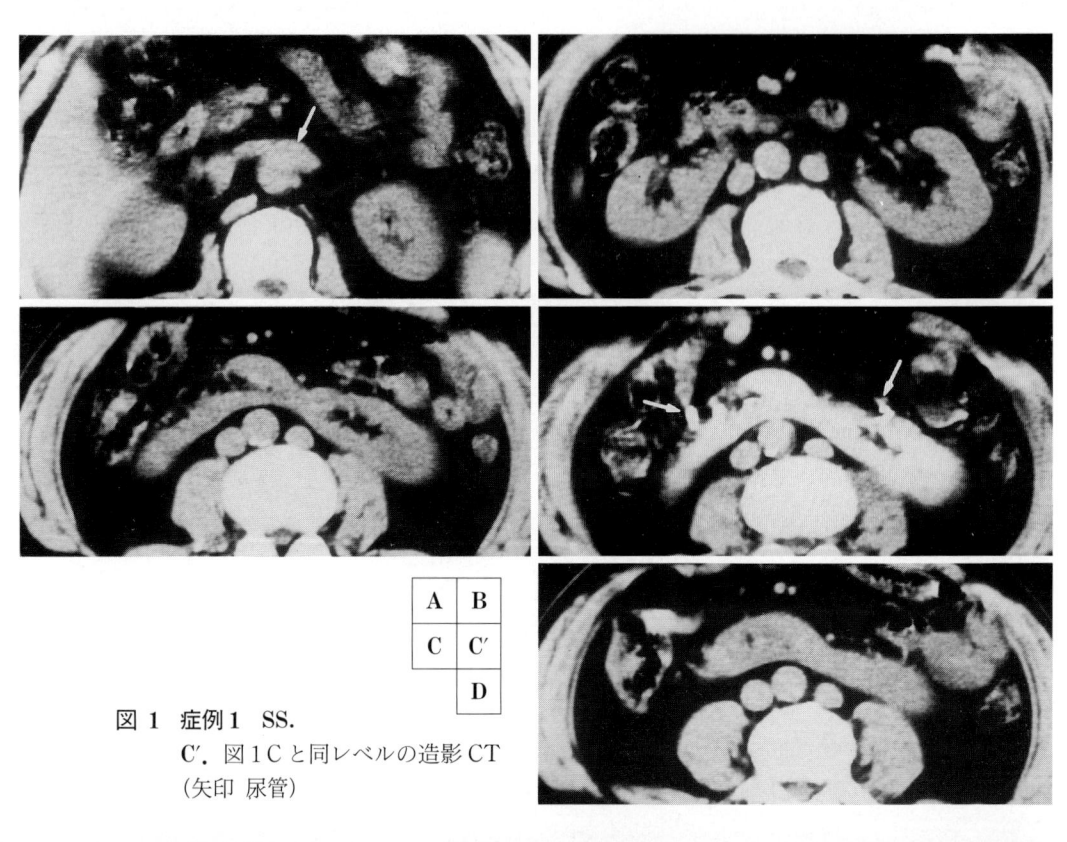

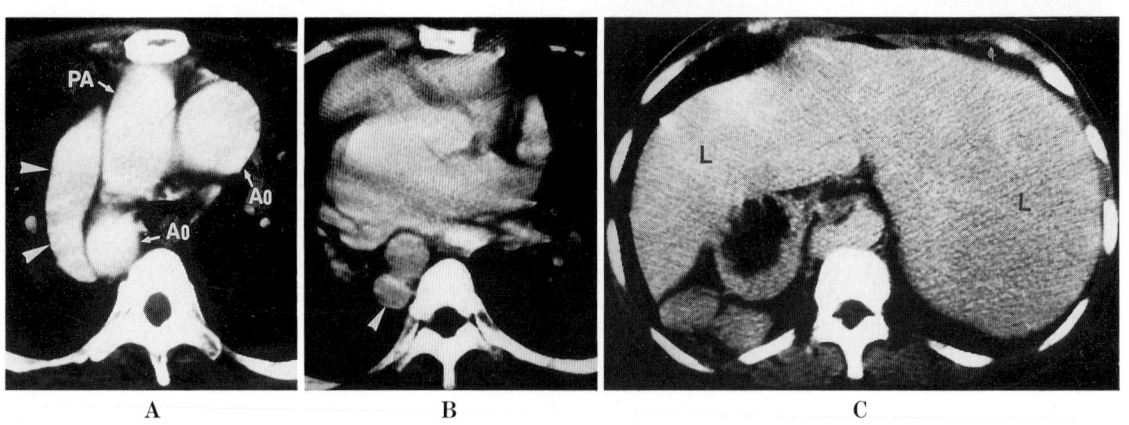

A	B
C	C′
	D

図1　症例1　SS.
C′．図1Cと同レベルの造影CT（矢印　尿管）

図2　症例2．TU.
Ao 大動脈　PA 肺動脈　矢頭 ?　L 肝

診断▶症例1　馬蹄腎，重複下大静脈
　　両腎は下方で，大動脈とその左右にある下大静脈をまたぐようにつながっている．尿管はさらにこの腹側を下行する（図1C'）．図1Aの矢印は左腎静脈（左下大静脈合流後）を示す．
　症例2　内臓逆位，多脾症，下大静脈肝部欠損
　　（図2A，Bの矢頭は拡張した奇静脈）

コメント　下大静脈の発生

下大静脈および左腎静脈の奇形は，発生学的に説明される．まず通常の形成過程を復習しよう．

A．通常の形成過程（図3）

3対の主静脈の発生，消退，吻合，置換による複雑な過程であるが次の4過程にまとめることができる．

I．後主静脈 posterior cardinal vein

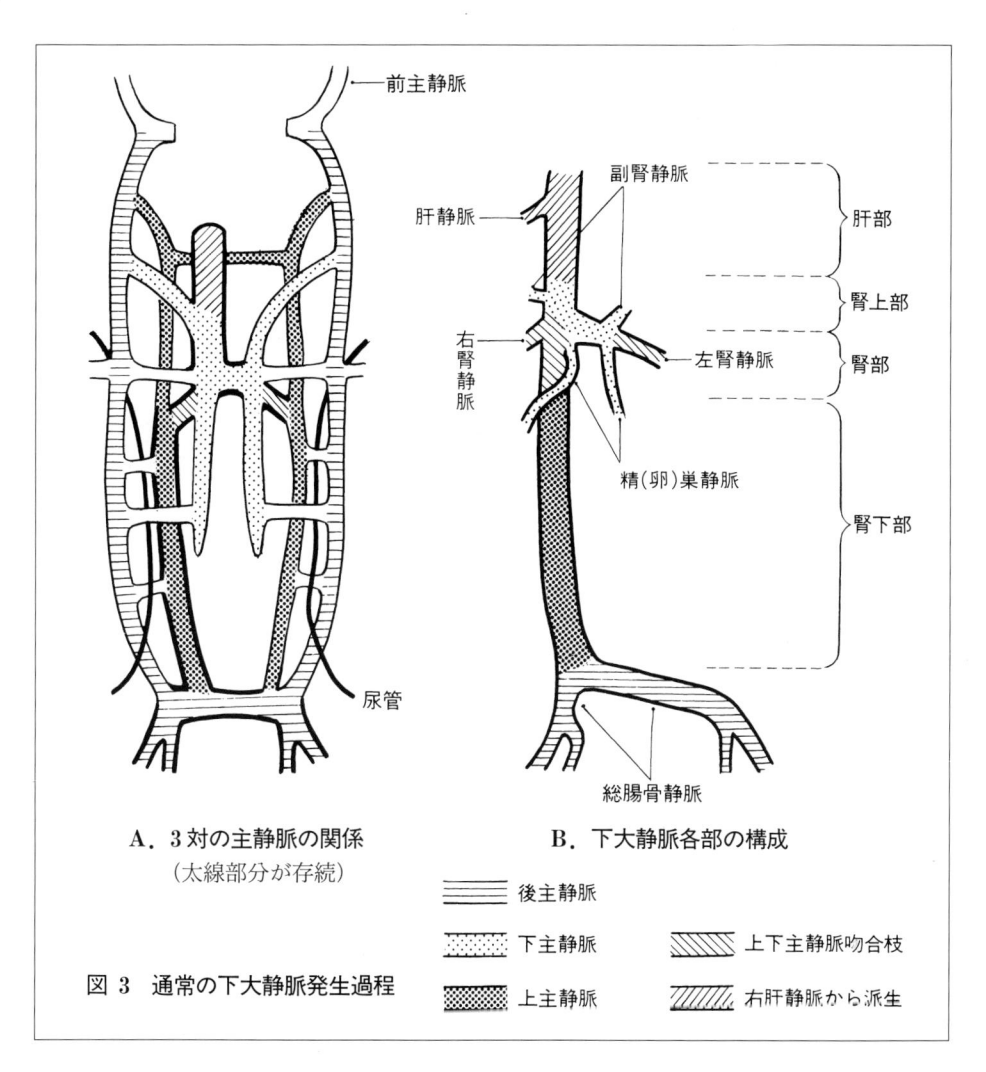

図3　通常の下大静脈発生過程

A．3対の主静脈の関係（太線部分が存続）
B．下大静脈各部の構成

後主静脈／下主静脈／上主静脈／上下主静脈吻合枝／右肝静脈から派生

4．腎臓・副腎・後腹膜

まず胎児の尾側の血液を集める一対の後主静脈が発生，頭側の前主静脈と吻合し，Cuvier管を形成する．右側ではこれが将来上大静脈となる．後主静脈は左右の**総腸骨静脈**と奇静脈の一部として残るが，それ以外はやがて消退する．尿管は後主静脈の背側，内側，腹側と，これを取り囲んで走行する．

II. 下主静脈 subcardinal vein

後主静脈の内腹側に一対の下主静脈が発生する．これは**下大静脈腎上部**，左右副腎静脈，左右精（卵）巣静脈および左腎静脈の一部として残り，他は消退する．肝の類洞から発生した右肝静脈は，右下主静脈の頭側部と吻合し，やがて成長して下大静脈腎上部と右心房を連絡する**下大静脈肝部**となる．

III. 上主静脈 supracardinal vein

後主静脈の内側，下主静脈の背側に一対の上主静脈が発生する．尾側の右上主静脈は尿管より内側に位置し，存続して**下大静脈腎下部**となる．尾側の左上主静脈は消退する．頭側の左右上主静脈は，それぞれ，半奇・奇静脈となる．

IV. 上下主静脈吻合枝

上主静脈と下主静脈を吻合する血管は複数対存在し，特に左側では大動脈の腹側と背側を通過するものがある．このうち，左側では大動脈の腹側を通過するものが**左腎静脈**となる．右側で残った1本の吻合枝は，**下大静脈腎部**となる．

B. 下大静脈と左腎静脈の奇形

通常の発生過程が複雑なため，数十種類の奇形が想定されるが，実際遭遇する奇形は，次の6つにまとめられる．

1. 発生過程Iによる奇形

右後主静脈が存続して下大静脈腎下部となったもの…circumcaval ureter（図4 I, 5）（retrocaval ureterともよばれる）．

2. 発生過程IIによる奇形

肝静脈と右下主静脈の吻合不全…**下大静脈（肝部）欠損** absence of hepatic segment of IVC with azygos continuation（図4 II）．下大静脈は奇静脈と直接吻合する．心奇形，内臓逆位，多脾症，無脾症を合併しやすい（図2）．

3. 発生過程IIIによる奇形

a）左上主静脈の存続と右上主静脈の消退…**左下大静脈** left IVC．左下大静脈は左腎静脈と合流し，これより心側は正常である（図4 III a, 6）．

b）左右上主静脈の存続…**重複下大静脈** duplicated IVC（図4 III b, 1）．これには左右の総腸骨静脈間に連絡のあるものとないものがある．左側の下大静脈は尾側で左総腸骨静脈となることから拡張した左精（卵）巣静脈と区別される．

4. 発生過程IVによる奇形

a）大動脈背側の吻合枝の存続と腹側吻合枝の消退…retroaortic left renal vein（図4 IV a, 7）．

b）背側・腹側吻合枝の共存…circumaortic venous ring（図4 IV b, 8）．背側枝は一般に細く斜行する．

下大静脈奇形は，腫大した傍大動脈リンパ節とCT上紛らわしいことがある．特異な走行と大血管と同じように強い造影効果を示すことが鑑別点である．

図 4 下大静脈，左腎静脈奇形
- I　circumcaval ureter
- II　absence of hepatic segment of IVC
- IIIa　left IVC
- IIIb　duplicated IVC
- IVa　retroaortic left renal vein
- IVb　circumaortic venous ring

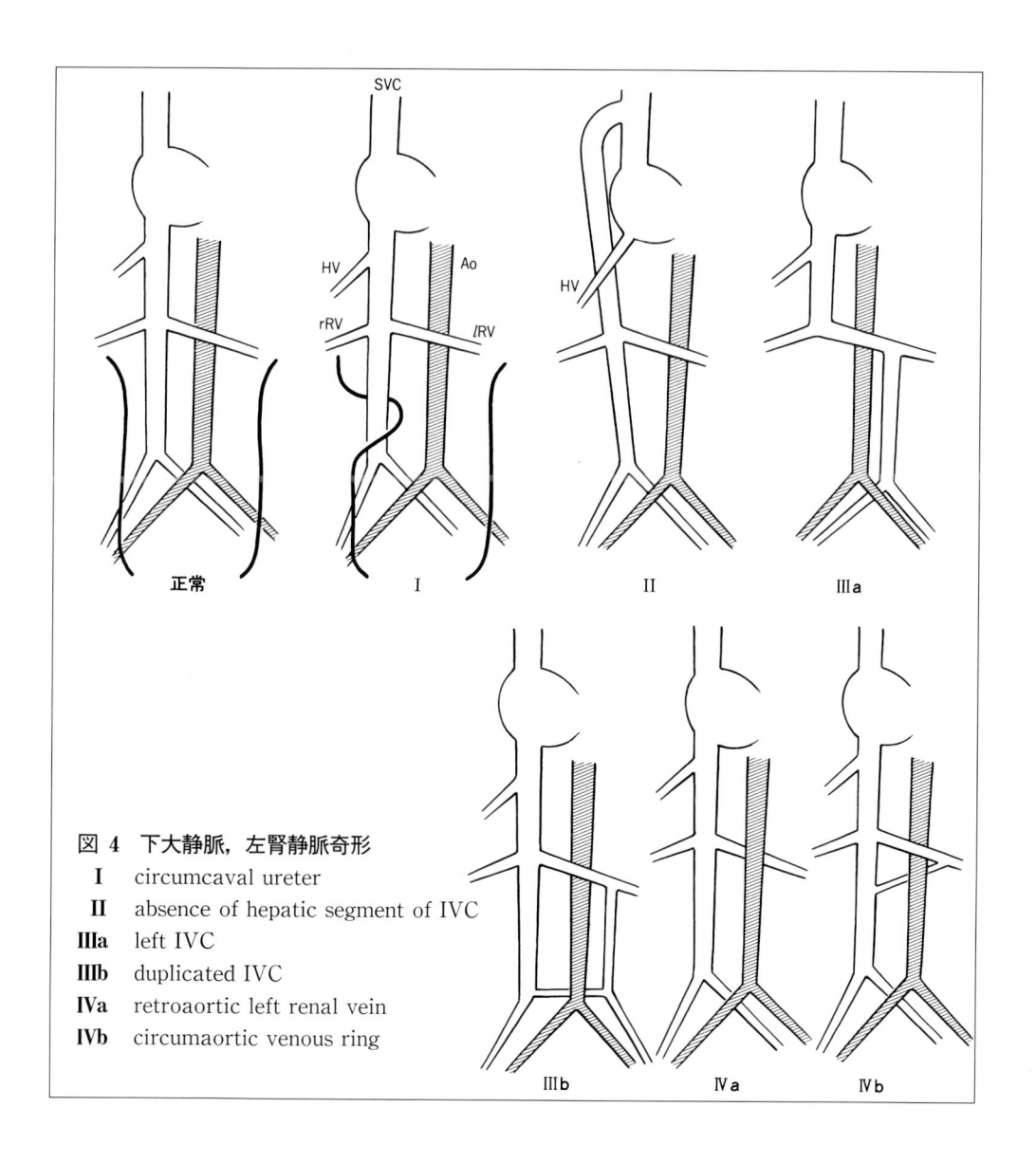

図 5　circumcaval ureter（右水腎症）
右尿管（矢印）は下大静脈の背側
→内側→腹側と回る．
A → B → C と尾側へ
P 拡張した右腎盂
矢頭 redundant な近位尿管

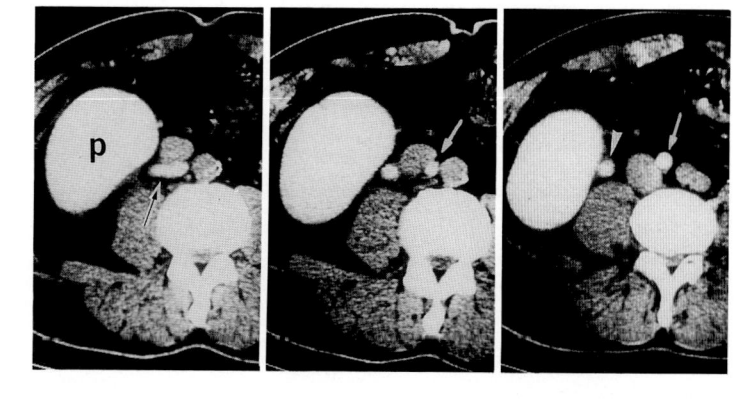

4．腎臓・副腎・後腹膜　291

図6 左下大静脈
腎下部(C)では下大静脈(矢印)は左側にあり,腎部(B)では左腎静脈(矢印)を認め,腎上部(A)では正常の走行を示す.

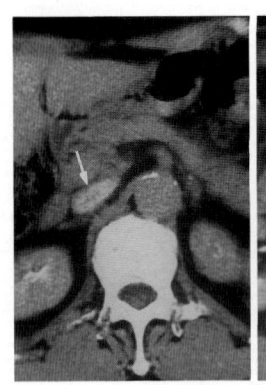

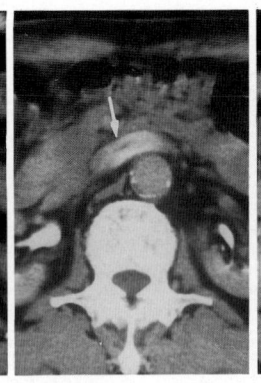

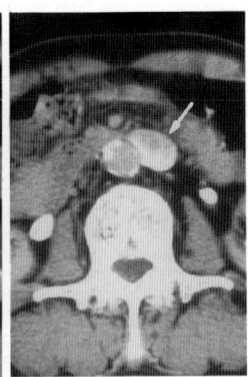

A. 腎上部　　B. 腎部　　C. 腎下部

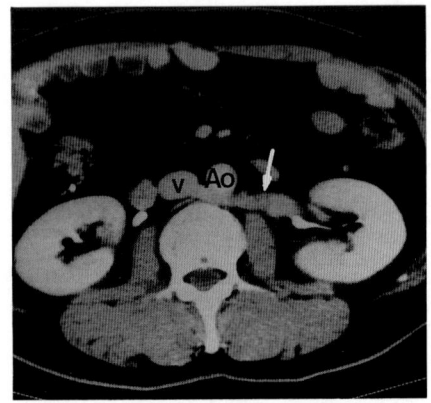

図7 retroaortic left renal vein
左腎静脈(矢印)は大動脈(Ao)と脊椎の間を走る.
v 下大静脈

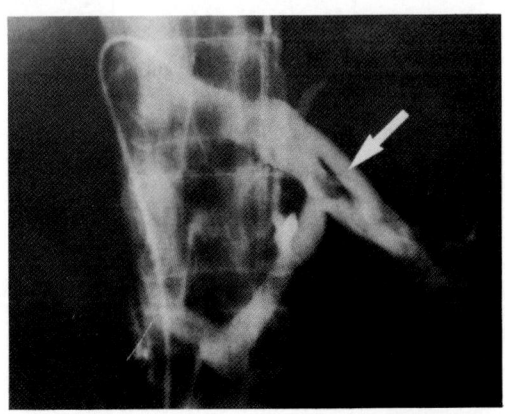

図8 circumaortic venous ring の腎静脈造影
矢印は腎静脈の fenestration を示す

> ポイント107　circumcaval ureter は下大静脈の発生異常

コメント　腎の発生 developement of the kidney (図9)

　胎生4週に機能のない前腎 pronephros が両側に現れ,間もなく消退する.かわって4週後期に中腎 mesonephros が両側に発生する.最終的に腎となる後腎 metaneptros は胎生5週に現れ,8週から機能するが2つの原基から構成される.まず中腎管(中腎の尿管)の背側から憩室様に尿管芽 ureteric bud が発生し,2分岐を繰り返して,尿管,腎盂,腎杯,集合管となる.一方,集合管を取り囲むように間葉系細胞が塊を形成する (metanephric mass).この塊は,集合管の発達に誘導されて多数のネフロンに分化し,集合管と連絡する.中腎はやがて精(卵)巣に分化する*.後腎ははじめ骨盤内にあり,腎門は腹側にある.

* 魚類,両生類では中腎が最終的に腎となる.

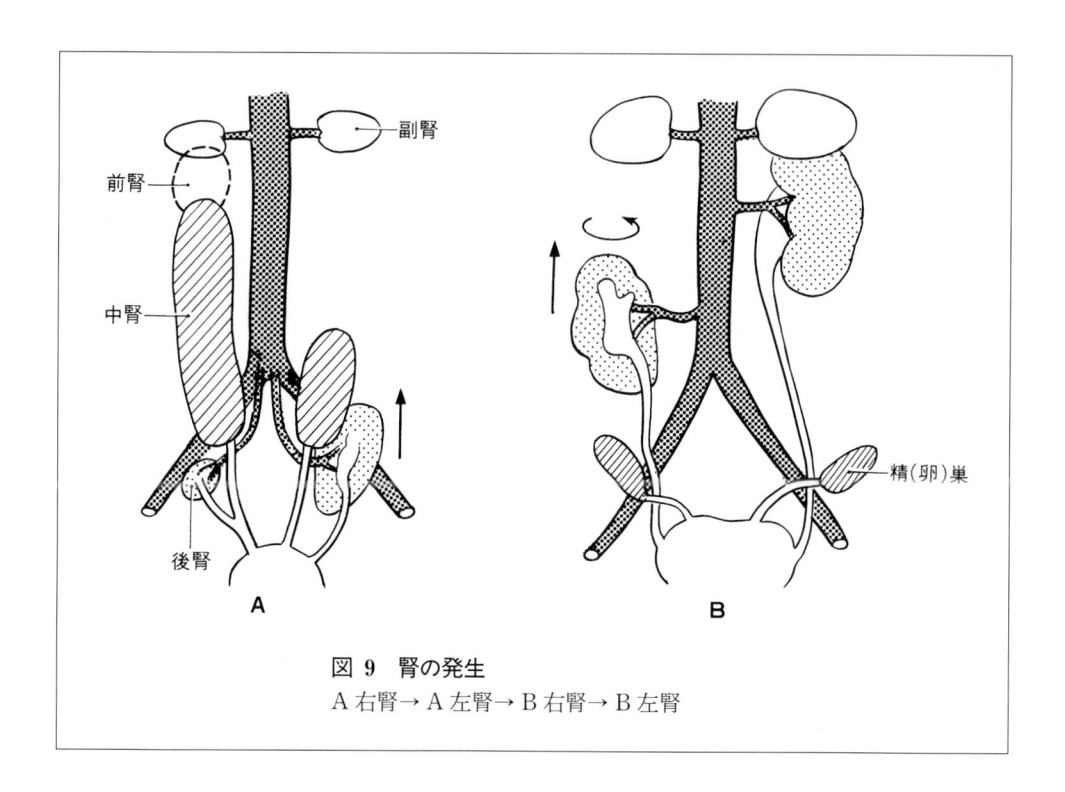

図 9　腎の発生
A 右腎 → A 左腎 → B 右腎 → B 左腎

躯幹下部の成長とともに後腎は相対的に頭側に上昇しつつ内側に回転し，腎門は内側に位置するようになる．この過程で，後腎を灌流する動脈はより頭側の大動脈分枝に交代してゆく．

C．腎の先天奇形（図 10）

1．腎無形成　renal agenesis
尿管芽の発生不全により後腎組織を誘導できなかった状態．腎床は腸管により占拠されるが，異所腎の有無を確かめる必要がある．

2．回転異常　malrotation
腎門が腹側にある場合（無回転），外側にある場合（逆回転），さらに背側にある場合（過回転）が知られている．異所腎の多くは，回転異常を伴う．

3．異所腎　renal ectopia
　a）単純異所腎　simple ectopia
　　後腎の頭側への移動が妨げられた状態で骨盤腎　pelvic kidney が多いが，その程度はさまざま．逆に過度に移動して後縦隔に一部が存在する場合は胸部腎　thoracic kidney とよばれる．
　b）交叉異所腎　crossed ectopia
　　片腎が正中をこえて反対側にある状態
　c）融合腎
　両腎が融合した状態．左右の骨盤腎の融合（discoid or pancake kidney）や，交叉して融合する場合（crossed fusion）などがある．なかでも多い（約 600 人に 1 人）のは，**馬蹄腎　horseshoe kidney** である．これは通常より位置が低く，尾側で融合しているものであり，水腎症になりやすい（図 11）．

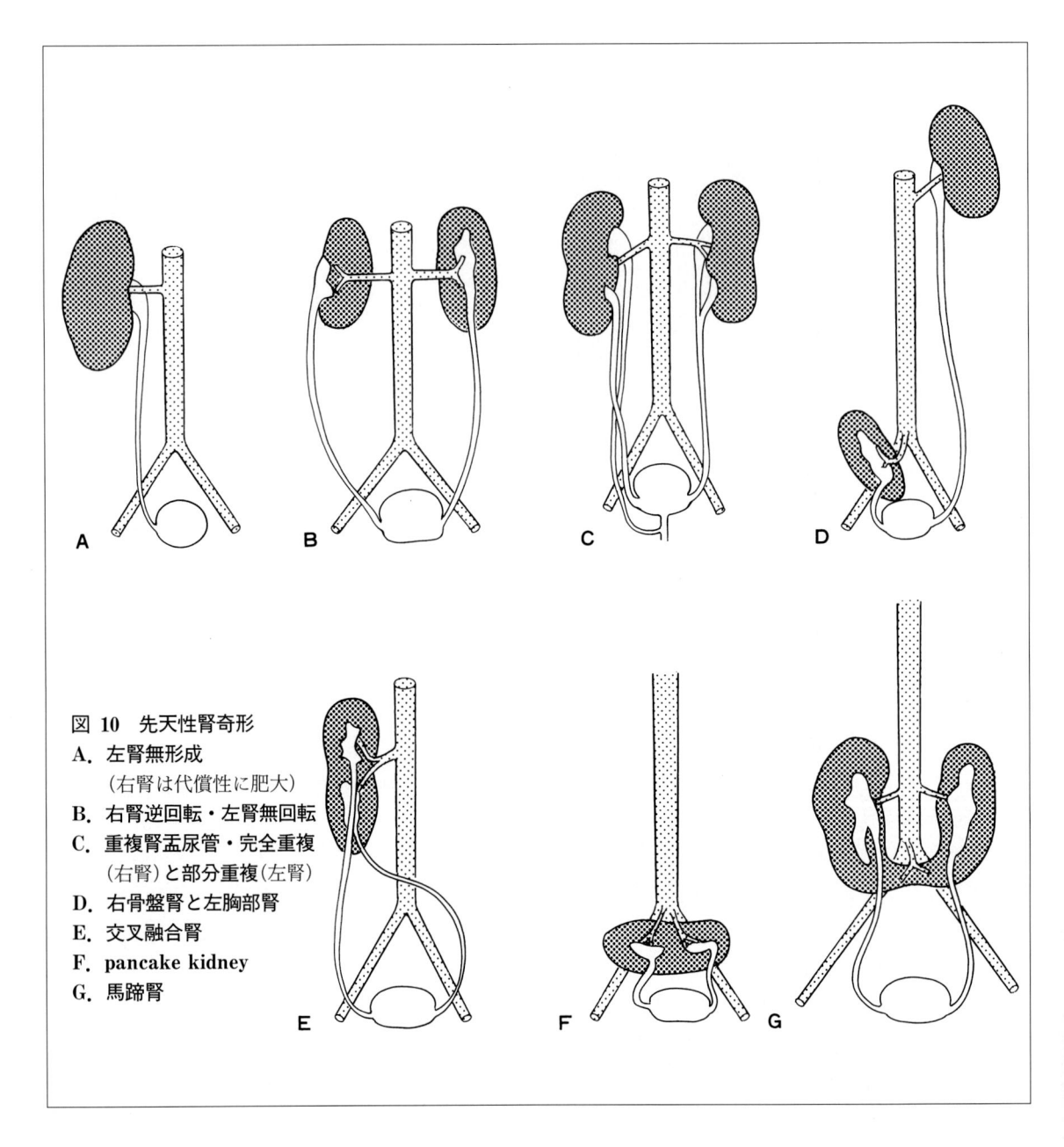

図 10　先天性腎奇形
A. 左腎無形成
　　（右腎は代償性に肥大）
B. 右腎逆回転・左腎無回転
C. 重複腎盂尿管・完全重複
　　（右腎）と部分重複（左腎）
D. 右骨盤腎と左胸部腎
E. 交叉融合腎
F. pancake kidney
G. 馬蹄腎

4．重複腎盂・尿管　duplication of the collecting system

　腎盂と近位尿管のみの重複（部分重複）と全長にわたる重複（完全重複）がある．後者では頭側の腎盂につながる尿管が尾側の腎盂につながる尿管（正常に開口）より下方に必ず異所開口する（Weigert-Meyerの法則）．このため上半分のみ水腎症となりやすい（269頁）．これらは尿管芽の重複によるもので腎実質が分離している場合は supranumerary kidney となる．

　これらの奇形は一般に静脈性尿路造影で容易に診断される．また新生児などでガスが多く見にくいときは，腎シンチグラフィや MR urography も有効である．異所腎では"腹部腫瘤"として，はじめに超音波や CT が施行されることが多いので，異所腎・回転異常腎の CT 像に慣れている必要がある．

図 11　右半分が水腎症となった馬蹄腎

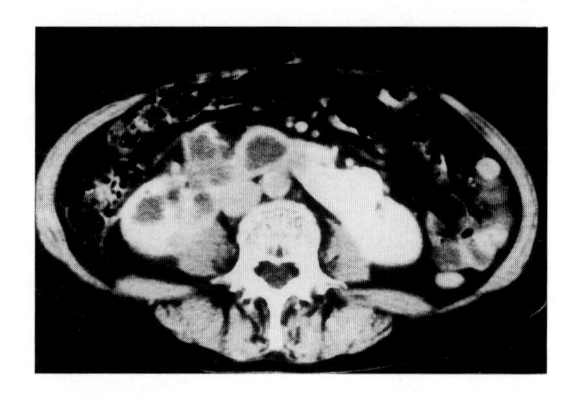

> **ポイント 108**　腎奇形は腎門が前

文献　1) Chuang VP, et al: Congenital anomalies of the inferior vena cava. Review of embryogenesis and presentation of a simplified classification. BJR 47: 206, 1974.
2) Royal SA, et al: CT evaluation of anomalies of the inferior vena cava and left renal vein. AJR 132: 759, 1979.

STEP 109〜111 ★★

MT　55歳男性　肝機能障害，食道静脈瘤

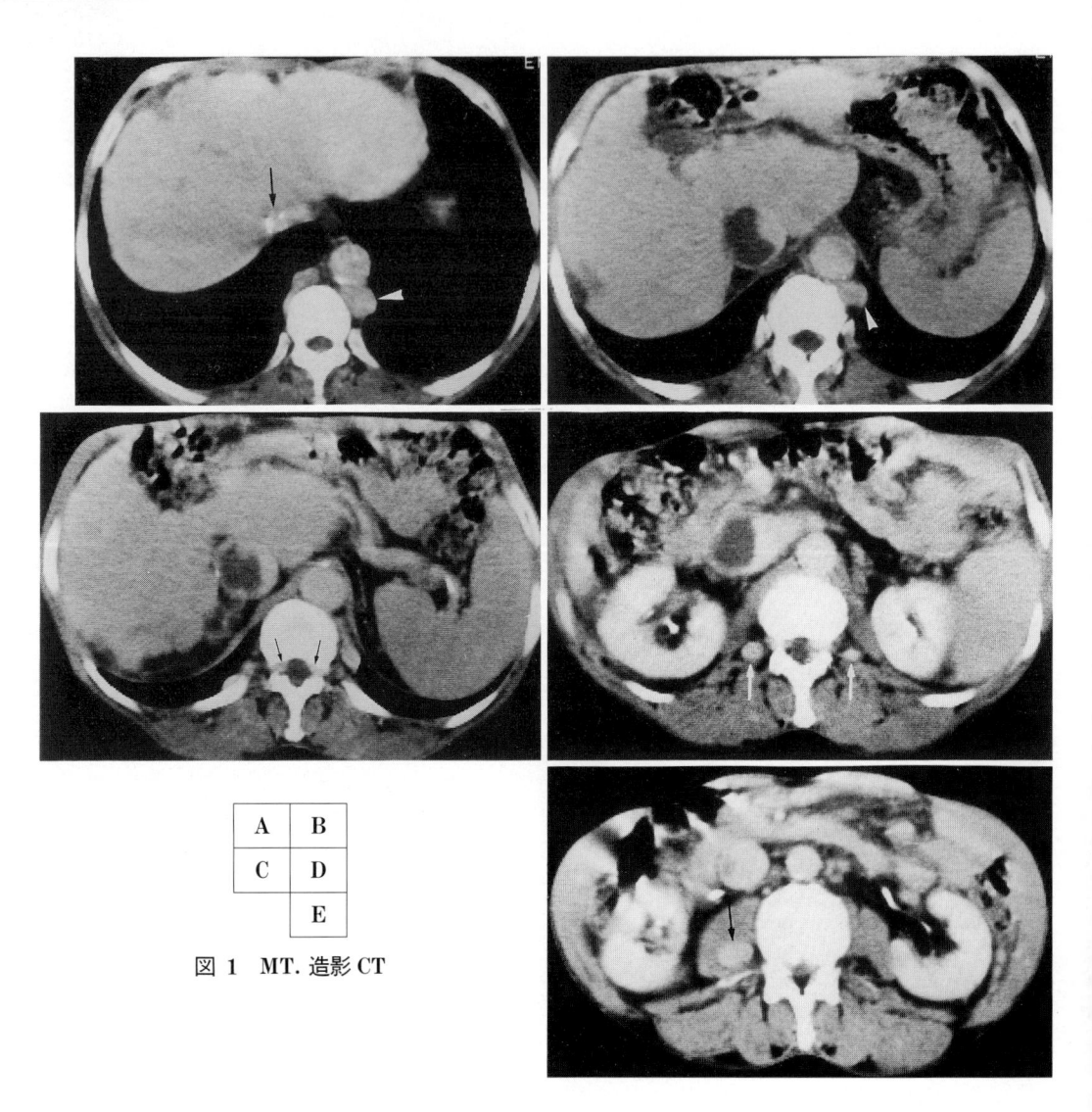

A	B
C	D
	E

図1　MT. 造影CT

CT所見▶ ①下大静脈横隔膜部の石灰化（図1A矢印）およびそれ以下の造影欠損
②上行腰静脈（図1D, E矢印），奇・半奇静脈（図1A, B矢頭），内椎骨静脈叢（図1C矢印）の拡張
③肝辺縁の凹凸および尾状葉の腫大
④脾腫

診断▶ 下大静脈血栓症（先天性膜様閉塞による2次的血栓症），肝硬変，広義のBudd-Chiari症候群

コメント　下大静脈閉塞部位と原因

　下大静脈閉塞の原因には，先天性欠損（290頁），先天性膜様閉塞，血栓，腫瘍栓（49頁），外部腫瘍の圧迫あるいは血栓の上昇を防ぐ治療法[*1]などがある．

　肝部では，肝腫瘍（特に肝癌）の進展，膜様閉塞，先天性欠損が多い．膜様閉塞ではCTで閉塞部位に石灰巣を認めることが多い．われわれの経験でも4例中3例に石灰巣を認めた．Kobayashiらによれば，膜は硝子変性を伴う膠原線維よりなり，石灰巣は膜そのものの中に見られる[1]．合併する血栓が少なく膜様閉塞のみの場合には，CTで閉塞部自体を描出することが困難で，側副路のみが陽性所見のこともある．PTA[*2]による開通が可能な症例もあり，詳細な静脈造影による検討が必要である[2]．腎部および腎上部では腎癌の進展が多く，また下大静脈・副腎およびその他の後腹膜腫瘍によるものがある．血栓によるものはどこにもみられるが，特に腎下部に多い．稀に2カ所が閉塞することもあり，下大静脈全体と腸骨静脈の検索を必要とする[3]．特に腎静脈血および肝静脈血の流出状態をチェックすることが肝要である．

> **ポイント　109**　下大静脈肝部閉塞——肝癌，膜様閉塞そして先天欠損

コメント　下大静脈閉塞と側副血行路

　閉塞部位の下と上を連絡することができればよいわけであるから，下大静脈と平行する静脈は何らかの形で側副路として働きうる．しかし実際に画像的に確認しうるのは次の4系統である．

①中心側副路　上行腰静脈，内・外椎骨静脈叢，および奇・半奇静脈とこれらを連絡する腰，肋間，椎間静脈．

②中間側副路　内・外腸骨静脈→骨盤静脈叢→精（卵）巣静脈→（左腎静脈）→下大静脈
　　閉塞部位が左腎静脈およびこれより高い場合は左腎静脈から半奇静脈へ流れる．

③浅部側副路　腹壁の静脈系．例えば外腸骨静脈→下腹壁静脈→内胸静脈→鎖骨下静脈→腕頭静脈→上大静脈

④門脈路　直腸静脈系・左腎静脈脾静脈系・臍静脈系など遠肝性門脈側副路の逆．
　　なかでも①が最もよく働く．

> **ポイント　110**　奇静脈拡張は大静脈閉塞のしるし

コメント　Budd-Chiari症候群

　Budd-Chiari症候群とは，本来肝静脈閉塞（図2）による肝後性門脈圧亢進症を指す[4]．肝静脈が閉塞した場合，何本かの肝静脈のうち閉塞のない肝静脈へ静脈血が流れるため肝内静脈間吻合が生じ，肝内全体

[*1] 下大静脈結紮，下大静脈ネットなど

[*2] PTA：percutaneous transluminal angioplasty

の血行動態が変化する．特に尾状葉からは左・中・右肝静脈とは別に細い肝静脈が直接下大静脈に流入しているため，左・中・右肝静脈が閉塞した場合，肝内の血流が尾状葉に向かう．尾状葉の肥大が認められるとともに，尾状葉に肝シンチグラフィで強い集積 hot spot を生じたり[5]，造影 CT で強い造影効果を示すことがある[6]．また血行動態の変化および 2 次的な肝線維症，肝硬変に伴い通常の血管像と異なる樹枝状低濃度像を認める．

肝静脈閉塞は，肝細胞癌による浸潤，圧排を除けば本邦ではきわめて稀で肝部下大静脈閉塞による病態をも含めて Budd-Chiari 症候群とよぶこともある．この場合には，肝静脈閉塞に加え，下大静脈閉塞による症状（下肢浮腫・蛋白尿など）および奇静脈怒張などの側副血行路を示す．先天性膜による肝静脈あるいは肝部下大静脈閉塞を 1 次性 Budd-Chiari 症候群，血栓・腫瘍などによるものを 2 次性と呼ぶこともある[7,8]．

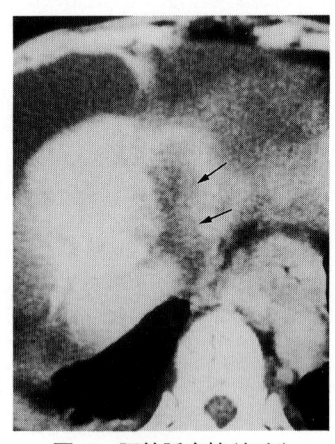

図 2 肝静脈血栓（矢印）の造影 CT

> **ポイント 111** Budd-Chiari 症候群では，肝静脈閉塞と下大静脈閉塞を分けて考える．尾状葉に注目．

文献
1) Kobayashi A, et al: Calcification in caval membrane causing primary Budd-Chiari syndrome: CT demonstration. JCAT 12: 401, 1988.
2) Yamada R, et al: Segmental obstruction of the hepatic inferior vena cava treated by transluminal angioplasty. Radiology 149, 91, 1983.
3) Araki T, et al: Percutaneous transhepatic cavography of dual obstruction of the inferior vena cava. Br J Radiol. 59: 937, 1986.
4) Chiari H: Über die selbstandige Phlebitis obliterans der Hauptstamme der Venae hepaticae als Todesursoche. Beitr Pathol 26: 1, 1899.
5) Tavill AS, et al: The Budd-Chiari syndrome: correlation between hepatic scintigraphy and the clinical, radiological, and pathological findings in nineteen cases of hepatic venous outflow obstruction. Gastroenterology 68: 509, 1975.
6) Harter LP, et al: CT and sonographic appearance of hepatic vein obstruction. AJR 139: 176, 1982.
7) Makuuchi M, et al: Primary Budd-Chiari syndrome: ultrasonic demonstration. Radiology 152: 775, 1984.
8) Murphy FB, et al: The Budd-Chiari syndrome: a review. AJR 147: 9, 1986.

STEP 112 ★★★★   JU 43歳女性

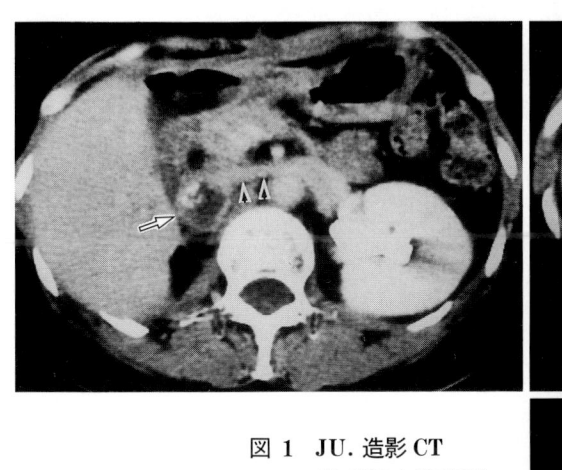

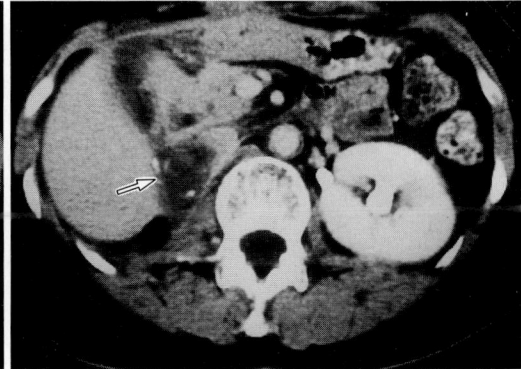

図1　JU. 造影CT
（矢頭は左腎静脈）

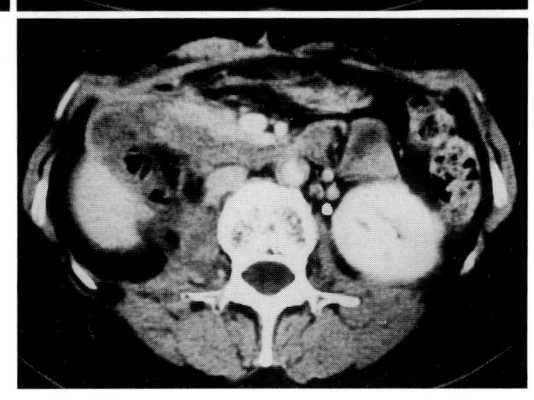

所見と診断▶腎上部下大静脈の背側に石灰巣を含む低濃度腫瘤（矢印）があり，一部下大静脈内腔に浸潤している．また右大腰筋にも浸潤している．ここでは，①下大静脈腫瘍，②右副腎腫瘍，③後腹膜腫瘍の下大静脈浸潤が考えられる．右副腎が別に確認できなければ，この3つを区別することはできない．①では平滑筋肉腫，②では副腎癌あるいは悪性傍神経節腫，③では平滑筋肉腫，脂肪肉腫が最も考えられたが，決め手はなかった．

術後診断▶後腹膜平滑筋肉腫（下大静脈原発？）

コメント　下大静脈腫瘍

　下大静脈平滑筋肉腫は稀な腫瘍であるが，下大静脈に原発する腫瘍としては最も多い．大きな血管原発腫瘍の70％，大きな静脈原発腫瘍の90％は平滑筋腫瘍で，さらにその75％は平滑筋肉腫である[1]．また大きな静脈原発の平滑筋肉腫の約60％は下大静脈に認められる[2]．下大静脈のなかでも腎静脈と横隔膜の間に多い．このため右副腎腫瘍，特に hyperfunctioning でない副腎癌，腺腫，褐色細胞腫（傍神経節腫，図2）との鑑別が問題となり，下大静脈背側に存在する場合まず区別できない．その他，膵，十二指腸や腎上

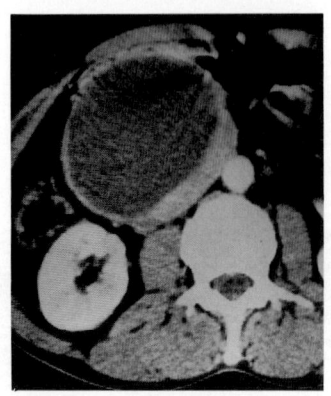

図2 大きな血腫を伴う傍神経節腫

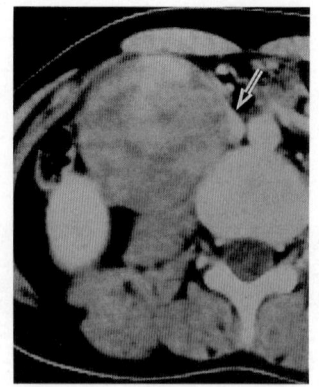

図3 壁外発育性下大静脈平滑筋肉腫
矢印は下大静脈

極の腫瘍，悪性リンパ腫，後腹膜肉腫との区別が必要である．静脈壁から外へ発育する場合（図3）と内腔へ発育する場合（図1）があり，後者では下大静脈内血栓，腫瘍浸潤（特に肝細胞癌，腎癌）と鑑別する必要がある．臨床症状は下大静脈閉塞の部位と程度により下肢浮腫，Budd-Chiari症候群やネフローゼなどがあるが，多くは非特異的である．大静脈平滑筋肉腫が高齢女性に多い（男の5〜8倍[1,3]）のと対照的に，他の大きな静脈では男女差も好発年齢もない．

ポイント 112 下大静脈壁腫瘍──まず平滑筋肉腫

文献
1) Mcallister HA Jr, Fenoglio JJ Jr: Primary tumors of major blood vessels. "Tumors of the cardiovascular system" 1978, p 121, AFIP, Washington DC.
2) Sitz RW, Bouther PS, et al: Leiomyosarcoma of the venous wall. Clin Oncol 2: 163, 1976.
3) Van Rooij WJJ, et al: CT and MR imaging of leiomyosarcoma of the inferior vena cava. JCAT 12: 415, 1988.

STEP 113〜114

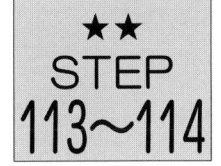

RT　71歳男性

3日前から腹痛，左背部痛．今朝ショック状態（最高血圧 80 mmHg）．

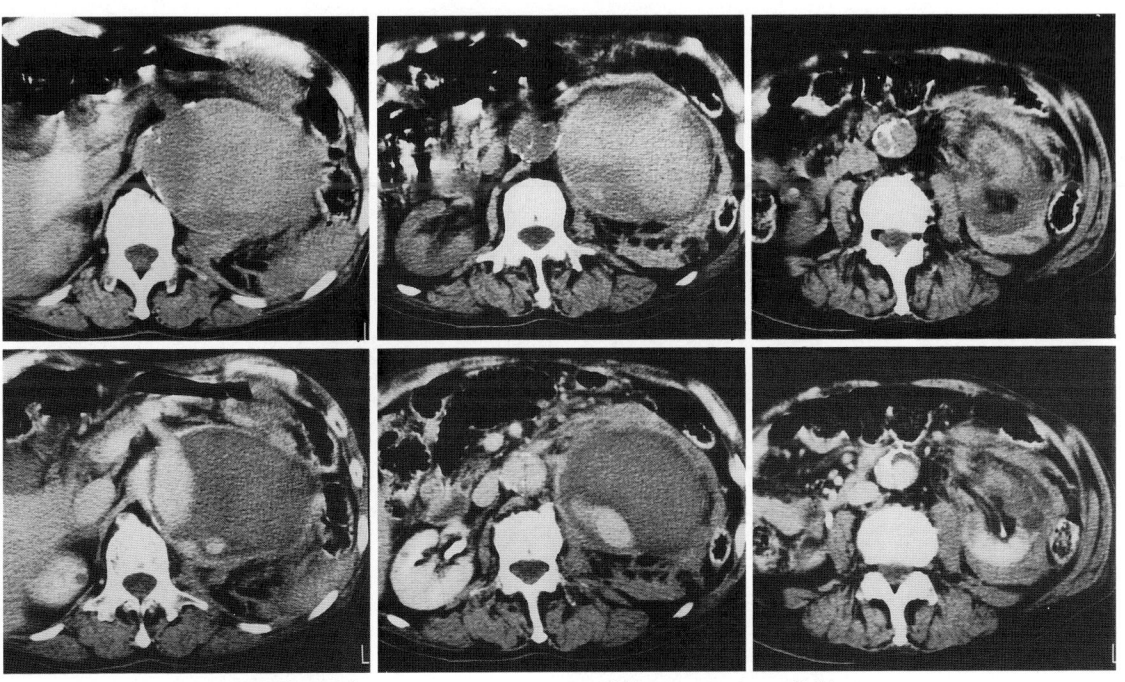

A	B	C
D	E	F

図1　RT．A〜C．単純CT，D〜F．造影CT．

CT所見 ▶ 腹部大動脈解離があり，上腸間膜動脈を分岐する左側の解離腔が嚢状に左方へ膨らみ血腫を形成，さらに左腎周囲腔に出血している．左腎の一部は造影されない．

診断 ▶ 腹部大動脈解離
腹部大動脈瘤（解離腔）破裂

　腹部大動脈瘤（AAA*；abdominal aortic aneurysm）の90％以上は腎動脈より下方に生じ，腎動脈および総腸骨動脈が侵されるのはそれぞれ4％，31％である[1]．単純CTでは内腔と壁在血栓の濃度に大きな差がないため，内部構造が不明瞭であるが，造影することにより明瞭になる（図2）．また腎動脈や上腸間膜動脈などの主要分枝との関係も明らかになる．超音波は容易に横断径や内部構造を描出することができ（図3），経過観察に適している．

---

* AAA(triple A)：医学以外の一般ではAmerican Automobile Associationを指す．日本のJAF（Japan Automobile Federation）に相当する．

図2 造影CT

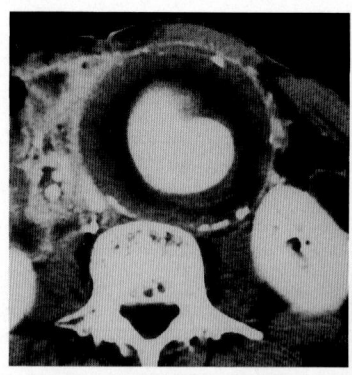

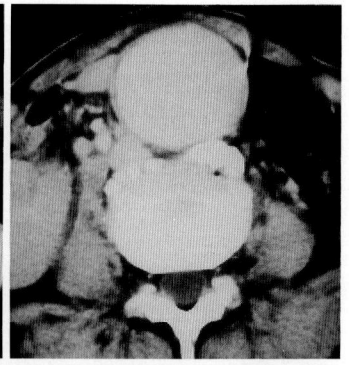

A. 壁血栓の厚い動脈瘤　　B. 壁血栓のない動脈瘤

図3 腹部大動脈瘤の超音波像

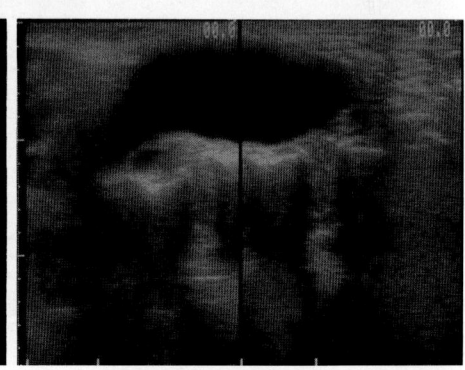

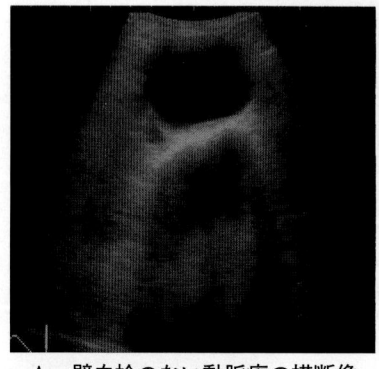

A. 壁血栓のない動脈瘤の横断像　　B. Aの矢状断

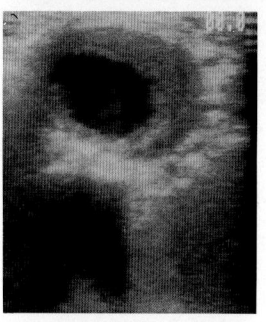

C. 壁血栓の厚い動脈瘤の横断像 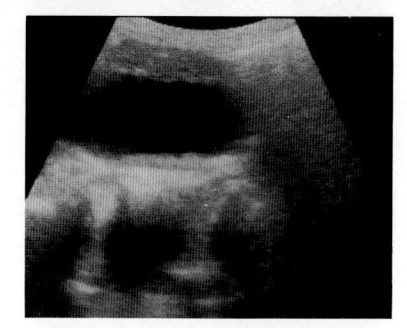　　D. Cの矢状断

　本症で最も懸念されるのは破裂である．AAAは大きいほど破裂の頻度は高くなる．5年間に破裂する頻度はErnst[2]によれば径4cmで2%なのに対し，5cm以上では25～41%，桜井[3]によれば，4cmで10～15%，5cmで20%，6cmで33%，7cm以上で75～95%とされ，**5～6cmが人工血管置換術あるいはステント挿入術の目安**となる．破裂前に腹痛や背部痛を訴えることが多く切迫破裂（後述）の徴候として重要である．破裂するとさらに血圧が低下しショック状態に陥る．AAA破裂部位の約80%は後腹膜腔である．後腹膜腔には多くの臓器や血管が存在するとともに筋膜によって多数のコンパートメントに分かれているため，ある程度出血するとコンパートメント内圧が高くなり，

鎮静化する傾向にある．腹膜腔に破裂すると大量出血となり大事に至ることが多い．まれに下大静脈に破裂することがあり，大量の動静脈短絡のために心不全に陥る．

コメント　大動脈瘤切迫破裂　impending or contained rupture of aortic aneurysm

大動脈が今にも破裂しそう（impending），あるいはやっと持ちこたえている（contained）状態を指す．臨床的には腹痛を訴え，腹部に拍動性腫瘤を触れる．破裂を未然に防ぐためにこの状態を把握することはきわめて重要である．AAA 破裂後の手術による致死率 50％に対し，破裂前の手術による致死率はわずか 4％である[4]．AAA の存在が知られていて経過観察中であれば，AAA 径の急な増大および血栓内腔比（血栓厚／内腔径）の急な低下（内腔の拡大）や急な上昇（血栓の増加）が切迫破裂の徴候である．AAA 径では 3〜6 mm／年の増大が許容範囲とされる[4]．径の増大は単純 CT で確認できるが，血栓内腔比は造影 CT でないとわかりにくい．AAA 患者のフォローを担当することの多い超音波でより重要な徴候といえる．切迫破裂を示す単純 CT 所見に **hyperattenuating crescent sign**（高濃度三日月徴候）がある．これは新しい（したがって高濃度）血栓が壁在血栓の内腔側を破って血栓内あるいはさらに大動脈壁内に流入した状態である（図 4 B）．この新しい血栓の圧力のために破裂に向かうことになる．大動脈壁に沿って三日月状の高濃度を示すためこのようによばれている[5]．ただし，この sign の見られる頻度は 5％以下と低く[6]，壁在血栓の内側に形成された新しい血栓や初期の血栓閉塞型解離とも見分けにくい（図 4 C, D）ため，臨床症状との関連が重要となる．造影するとこの sign は確認し難くなるが，潰瘍状に造影剤が新しい血栓内に突出することがあり，**ulcer-like projection**（ULP 潰瘍状突出像）として知られている（図 4 E）．これらは大動脈解離（の切迫破裂）でも認められる所見である．

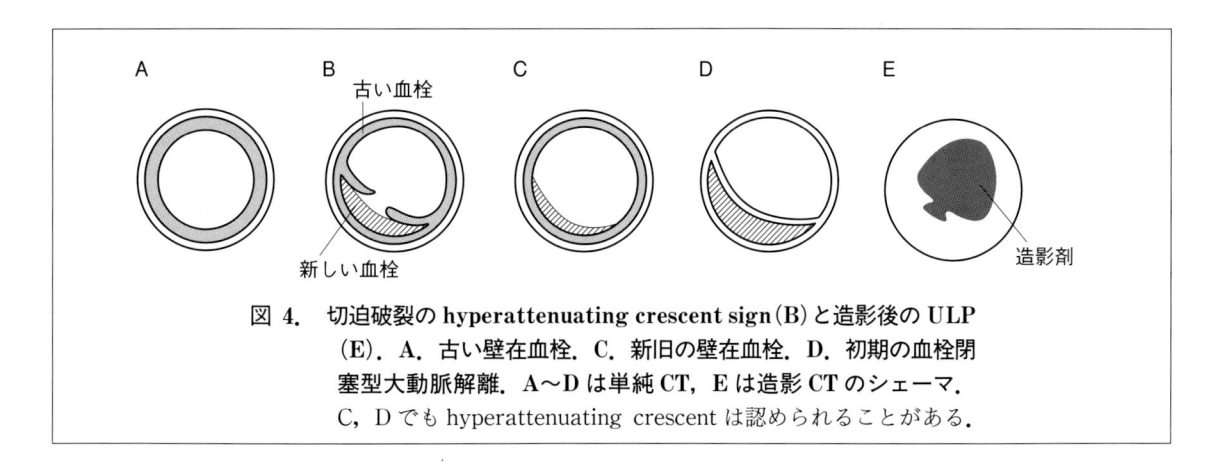

図 4．切迫破裂の hyperattenuating crescent sign（B）と造影後の ULP（E）．A．古い壁在血栓．C．新旧の壁在血栓．D．初期の血栓閉塞型大動脈解離．A〜D は単純 CT，E は造影 CT のシェーマ．
C, D でも hyperattenuating crescent は認められることがある．

> **ポイント　113**　切迫破裂——瘤径増大，crescent sign と ULP

図1をもう一度みてみよう．図1Bでは大きな三日月状の高濃度域が動脈瘤内に認められる．また，D，Eでは血栓に向かって突出する造影剤（ulcer-like projection）も描出されている．3日前に切迫破裂となり，今朝破裂したと考えられる．

コメント　大動脈解離　aortic dissection

解離性大動脈瘤（dissecting aneurysm）といわれたこともあるが，図1のように動脈瘤を形成することは少ない．内膜が破綻し血液が流入（entry）し，中膜が解離したもので，真腔と解離腔（偽腔）に分かれ

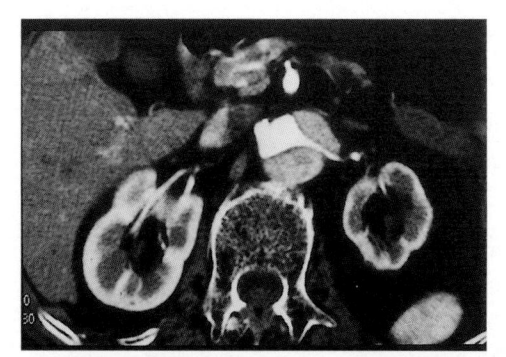

図5　偽腔開存型大動脈解離．A．腎動脈分岐部の横断面．B．MPRによる冠状断面．
　　　解離腔は血流が遅いため造影効果が低い．左腎動脈は解離腔により前後から圧迫され狭窄している．

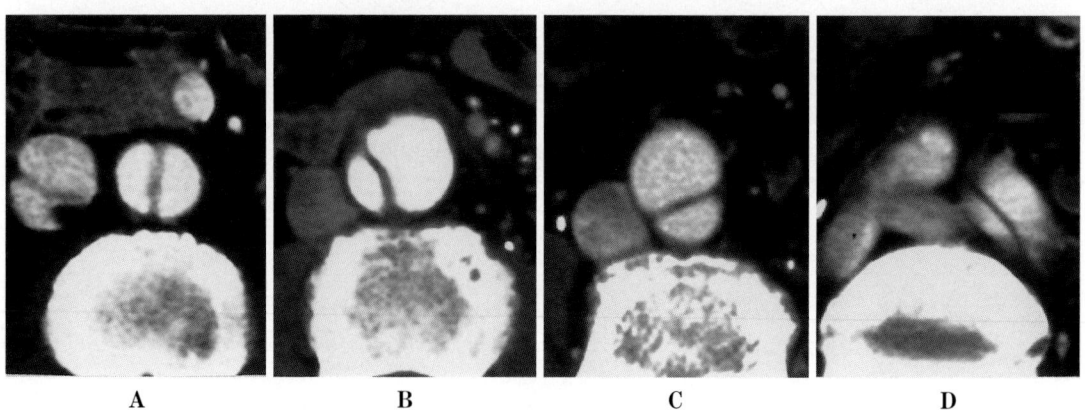

図6　らせん状の大動脈解離．A，B，C，D．腎上極，腎門，腎下極，大動脈分岐下レベルの造影CT．

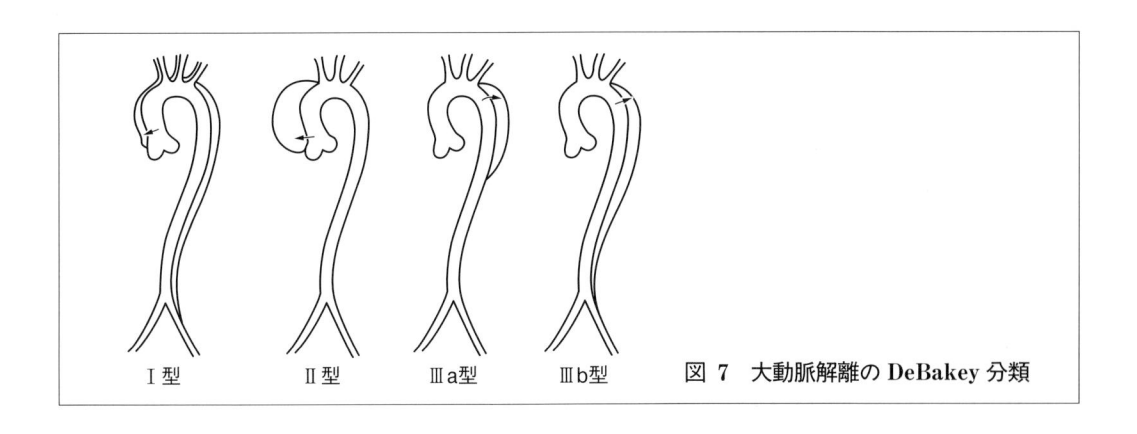

図 7 大動脈解離の DeBakey 分類

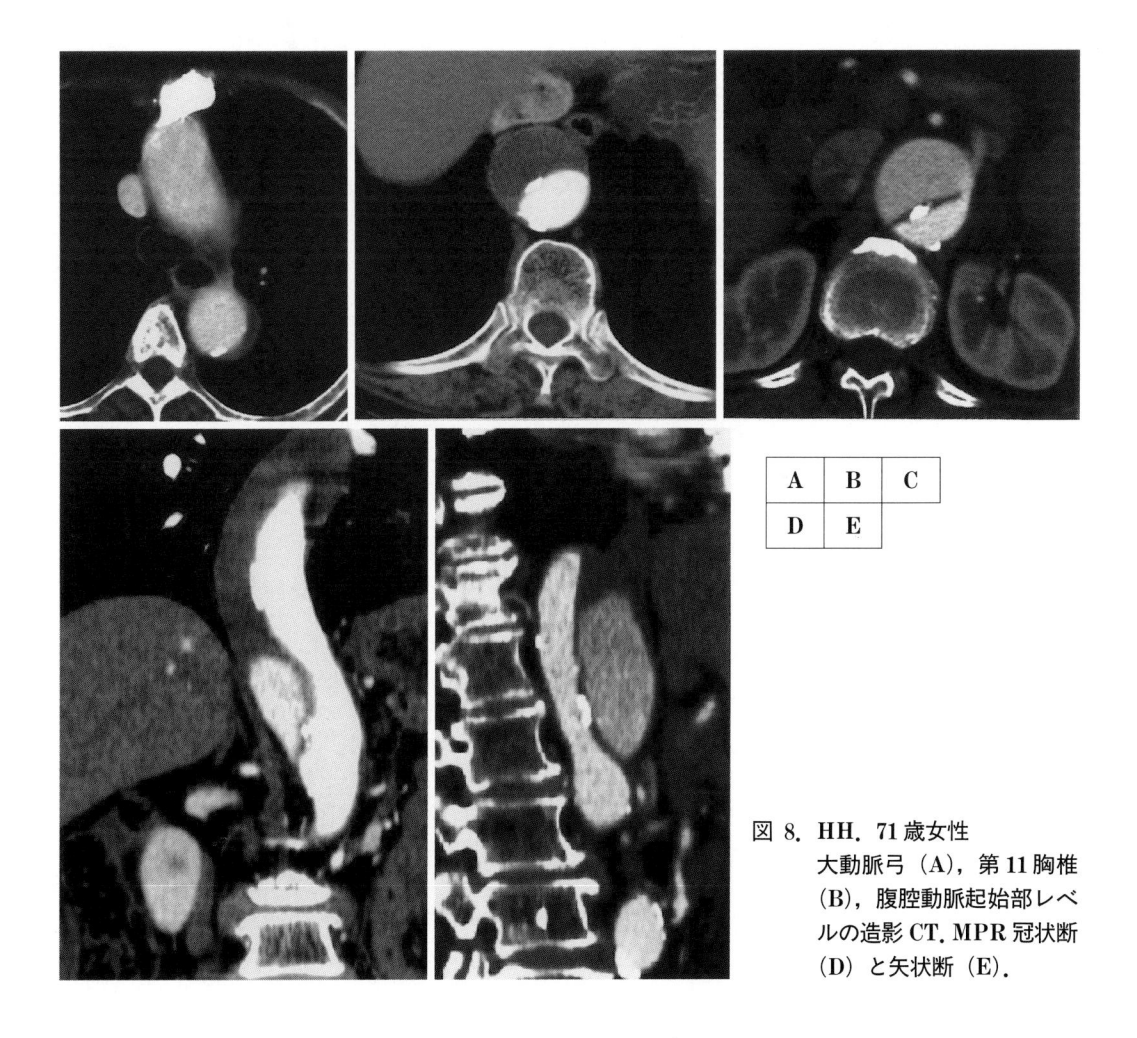

Ⅰ型　Ⅱ型　Ⅲa型　Ⅲb型

図 8. HH. 71 歳女性
大動脈弓（A），第 11 胸椎（B），腹腔動脈起始部レベルの造影 CT. MPR 冠状断（D）と矢状断（E）．

る．このため内膜に生じる石灰化は解離片（真腔と解離腔の間）に認められる．下流で再び内膜を貫いて真腔に合流する（re-entry）場合（**偽腔開存型解離**，図5），解離腔が増大する場合，解離腔が血栓で閉塞する場合（**血栓閉塞型解離**），自然に解離腔が消失する場合などがある．造影CTでは，両腔の血流状態，血栓の有無，ULP，および臓器虚血の有無に注意する．解離はらせん状に進行することが多い（図6）．また，頭尾方向に長い大動脈病変はMPRによる矢状断や冠状断像により全体像が把握しやすくなる（図5）．

　entryが上行大動脈にあり，解離が下行大動脈まで認められるものを**DeBakey I型**，上行大動脈に限局するものをII型，左鎖骨下動脈分岐後の下行大動脈にentryがあるものをIII型という（図7）．このうち，解離が胸部大動脈に留まる場合をIIIa型，腹部まで達する場合をIIIb型という．つまり，腹部に見られる大動脈解離はDeBakey I型かIIIb型である（腹部大動脈のみに限局した解離は少ない）．腹部の大動脈解離を見たら胸部まで検査しなければならない．下行大動脈の解離は通常保存的に様子をみるが，上行大動脈の急性解離は予後を左右し，緊急手術を必要とすることが多いからである．このような治療法と予後を基に単純化した分類が**Stanford分類**で，entry部位に関わらず上行大動脈に解離が及んでいるものがA型，及んでいないものがB型となる．

Q▶ 図8に示す症例HHの大動脈解離はDeBakeyおよびStanford分類では何に相当するか？

> **ポイント　114　大動脈解離——上行大動脈までチェックする**

A▶ 解離しているのは胸腹部の下行大動脈だけである．DeBakey IIIbおよびStanford Bとなる．entryが腹部大動脈にあり，逆行性に胸部下行大動脈まで解離したが，その大部分は血栓化して，entry付近のみ解離腔も開存している症例である．このように逆行性にも解離することに注意が必要である．

図8Cでは解離片の石灰化と内腔左端（向かって右端）にentryが認められる（気がつきましたか）．

文献
1) Lee KR, et al: A practical approach to the diagnosis of abdominal aortic aneurysm. Surgery 78: 195, 1975.
2) Ernst CB: Abdominal aortic aneurysm. N Engl J Med 328: 1167, 1993.
3) 桜井恒久: 破裂性腹部大動脈瘤. 稲田潔他編; 腹部大動脈のすべて. へるす出版. 東京. p 111, 1991.
4) Limet R, et al: Determination of the expansion rate and incidence of rupture of abdominal aortic aneurysm. J Vas Surg 14: 540, 1991.
5) Pillari G, et al: Computed tomography of abdominal aortic aneurysm: an vivo pathological report with anote on dynamic predictors. Arch Surg 123: 727, 1988.
6) Pillari G: Crescent sign orign and thrombus-to-lumen ratio in abdominal aortic aneurysm. Radiology 214: 604, 2000.

STEP 115 ★★★★

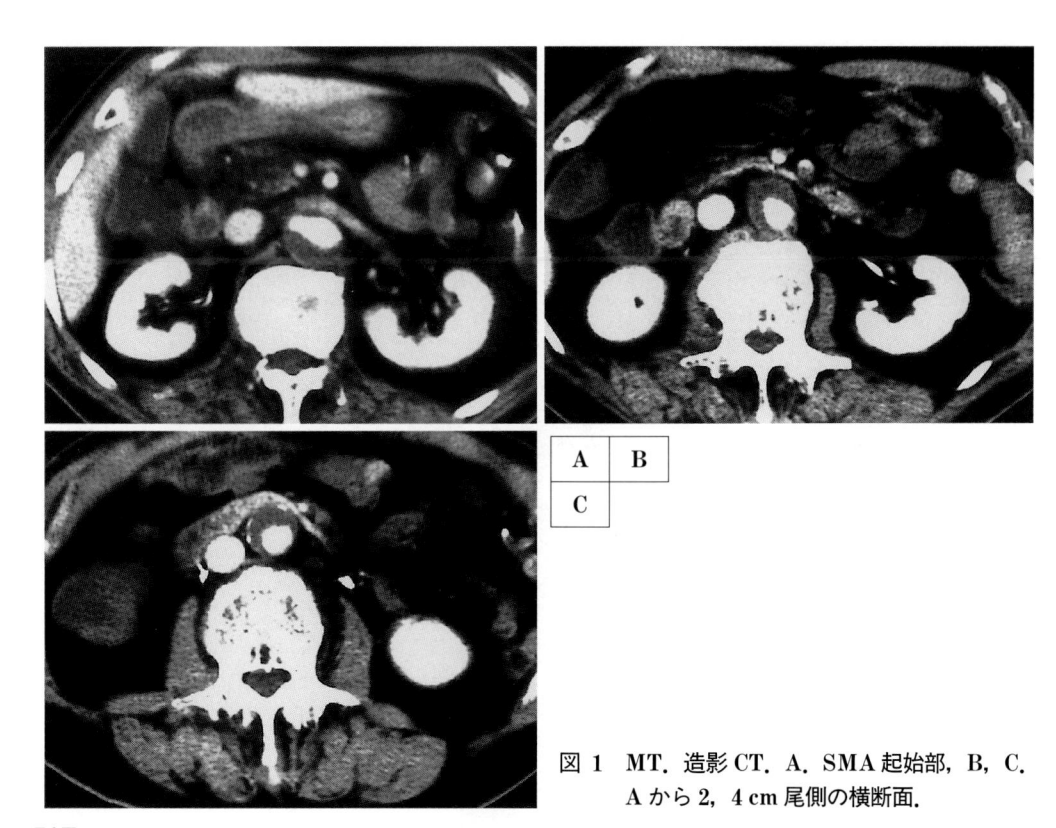

MT．62歳男性．腹痛．

図1 MT．造影CT．A．SMA起始部，B，C．Aから2，4 cm尾側の横断面．

▼ CT所見

　学生A▶腹部大動脈の壁のほうが厚く，血栓が付着しているのだと思います．

　学生B▶この血栓は解離した大動脈の解離腔というか，偽腔に詰まってるんじゃない．そうすれば，急な腹痛を呈した臨床症状と良く合うしー．

　学生A▶そうか．血栓閉塞性大動脈解離だ．

放射線科医C▶血栓閉塞性大動脈解離を簡単に説明してください．

　学生A▶大動脈のほうが解離した後，解離腔に流入した血液のほうが血栓化して解離腔のほうが閉塞した状態です．再解離のほうに注意しながらフォローすればよいと思います．

放射線科医C▶特に積極的な治療は必要ないということですね．ところで，解離は大動脈壁のどこに生じるのですか？

　学生B▶中膜だよな．

　学生A▶内膜側の中膜のほうだと思います．

放射線科医C▶大動脈壁の石灰化はどこに生じるの．

　学生A▶内膜です．

放射線科医C▶稀にMoeckenberg中膜壊死で中膜に石灰化が見られることがありますが、これはもっと細い動脈の場合です。大動脈壁の石灰化のほとんどは粥状動脈硬化によるもので内膜に生じます。つまり、解離ならば石灰化は解離して残った大動脈壁ではなく、解離片に認められます。（図3, 4）。図1（2）Cをもう一度よく見てください。

学生B▶石灰化は血栓より外の血管壁にくっついてるじゃん（図2C）。

学生A▶単なる壁在血栓で、大動脈解離ではないんですね。

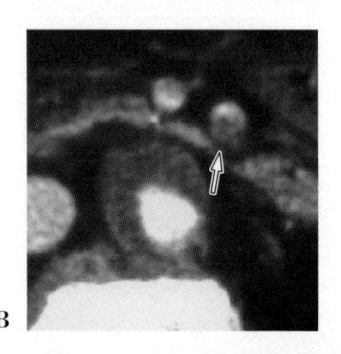

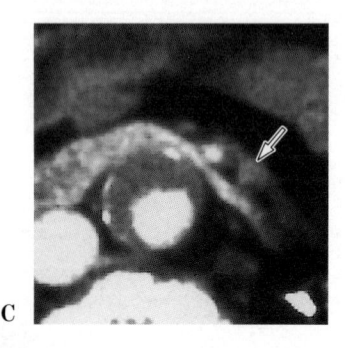

図2　B, C. MT.
図1 B, Cと同じ画像。

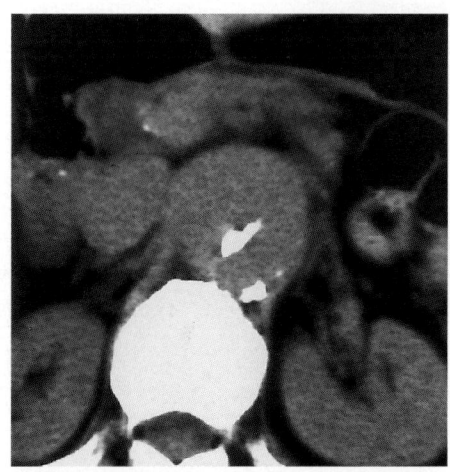

図3　解離を示す内腔に浮いた石灰化（単純CT）

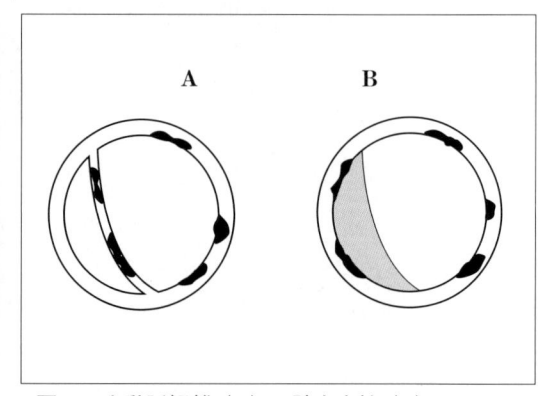

図4　大動脈解離（A）と壁在血栓（B）における石灰化の位置

> **ポイント　115-1　大動脈解離では石灰化の位置に注意する。**

Q▶図3で内腔に浮いている石灰化のどちらが真腔か？

放射線科医C▶図1Cをもう一度よく見てください。腹痛の原因になる別の所見はありませんか？

学生A, B▶？

放射線科医C▶図1Aで上腸間膜動脈（SMA）と静脈（SMV）はわかりますね。図1 B, Cではどう

ですか？

学生B▶ SMA が白くないじゃん．

学生A▶ そうか．上腸間膜動脈が詰まっているんだ．

放射線科医C▶ 図1Aでは SMA が正常に造影されています．図1BではSMAの一部が，Cでは全体が造影されないため低濃度です（図2B, C矢印）．上腸間膜動脈閉塞症ですね．**SMV が SMA より細いのも環流する血液（造影剤）が少ないためです**．SMV が SMA より太いのが正常です．そういえば，腸管の造影効果があまりみられませんね．このままでは，腸管が壊死して患者さんは死に至ります．緊急にカテーテルを SMA に挿入して血栓溶解剤を流すか，状態によっては開腹手術が必要です．急性上腸間膜動脈閉塞症の死亡率は60〜90％と高く，早期に診断することが救命に不可欠です．SMA の閉塞にはこのような塞栓症，血栓症，大動脈解離の SMA への進展（と血栓）などがあり，最も頻度が高いのが塞栓症です．血栓症や動脈解離に伴う場合は SMA 近位部（大動脈との分岐部近く）に，塞栓症の場合には少し末梢に生じることが多いようです．血栓症は動脈硬化症に伴うことが多いのですが，塞栓症はどのような患者さんにみられますか？

学生A▶ 心疾患，特に僧帽弁狭窄症です．

放射線科医C▶ そのとおりです．他には左房血栓，心房細動，心筋梗塞，心内膜炎，大動脈瘤，大動脈粥状硬化症，左房粘液腫などが原因になります．

閉塞は下腸間膜動脈にも生じますが，一般に SMA からの血行により大事に至ることは稀です．ところで，A君が何にでも「ほう」をつけるのと，B君の「じゃん」は，卒業までになおした方がいいですね．

診断▶ 上腸間膜動脈塞栓症（SMA embolism）．

> **ポイント 115-2** 血管の造影欠損に気をつけろ．病変が一つとは限らない．

A▶ 大動脈中央の石灰化の前が解離腔，背部が真腔である（下壁にも石灰化があるから）．

4．腎臓・副腎・後腹膜

STEP 116 ★★★★

AF　62歳男性　背部痛

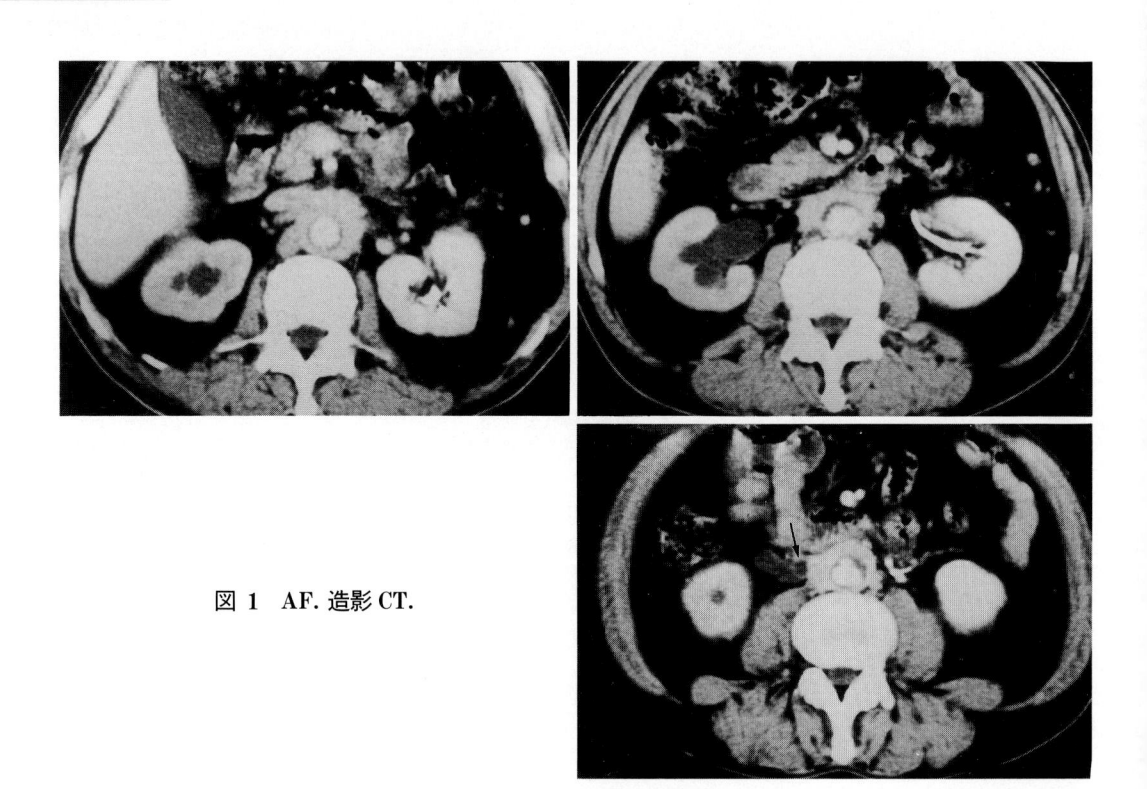

図1　AF. 造影CT.

CT所見▶①腹部大動脈壁が異常に肥厚している．
②右水腎症があり，右尿管（矢印）は肥厚した「大動脈壁」に巻き込まれている．

診断▶大動脈（瘤）周囲線維症

鑑別診断▶特発性後腹膜線維症
大動脈（瘤）破裂後仮性動脈瘤
大動脈解離
大動脈壁血栓
傍大動脈リンパ節腫大

その後の経過▶ 3カ月後のCT（図2）では大動脈壁の肥厚も軽度になり，右腎も正常になった．

> コメント　大動脈瘤周囲線維症　aortic perianeurysmal fibrosis
> 　　　　　大動脈周囲線維症　periaortic fibrosis

大動脈壁の中膜と外膜の肥厚で，組織学的には炎症細胞浸潤を伴う線維組織増殖とリンパ濾胞形成を認める．大動脈瘤周囲あるいは粥状硬化の強い大動脈周囲に形成される[1]．尿管を巻き込んで水腎症となるこ

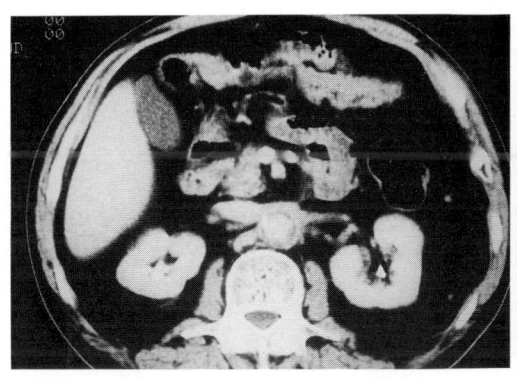

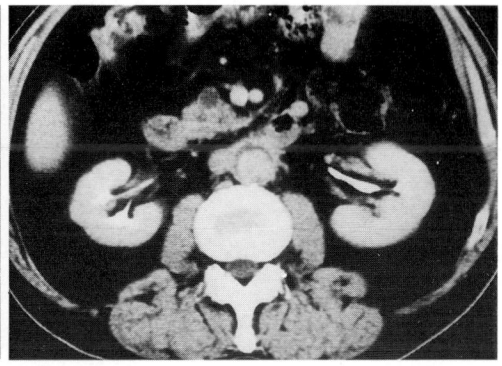

図2　AF. 3カ月後の造影CT

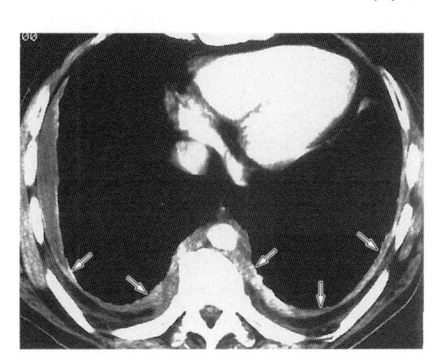

図3　AF. 大動脈周囲線維症の縦隔・胸腔への進展．

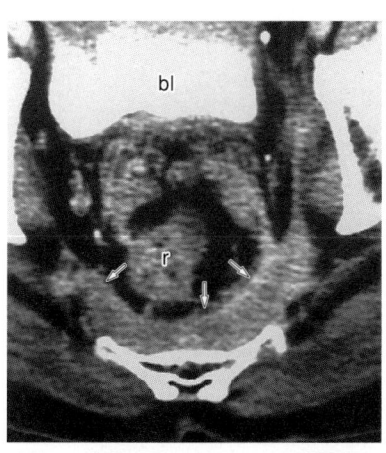

図4　大動脈周囲線維症の直腸周囲への進展．r 直腸, bl 膀胱．

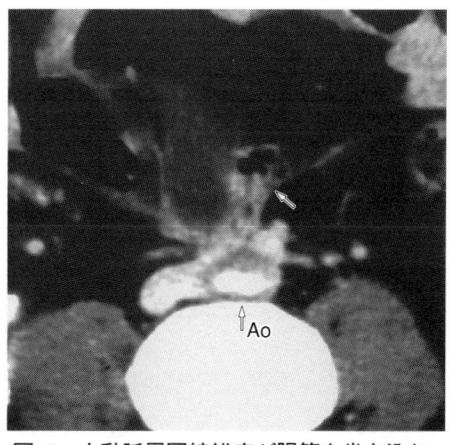

図5　大動脈周囲線維症が腸管を巻き込む．Ao 大動脈．

とが多い．さらに大動脈周囲から縦隔・胸腔（図3），骨盤腔（図4）や腸間膜に広がり腸管（図5）や血管を巻き込むこともある．また，症例 AF のように尿管狭窄や大動脈壁肥厚が自然に消退する例も知られている．CT における線維化組織の造影効果も多様[2-4]で，病態の進行段階や活動性による違いと考えられる．

　鑑別診断のうち，リンパ節腫大は形態から，大動脈壁血栓は外壁の円滑さから区別される．本症は特異的な所見を呈するので他の疾患との鑑別も容易である．

ポイント 116　大動脈壁肥厚──尿管閉塞に気をつける

後腹膜線維症（retroperitoneal fibrosis）：40～60歳の男性に多い（2:1）．後腹膜をびまん性に覆う硬い線維化で，尿管閉塞が最も問題となる．約2/3は特発性（＝Ormond病）である．2次性後腹膜線維症の原因としては，① 大動脈瘤・大動脈粥状硬化症，② 薬剤（methysergide, ergotamine, methyldopa, amphetamine, LSD），③ 悪性腫瘍（悪性リンパ腫や後腹膜転移），④ 後腹膜液体貯留（手術，外傷，炎症），⑤ 膠原病，⑥ 放射線照射がある．大動脈周囲線維症は①に相当する．機序は不明であるが，粥状プラークから生成される物質に対する自己免疫反応が提唱されている．いずれの機序によるものでも線維症自体に本質的な差はない．治療は原因除去（可能なら）と副腎皮質ステロイド剤やタモキシフェン（tamoxifen）投与がある[5]．

文献
1) Baskerville PA, et al: The diagnosis and treatment of periaortic fibrosis ("inflammatory" aneursms). Br J Surg 70: 381, 1980.
2) Pahira JJ, et al: Bilateral complete ureteral obstruction secondary to an abdominal aortic aneurysm with perianeurysmal fibrosis: diagnosis by computed tomography. J Urol 121: 103, 1979.
3) Vint VC, et al: Aortic perianeurysmal fibrosis: CT density enhancement and ureteral obstruction. AJR 134: 577, 1980.
4) Cullenward MJ, et al: Inflammatory aortic aneurysm (periaortic fibrosis): Radiologic imaging. Radiology 159: 75, 1986.
5) Gilkeson GS, et al: Retroperitoneal fibrosis. A true connective tissue disease. Rheum Dis Clin N Am 22: 23, 1996.

5

小 児

STEP 117

SS　1歳11カ月　女児　尿中VMA陰性

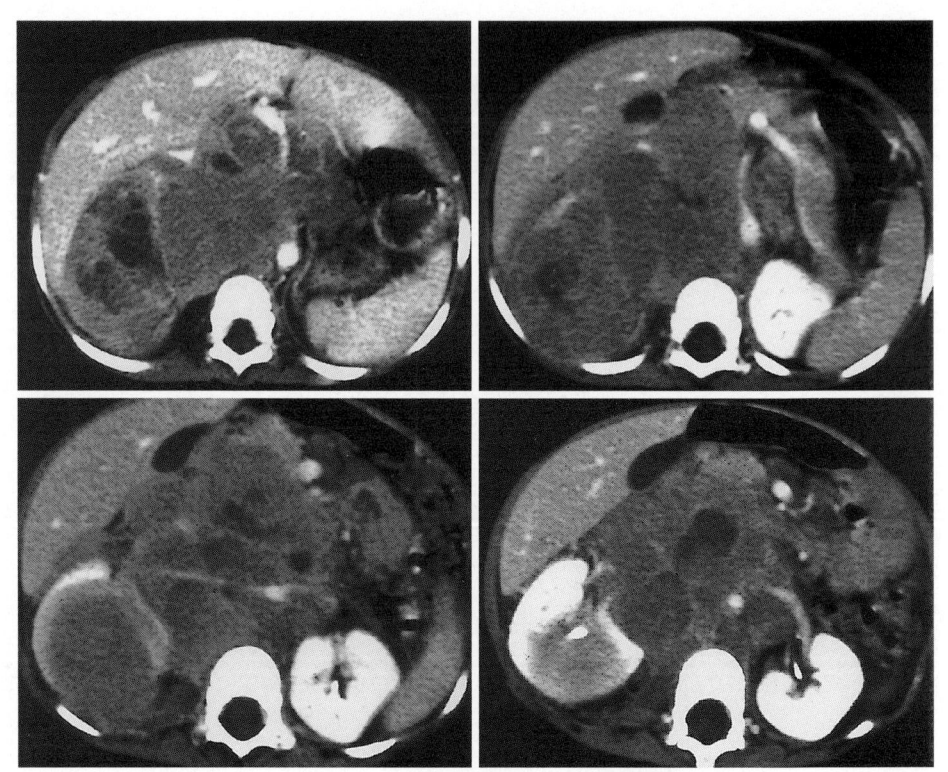

図1　SS．造影CT．腹腔動脈（A），上腸間膜動脈（B），右腎動脈（C），左腎静脈（D）レベルの横断像．

CT所見▶肝下面と右腎の間に大きな充実性腫瘤があり，正中をこえて左方に進展している．大動脈は脊椎から離れ，腹部大動脈の主たる分枝も腫瘤により引き伸ばされている．

診断▶神経芽腫．（遠隔転移がないとすれば）stage III．

その後，化学療法を受け腫瘍は著しく縮小し，血管も正常な位置に戻り，右副腎も確認できるようになった（図2）．この時点で腫瘍は右副腎とともに摘出された．肝，腎への浸潤やリンパ節転移は認められなかった．術後病理診断も神経芽腫であった．

コメント　神経芽腫　neuroblastoma

神経芽腫は小児悪性腫瘍の中で白血病に次いで多く，最も多い固形腫瘍である．2歳以下に多く，また副腎に多い（表1）[1]．剖検では，新生児副腎に神経芽腫と区別できない結節が200人に1人の割合で存在

図2 化学療法後の造影CT
　　右副腎背側に小病変を残すのみである．

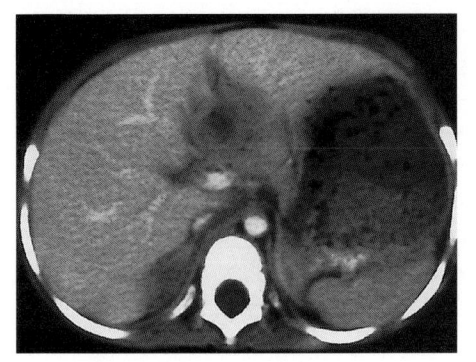

表1　神経芽腫の発生部位[1]

部位	症例数
頭　部	9例
縦　隔	15例
副腎髄質	337例
後腹膜腔	96例
骨盤腔	26例

表2　神経芽腫の病期分類[1]

stage	I	腫瘍が原発臓器に限局するもの
stage	II	腫瘍が局所浸潤や局所リンパ節転移を伴うも，正中線をこえないもの
stage	III	腫瘍が正中線をこえて浸潤するもの，あるいは，反対側リンパ節の転移を伴うもの
stage	IV A	骨，実質臓器，遠位リンパ節に遠隔転移を伴うもの
stage	IV B	原発巣がstage IIIで，遠隔転移が骨髄，皮下，肝に限られるもの
stage	IV S	原発巣がstage IまたはIIで，遠隔転移が肝，皮下，骨髄に限られるもの

するとされるが，このうち神経芽腫に"成長"するのは1/40以下という[2]．一般に年齢が若いほど予後良好で，単に腫瘍の進展度のみでは律しきれない．特に乳児期にみられる肝転移症例は，みかけによらず予後は比較的良好である．日本小児外科学会の病期分類では，stage I→IV S→II→III→IV B→IV Aの順に不良となる（表2）．

　神経芽腫の65％は副腎髄質から発生する（表1）．これらのほとんどはCTやMRIと尿検査（VMAなど）により非侵襲的かつ的確に診断される．VMA（vanilmandelic acid），HVA（homovanilic acid）の本症における陽性率はそれぞれ約80％で，両者を併せると90％以上とされる[3]．これらを利用した乳児検診におけるマススクリーニングが普及した現在，図1のような1歳を超えた児の大きな神経芽腫はVMAやHVA陰性例が多いことに注意が必要である．小さな腫瘍や副腎外の腫瘍，遠隔転移巣の診断には^{123}I-MIBGシンチグラフィ（図3），骨転移には骨シンチグラフィが有用である．MIBG（278頁）は褐色細胞腫などの他のAPUDoma（147頁）にも集積するが，乳幼児期においては神経芽腫に特異的な画像診断法といえる．MIBGの神経芽腫診断におけるspecificityは100％であるが，sensitivityは80％程度で，約20％の偽陰性がある[4,5]．つまり，集積がないからといって神経芽腫ではないとはいえない．

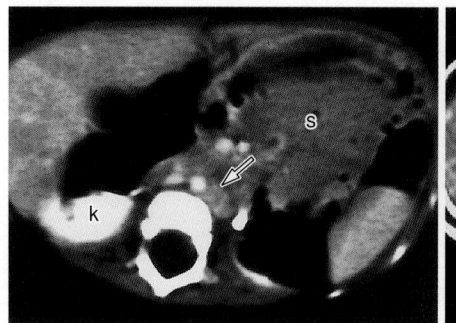

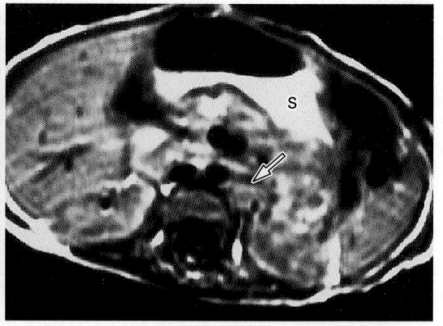

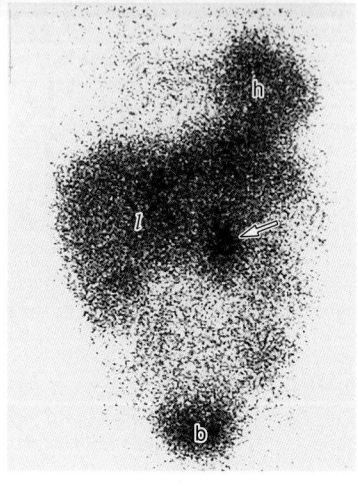

図 3 小さな神経芽腫．A, B．左腎より尾側のレベルの造影 CT と T 1 強調 MRI．大動脈の左に小病変（矢印）を認める．C．MIBG シンチグラム（正面像）．RI 集積を認める（矢印）．b 膀胱，h 心臓，l 肝

ポイント 117　神経芽腫では発症年齢が大切

文献
1) 日本小児外科学会悪性腫瘍委員会：小児悪性腫瘍の予後追跡調査結果の報告．日小外会誌 21: 1222, 1985.
2) Beckwith JB, Perrin EG: In situ neuroblastoma: A contribution to the natural history of neural crest tumors. Am J Pathol 43: 1089, 1964.
3) 石黒士雄：腫瘍マーカー．別所文雄他編集．小児がんの診断と治療．診断と治療社．p 39, 1998.
4) Bouvier JF, et al: Pitfalls and solutions in neuroblastoma diagnosis using radioiodine MIBG: our experience about 50 cases. Adv Nutr Res 2: 707, 1988.
5) 正木英一：神経芽腫における I-131-MIBG シンチグラフィの有用性．日小放誌　11: 22, 1995.

STEP 118

AT　8カ月女児　BW，13カ月男児　CU　6カ月女児

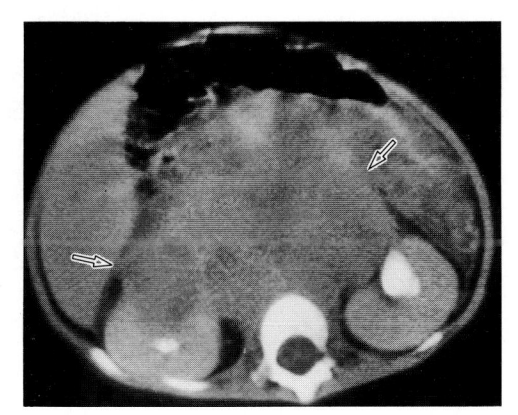

図1　AT．造影CT

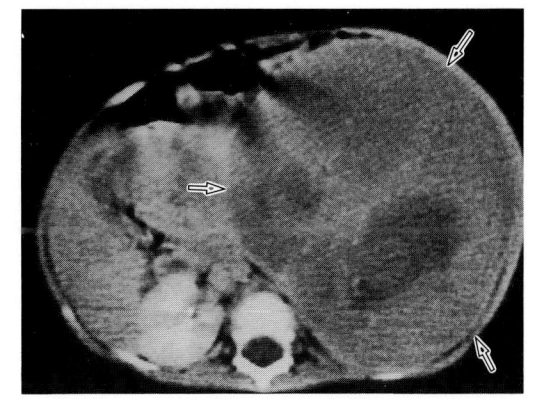

図2　BW．造影CT

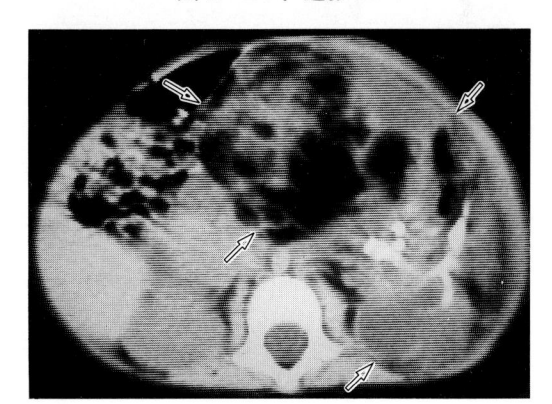

図3　CU．造影CT

CT所見▶AT　脊椎前面に充実性腫瘤(矢印)があり，左腎との境界は明瞭だが右腎に浸潤している．

BW　左腹部を占拠する充実性腫瘤(矢印)があり，内部に壊死と思われる低濃度巣がある．大きいが辺縁は円滑で被膜を有する．

CU　左腹部を占拠する大きな腫瘤(矢印)があり，内部に脂肪，石灰，および囊胞成分を認める．

診断▶AT　神経芽腫 neuroblastoma
　　　BW　Wilms腫瘍 nephroblastoma
　　　CU　奇形腫 teratoma（後腹膜）

コメント　Wilms 腫瘍

　Wilms 腫瘍は腎芽腫　nephroblastoma ともよばれる．後腎を構成する細胞群　metanephric blastema は胎生 8～34 週の間に尿管芽に誘導され，糸球体および近位尿細管に分化していく（292 頁）．初期には，これらはたいへん pleuripotential な細胞で，単に腎組織のみならず間葉系組織への分化能力をも秘めている．Wilms 腫瘍はこの metanephric blastema が癌化したものと考えられており，このため間葉系成分をも有する多彩な組織像を示すと同時に，これらの細胞の単なる存続と考えられる **nephroblastomatosis** との区別，後者の Wilms 腫瘍への移行の有無などの問題を抱えている[1]．また Wilms 腫瘍は，泌尿生殖器奇形，半身肥大，虹彩欠損，Beckwith-Wiedemann 症候群，神経線維腫症などの先天異常に高率に合併する．

　Wilms 腫瘍は神経芽腫と並んで多い小児腹部悪性腫瘍であるが，一般に前者は前方に膨張性に成長し，後者は大動脈を跨いで正中を超えて浸潤性に成長する傾向が強い．また前者は肺へ，後者は肝・骨へ転移しやすい．Wilms 腫瘍は一般に表面円滑で圧排された腎実質などからなる偽被膜を有する．神経芽腫は被膜を持たないことが多い．Wilms 腫瘍の多くは（特に小さい時）単純 CT 上，腎実質と同濃度で，必ず造影 CT を施行する必要がある（図 4）．両側性 Wilms 腫瘍は約 5～10％ である．治療は外科手術を基本とする．

　Wilms 腫瘍と近縁関係にあるのが mesoblastic nephroma[2]で，0 歳児に多い．良性腫瘍と考えられているが，画像診断的には Wilms 腫瘍と区別できない．

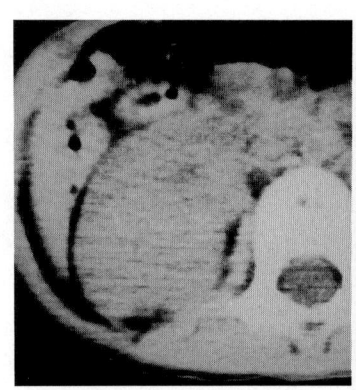

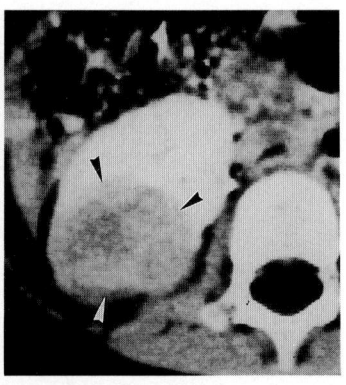

A．単純 CT　　B．造影 CT
図 4　Wilms 腫瘍

> **ポイント　118**　Wilms 腫瘍は前方へ膨張し肺へ転移，神経芽腫は正中をこえて浸潤し，肝へ転移する傾向が強い

文献　1) 横森欣司: Wilms 腫瘍．小児がんの診断と治療．別所文夫編，1998, p 275, 診断と治療社．
　　　2) Kirks DR, et al: Renal neoplasms in infant and children. Semin Roent 22: 292, 1987.

STEP 119 ★★

HU 10カ月女児 腹部膨満

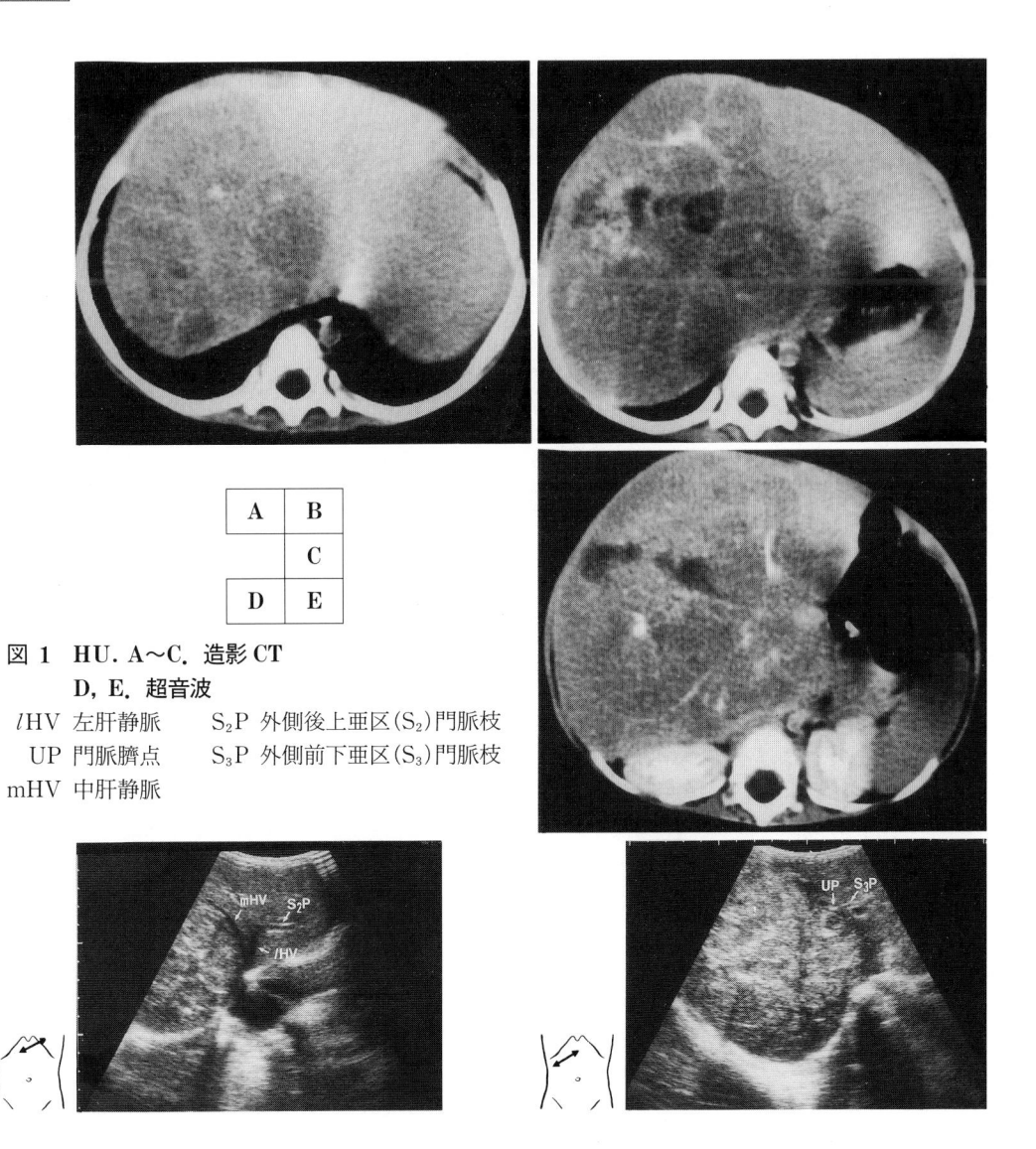

A	B
	C
D	E

図1 HU．A〜C．造影CT
　　　D, E．超音波
- lHV　左肝静脈　　　S₂P　外側後上亜区(S₂)門脈枝
- UP　門脈臍点　　　　S₃P　外側前下亜区(S₃)門脈枝
- mHV　中肝静脈

CT所見▶ 肝右葉は完全に腫瘤に占拠されている．腫瘤内部は石灰化を含む隔壁で分葉化され，壊死巣と思われる低濃度部分が散在する．

超音波所見▶ 肝右葉を占拠する腫瘤は比較的粗で高エコーである．肝上部では，腫瘤は中肝静脈（mHV）まで，やや尾側では左門脈臍点（UP）まで（肝の解剖については26〜33頁参照）達しているが，これらの血管内腔および肝外側区はintactである．

診断▶ 肝芽腫　hepatoblastoma

鑑別診断▶血管腫，過誤腫，未分化肉腫
　　　　　　　下大静脈造影により下大静脈のpatencyも保証され，拡大右葉切除がなされた．

コメント　小児肝腫瘍

１）肝芽腫

　小児肝腫瘍（表）の中では，肝芽腫 hepatoblastoma が圧倒的に多い．肝芽腫は0歳代に最も多く，次いで1歳代に多く全体の88％が3歳以下に集中している．成人型の肝細胞癌も小児に発生するが，これと対照的にその77％が5歳以上に認められる．90％以上でAFP陽性でもある．日本小児外科学会悪性腫瘍委員会の調査では肝芽腫のtumor-free 2年生存率41.8％に対し，成人型では0％で全例死亡している．肝芽腫はその主成分である上皮性組織以外に間葉系中胚葉成分を有する．間葉系成分が少ないほど成人型肝細胞癌に近く，一般に予後不良である[1]．

　肝芽腫の治療では外科手術以外の治療は期待できない．また成人の場合と異なり，肝硬変を有しないため，積極的な摘出術を基本とする．3区域以上を腫瘍が占拠していても連続性の腫瘍であれば完全治癒切除が可能である．ただ肝内転移のある場合は一般に予後不良である．したがって，術前における腫瘍の広がり，血管，特に門脈，肝静脈，下大静脈のpatencyの把握が特に重要となってくる．CT，超音波とともに血管造影は必須の検査である．

表　小児肝腫瘍の鑑別点

腫瘍（頻度）	好発年齢	AFP	特徴
肝芽腫 （55％）	0～3歳 男＞女	陽性 （＞90％）	分葉状，線維性隔壁 多結節融合型
血管内皮腫 （10％）	0～1歳 男＜女	陰性	T2W1で均一な強い高信号 海綿状血管腫と区別できない
過誤腫 （8％）	0～10歳 やや男に多い	陰性	嚢胞成分を伴うことが多い
未分化肉腫 （5％）	5～15歳	陰性	単結節，内部出血，壊死
肝細胞癌 （20％）	10歳以降	陽性 （＞70％）	リスク要因（＋）

ポイント　119　肝芽腫では外科手術を前提として診断する

　肝芽腫は多結節融合型（図1）あるいは分葉状構造（図2）を示し，線維性隔壁をもつ[2]．後者では線維性中心瘢痕（69頁）が目立つ．上皮性成分の多い場合には内部は比較的均一だが，間葉成分の多い場合に

は出血，壊死，石灰化のため内部は複雑になる．

2）血管内皮腫　hemangioendothelioma

90％が生後6カ月以内に発見される乳幼児に特有な疾患である．単発性と多発性とがあるが，画像診断的には海綿状血管腫とほとんど同じである[3]（図3）．

3）間葉性過誤腫　mesenchymal hamartoma

嚢胞性から充実性までさまざまな形態をとる良性腫瘍である．脂肪を含む場合もある（図4）．小児で嚢胞類似型腫瘤を肝に認めたらまず考えるべき腫瘍であるが，成人にもみられる．乏血性のことが多い[4]が動静脈短絡を伴う多血性腫瘤の場合もある．

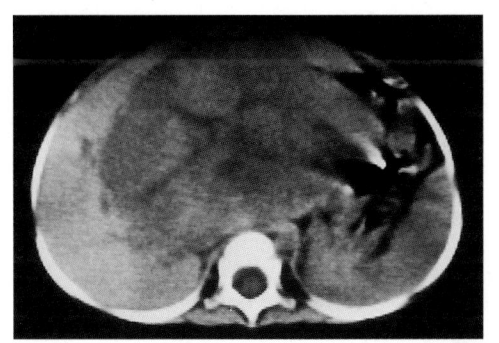

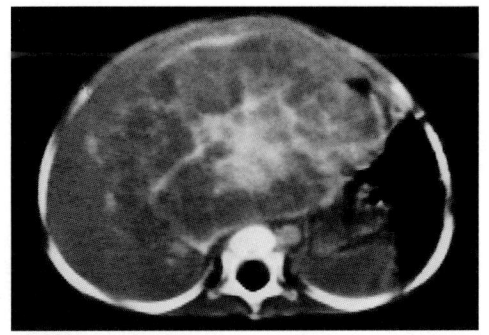

図2　中心瘢痕を有する分葉化した肝芽腫
　　　A．単純CT　B．造影CT

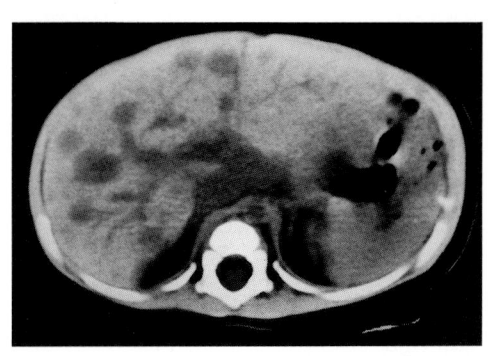

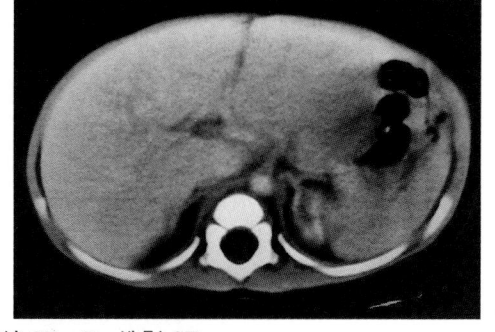

図3　血管内皮腫　A．単純CT　B．造影CT

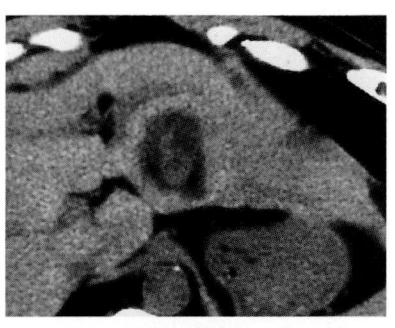

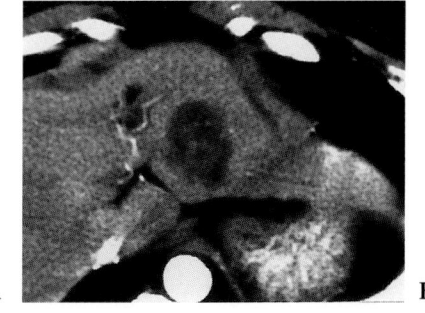

図4　間葉性過誤腫（成人例）．
　　　A．単純CT．嚢胞と脂肪成分を擁する．B．動脈相．乏血性である．

4）未分化肉腫　undifferentiated（embryonal）sarcoma

悪性間葉腫（malignant mesenchymoma）とよばれていた腫瘍にほぼ一致する．病理学的にも未分化の肝芽腫と混同されやすいが，肝芽腫が1歳未満に多く，ほとんどが3歳以下にみられるのに対し，未分化肉腫は5〜15歳にみられ，90％は8〜12歳に発見される．腫瘍内出血や壊死が多い[5]（図5）．

5）肝細胞癌

10歳以降に発生する．肝炎ウィルス垂直感染，胆道閉鎖症，家族性胆汁鬱滞，糖原病，遺伝性チロジン血症などがリスク要因である．

6）限局性結節性過形成（FNH），7）肝腺腫．

67頁参照．

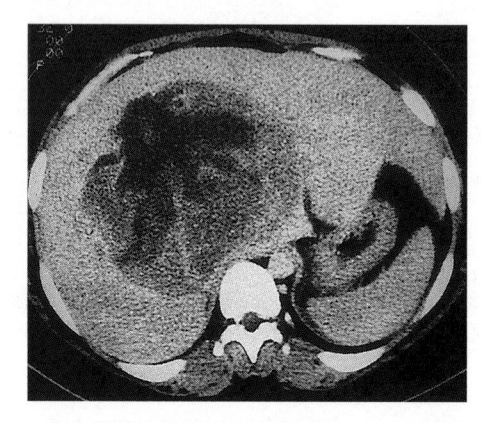

図5　未分化肉腫（造影CT）

文献
1) 豊坂昭弘, 他: 肝芽腫. 小児がんの診断と治療. 別所文夫 編, 1998, p 323, 診断と治療社.
2) Dachman AH, et al: Hepatoblastoma; radiologic-pathologic correlation in 50 cases. Radiology 164: 15, 1987
3) Dachman AH, et al: Infantile hemangioendothelioma of the liver; radiologic-pathologic-clinical correlation. AJR 140: 1091, 1983.
4) Ros PR, et al: Mesenchymal hamartoma of the liver: radiologic-pathologic correlation. Radiology 158: 619, 1986.
5) Ohtomo K, et al: MR imaging of malignant mesenchymal tumors of the liver. Gastrointest Radiol 17: 58, 1992.

STEP 120

LI 10歳男児 腹部腫瘤

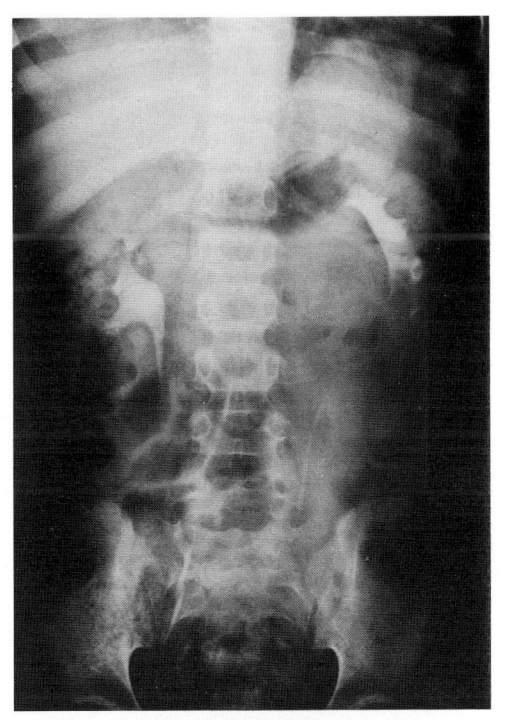

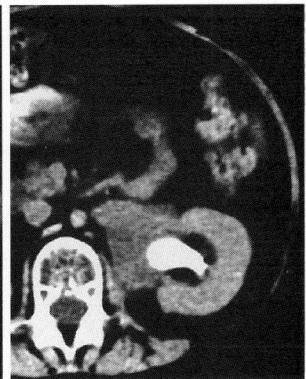

図1 LI.

A. 静脈性尿路造影

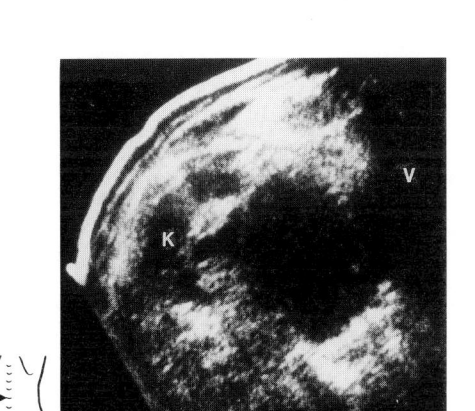

B. 超音波断層背面像（K 左腎，V 脊椎）

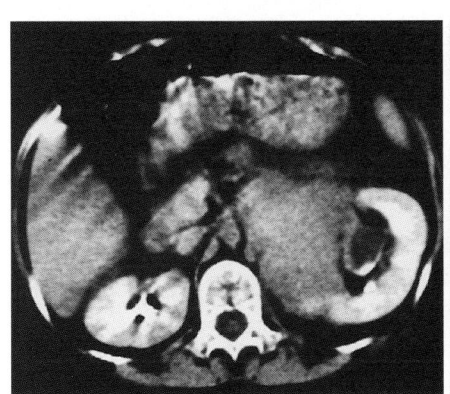

C. 造影 CT

D. 放射線照射 15 Gy 後 造影 CT

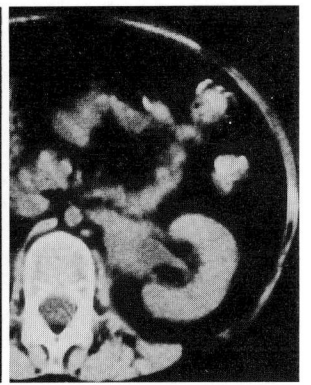

E. 放射線照射 30 Gy 後 単純 CT

静脈性尿路造影▶①左腎盂腎杯が外側に偏位し，左腎軸が大きく傾いている(図1A)．
②よくみると左近位尿管も外側に偏位している．
③右側では大腰筋陰影 psoas shadow が認められるのに，左側では認められない．

④左腎の辺縁は明瞭でない．

①は腎内，腎外いずれの腫瘤でもみられる．②，③は腎外腫瘤に多い．④は浸潤性病変によくみられる所見である．

超音波（図1B）▶①左腎と脊椎の間に内部エコーがなく，後壁エコーの増強した，一見嚢胞を思わせる腫瘤が存在する．しかし辺縁は不整で，単純嚢胞とはいえない．

CT（図1C）▶①左腎と脊椎・大動脈の間の腫瘤は，不整形で充実性であるが，内部濃度は均一である．以上から左腎門リンパ節腫大と考えた．年齢から，白血病，悪性リンパ腫あるいは睾丸腫瘍のリンパ節転移を考えた．結局血液像から急性リンパ性白血病と診断され，化学療法とともに腫瘤に放射線を照射し著効が得られた（図D，E）．

コメント　腎の悪性リンパ腫・白血病

腎の悪性リンパ腫・白血病としては，
①腎門リンパ節腫大（図1）
②腎実質内腫瘤
③腎びまん性腫大（図2）
の3型が知られている[1]．

一般に腫大したリンパ節は内部エコーに乏しく，超音波では嚢胞や水腎症と見誤ることがある．腎実質内腫瘤も超音波で低エコー，CTで均一な濃度を示す．特に本症に特異的とはいえないがWilms腫瘍や腎癌では出血や壊死のため内部は均一でないことが多い．両腎のびまん性腎腫大は，他に，**急性腎炎，アミロイドーシス，糖原病（von Gierke），両側腎静脈血栓症**などでみられる．**片側のびまん性腎腫大**では，対側腎の機能不全による**代償性肥大**や**腎静脈血栓**との鑑別が必要である．

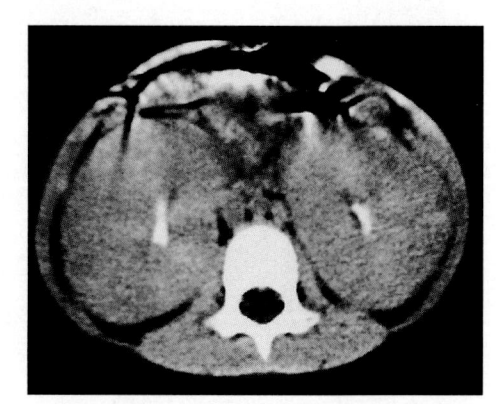

図2　リンパ芽球性白血病
両腎のびまん性腫大．

このような，リンパ節腫大，実質内腫瘤形成，びまん性腫大の3型は，腎のみならず，肝，脾など他の実質臓器の悪性リンパ腫，白血病にそのまま当てはめることができる（100頁）．

> **ポイント 120**　腎の白血病・リンパ腫は，腎門リンパ節，腫瘤とびまん性腫大

文献　1) Araki T: Leukemic involvement of the kidney in children: CT features. J Comput Assist Tomogr 6: 781, 1982.

卒 業 試 験

症例 1　　SI　64 歳女性　糖尿病　発熱　嘔気

Q 1-1 ▶ 図 1-1 A と B の違いは？
Q 1-2 ▶ 診断は？

A　　　　　　　　　　　　　　　　B

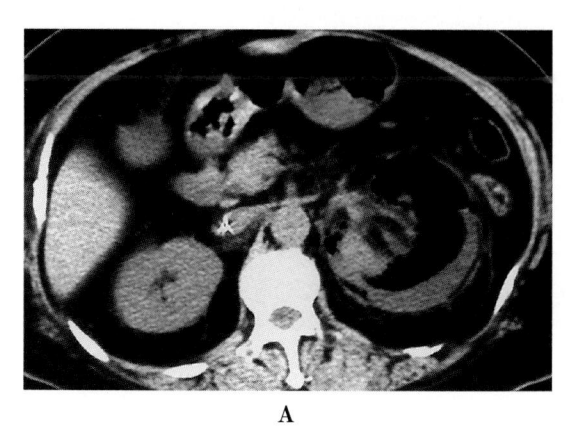

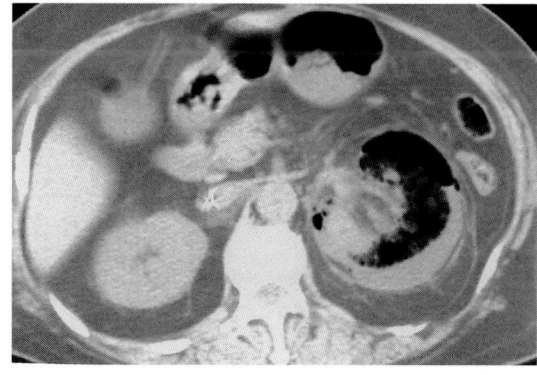

図 1-1　SI. 単純 CT

症例 2　　YH　26 歳女性　腹痛

Q 2-1 ▶ 図 2-1 で矢印で示す腸管は空腸である．異常所見は？

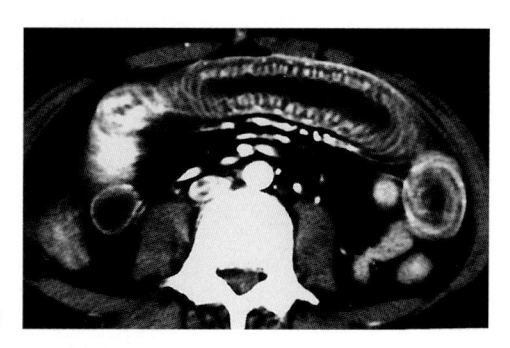

図 2-1　YH. dynamic CT 動脈相

症例 3 CC 46歳男性　胃癌に対する外科手術前のCT（図3-1）を施行

肝硬変や肝炎その他の肝障害はない．図3-2は5年後のCTである．

Q 3-1 ▶ 鑑別診断は？

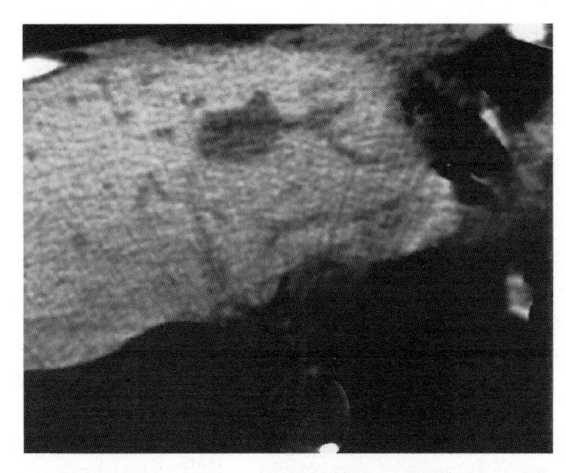

図 3-1　CC. 単純 CT

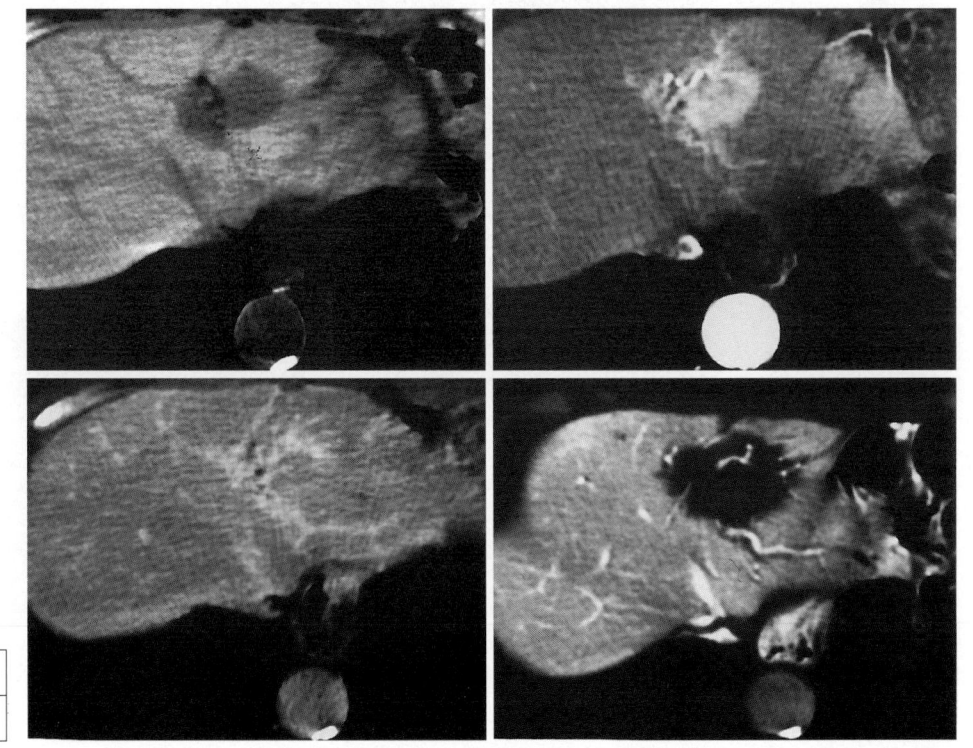

図 3-2　CC. 5年後の単純 CT（A），動脈相（B），平衡相（C），CTAP（D）．

症例 4　　FT　60歳女性　食思不振　血尿

Q 4-1▶腎病変（図 4-1 ABC 矢印）の診断は？
Q 4-2▶膵病変（図 4-1 A 矢頭）の診断は？
Q 4-3▶大動脈の左を上下に走る血管（図 4-1 C 矢頭）は？
Q 4-4▶他に異常所見は？
Q 4-5▶次に検査するべき部位は？
Q 4-6▶これらの基礎となっている疾患は？

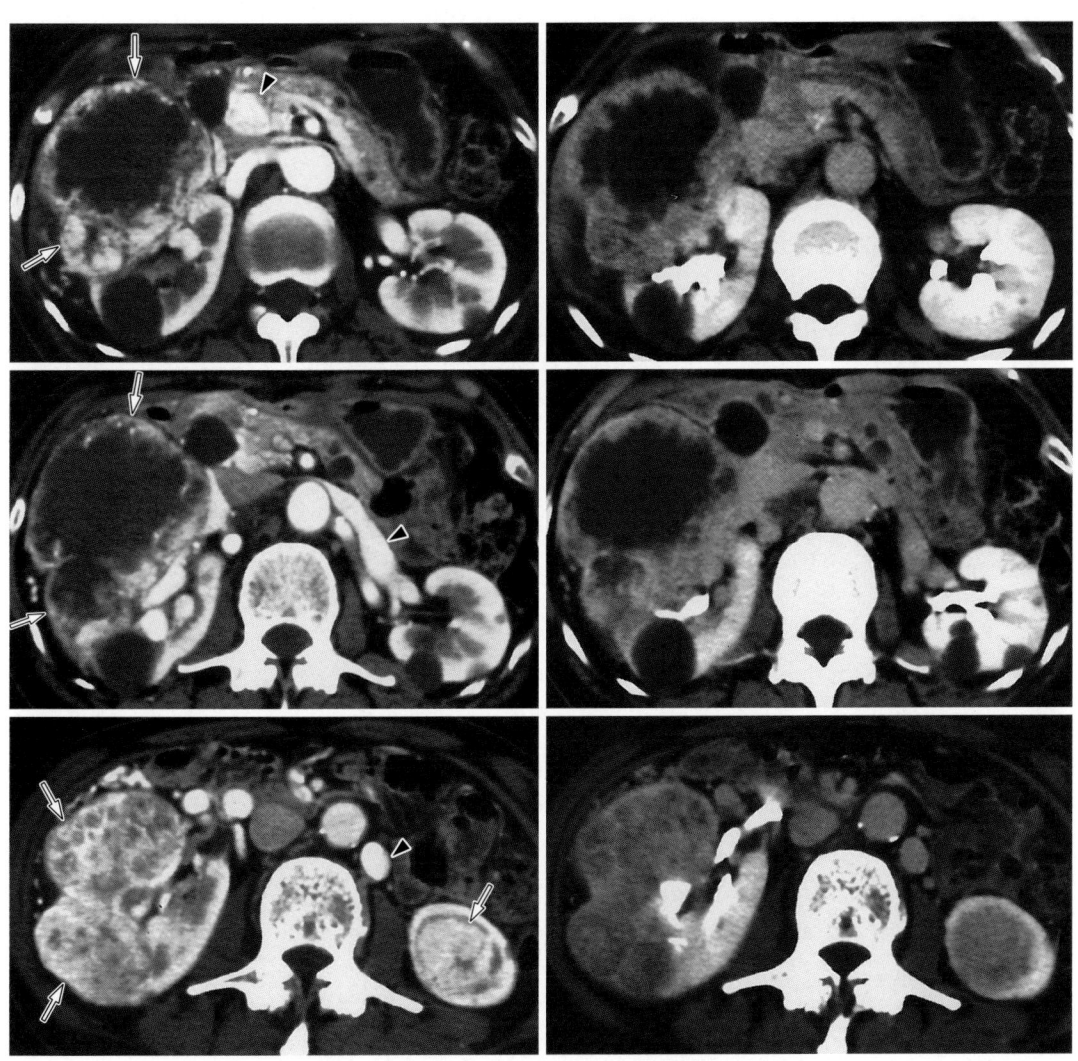

A	A′
B	B′
C	C′

図 4-1　FT. A, B, C. dynamic CT 動脈相．A′, B′, C′. dynamic CT 平衡相．

卒業試験の解答

症例1

CT所見▶左腎実質内に細かい無数のガス貯留と腎周囲腔に半月状のガス貯留を認める．腎盂・腎杯にガスは見られない．腎筋膜（Gerota's fascia）の肥厚はあるが，腎実質内や腎周囲腔に液体貯留はない．

A 1-1▶WWとWLの違い（15, 220頁）．図1-1（WL/WW: 10/300 HU），図1-2（WL/WW: −150/1000 HU）．

A 1-2▶気腫性腎盂腎炎（Ⅰ型）．

Q 1-3▶図1-1に見られるガスの主成分は？

気腫性腎盂腎炎は単純X線写真で診断可能であるが，ガスや液体貯留の範囲などの細かい所見はCT以外では得られない．

気腫性腎盂腎炎（emphysematous pyelonephritis）：致死率の高い急性腎盂腎炎で，90％以上は糖尿病に伴い，約1/3では腎盂尿管の閉塞を認める．女性に多い（1：2）．原因菌の69％が *E. coli*（大腸菌），29％が *Klebsiella P.*（肺炎桿菌）などの通性嫌気性菌で，本来の嫌気性菌（偏性嫌気性菌；Clostridium属など）は稀である[1]．組織内のブドウ糖濃度が上昇し血流が低下し免疫能が低下した状態では，大腸菌などのグラム陰性通性嫌気性菌はブドウ糖を解糖発酵して酸と二酸化炭素を生成する．

WanらはCT像から2型に分類した[2]．腎実質内に細かいガス陰影が放射状に分布するⅠ型は，三日月，半月状の被膜下ないし腎周囲ガスを伴うが，免疫能が低いため液体貯留を伴わない．経過は劇症で致死率69％と高い[2]．腎実質内に泡状あるいは局所的なガス貯留を認めるⅡ型では液体貯留を認め，腎盂にもガスを伴うことが多い．致死率は18％である*．抗菌薬と早期に腎瘻からのドレーン，あるいは腎摘出術を必要とする．気腫性腎盂炎（emphysematous pyelitis）は，ガスが腎盂腎杯に認められるが腎実質内には存在しないものである．同様に糖尿病や尿路閉塞に合併することが多く，原因菌も *E. coli* がほとんどであるが，気腫性腎盂腎炎ほど重症にはならない．この場合には，膀胱からの空気の逆流や尿路変向後の ileal conduit などからの逆流との鑑別が必要である．

A 1-3▶炭酸ガス（二酸化炭素）

---

* 気腫性腎炎と気腫性腎盂腎炎をCT所見によってclass 1, 2, 3 A, 3 B, 4に分類する方法もある[1]．

文献
1) Huang JJ, et al: Emphysematous pyelonephritis: clinicoradiological classification, management, prognosis, and pathogenesis. Arch Intern Med 160: 797, 2000.
2) Wan YL, et al: Acute gas-producing bacterial renal infection: Correlation between imaging findings and clinical outcome. Radiology 198: 433, 1996.
3) Wan YL, et al: Predictors of outcome in emphysematous pyelonephritis. J Urol 159: 369, 1998.

症例 2

A 2-1 ▶ 空腸壁肥厚，腸間膜ならびに腸管壁の血管拡張，粘膜下層浮腫．

　これらはすべて，早期の腸管虚血や炎症性疾患（腸炎）にみられるものである．腸管壁は，内腔側から粘膜（粘膜上皮，粘膜固有層，粘膜筋板），粘膜下層，筋層（輪状筋，縦走筋），外膜（漿膜下層，漿膜）で構成される（図2-2）．腸管への動脈は，腸間膜内（あるいは後腹膜腔）の腸管近くで係蹄（ループ）を形成し，そこから直線状に腸管に向かう（直動脈）．腸管に達すると漿膜下を這い，反対側（反腸間膜側）まで半周する．その途中で筋層を貫く分枝を内腔側に次々に送る．これらは粘膜下層を通って粘膜固有層で密な血管網を形成する．正常な小腸壁の厚さは3mm以下であって，CTで個々の層を区別するのは困難であるが，粘膜下層が浮腫に陥ると拡張した血管の集まる漿膜下層と造影効果の強い粘膜固有層に挟まれた三層構造が明瞭になる．粘膜下層は粗な結合織で，早期の腸管虚血や炎症性疾患（腸炎）において最も敏感に反応して浮腫状態になり（図2-2），その厚さは正常時の10倍にも達する．漿膜下組織と腫大したKerckring襞に沿った粘膜組織の強い増影効果は低濃度の粘膜下組織を鋏んでCTで明瞭に描出される（図2-3）．腸管がon-endに描出された場合には標的状になる（**target sign**；図2-4）．また，腸間膜から漿膜下の拡張した直動脈が櫛のように並んだ様子は，非特異的ではあるが腸管の血管拡張を示す重要な所見である（**comb sign**）[1]（図2-5）．

Q 2-2 ▶ 症例2（YH）はSLEである．腹水も認められた．腸管病変は何か？

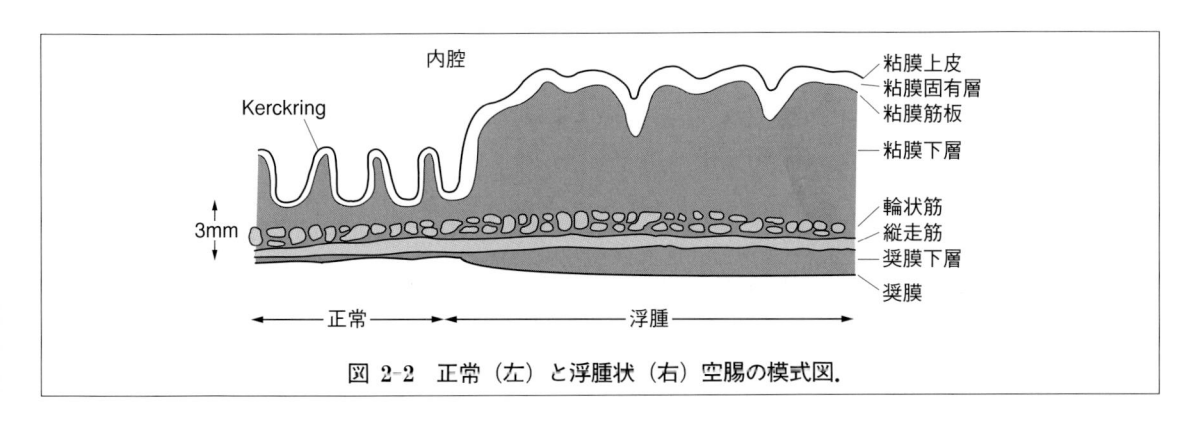

図 2-2　正常（左）と浮腫状（右）空腸の模式図．

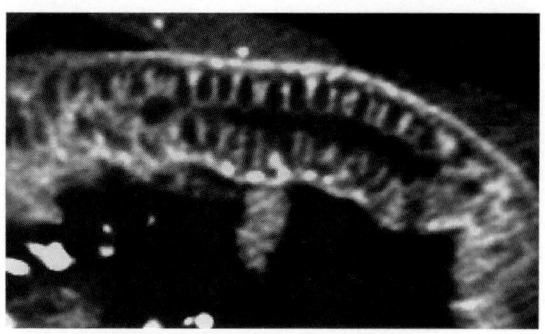

図 2-3 YH. 空腸ループの拡大図.

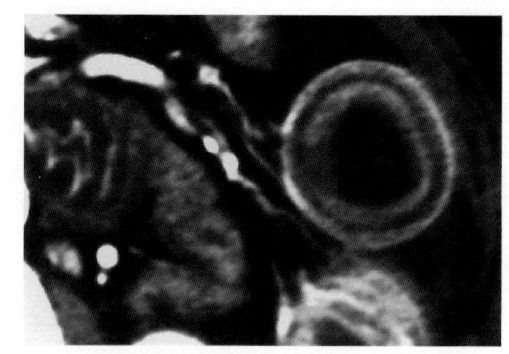

図 2-4 YH. target sign.

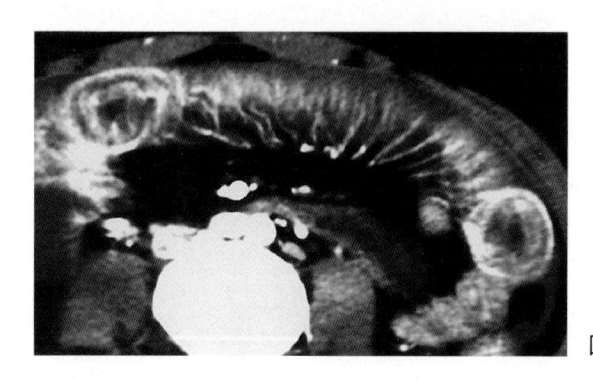

図 2-5 YH. 拡張した直動脈による comb sign.

　　空腸壁肥厚，腸間膜ならびに腸管壁の血管拡張，粘膜下層浮腫は特定の疾患に特異的な所見ではないが，SLE で全身の小血管に自己免疫複合体による壊死性血管炎を生じることを知っていれば診断は容易である．腸管に生じた場合には **lupus enteritis** とよばれ，急性腹症の鑑別診断として重要である[2]．結腸，直腸に比べ小腸が冒されることが多い．また，腹水を伴うことが多い．通常は大量の副腎皮質剤静注により回復するが，腸管壁内ガス像をみた場合や腸管に造影効果が認められない場合には開腹による腸管切除が原則である．

A 2-2 ▶ lupus enteritis.

文献　1) Meyers MA, et al: Spiral CT demonstration of hypervascularity in Crohn disease: "vascular jejunization of the ileum" or the "comb sign". Abdom Imag 20: 327, 1995.
　　　2) Byun JY, et al: CT features of systemic lupus erythematosis in patients with acute abdominal pain: emphasis on ischemic bowel disease. Radiology 211: 203, 1999.

症例 3

CT 所見▶肝外側区に腫瘍性病変が存在するが5年間の成長は非常に遅い．5年後の CT 動脈相では腫瘍全体が濃染し，平衡相では肝実質と等濃度と高濃度部を認める．CTAP では，腫瘍は造影欠損となり門脈灌流を認めない．動脈相と CTAP では腫瘍内を貫く血管を認める．

A 2-1▶肝細胞癌（HCC），FNH，肝腺腫，胃癌肝転移，cholangiolocellular carcinoma．
　　動脈相で濃染するところは HCC を思わせるが，5年間の成長があまりに遅く，腫瘍を正常な肝動脈や門脈が貫いているのは奇妙である．FNH によく見られる central scar は存在せず，血管も車輻状ではないが，FNH を否定する根拠はない（67頁）．男性であり，特に肝腺腫の risk factor はない．胃癌の肝転移でこれだけ hypervascular な場合には hepatoid gastric adenocarcinoma（組織病理学的に HCC に酷似する胃癌で AFP 陽性例が多い）を考えるべきである[1,2]が，成長があまりに遅い．特に肝硬変やアルコール性肝障害の既往はなく，単発性であるから，RH，AH，NRH は考えにくい．平衡相でも比較的強い造影効果を示す点は胆管細胞癌を思わせる．

最終病理診断▶cholangiolocellular carcinoma．cholangiocellular carcinoma ではありません（念のため）．

cholangiolocellular carcinoma：胆管（bile duct）は，毛細胆管（bile canaliculus）に始まり総胆管末端で終わる．毛細胆管は肝細胞に直接囲まれた直径1μ程度の管腔で，肝細胞原形質膜を通して胆汁を直接受ける．毛細胆管は肝小葉辺縁に向かって進み，小葉間胆管（interlobular bile duct）に移行する．小葉間胆管は次々と肝門に向かって合流し，肝管(hepatic duct)，総肝管(common h. d.)，総胆管(common bile duct）となって十二指腸へ注ぐ．毛細胆管と小葉間胆管との間の移行部の胆管のうち，毛細胆管側は前細胆管（preductule），CDJ（canalicular-ductular junction）あるいは Hering 管（canal of Hering），小葉間胆管側は細胆管（bile ductule）とよばれる．すなわち，毛細胆管→Hering 管→細胆管→小葉間胆管と太くなってゆく．細胆管が（小葉間胆管以降のすべての胆管と同様に）胆管上皮細胞により構成されるのに対し，Hering 管は肝細胞と胆管上皮の両者から構成される．cholangiolocellular carcinoma は，この二つの細胞系を有する Hering 管から発生した腫瘍と考えられている*．小さいときには本症例のように既存構造（血管など）を侵すことなく置換性にゆっくりと発育するが，成長すると肝細胞癌により近いもの，胆管細胞癌に近く線維化の強いもの，両者の要素を有するもの(hepatocholangiocellular carcinoma)に分かれてゆくと考えられる[3]．硬化性肝細胞癌（sclerosing HCC）のなかにも cholangiolocellular carcinoma の要素を有するものがある[4]．

＊ cholangiole は小さな胆管という意味で，通常は Hering 管と細胆管を指す．

文献　1) Araki T, et al: Portal venous tumor thrombosis associated with gastric adenocarcinoma. Radiology 174: 811, 1990.
2) Nagai E, et al: Hepatoid adenocarcinoma of the stomach. A clinicopathologic and immunohistochemical analysis. Cancer 72: 1827, 1993.
3) Yamamoto M, et al: Hepatic recurrence of cholangiolocellular carcinoma: report of a case. Hepatogastroenterol 43: 1046, 1966.
4) Omata M, et al: Sclerosing hepatic carcinoma: relation to hypercalcemia. Liver 1: 33, 1981.

症例 4

CT 所見 ▶ dynamic CT 動脈（優位）相（図 4-1 A，B，C）では，左右の腎動脈が拡張し，矢印で示す右腎腫瘤の周辺部と左腎腫瘤が濃染している．右腎腫瘤の中心部は造影効果を示さず中心壊死と考えられるが，基本的に両腎の腫瘤が hypervascular tumor であることを示している（230 頁）．また，図 4-1 A には膵頭部の嚢胞と上腸間膜静脈との間に径 1.5 cm の強い造影効果を示す腫瘤が描出されている（矢頭）（145 頁）．腹部大動脈の左にある太い血管（図 4-1 C 矢頭）はすでに強く造影されている．下大静脈はまだ造影されていない．

dynamic CT 平衡相（図 4-1 A′，B′，C′）では動脈優位相で強い造影効果を示した両腎と膵の腫瘤の濃度は低下し，細胞成分に富んだ組織型を示唆する．また、両腎と膵には複数の嚢胞（152，264，269 頁）が存在する．

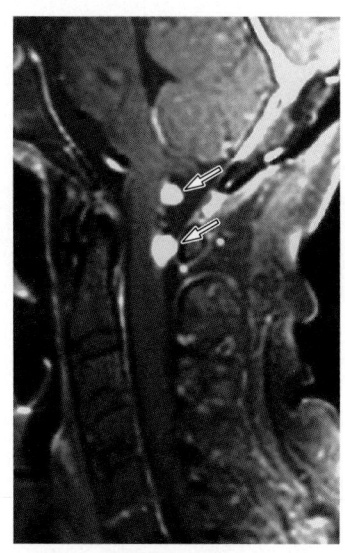

図 4-2 頸髄造影 MRI．
濃染する血管芽細胞腫（矢印）．

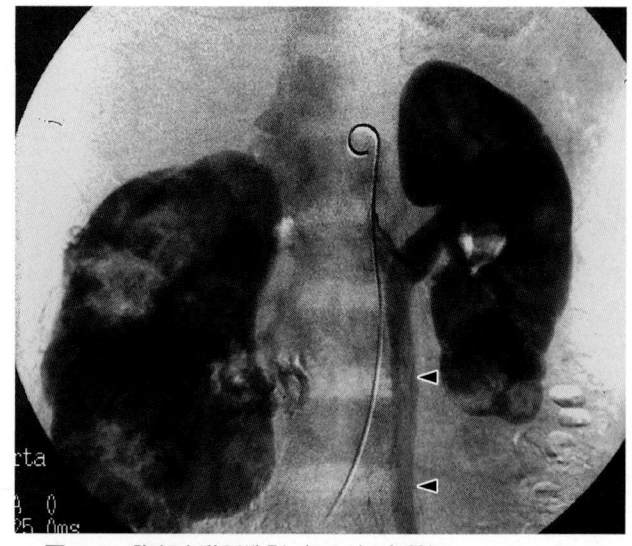

図 4-3 腹部大動脈造影（DSA）実質相．
左腎静脈から左卵巣静脈（矢頭）へ造影剤が逆流している．

コメント▶ dynamic CT によって腫瘤の vasvularity と細胞密度を予測することが可能である（7頁）。両腎と膵の hypervascular で細胞密度の高い腫瘤を腎細胞癌, 膵島腫瘍と考えるのが基本である。これと腎ならびに膵の多発性囊胞を見たら von Hippel-Lindau 病（VHL）を考えなければならない（152, 236 頁）。両側性あるいは多発性の腎癌だけでもVHL の可能性を考えなければならない。VHL は retinocerebellar angiomatosis（網膜小脳血管腫症）ともよばれ, 網膜と後頭蓋下の血管腫（血管芽細胞腫）を主病変とする疾患である。したがって脳, 脊髄の MRI は必須である。この症例では頸髄上部に多発性の血管芽細胞腫が認められた（図 4-2）。また, 眼底鏡によって網膜に血管腫が確認された。

大動脈の左を平行して走る血管は, dynamic CT 動脈優位相で左腎静脈とともにすでに造影されているが, 下大静脈はまだ造影されていない。この血管としては左下大静脈（重複下大静脈）, あるいは拡張した左卵巣静脈が考えられる（290 頁）。前者は左総腸骨静脈から直接連続しているため, さらに下方の断層面を見れば区別されるが, 図 4-1 AB をよくみると左腎静脈（矢頭）が大動脈と上腸間膜動脈に挟まれて狭窄している。**nutcracker 現象**[1)]である。このため左腎を灌流した血液が逆流して左卵巣静脈が拡張している。DSA（図 4-3）では矢頭で示すこの血管（左卵巣静脈）が脊椎前面の左腎静脈よりも先に造影され, 左腎を灌流した血液（造影剤）がこの血管へ逆流していることがわかる。

腫瘍とともに右腎摘出, 左腎腫瘍摘出, 膵腫瘍摘出が施行され, 病理診断は腎細胞癌（両側）と悪性膵島腫瘍であった。多発性の腫瘍をみた場合には家族性（遺伝性）疾患を考慮する必要がある。

A 4-1▶両腎の腎細胞癌。腎囊胞。
A 4-2▶膵島腫瘍。膵囊胞。
A 4-3▶拡張した左卵巣静脈。
A 4-4▶大動脈と上腸間膜動脈に挟まれた左腎静脈の狭窄（nutcracker 現象）。
A 4-5▶肺（転移の検索）。
　　　脳脊髄（血管芽細胞腫の検索）。
　　　眼底（網膜血管腫の検索）。
A 4-6▶von Hippel-Lindau 病。

von Hippel-Lindau 病（VHL）：von Hippel 病（網膜血管腫）と Lindau 病（中枢神経血管芽細胞腫）を主病変とする常染色体優性遺伝性疾患で, 変異遺伝子は 3 p 染色体に存在することが知られている。中枢神経血管芽細胞腫の 88％ は後頭蓋下に, 特にその大半は小脳半球に生じ, 小脳虫部, 延髄, 脊髄にも認められ, 多発する傾向にある。小脳半球の血管芽細胞腫は囊胞成分を伴うことが多い。VHL の 30〜45％ に腎細胞癌（その約 80％ が多発性ないし両側性）, 10〜20％ に副腎腫瘍（褐色細胞腫）を伴う。また, 腎, 膵, 肝, 精巣上体などに多発性の囊胞を伴う。膵島腫瘍については比較的知られていないが, VHL の 12％ に認められるという報告もある[2)]。また, MEN type Ⅰ（multiple endocrine neoplasia, 多発性内分泌腫瘍 1

型；148頁）とVHLの遺伝子学的な類似性も指摘され[3]，MENとVHLの関係が注目されている．

文献
1) Nishimura Y, et al: Left renal vein hypertension in patients with left renal bleeding of unknown origin. Radiology 160: 663, 1986
2) Libutti SK, et al: Pancreatic neuroendocrine tumors associated with von Hippel Lindau disease: diagnostic and management recommendations. Surgery. 124: 1153, 1998.
3) Eubanks PJ, et al: Pancreatic endocrine tumors with loss of heterozygosity at the multiple endocrine neoplasia type I locus. Am J Surg 173: 518, 1997.

索　引

あ行

アミオダロン肝	87
悪性リンパ腫	109
肝脾浸潤	100
胃横隔膜間膜	178
胃癌	186
転移	234
胃脾間膜	178
胃壁の厚さ	190
異型腺腫様過形成	57
異所腎	293
一次性後腹膜	163
ウィンドウレベル	3
ウィンドウ幅	3
壊死性囊胞性膵管腺癌	154
遠肝性側副血行路	101
黄色肉芽腫性胆囊炎	131, 132
横隔膜	216
横隔膜ヘルニア	215
横隔膜脚	281, 285
横隔膜心膜ヘルニア	217

か行

ガストログラフィン	9
下大静脈の発生	289
下大静脈肝部欠損	289
下大静脈溝と胆囊窩	27
下大静脈腫瘍	299
下大静脈平滑筋肉腫	299
下大静脈閉塞	297
下腸間膜静脈	200
下腸間膜動脈	200
仮想内視鏡	24
過形成結節	65
過誤腫	106
画像表示条件	220
回転異常	293
海綿腫状静脈叢	103
海綿状血管腫	36, 70, 105
塊状型	41
解離腔	304
外側区	32
隔壁	41
隔壁様石灰化像	96
褐色細胞腫	276, 277
肝のびまん性高濃度	87
肝円索裂	27
肝芽腫	320
肝外胆管癌	118
肝癌のリンパ節転移	54
肝硬変	99
肝細胞癌	322
Edmondson I 型（脂肪変性）	83
びまん型	41
塊状型	41
結節型	41
特徴	41
肝腫瘍の dynamic CT	46
肝静脈	28
肝石灰巣	115
肝線維症	125
肝腺腫	67, 71
肝動脈	29
肝内胆管癌	121
肝内胆管結石	115, 123
肝膿瘍	81
肝囊胞性腫瘍	78
肝片葉低濃度像	92
肝門	26
間葉性過誤腫	321
管腺癌	143
管内乳頭状粘液産生腫瘍	121
気腫性腎盂腎炎	328
機能亢進を伴わない副腎腫瘍	280
偽腔	304
偽腔開存型解離	306
偽囊胞	152
偽被膜	41
偽病変	60, 91
急性膵炎	160, 164
重症度	166
急性胆囊炎	75, 131
胸部腎	293
経口造影剤	9
経脾門脈シンチグラフィ	103
血液透析	238
血管芽細胞腫	236
血管筋脂肪腫	14, 84, 241
血管脂肪腫	84
血管内細気管支肺胞腫瘍	38
血管内皮腫	38, 321
血管肉腫	38
血腫の濃度	258
血栓閉塞型解離	306
血栓閉塞性大動脈解離	307
結節型	41
結節性再生性過形成	65
限局性肝内胆管拡張	123
限局性結節性過形成	67

原発性アルドステロン症	272
古典的 Caroli 病	124
五徴症候群	217
後横隔膜脚腔	285
後外側ヘルニア	216
後膵腔	163
後腹膜気腫	221
後腹膜結腸腔	163
後腹膜腔	160
後腹膜線維症	312
後腹膜リンパ節	111
後傍腎腔	161
後天性囊胞腎	237
向肝性側副路	103
高濃度三日月徴候	303
高濃度腎囊胞	240
高分化型細胞癌	60
骨髄脂肪腫	14, 280
骨盤腎	293

さ行

再生結節	57
臍腸管	214
臍点	28
3 次元表示	21
脂肪を含む肝腫瘤	84
脂肪を含む腫瘤	14
脂肪肝	86
自己免疫膵炎	169
磁器様胆囊	133
漆喰腎	251
腫瘍栓	49
充実型	10
重複下大静脈	289, 290
重複腎盂・尿管	294
重複腎盂尿管	267
縦隔脂肪沈着症	215
小児型多囊胞症	125, 269
消化管悪性リンパ腫	195
上陥凹	179
上腸間膜動脈	199
上腸間膜動脈塞栓症	309
上皮様血管内皮腫	38
静脈索裂	27

食道裂口ヘルニア	216
神経芽腫	314
神経鞘腫	193
神経線維腫症	284, 287
真腔	304
新生児肝炎	76
腎	
石灰化	249
先天奇形	293
動静脈短絡	262
囊胞性病変	264
発生	292
腎盂癌	245
腎盂腺癌	255
腎盂扁平上皮癌	255
腎芽腫	318
腎結石	250
腎梗塞	253, 255
腎細胞癌	236, 227
腎腫瘤の石灰化	247
腎周囲偽囊胞	265
腎周囲血腫	257
腎周囲腔	161, 257
腎動静脈奇形	262
腎囊胞	240
腎被膜下血腫	257
腎無形成	293
スリップリング方式	17
水腎症	267
膵の CT 像	137
膵管狭細型慢性膵炎	169
膵管腺癌	139
膵管胆管合流異常	112
膵管内乳頭状粘液産生腫瘍	155
膵癌	139, 143
膵脂肪置換	171
膵十二指腸腔	163
膵漿液性囊胞腺腫	150
膵島腫瘍	145
膵囊胞性腫瘍	152
膵尾部先天性欠損	171
髄質海綿腎	266
成人型多囊胞腎	269
精巣静脈	200

赤脾髄	106
先天性肝線維症	124
先天性胆管拡張症	125
腺筋腫症	133
腺筋腫様過形成	133
腺腫	280
腺腫様過形成	57, 62
前傍腎腔	160
早期肝細胞癌	57
総和投影法	24
造影増強効果	5
造影法	5
側腹線条	220

た行

ダグラス窩膿瘍	202
多囊胞症	265
多囊胞腎（症）	269
多囊胞性腎異形成	265
多脾症	289
多胞型	11
多胞性囊腫	265
多列検出器型 CT	19
大結節性副腎過形成	274
大動脈解離	301, 304
大動脈周囲線維症	311
大動脈瘤切迫破裂	303
大網	175
大網ケーキ	175
単純囊胞	264
胆管	29, 112
胆管拡張	114
胆管結石	115
胆管周囲囊胞	269
胆管性囊胞腺癌	77
胆管性囊胞腺腫	77
胆管内ガス	221, 223
胆汁瘤	73
胆石イレウス	136
胆石溶解剤	116
胆道	112
解剖	112
胆道シンチグラフィ	74
胆道閉鎖症	76

胆囊	112
リンパ管	130
血管	130
胆囊癌	128
胆囊結石	116
胆囊原発の悪性リンパ腫	129
胆囊静脈	91
胆囊壁肥厚	131
中心瘢痕	70
中腸回転異常	209
中腸軸捻症	209
虫垂炎	203
虫垂結石	203
虫垂周囲膿瘍	202
腸管壁の血管拡張	329
腸管壁の粘膜下層浮腫	329
腸管壁気腫	221
腸間膜	199
腸重積	206
低分化型肝細胞癌	60
典型囊胞型	10
転移性両側副腎腫瘍	280
トロトラスト症	97
等方性ボクセル	4, 19
動静脈瘻	262
動脈塞栓術	243
動脈相	7, 46
動門脈短絡	53

な行

内臓逆位	289
内側区	32
二次性後腹膜	163
日本住血吸虫症	95
乳頭腫	245
尿管芽	292
尿管結石	251
尿細管性アシドーシス	250
尿腫	265
尿性偽囊胞	265
尿毒症性髄質囊胞症	266
尿膜管	212
尿膜管洞	213
尿膜管囊腫	212

尿膜管瘻	213
尿膜腫瘍	212
粘液性囊胞腺腫	153
囊胞類似型	10

は行

ハウンスフィールド単位	2
馬蹄腎	289, 293
白脾髄	106
ピクセル	4
びまん型肝細胞癌	41
被膜様石灰化像	96
脾腫	100
脾腫瘍	105
脾腎間膜	178
脾腎腔	163
脾静脈瘤	159
脾動脈瘤	159
脾囊胞性病変	109
脾門部膿瘍	109
尾状葉	31
左下大静脈	290
左卵巣静脈	200
不均一な脂肪肝	90
部分容積現象	35
副腎（皮質）癌	273
副腎性器症候群	273
副腎石灰化	282
副腎腺腫	272
副腎囊胞	276
副脾	100
腹腔リンパ節	183
腹部大動脈瘤	301
腹壁膿瘍	214
腹膜外気腫	221
腹膜気腫	221
腹膜腔	178
腹膜靱帯	209
腹膜前脂肪層	220
ヘモクロマトーシス	87
ヘモジデローシス	87
ペリオーシス	67
ヘリカルCT	17
ヘリカルピッチ	18

平滑筋芽腫	193
平滑筋腫	193
平滑筋腫瘍	193
平滑筋肉腫	193
平衡相	46
壁結節型	11
壁肥厚型	12
辺縁陥凹像	96
扁平上皮癌（腎盂由来）	255
ボクセル	2, 4
補間再構成アルゴリズム	18
包虫症	78
放射線肝障害	93
蜂巣型	12
傍神経節腫	276
傍腎盂囊胞	265

ま行

マルチスライスCT	19
慢性アルコール性肝障害	65
慢性胆囊炎	132
みかんとぶどう	157
未分化肉腫	322
右胃静脈の破格	91
モザイクパターン	41
網囊	56, 178
網囊内側部上陥凹	31
門脈	28
門脈圧亢進症	101
門脈下大静脈腔	56
門脈腫瘍栓	91
門脈内ガス	221, 223

ら行

リピオドールCT	58
リピオドール肝	97
リンパ管腫	105
リンパ節転移	54, 186
連続回転型管球	17

A

α-fetoprotein 産生胃癌	50
AAH (atypical AH)	57

索　引　337

ACKD (aquired cystic kidney disease) 237	Couinaud の区域分類 30	gallstone ileus 136
adenomyomatosis 133	cruising-eye view 24	GANT (gastrointestinal autonomic nerve tumor) 194
adrenocortical carcinoma 273	CT cholangiography 9,118	Gerota 筋膜 257
AFBN 230	CT 値 (CT number) 2,16	GIST (gastrointestinal stromal tumor) 193,207
AFP 産生胃癌 50	CT 内視鏡 24	groove pancreatitis 169
AH (adenomatous hyperplasia) 57,62,71	CTA 8,58	
air window 4,220	CTAP 8,59	**H**
angiomyolipoma 241	Cushing 症候群 272	hamartoma 106
angiosarcoma 38	Cushing 病 273	HCC 70
aortic dissection 304	cystic partially differentiated nephroblastoma (CPDN) 265	helical CT 17
APUDoma 147		helical pitch 18
arterio-portal shunt 53	**D**	hemangioendothelioma 38,321
	3 D display 21	hepatoblastoma 320
B	DeBakey 分類 305	horseshoe kidney 294
bile ducts 112	dirty fat sign 15	HU 2
biliary tract 112	drooping lily 267	hyperattenuating crescent sign 303
biloma 73	duct-penetrating sign 168	hyperplastic nodule 65
Bochdalek ヘルニア 216	dynamic CT 7	
Budd-Chiari 症候群 297		**I**
	E	ileosigmoid knot 210
C	echinococcosis 78	incidentaloma 280
cancer of the gallbladder 128	emphysematous pyelonephritis 328	incremental dynamic CT 7
Cantlie 線 27	epithelioid AML 243	insulinoma 145
Cantrell syndrome 218	epithelioid hemangioendothelioma 38	insuloma 145
capsular calcification 96		intrahepatic cholangiocarcinoma 121
carcinoma of the extrahepatic bile ducts 118	**F**	intussusception 206
Caroli 病 124,125	fat window 4,220	IPMT 121,155
cavernomatous transformation of the portal vein 103	fibrolamellar HCC 70	islet cell tumor 145
central dot sign 124	fissure for ligamentum teres (FLT) 27	IVBAT (intravascular bronchioloalveolar tumor) 38
central scar 70	fissure for ligamentum venosum (FLV) 27	
chalk kidney 251	flank stripe 220	**J**
cholangiolocellular carcinoma 331	fly-through 24	junctional notch 96
circumaortic venous ring 290	FNH 65,67,71	juvenile nephronophthisis 266
circumcaval ureter 290	focal nodular hyperplasia 67	
comb sign 329	focal sparing 91	**L**
complicated ascites 182		Ladd's band 209
Conn 症候群 272	**G**	leiomyoblastoma 193
contrast enhancement 5	gallbladder 112	leiomyoma 193
cortical rim sign 253		leiomyosarcoma 193

Lipiodol CT	8, 58	
liver cirrhosis	99	
lobar attenuation difference	92	
lupus enteritis	330	

M

macronodular adrenal hypertrophy	274
Meckel 憩室	214
mediastinal liposis	215
medullary sponge kidney	266
MEN	147
mesenchymal hamartoma	321
mesoblastic nephroma	318
MIBG シンチグラフィ	315
MIP (maximum intensity projection)	20
Morrison 溝	56
MPR (multiplanar reformation)	20
MRCP	134
multicystic renal dysplasia	264
multidetector-row CT	19
multilocular cyst	265
multilocular cystic nephroma	265
multislice CT	19
myelolipoma	280

N

nephroblastoma	318
nephroblastomatosis	318
nephrocalcinosis	250
neurinoma	193
neuroblastoma	314
neurofibromatosis	287
nodular transformation	65
NRH (nodular regenerative hypertrophy)	65, 71
nutcracker 現象	333

O

omental cake	175
Ormond 病	312

P

Page kidney	259
paging	20
parallel channel	114
parapelvic cyst	265
partial volume phenomenon	35
pearl necklace sign	134
peliosis hepatis	67
pentrad syndrome	217
periaortic fibrosis	311
peribiliary cyst	269
perirenal pseudocyst	265
perirenal space	257
pheochromocytoma	277
pixel	4
pneumobilia	221
polycystic (kidney) disease	265, 269
porcelain gallbladder	133
porta hepatis	26
portacaval space	56
portal hypertension	101
primary aldosteronism	272
pseudolesion	91
PTP	147

R

RAS (Rokitanski-Aschoff sinus)	133
ray sum 法	24
red pulp	106
renal infarction	253
renal stone	250
retroaortic left renal vein	290
retrocrural space	285
retropancreatic space	163
retroperitoneal fibrosis	312
RN	71
Rokitanski-Aschoff sinus	132

S

Sappey 傍臍静脈	91
septal calcification	96
seven sign	31
shotgun sign	114
simple cyst	264
Sipple 症候群	147
slip-ring 方式	17
SMA embolism	309
solid and cystic tumor	153
SPIO	67
splenomegaly	100
splenoporto-scintigraphy	103
splenorenal space	163
SSD	21
Stanford 分類	306
supranumerary kidney	294
surface rendering	21

T

TAE	243
target sign	329
thick-beam artifact	190
Todani 分類	125

U

ulcer-like projection	303
ULP	303
umbilical point (U 点)	28
undifferentiated (embryonal) sarcoma	322
unilateral renal cystic disease (URCD)	269
uremic medullary cystic disease	266
ureteric bud	292
uriniferous pseudocyst	265
urinoma	265

V

VHL	333
virtual endoscopy	24
volume rendering	21
von Hippel-Lindau 病	236, 333
voxel	2, 4

W

Weigert-Meyer の法則	267
whirl (pool) sign	210
white pulp	106
Wilms 腫瘍	318
Winslow 孔	31, 56
Wirsung 管	112
WL	3, 220
WW	3, 220

X・Z

X 線透過性結石	251
Zuckrkandl 筋膜	257

著者略歴

荒木　力（あらき　つとむ）

1948 年	1 月	生
1973 年	3 月	東京大学医学部卒
	4 月	東京大学医学部助手（放射線医学教室）
1976 年	7 月	米国オハイオ州シンシナチ大学 clinical fellow
1977 年	7 月	米国コロラド州デンバー小児病院 clinical fellow
1979 年	4 月	東京大学附属病院放射線科医局長
1979 年		放射線科専門医
1981 年		医学博士（東京大学）
1983 年	4 月	山梨医科大学助教授
	9 月	山梨医科大学附属病院放射線部副部長兼任
1991 年	4 月	東京大学助教授
1995 年	4 月	山梨医科大学教授
2002 年	10 月	山梨大学医学部教授
2013 年	6 月	健康科学大学副学長
2017 年	4 月	健康科学大学学長

腹部CT診断120ステップ　©

発　行	1990 年　4 月 25 日	1 版 1 刷
	1990 年　9 月 15 日	1 版 2 刷
	1991 年 10 月　5 日	1 版 3 刷
	1995 年　4 月　1 日	1 版 4 刷
	1997 年　7 月 20 日	1 版 5 刷
	2000 年　7 月 10 日	1 版 6 刷
	2002 年　4 月　1 日	改訂 2 版 1 刷
	2003 年 10 月 25 日	2 版 2 刷
	2006 年 10 月 25 日	2 版 3 刷
	2010 年　5 月 25 日	2 版 4 刷
	2014 年　6 月 10 日	2 版 5 刷
	2017 年　9 月 10 日	2 版 6 刷

著　者　荒　木　　力
発行者　株式会社　中外医学社
代表取締役　青　木　　滋

〒162-0805　東京都新宿区矢来町 62
電　話　(03) 3268-2701（代）
振替口座　00190-1-98814 番

印刷/製本　三報社印刷（株）　　〈TO・MU〉
ISBN 978-4-498-01340-7　　Printed in Japan

JCOPY　<（社）出版者著作権管理機構　委託出版物>

本書の無断複写は著作権法上での例外を除き禁じられています．
複写される場合は，そのつど事前に，（社）出版者著作権管理機構
（電話 03-3513-6969, FAX 03-3513-6979, e-mail: info@jcopy.
or.jp）の許諾を得てください．